WUNDERLICH

Colin Dexter

# Mord am Oxford-Kanal
# Finstere Gründe

*Zwei Fälle für Inspector Morse*

Deutsch von
Christiane Friederike Bamberg
und Karin Polz

WUNDERLICH
TASCHENBUCH

*Mord am Oxford-Kanal*
Die Originalausgabe erschien 1989 unter dem Titel «The Wench Is Dead»
bei Macmillan London Limited

*Finstere Gründe*
Die Originalausgabe erschien 1992 unter dem Titel «The Way Through
the Woods» bei Macmillan London Limited

Veröffentlicht im Rowohlt Taschenbuch Verlag GmbH,
Reinbek bei Hamburg, Januar 2000

Die Landkarte von Wytham Woods und Blenheim Park wurde
von Graeme James gezeichnet.
Redaktion Peter M. Hetzel
Umschlaggestaltung Cordula Schmidt
(Foto: Archiv für Kunst und Geschichte, Berlin)
Gesamtherstellung Clausen & Bosse, Leck
Printed in Germany
ISBN 3 499 26217 7

# Mord am Oxford-Kanal

Für
Harry Judge,
der Kanäle liebt
und der mich bekannt machte mit dem Buch
*Der Mord an Christine Collins*
*Ein frühviktorianischer Fall*
von
John Godwin
Ich fühle mich tief in beider Schuld.
(Das Buch von John Godwin kann in
der Stadtbücherei in Stafford ausgeliehen werden.)

# Kapitel 1

*Das Denken ist völlig abhängig vom Magen; dessenungeachtet sind die mit den besten Mägen nicht auch die besten Denker.*

Voltaire in einem Brief an d'Alembert

Am Dienstag war ihm immer wieder übel. Am Mittwoch dann mußte er sich des öfteren erbrechen. Am Donnerstag war ihm zwar fast die ganze Zeit über schlecht, doch der Brechreiz hatte nachgelassen. Am Freitag morgen kostete es ihn, elend und teilnahmslos, wie er sich fühlte, und vor allem so unendlich müde, eine große Kraftanstrengung, aus dem Bett aufzustehen und sich ans Telefon zu schleppen, um seinem Vorgesetzten im Polizeipräsidium in Kidlington mitzuteilen, daß er heute vermutlich nicht zum Dienst erscheinen werde.

Als er am Samstag morgen aufwachte, stellte er erfreut fest, daß er sich erheblich besser fühlte, und während er mit seinem grellgestreiften Schlafanzug in der Küche seiner im Norden Oxfords gelegenen Junggesellenwohnung saß, überlegte er sogar, ob er seinem Magen unter diesen Umständen bereits wieder eine Schüssel Weetabix zumuten könne. Da klingelte das Telefon.

«Hier Morse», meldete er sich.

«Guten Morgen, Sir.» (Welch angenehme Stimme!) «Würden Sie bitte einen Augenblick am Apparat bleiben? Der Superintendent möchte Sie sprechen.»

Morse blieb – er hatte ja auch kaum eine andere Wahl – und überflog, während er wartete, die Schlagzeilen der *Times*, die ihm gerade durch den Briefschlitz gesteckt worden war. Wie immer samstags reichlich spät.

«Ich stelle Sie jetzt durch zum Superintendent», sagte dieselbe angenehme Stimme. «Einen Moment noch.» Morse schwieg, aber er schickte ein Stoßgebet zum Himmel (für einen Low-Church-Atheisten schon eine Überwindung), daß Strange sich beeilen und ans Telefon kommen möge, um ihm endlich mitzuteilen, was immer es mitzuteilen gab ... Auf Morses Stirn begannen sich Schweißperlen zu bilden, und er suchte mit der Linken in den Taschen seines Pyjama-Oberteils nach einem Taschentuch.

«Hallo, Morse? Sind Sie am Apparat? Ah, ja? Tut mir leid, daß Sie sich nicht wohl fühlen, alter Junge. Geht zur Zeit vielen so. Den Bruder meiner Frau hat es auch erwischt – wann war es doch gleich –, muß jetzt zwei Wochen hersein, glaube ich. Nein, stimmt gar nicht, eher drei Wochen. Aber das tut jetzt ja auch nichts zur Sache.»

Der Schweiß floß jetzt in Strömen, und Morse wischte sich immer wieder mit dem Taschentuch über die Stirn, während er pflichtschuldig ein zustimmendes Gemurmel von sich gab.

«Ich habe Sie hoffentlich nicht aus dem Bett geholt?»

«Nein, das nicht, Sir.»

«Gut. Ich dachte, ich ruf mal schnell bei Ihnen an. Äh ... Ach, übrigens, Morse ...» (offenbar hatte Strange sich jetzt zu dem durchgerungen, was er sagen wollte) «es besteht keinerlei Notwendigkeit für Sie, heute ins Präsidium zu kommen, keinerlei Notwendigkeit. Es sei denn, Sie fühlen sich schon bedeutend besser. Ich denke, wir werden hier auch ohne Sie schon zurechtkommen. Auf den Friedhöfen liegen reihenweise Männer, die sich für unentbehrlich hielten, ist es nicht so?»

«Vielen Dank, Sir. Sehr freundlich von Ihnen, mich anzurufen. Ich weiß es wirklich zu schätzen. Allerdings hätte ich dieses Wochenende ohnehin freigehabt ...»

«Ach? Na, um so besser. Trifft sich gut, nicht wahr? Da können Sie ja in aller Ruhe im Bett bleiben.»

«Ja, vielleicht, Sir», sagte Morse erschöpft.

«Aber Sie sagten, Sie seien auf, oder?»

«Ja, Sir.»

«Nun, dann machen Sie, daß Sie jetzt schnell wieder ins Bett kommen, Morse. So ein freies Wochenende ist doch die ideale Gelegenheit, sich mal so richtig zu erholen. Genau das, was Sie brauchen, wenn Sie sich nicht ganz wohl fühlen – ein bißchen Ruhe, Erholung ... Das hat der Arzt auch dem Bruder meiner Frau gesagt, als der ... wann war das noch gleich ...»

Hinterher meinte Morse sich zu erinnern, daß er das Telefongespräch mit Strange trotz allem noch halbwegs anständig über die Bühne gebracht hätte, einschließlich einiger angemessen besorgter Äußerungen bezüglich dem Ergehen von Stranges Schwager, doch vor allem hatte sich ihm eingeprägt, daß sich seine Stirn, als er mit der Hand darübergefahren war, plötzlich nicht nur feucht, sondern sehr, sehr kalt angefühlt hatte, und wie er dann zwei-, dreimal tief Luft geholt und plötzlich aufgesprungen und ins Bad gelaufen war ...

Mrs. Green, seine Putzfrau, die jeden Dienstag- und Samstagvormittag bei ihm saubermachte, warf nur einen kurzen Blick auf ihn, wie er da, an die Wand gelehnt, auf dem Boden des Eingangsflurs saß, dann stürzte sie zum Telefon, wählte den Notruf und bestellte einen Krankenwagen. Ihr Arbeitgeber war bei Bewußtsein, allem Anschein nach nüchtern und sah halbwegs manierlich aus bis auf die rötlichbraunen Flecken auf der Vorderseite seiner Schlafanzugjacke, Flecken, die Mrs. Green, sowohl was ihre Farbe als auch was ihre Konsistenz anging, lebhaft an den Bodensatz in ihrer Kaffeemaschine erinnerten. Sie wußte nur zu genau, was diese Flecken bedeuteten. Der Arzt damals hatte ihr ohne jede Schonung mit brutaler Offenheit gesagt – fünf Jahre war das nun her –, daß ihr Mann, wenn sie ihn nur rechtzeitig ins Krankenhaus gebracht hätte, noch am Leben sein könnte ...

«Ja, genau», hörte sie sich überraschend bestimmt sagen, «gleich südlich vom Banbury-Road-Kreisverkehr. Ja, ich werde an der Tür auf Sie warten.»

Um Viertel nach zehn ließ sich Morse ohne allzu großes Widerstreben von einem Sanitäter die Treppe hinunterhelfen. In Hausschuhen und einem frischen Schlafanzug, eine kratzige graue Decke um die Schultern, saß er etwas verloren auf der Pritsche des Krankenwagens. Die Krankenschwester, eine Frau mittleren Alters, schien seine Weigerung, sich hinzulegen, als persönlichen Affront aufgefaßt zu haben. Mürrisch, ohne ein Wort zu sagen, schob sie ihm, als er sich geräuschvoll übergeben mußte, eine weiße, emaillierte Nierenschale auf den Schoß und schwieg auch noch, als der Krankenwagen auf das Gelände des John-Radcliffe-Krankenhauses einbog und schließlich vor der Notfall-Ambulanz anhielt.

Während Morse, ausgestreckt auf einer Krankenbahre liegend, auf einen Arzt wartete, dachte er in einem Anflug von Selbstmitleid, daß er hier auf diesem Flur sterben könnte, ohne daß dies irgend jemandem auffiele. Er war eben schon immer ungeduldig gewesen (vor allen Dingen in Hotels, wenn morgens das Frühstück nicht gleich kam), und vielleicht hatte es ja in Wirklichkeit nur einige wenige Minuten gedauert, bis ein weißgekleideter Krankenhausangestellter neben ihm auftauchte und begann, in aller Ruhe mit ihm den Aufnahmebogen durchzugehen. Morse mußte Auskunft geben über seine nächsten Angehörigen (in seinem Fall nicht vorhanden) sowie seine Konfession (ebenfalls nicht vorhanden). Nachdem solchermaßen die Initiationsriten vollzogen und er gleichsam in den Club aufgenommen worden war, begann man sich um ihn zu kümmern. Von irgendwoher erschien eine junge Schwester, fühlte ihm den Puls, maß seinen Blutdruck (wobei sie, wie Morse fand, den schwarzen Gummiriemen um seinen Oberarm sehr viel fester als nötig anzog) und trug die Ergebnisse mit einem Gleichmut in sein Krankenblatt ein, der den Gedanken nahelegte, daß nur ausgesprochen dramatische Abweichungen von der Norm Grund zur Besorgnis sein könnten. Zum Schluß wollte sie auch noch seine Temperatur messen, und Morse kam sich einigermaßen idiotisch vor, wie er so dalag und das Thermometer ihm aus dem Mund ragte. Die Schwester schien mit dem Ergebnis der Messung offenbar unzufrieden, sie schüttelte das Thermometer einige Male mit einer Bewegung, nicht unähnlich einem Rückhandschlag beim Pingpong, um es ihm schließlich, kaum weniger geschickt als beim erstenmal, noch einmal unter die Zunge zu zwängen.

«Werde ich überleben?» wagte Morse einen Vorstoß, während die Schwester die Ergebnisse der Messung auf sein Krankenblatt übertrug.

«Sie haben Temperatur», war die nichtssagende Antwort.

«Ich dachte, jeder Mensch hätte Temperatur», murmelte Morse.

Doch da hatte die Schwester ihm schon den Rücken zugewandt, um einen Neuzugang in Augenschein zu nehmen.

Der junge Mann, den man gerade hereingerollt hatte, trug noch sein schwarz-rot gestreiftes Rugby-Trikot. Seine nackten Beine waren dreckverkrustet, und quer über seine Stirn klaffte eine scheußlich aussehende, riesige Wunde. Morse kam er dennoch ganz entspannt vor, als er dem Krankenhausangestellten (derselbe, der auch Morse befragt hatte) bereitwillig Auskunft gab über Lebensgeschichte, Konfession und Verwandte. Genauso entspannt ließ er es über sich ergehen, als die Schwester ihm mit dem Stethoskop zu Leibe rückte, den Puls fühlte und seine Temperatur maß. Morse merkte plötzlich, wie er neidisch wurde auf die selbstverständliche Vertrautheit zwischen dem Burschen und der jungen Schwester. Und plötzlich – und diese Erkenntnis traf ihn wie ein Schlag – realisierte er, daß die Schwester ihn vermutlich genau als das sah, was er ja auch tatsächlich war: einen Mann, der recht und schlecht ins sechste Lebensjahrzehnt getreten war und sich nun den leicht entwürdigenden Krankheiten des beginnenden Alters gegenübersah: Leistenbruch, Hämorrhoiden, Prostatabeschwerden und, ja!, Zwölffingerdarmgeschwüren.

Morse beugte sich gerade, von einem heftigen Würgereiz gepackt, über die Nierenschale, die sie vorsichtshalber in Reichweite hatten stehenlassen, als ein junger Medizinalassistent, ungefähr halb so alt wie Morse, neben ihn trat und den Bericht über seine Einlieferung, den Fragebogen des Krankenhauses und sein Krankenblatt zu überfliegen begann.

«Eine ziemlich üble Geschichte, Ihre Bauchbeschwerden, ist Ihnen das klar?»

Morse zuckte ausweichend die Achseln. «Mir hat bisher niemand etwas gesagt.»

«Das muß Ihnen wohl doch nicht extra gesagt werden, daß da etwas nicht stimmt, ganz und gar nicht stimmt.»

Morse wollte gerade etwas entgegnen, als der Medizinalassistent fortfuhr: «Sie sind gerade erst eingeliefert worden, glaube ich? Wenn Sie uns, Mr., äh, *Morse*, nicht wahr ... wenn Sie uns zwei Tage Zeit lassen, dann werden wir versuchen, Ihnen morgen Genaueres zu sagen, O. K.?»

«Ich fühle mich aber eigentlich ganz in Ordnung. Wirklich», sagte Morse mit leiser Stimme und einigermaßen eingeschüchtert, während er sich in die Kissen zurücksinken ließ und versuchte, seine verkrampften Schultermuskeln zu entspannen.

«Der Eindruck täuscht, fürchte ich. Bestenfalls haben Sie nur ein Magengeschwür, das spontan zu bluten angefangen hat» – Morse spürte einen Stich von Panik im Zwerchfell –, «aber es kann auch sein, daß es sich um ein durchgebrochenes Magengeschwür handelt, und wenn das der Fall sein sollte ...»

«Dann ...?» fragte Morse mit schwacher Stimme. Aber der junge Arzt schwieg und begann statt dessen Morses Bauch abzutasten.

«Nun, haben Sie etwas gefunden?» fragte Morse und bemühte sich um einen möglichst munteren Ton.

«Sie sollten versuchen, ein paar Kilo abzunehmen. Ihre Leber ist vergrößert.»

«Ich dachte, Sie hätten gesagt, es sei der Magen.»

«Ja, ist es auch. Sie haben Magenblutungen gehabt.»

«Und was ... was hat dann meine Leber damit zu tun?»

«Trinken Sie viel, Mr. Morse?»

«Nun, die meisten Leute trinken doch so ihre zwei, drei Gläser pro Tag.»

«Ich habe gefragt, ob Sie *viel* trinken.» Der Ton war ein wenig schärfer geworden.

Morse versuchte, trotz der in ihm aufsteigenden Angst gleichmütig zu wirken, und so zuckte er mit den Achseln: «Ich trinke gern mal ein Bier, ja.»

«Wie viele Biere sind denn das so pro Woche?»

«Pro Woche?» fragte Morse erschrocken, und sein Gesicht verzog sich in nachdenkliche Falten wie bei einem Kind, dem man eine komplizierte Multiplikationsaufgabe zu lösen gegeben hat.

«Na, dann eben pro Tag», schlug der Medizinalassistent entgegenkommend vor.

Morse dividierte durch drei. «So zwei, drei, denke ich.»

«Trinken Sie auch schärfere Sachen?»

«Gelegentlich.»

«Und was?»

Morse bewegte unruhig seine angespannten Schultermuskeln. «Whisky – ab und zu trinke ich einen kleinen Whisky.»

«Wie lange hält denn eine Whiskyflasche in der Regel bei Ihnen?»

«Das kommt darauf an, wie groß die Flasche ist.»

Doch diese Art von Humor kam offenbar nicht gut an, und so multiplizierte er schnell mal drei. «Eine Woche ... zehn Tage ... so ungefähr.»

«Und wie viele Zigaretten rauchen Sie pro Tag?»

«So acht ... bis zehn», sagte Morse, die richtige Zahl gleich umstandslos durch vier teilend.

«Gibt es irgendeine Art von körperlicher Betätigung, die Sie regelmäßig ausüben – Wandern, Joggen, Radfahren, Squash ...?»

Doch bevor Morse mit seinen Überlegungen, welches wohl die günstigste Antwort sei, zu Ende gekommen war, mußte er schon wieder nach der Nierenschale greifen. Während er sich geräuschvoll erbrach, registrierte der Medizinalassistent besorgt die rötlichbraune Farbe des Erbrochenen, das mit hellroten Spritzern von frischem Blut durchsetzt war, Blut, das durch eine tägliche Dosis Nikotin seines Sauerstoffs beraubt und überdies noch reichlich mit Alkohol versetzt wurde.

Kurz darauf verfiel Morse in eine Art Dämmerzustand. Irgendwann, daran konnte er sich erinnern, hatte sich eine

Schwester über ihn gebeugt (dieselbe junge Schwester, die sich auch vorher schon um ihn gekümmert hatte), um ihm den Puls zu fühlen. Ihr Stirnrunzeln hatte Morse verraten, daß sie über das Ergebnis ihrer Messung beunruhigt war.

Und plötzlich hatte er gewußt, daß der Engel des Todes ihn gestreift hatte, und ein Schauer war ihm über den Rücken gelaufen, als er zum erstenmal ernsthaft darüber nachgedacht hatte, wie es wohl sein würde, zu sterben. Einen Augenblick lang hatte er sogar gemeint, seinen Nachruf vor sich zu sehen – einen lobenden Nachruf natürlich.

## Kapitel 2

*Weißt du, warum wir den Toten mehr Gerechtigkeit widerfahren lassen? Wir sind ihnen gegenüber zu nichts verpflichtet, wir können uns Zeit lassen. Wir können ihnen unsere Ehrerbietung erweisen zwischen einer Cocktailparty und einer zärtlichen Geliebten – in unserer freien Zeit.*

Albert Camus, *Der Fall*

Als Morse am nächsten Morgen erwachte, begann es draußen gerade zu dämmern. Die Uhr im Krankensaal zeigte zehn vor fünf, und durch einen Türbogen erspähte Morse die schlanke Gestalt einer Schwester, die, in warmen Lichtschein gehüllt, an einem Schreibtisch saß und Eintragungen in ihren Unterlagen machte. Vielleicht betraf die Eintragung ja ihn, dachte Morse. Wenn dem so war, so konnte es sich nur um einen kurzen Text handeln, denn abgesehen von einer kurzen Phase des Erbrechens irgendwann nach Mitternacht ging es ihm inzwischen wirklich sehr viel besser, und er hatte keiner weiteren Fürsorge bedurft. Der Infusionsschlauch, der von seinem rechten Handgelenk zu dem über seinem Bett aufgehängten Tropf führte, zog zwar unangenehm an seiner Haut, so als ob die Nadel nicht ganz exakt säße, aber er hatte beschlossen, die Nachtschwester wegen dieser Kleinigkeit nicht zu behelligen. Der Tropf verdammte ihn leider zur Immobilität – jedenfalls so lange, bis er über die gleiche Fähigkeit verfügte wie sein Bettnachbar, ein junger Mann, der gestern den Abend über im Krankenhaus herumgewandert war, den Tropf dabei hoch über seinen Kopf emporhaltend, als handele es sich um die Fackel, mit der die olympische Flamme entzündet werden sollte. Seiner eingeschränkten Bewegungsfreiheit war es auch zuzuschreiben gewesen, daß Morse, was ihm ausgesprochen peinlich gewesen war, um eine sogenannte «Ente» hatte bitten müssen. Immerhin, die Bettpfanne war ihm bisher erspart geblieben, und er hoffte, daß mangels fester Nahrung in den letzten Tagen sein Darm ihm diesbezüglich keinen Ärger machen würde.

Die Schwester draußen redete jetzt mit ernster Miene auf einen schmächtigen jungen Medizinalassistenten ein, dessen weißer Kittel ihm fast zu den Knöcheln reichte. Aus seiner rechten Tasche ragte ein Stethoskop. Gleich darauf betraten die beiden mit ruhigen Schritten den Krankensaal und verschwanden hinter den Vorhängen, die man gestern abend zugezogen hatte, um dem Patienten im Bett schräg gegenüber von Morse ein gewisses Maß an Privatheit zu geben.

Morse hatte den Mann gesehen, als er hereingerollt worden war, einen älteren, distinguiert aussehenden Herrn Ende Siebzig, mit einem Schnurrbart, wie er früher von Angehörigen der indischen Armee getragen worden war, und einigen spärlichen schneeweißen Haaren. Einen Augenblick lang hatten sich ihre Blicke gekreuzt, und in den Augen des alten Soldaten hatte Morse so etwas wie Aufmunterung und ein Gefühl kameradschaftlicher Nähe aufblitzen sehen. Die in seinem Körper wütende Blutvergiftung, die seinen Wangen bereits einen verräterisch rosa Hauch verlieh, hatte es jedoch nicht mehr zugelassen, daß der sterbende Mann seine Gefühle in Worte kleidete.

Um zwanzig nach fünf schlug der Medizinalassistent die Vorhänge zur Seite, um halb sechs kamen die Pfleger und rollten den Toten hinaus. Und als genau eine halbe Stunde später, um sechs Uhr, das Licht im Krankensaal anging, waren die Vorhänge um das Bett, in dem Oberst Wilfried Deniston, OBE, MC, in den frühen Morgenstunden gestorben war, beiseite gezogen, so als sei nichts geschehen, und es war nichts zu sehen als ein frisch geplättetes Laken und zwei fachmännisch gefaltete Decken am Fußende. Hätte Morse gewußt, daß der Verstorbene zeit seines Lebens ein Wagner-Hasser gewesen war, so hätte er wohl bei ihm an Sympathie eingebüßt, andererseits hätte die Tatsache, daß Deniston das gesamte poetische Werk von A. E. Housman auswendig konnte, Morse wohl für ihn eingenommen.

Um Viertel vor sieben bemerkte Morse in der Umgebung des Krankensaales eine rege Geschäftigkeit, ohne jedoch ausmachen zu können, was genau vor sich ging. Er hörte Stimmen, das Klappern von Geschirr und das Qietschen schlecht geölter Räder, bis sich schließlich das Rätsel löste, als Violet, eine schwergewichtige, immer gutgelaunte Frau, die aus Westindien stammte, einen Teewagen vor sich herschiebend, den Krankensaal betrat. Die Aussicht auf eine Tasse heißen Tee war Morse mehr als willkommen. Zum erstenmal seit vier Tagen verspürte er wieder Lust, etwas zu sich zu nehmen, und erst vor ein paar Minuten hatte er mit Neid die Wasserkrüge und Saftflaschen auf den Nachttischen seiner Mitpatienten registriert. Nur der Patient gegenüber, ein gewisser Walter Greenaway, hatte keinerlei Getränk auf seinem Nachttisch stehen. Über seinem Bett hing ein Zettel mit der Aufschrift: NICHTS ORAL!

«Tee oder Kaffee, Mr. Greenaway?»

«Oh, wenn es Ihnen recht ist, dann hätte ich gern einen Gin mit Tonic.»

«Mit Eis und Zitrone?»

«Ohne Eis bitte, ich möchte den Gin unverdünnt genießen.»

Violet grinste und schob ihre massive Gestalt zum nächsten Bett, ohne Mr. Greenaway auch nur einen Schluck Tee hinzustellen. Doch den munteren Sechzigjährigen schien es nicht weiter zu kränken, daß er übergangen wurde. Verschmitzt zwinkerte er Morse zu. «Alles in Ordnung, Chef?»

«Danke, ich glaube, ich bin auf dem Weg der Besserung», sagte Morse vorsichtig.

«Ha! Das hat der alte Oberst auch gesagt. ‹Auf dem Weg der Besserung.› Der arme Teufel.»

«So, hat er das?» murmelte Morse unbehaglich.

Nachdem der Ausdruck pietätvoller Bekümmerung auf Greenaways Gesicht gewichen war, wagte Morse einen Vorstoß.

«Sie bekommen nicht einmal Tee?»

Greenaway schüttelte den Kopf. «Nein. Aber die werden schon wissen, was das Beste für mich ist, denke ich.»

«Meinen Sie?»

«Aber ja! Die Ärzte hier sind großartig! Und die Schwestern erst!»

Morse nickte. Er hoffte nur, daß Greenaway mit seiner Einschätzung recht hatte.

«Sie haben das gleiche wie ich, nicht wahr?» fragte Greenaway in vertraulichem Ton.

«Wie bitte?»

«Der Magen – oder?»

Morse nickte. «Es heißt, ich hätte ein Magengeschwür.»

«Meines war schon durchgebrochen.» Greenaway verkündete die Tatsache, als gebe sie Anlaß zu Stolz. «Um zehn werde ich operiert, deshalb durfte ich auch eben nichts trinken.»

«Ach so.» Einen Moment lang verspürte Morse den irrationalen Wunsch, sich ebenfalls mit einer gefährlich klingenden Diagnose brüsten zu können – mit einem ganzen Dutzend durchgebrochener Magengeschwüre am besten –, doch dann wurde seine Aufmerksamkeit abgelenkt, denn Violet mit ihrem Teewagen stand neben seinem Bett.

Sie begrüßte ihren neuen Schützling mit einem vergnügten Lächeln. «Morgen, Mister ... äh (sie warf einen Blick auf sein Namensschild über dem Bett) äh ... Mister Morse!»

«Guten Morgen», antwortete Morse freundlich. «Ich hätte gern einen Kaffee – mit zwei Löffeln Zucker.»

«So, so! Zwei Löffel Zucker!» Violet verdrehte in gespieltem Erstaunen die Augen, so daß nur noch das Weiße zu sehen war.

Dann blickte sie zu Greenaway hinüber, und beide tauschten ein einverständiges Lächeln, als handele es sich bei Morses Bitte um einen geglückten Scherz. «Ich muß Ihnen leider sagen», sagte sie dann zu Morse gewandt, «daß Sie weder Kaffee noch Tee und auch keinen Zucker bekommen dürfen.» Sie wies mit dem Zeigefinger auf die Wand hinter seinem Bett, und Morse verrenkte sich beinahe den Hals, um zu entziffern, was auf dem kleinen Kärtchen dort geschrieben stand: NICHTS ORAL!

## Kapitel 3

*Blumen, Schreibmaterial und Bücher sind im Krankenhaus stets willkommene Geschenke. Falls Sie jedoch dem Patienten etwas zu essen oder zu trinken mitbringen möchten, fragen Sie bitte vorher eine Schwester. Sie wird Ihnen sagen, was erlaubt ist.*

Gesundheitsbehörde Oxford, *Merkblatt für Patienten und Besucher*

Abends, kurz nach sieben Uhr, betrat Detective Sergeant Lewis den Krankensaal. Er trug verstohlen eine Plastiktragetasche von Sainsbury unter dem Arm. Sein Gesichtsausdruck ähnelte dem eines Touristen, der mit schlechtem Gewissen eine Stange Zigaretten durch den Zoll zu schmuggeln versucht. Morse war über Lewis' Auftauchen erfreut und gerührt.

«Woher wußten Sie, daß ich hier bin?»

«Na, wofür bin ich denn bei der Polizei!»

«Ich nehme an, man hat Sie angerufen?»

«Ja. Strange höchstpersönlich. Er sagte, Sie hätten gestern morgen am Telefon ziemlich erbärmlich geklungen, deshalb hat er Dixon bei Ihnen vorbeigeschickt, aber der kam zu spät, man hatte Sie schon abtransportiert. Strange rief mich dann an und fragte, ob ich nicht Lust hätte, wieder einmal nachzuprüfen, wie unser Gesundheitssystem funktioniere – und mich zu erkundigen, ob Sie etwas brauchen.»

«Wie zum Beispiel eine Flasche Scotch?»

Lewis überhörte die Bemerkung. «Ich wäre schon gestern abend gekommen, aber man sagte mir, Besuche seien nicht erlaubt – das heißt, außer von nahen Angehörigen», setzte er zögernd hinzu.

«Warum denn plötzlich dieser mitleidige Ton?» fragte Morse. «Sie denken wohl, ich sei mutterseelenallein auf der Welt, was, Lewis? Dem ist aber nicht so. Ich habe nämlich eine Großtante. Sie wohnt oben in Northumberland. Der Ort heißt Alnwick.»

«Ein bißchen zu weit, um mal eben vorbeizukommen», sagte Lewis.

«Besonders, wenn man schon siebenundneunzig ist ...»

«Strange ist eigentlich ganz in Ordnung, nicht?» bemerkte Lewis nach einer verlegenen kleinen Pause.

«Na ja, man muß ihn eben nur ziemlich gut kennen, um das festzustellen», entgegnete Morse.

«Würden Sie sagen, daß *Sie* ihn gut kennen?» fragte Lewis.

Morse schüttelte den Kopf. Die beiden Männer schwiegen.

«Übrigens, Sir, wie geht es Ihnen eigentlich? Was haben die Ärzte denn inzwischen festgestellt?»

«Festgestellt? Nichts haben sie festgestellt. Ein klarer Fall von Personenverwechslung.»

Lewis griente. «Also jetzt mal im Ernst!»

«Im Ernst? Nun, sie geben mir nur riesige, runde, weiße Tabletten, die pro Stück ein paar Pfund kosten – das behaupten jedenfalls die Schwestern. Wenn ich mir vorstelle, daß ich für den Preis *einer* Tablette schon eine kleine Flasche recht anständigen Clarets bekommen könnte ...»

«Wie ist denn das Essen hier? Einigermaßen schmackhaft?»

«Essen! Was für Essen? Das einzige, was sie mir hier zu schlucken geben, sind die Tabletten.»

«Also auch kein Alkohol?»

«Sie wollen doch nicht meinen Gesundungsprozeß gefährden, Lewis, oder?»

Lewis starrte auf das kleine Schild am Kopfende von Morses Bett. «Das ist also damit gemeint», sagte er nachdenklich.

«Ach, das dürfen Sie nicht so wörtlich nehmen, eine reine Vorsichtsmaßnahme», sagte Morse mit schlecht gespielter Gleichgültigkeit.

Lewis warf einen bedauernden Blick auf seine Plastiktüte.

Morse war der Blick nicht entgangen. «Nun, kommen Sie schon, Lewis. Was haben Sie da drin?»

Lewis griff in die Tüte und holte eine Flasche Limonade hervor. Zu seiner Überraschung schien Morse ehrlich erfreut.

«Es ist nämlich so ... Meine Frau meinte, daß Sie bestimmt nichts Alkoholisches trinken dürfen ...»

«Eine sehr kluge Überlegung! Sagen Sie ihr, daß mir, so wie die Dinge nun einmal liegen, eine Flasche Limonade tausendmal lieber ist als eine ganze Kiste Whisky.»

«Ist das Ihr Ernst?» fragte Lewis ungläubig.

«Nein, aber richten Sie es ihr trotzdem aus.»

«Und dann habe ich hier noch ein Buch», sagte Lewis und zog einen dicken Schinken heraus mit dem Titel: *Maßstab der Ungerechtigkeit: Eine vergleichende Studie über Verbrechen und ihre Bestrafung, durchgeführt anhand von Akten der Grafschaft Shropshire aus den Jahren 1842 bis 1852.*

Morse nahm den Wälzer und überflog den ermüdend langen Titel ohne Zeichen der Begeisterung. «Hm», sagte er schließlich. «Macht einen ganz interessanten Eindruck.»

«Wirklich, Sir?» erkundigte sich Lewis eifrig.

«Nein.»

«Es ist eine Art Familienerbstück, und meine Frau meinte ...»

«Sagen Sie Ihrer wundervollen Frau, daß ich mich sehr gefreut habe.»

«Sie täten mir einen großen Gefallen, wenn Sie es bei Ihrer Entlassung in der Krankenhausbibliothek abgeben könnten», sagte Lewis und registrierte befriedigt, daß Morses Mund sich zu einem breiten Grinsen verzog.

In diesem Augenblick trat die hübsche Schwester mit den Sommersprossen und dem rotbraunen Haar an sein Bett, wies auf die Limonadenflasche, die er auf dem Nachttisch abgestellt hatte, und drohte ihm mit dem Zeigefinger. Morse nickte und formte ein stummes O.K. «Wer war das?» flüsterte Lewis andächtig, als sie weiterging.

«Das, Lewis, war Fiona. Attraktiv, finden Sie nicht auch? Ich frage mich manchmal, wie es die Ärzte bloß schaffen, die Hände von ihr zu lassen!»

«Vielleicht schaffen sie es ja gar nicht», bemerkte Lewis nüchtern.

«Ich dachte, Sie seien gekommen, um mich aufzuheitern.»

Doch die Chancen für Aufheiterungen jeder Art standen schlecht. Die Oberschwester (die Lewis beim Hereinkommen nur flüchtig wahrgenommen hatte, da er, in der Annahme, dies sei hier so üblich, gleich durchmarschiert war) hatte die ganze Zeit über mit Argusaugen über den Krankensaal gewacht, ihre besondere Aufmerksamkeit hatte jedoch der Ecke gegolten, wo der Chief Inspector lag. Von ihrem Schreibtisch bis zu seinem Bett waren es nur ein paar Meter, und mit ein paar raschen, energischen Schritten stand sie plötzlich an seiner Seite. Während sie mit geübtem Griff die anstößige Flasche an sich nahm, streifte ihr Blick den armen Lewis, der vor soviel Zorn unwillkürlich den Kopf einzog.

«Wir haben unsere Vorschriften in diesem Krankenhaus – die Hausordnung hängt gleich rechts neben der Tür zum Saal. Ich fände es sehr begrüßenswert, wenn Sie sich danach richten würden, und falls Sie vorhaben, den Patienten noch einmal zu besuchen, sich vorher bei mir oder bei meiner Vertretung melden. Es ist absolut notwendig, daß hier alles seinen geregelten Gang geht, und ich muß Sie dringend bitten, dafür Verständnis zu haben. Ihrem Bekannten hier geht es gar nicht gut, und wir tun alles, was in unseren Kräften steht, damit er wieder gesund wird. Unsere Bemühungen können aber nur dann Erfolg haben, wenn Sie uns nicht dazwischenkommen und irgend etwas mitbringen, von dem *Sie* meinen, daß es ihm guttäte, was ihm aber in Wahrheit nur schadet. O.K.? Das ist doch wohl einzusehen, oder?»

Mehr noch als ihre Worte wirkte ihre grimmige Miene auf die

beiden Männer einschüchternd, und die dunkelblaue Schwesterntracht trug noch dazu bei, sie abweisend und unnahbar erscheinen zu lassen. Lewis, der bei ihren Worten abwechselnd rot und blaß geworden war, sah völlig geknickt aus, als sie verschwand, um endlich wieder ihren Platz hinter dem Schreibtisch einzunehmen.

«Und wer war das?» fragte er nun zum zweitenmal an diesem Abend.

«Sie durften eben einem Auftritt unserer verehrten Oberschwester beiwohnen, gleichermaßen humorlos wie effizient, geprägt von Calvin und Mrs. Thatcher.»

«Und ihr Wort ...»

Morse nickte. «... ist Befehl. Sie ist diejenige, die hier auf der Station das Sagen hat. Aber das werden Sie sich sicherlich schon gedacht haben.»

«Aber warum konnte sie nicht ein bißchen freundlicher sein?»

«Was weiß ich! Vielleicht ist sie frustriert über ihr nicht existentes Sexualleben. Mit *dem* Gesicht hat sie vermutlich nie viele Chancen gehabt.»

«Wie heißt sie?»

«Wir nennen sie hier ‹Nessie›.»

«Weil sie aus der Umgebung vom Loch Ness stammt?»

«Aus dem Loch selbst, Lewis, aus dem Loch.» Die beiden Männer lachten, doch der Zusammenstoß mit der Stationsschwester war unerfreulich gewesen, und besonders Lewis konnte sich nur schwer davon erholen. Etwa fünf Minuten lang fragte er Morse aus nach den anderen Patienten, und der Chief Inspector erzählte ihm vom Tod des Obersten der Indischen Armee, Deniston, weitere fünf Minuten vergingen mit Small talk über Ereignisse im Präsidium, Lewis' Familie sowie die in dieser Saison nicht gerade rosigen Aussichten von Oxford United. Doch der Auftritt der, wie Morse sie nannte, «verdammten Schwester» hatte ihnen beiden die Laune verdorben. Die Stimmung blieb gedämpft. Morse war plötzlich unangenehm heiß, und er spürte, daß die Unterhaltung ihn zu ermüden begann.

«Ich glaube, es ist allmählich Zeit, daß ich gehe, Sir», bemerkte Lewis rücksichtsvoll.

«Aber erst sagen Sie mir, was Sie da noch in Ihrer Tragetasche haben.»

«Nichts ...»

«Lewis! Mein Magen ist vielleicht im Moment nicht ganz in Ordnung, aber meine Sehschärfe ist ungetrübt!»

Lewis' düstere Stimmung begann sich ein wenig aufzuhellen, und als er nach einem vorsichtigen Blick zum Schreibtisch sicher war, daß die Oberschwester im Moment nicht Obacht gab, zog er mit schnellem Griff eine kleine, flache Flasche aus der Tüte. Das dunkelblaue Einwickelpapier hatte denselben Farbton wie Nessies Tracht.

«Aber erst, wenn man es Ihnen erlaubt!» zischte Lewis, während er Morse im Schutz der Bettdecke die Flasche in die ausgestreckte Hand schob.

«Marke Bell?» fragte Morse.

Lewis nickte.

Es war ein Augenblick vollkommenen Glücks.

Unvermittelt ertönte von irgendwoher ein Glockensignal, und die Besucher standen auf und begannen sich zu verabschieden, einige vielleicht etwas zögernd, doch die Mehrzahl mit kaum verhohlener Erleichterung.

Auch Lewis erhob sich, doch bevor er sich zum Gehen wandte, griff er noch einmal in die Tragetasche, um sein letztes Geschenk hervorzuzaubern: ein Taschenbuch mit dem Titel *Das blaue Billett.* Der Umschlag zeigte das aufreizende Foto eines mehr als spärlich bekleideten jungen Mädchens.

«Ich habe angenommen ... Ich dachte, daß Sie vielleicht gern etwas Leichteres lesen würden, Sir ... Meine Frau hat, denke ich, keine rechte Vorstellung ...»

«Passen Sie bloß auf, daß sie Sie nicht eines Tages dabei erwischt, daß Sie solchen Schund lesen.»

«Aber, *ich* lese doch so etwas gar nicht, Sir.»

«Nun, der … äh … Titel ist ja schon mal sehr viel eingängiger, das muß ich schon sagen», bemerkte Morse grienend. Lewis nickte befriedigt.

«Jetzt muß ich aber wirklich gehen», sagte er dann.

Morse war das ganz recht. Nach einer Weile – auch der letzte Besucher hatte inzwischen den Krankensaal verlassen – begannen wieder die üblichen Prozeduren des Puls- bzw. Blutdruckmessens. Morse erhielt seine abendliche Dosis Pillen, und dann hatte er endlich die Gelegenheit, sich unbeobachtet dem von Lewis mitgebrachten Taschenbuch zu widmen. Er begann mit dem Klappentext:

> Durch einen kühnen Sprung ins Wasser ist es Steve Mingella gelungen, das kleine Mädchen zu fassen zu kriegen und sicher an Bord der Yacht zu bringen. Seine Wiederbelebungsversuche haben Erfolg: das Mädchen kommt wieder zu sich. Einige Tage lang ist Steve nun in sämtlichen Boot-Clubs der Florida-Keys der gefeierte Held. Bei seiner Rückkehr nach New York erhält er einen Brief mit einer Eintrittskarte. Absender ist der Vater des Mädchens, ein bekannter Playboy und Eigentümer eines sehr teuren, höchst exklusiven und exotischen Nachtclubs, der darauf spezialisiert ist, auch die ausgefallensten Phantasien zu bedienen. Die Handlung setzt ein, als Steve, noch ein wenig zögernd, die Schwelle zu diesem erotischen Wunderland überschreitet und der barbusigen Blondine am Empfang seine Eintrittskarte vorweist – ein Billett in tiefstem Blau …

# Kapitel 4

*Meine abendlichen Besucher sollten, falls sie die Uhr nicht sehen können, die Zeit in meinem Gesicht ablesen.*

Emerson, *Journals*

Eine halbe Stunde, nachdem Lewis sich verabschiedet hatte, trat Fiona an Morses Bett und forderte ihn auf, seine Schlafanzughose herunterzuziehen und sich auf die linke Seite zu legen. Morse tat, wie ihm geheißen, und gleich darauf erschien mit strenger Miene Nessie, allem Anschein nach, um ihm eine Spritze in den Po zu geben. Morse fand, daß sie die Spritze recht ungeschickt setzte, und zuckte unwillkürlich zusammen, als der Kolben heruntergedrückt wurde. Er hatte das Gefühl, als schöbe man ihm eine Eisenstange in den Rücken.

«Sie werden sich gleich etwas schläfrig fühlen», bemerkte Nessie. Fiona goß etwas Flüssigkeit auf ein Stück Mull, um die Stelle um den Einstich zu desinfizieren.

«Für die hätten sie in Buchenwald bestimmt Verwendung gehabt!» kommentierte Morse bissig. Doch der verständnislose Blick der jungen Schwester belehrte ihn, daß die Konzentrationslager der Nazis für sie ebenso weit in der Vergangenheit lagen wie für ihn der Entsatz von Mafeking. Und wieder einmal realisierte er schmerzlich, daß er nicht mehr der Jüngste war. Vor vierundvierzig Jahren war der Zweite Weltkrieg zu Ende gegangen ... und die junge ... Schwester ... konnte ... kaum älter sein als ... Morse spürte, wie er plötzlich sehr, sehr müde wurde. «Was ich sagen wollte, war ...» (mühsam zog er sich die Schlafanzughose wieder hoch) «... sie ist so ... harsch und unbarmherzig!»

«Sie müssen wissen, daß dies meine erste Spritze überhaupt war», sagte die junge Schwester. «Es tut mir leid, wenn ich Ihnen weh getan habe. Beim nächsten Mal kann ich es bestimmt schon besser.»

«Und ich dachte ...»

«Ja, ich weiß», sagte sie lächelnd. Morse fielen die Augen zu. Nessie hatte ja gesagt, er würde sich müde fühlen ...

Sein Kopf fiel zur Seite, und die Schwester schob ihm behutsam ein Kissen unter. Einen Moment lang blieb sie an seinem Bett stehen und betrachtete ihn nachdenklich. Wie schon zuvor des öfteren, fragte sie sich auch jetzt wieder, warum eigentlich alle Männer, zu denen sie sich hingezogen fühlte, entweder verheiratet waren oder viel zu alt.

Morse spürte, wie jemand vorsichtig mit dem Finger sein Handgelenk berührte, und öffnete die Augen. Vor ihm stand eine höchst ungewöhnlich aussehende kleine Frau. Sie mochte an die Achtzig sein, ihr Gesicht war von vielen Fältchen durchzogen und ihr weißes Haar dünn wie ein Flaum. Aus dem linken Ohr ragte der Knopf eines Hörgeräts des staatlichen Gesundheitsdienstes, das zugehörige Kabel endete in der Tasche einer schmuddeligen grauen Wolljacke. Sie lächelte ihn freundlich an, und es schien ihr gar nicht in den Sinn zu kommen, daß vielleicht eine Entschuldigung angebracht sein könnte, wenn man einen erschöpften Patienten so mir nichts, dir nichts weckte. Wer mochte sie sein? Wie war sie hereingekommen? Die Uhr im Krankensaal zeigte Viertel vor zehn, zwei Nachtschwestern taten Dienst. Verschwinde! Mach, daß du wegkommst, du häßliche alte Krähe!

«Mr. Horse? Sie sind doch Mr. Horse?» Ihre Augen starrten kurzsichtig auf das Namensschild über seinem Bett.

«Morse», sagte Morse. «Mein Name ist ‹Morse›. M-O-R-S-E.»

«Also, ich glaube, die hier haben Ihren Namen falsch geschrieben, Mr. Horse. Wenn ich daran denke, werde ich gleich Bescheid sagen ...»

«Mein Name ist Morse. M-O-R-S-E», wiederholte Morse genervt.

«Ja, aber ich hatte ja damit gerechnet, wissen Sie. Sie hatten mir gleich gesagt, daß Wilfrid wohl nur noch ein paar Tage zu leben hätte. Und schließlich müssen wir ja alle einmal sterben.»

Ja, ja, aber jetzt verschwinde endlich. Siehst du denn nicht, daß ich verdammt müde bin?

«Wir sind zweiundfünfzig Jahre verheiratet gewesen.»

Endlich begriff Morse, wen er vor sich hatte, und ein wenig freundlicher gestimmt, nickte er ihr zu: «Das ist eine lange Zeit.»

«Ihm hat es hier im Krankenhaus gefallen, wissen Sie. Er war Ihnen allen so dankbar ...»

«Ich habe ihn bedauerlicherweise kaum kennengelernt. Ich bin nämlich erst gestern eingeliefert worden ...»

«Und deshalb hat er mich gebeten, Ihnen allen in seinem Namen noch einmal zu danken – allen seinen alten Freunden hier ...» Sie sprach in dem präzisen, disziplinierten Ton einer pensionierten Lateinlehrerin.

«Er war ein ... großartiger Mann», sagte Morse, ein wenig ratlos. «Ich wollte, ich hätte Gelegenheit gehabt, ihn näher kennenzulernen. Aber wie ich schon sagte, ich bin erst vor zwei Tagen eingeliefert worden – Ärger mit dem Magen – zum Glück nichts Ernstes ...»

Das Hörgerät begann schrill zu pfeifen. Die alte Dame rüttelte ungeduldig an dem Kontakt in ihrem Ohr und drehte an einem der Regelknöpfe am Gerät selbst, aber es half nichts, der Pfeifton blieb.

«*Und außerdem* sollte ich Ihnen dieses kleine *Buch* hier geben», fuhr sie fort, einzelne Worte nachdrücklich betonend. «Er war *sehr* stolz darauf. Nicht daß er das *gesagt* hätte, aber ich kannte ihn ja. Er hat lange daran gearbeitet, und es war ein *sehr* schöner Tag für ihn, als er es endlich gedruckt in Händen hatte.»

Sie überreichte ihm ein dünnes, flaschengrün eingebundenes Büchlein. Morse nahm es freundlich lächelnd entgegen. «Das ist wirklich sehr nett von Ihnen. Denn, wie ich ja schon sagte, ich habe ihn ja kaum gekannt.»

«Es war Wilfrid ein dringendes Bedürfnis ...»

Oje.

«Sie werden es doch lesen?»

«Aber ja, sicher.»

Die alte Dame hantierte erneut an ihrem Hörgerät, lächelte ihm dann mit der Hilflosigkeit eines verirrten Engels ernsthaft zu und sagte: «Dann auf Wiedersehen, Mr. Horse» und wandte sich seinem Bettnachbarn zu, um ihm ebenfalls den Dank ihres Mannes abzustatten.

Morse betrachtete den schmalen Band, der ihm so unverhofft geschenkt worden war. Er konnte kaum mehr als zwanzig Seiten umfassen. Morgen würde er ihn sich näher ansehen. Versprochen war versprochen. Im Moment hatte er allerdings nur das eine Verlangen: wieder die Augen zu schließen, und so packte er *Mord am Oxford-Kanal* von Wilfrid M. Deniston in seinen Nachttisch zu *Maßstab der Ungerechtigkeit* und dem *Blauen Billett.*

Unmittelbar darauf war er eingeschlafen. Im Traum erlebte er sich bei einem Geländelauf über die Felder seiner Jugend. An der in einiger Entfernung liegenden Ziellinie saß eine barbusige Blondine und streckte ihm ein Glas Bier mit einer verführerischen Blume entgegen.

## Kapitel 5

*Diese Art Literatur besitzt zuweilen eine gleichsam lethische Qualität: Sie bewirkt, daß die Leser vergessen zu fragen, was sie bedeutet oder ob sie überhaupt etwas bedeutet.*

Alfred Austin, *Das Zäumen des Pegasus*

Die am nächsten Morgen (Montag) um zehn Uhr unter schwacher Narkose durchgeführte Endoskopie führte bei den behandelnden Ärzten im Radcliffe zu der Entscheidung, ihn nicht an die Chirurgie auszuliefern; insgesamt war die Prognose einigermaßen günstig, vorausgesetzt, der Patient legte sich in Zukunft (in den nächsten Monaten allemal, aber besser noch in den nächsten Jahren) in bezug auf Alkohol mehr Zurückhaltung auf. Darüber hinaus gestatteten sie ihm sogar, sozusagen als Zeichen ihres gedämpften Optimismus, allabendlich einen halben Teller Ochsenschwanzsuppe sowie eine Portion Vanille-Eiskrem. Bei Morse löste diese Nachricht eine Freude aus, als habe man ihm ein Feinschmecker-Menü in Aussicht gestellt. Gegen halb acht meldete sich Lewis bei Schwester Maclean (Nessie) und konnte mitsamt seinen Mitbringeln, einer Grußkarte (von Morses Sekretärin), einer Tube Zahnpasta mit Pfefferminzgeschmack (von Mrs. Lewis) sowie einem sauberen Handtuch (ebenfalls von Mrs. Lewis) ungehindert passieren. Die beiden Männer unterhielten sich eine Weile, und Lewis konstatierte zufrieden, daß sein Chef offenbar auf dem Wege der Besserung war.

Gerade als Lewis im Begriff war zu gehen, kam Fiona zu Morse ans Bett, schüttelte seine Kissen auf und stellte ihm einen Krug mit Wasser auf den Nachttisch.

«Hübsches Mädchen», bemerkte Lewis.

«Vergessen Sie nicht, daß Sie verheiratet sind, Lewis!»

«Haben Sie schon was gelesen?» erkundigte sich Lewis und bedeutete mit dem Kopf in Richtung Nachttisch.

«Warum fragen Sie?»

Lewis grinste. «Wegen meiner Frau. Sie wollte wissen ...»

«Sagen Sie ihr, ich hätte es schon halb durch. Sehr fesselnder Stoff.»

«Das ist doch nicht Ihr Ernst!»

«Wissen Sie, wie man ‹fesselnd› schreibt, Lewis?»

«Sie meinen, ob mit ß oder Doppel-s?»

«Und könnten Sie ‹Stuhl› definieren?»

«Etwas, worauf man sich setzt?»

Morse lachte – es war ein herzliches, sorgloses Lachen, und das schönste war, es bereitete ihm keinerlei Schmerzen. Er freute sich, daß Lewis da war, und Lewis, obwohl ein wenig verwirrt angesichts dieser ungewohnt guten Laune, war erleichtert, daß Morse das Schlimmste hinter sich zu haben schien.

Plötzlich stand, wie aus dem Boden gewachsen, Schwester Maclean an Morses Bett. Stirnrunzelnd richtete sie die rechte untere Ecke der Decke und fragte dann in dem ihr eigenen leisen, aber dennoch höchst einschüchternden Ton: «Wer hat den Krug mit Wasser hierhergestellt?»

«Damit hat es schon seine Richtigkeit», beeilte sich Morse zu sagen. «Die Ärzte haben gesagt ...»

«Schwester Welch!» Ihre Stimme, obwohl kaum lauter als vorher, trug nichtsdestotrotz bis in die letzte Ecke des Krankensaales. Lernschwester Welch kam nervös herbeigeeilt, und Lewis spürte, wie sich alles in ihm zusammenkrampfte, als er realisierte, daß der jungen Schwester eine Strafpredigt bevorstand. Jegliche Art von Flüssigkeit, so wurde die geknickte junge Schwester belehrt, sei dem Patienten erst nach dem folgenden Morgen erlaubt worden – *auf keinen Fall früher.* Hatte sie vergessen, sich die Krankenblätter anzusehen, bevor sie mit ihren Wasserkrügen die Runde machte? Und falls nicht – war ihr denn nicht klar, daß kein Krankenhaus seinen Aufgaben zufriedenstellend nachkommen konnte, wenn derartige Nachlässigkeiten passierten? Vielleicht war ihr Fehler *in diesem Fall* nicht so gravierend, aber hatte sie daran gedacht, daß ein solcher Fehler beim *nächsten* Patienten möglicherweise schlimme Folgen haben konnte?

Ein weiterer unangenehmer Zwischenfall, der besonders Lewis noch immer nachging, als er sich ein paar Minuten später von Morse verabschiedete. Morse hatte Nessies Verhaltensweise nicht kommentiert und sagte auch jetzt nichts. Niemals, so hatte er sich im ersten Moment gedacht, würde ich einen meiner Untergebenen in Gegenwart anderer derartig zusammenstauchen, doch dann hatte er sich selbstkritisch erinnert, daß auch er das schon getan hatte ... und mehr als nur einmal. Trotzdem, oder vielleicht gerade deswegen, hätte es ihn gefreut, wenn er Gelegenheit gehabt hätte, der jungen Schwester vor dem Schichtende noch ein paar tröstende Worte zu sagen. Doch im Moment schien der Krankensaal beinahe völlig verlassen. Der junge Mann mit der Infusion machte wieder seine übliche Runde durchs Krankenhaus, und zwei andere Patienten hatte er in Richtung Klo schlurfen sehen. Nur eine Besucherin war da, eine blonde Frau um die Dreißig, schlank und attraktiv. Sie saß am Bett von Walter Greenaway. Vermutlich seine Tochter, dachte Morse. Beim Hereinkommen hatte sie kurz zu ihm herübergesehen, doch beim Weggehen war sie in Gedanken noch viel zu sehr mit ihrem Vater beschäftigt, um ihn bewußt wahrzunehmen. Sie registrierte jedoch flüchtig, daß er ihr nachsah. Wie hatte sein Name gelautet? «Morse»?

Es war jetzt zwanzig vor neun.

Er spürte leise Gewissensbisse, daß er dem kostbaren Familienerbstück von Mrs. Lewis noch keinerlei Aufmerksamkeit geschenkt hatte, und so holte er, etwas seufzend, den *Maßstab der Ungerechtigkeit* aus dem Nachttisch und überflog den ersten Absatz.

> Das kriminelle Verhaltensmuster in einer technologisch entwickelten Gesellschaft ist – wie man glaubt festgestellt zu haben – eher durch Diversifikation als Uniformität charakterisiert. Es scheint nun absolut unumgänglich, daß man versucht, die bei der Analyse bzw. Interpretation derartiger Muster (vgl. dazu Anhang III, S. 492 ff.) notwendigerweise auftretenden Widersprüche und/oder Unstimmigkeiten aufzulösen. Die solchermaßen unvermeidliche Re-Evaluation der permanent variablen Daten bildet das Rohmaterial für zahlreiche neuere Studien über die Ursache kriminellen Verhaltens. Doch konfligierende strategische Selektionsprinzipien innerhalb heterogener Gebiete, kraß divergierende Überzeugungen, gesteigertes Wissen über variable ökonomische Leistungen sowie physische, physiologische und physiognomische Besonderheiten, alle diese Fakten können (wie wir postulieren) mögliche neue Richtungen markieren, die unseres Wissens von keinem der mit der Erforschung der Kriminalität im England des 19. Jahrhunderts befaßten Wissenschaftler bisher ausreichend in Betracht gezogen worden sind.

«Gräßlich!» murmelte Morse. Vor ein paar Jahren noch hätte er vermutlich überlegt, sich mit diesem unverständlichen Wissenschaftskauderwelsch auseinanderzusetzen. Aber die Zeiten waren nun vorbei. Einen Augenblick lang sann er darüber nach, was für ein Idiot dieser Verleger doch sein mußte, um so ein pompöses Geschwafel überhaupt in Druck gehen zu lassen, dann klappte er das Buch energisch zu, entschlossen, es nie wieder zu öffnen.

Wie sich herausstellen sollte, war dieser Entschluß nur von kurzer Dauer, doch jetzt und hier lockte ihn eine wesentlich verführerischere Lektüre: der Softporno, den Lewis ihm – dem Himmel sei Dank! – hereingeschmuggelt hatte.

Ein gelber Blitz quer über das Hochglanz-Titelbild versprach dem Leser verzehrene Lust und wilde Sinnlichkeit, ein Anspruch, der noch untermauert wurde durch das Foto der vollbusigen Schönheit, die sich, bis auf eine Perlenkette vollständig nackt, wollüstig an den Gestaden irgendeiner fernen Südseeinsel räkelte. Morse schlug das Buch auf und las genüßlich die erste Seite. Das war doch einmal guter Stil! Klar und eindeutig, lief es dem Soziologen-Kauderwelsch seiner Meinung nach glatt den Rang ab.

> Sie tauchte aus dem Pool auf und begann langsam ihre nasse Bluse, die ihre aufregenden Kurven mehr enthüllte als verbarg, aufzuknöpfen. Die jungen Männer am Rand des Pools verstummten alle gleichzeitig wie auf Befehl und baten sie in stummem Chor – flehten sie geradezu an –, sie möge sich vollständig ausziehen – und schnell. Wie gebannt folgten sie den schlanken Fingern, als sie mit geradezu quälender Langsamkeit einen weiteren Knopf öffneten …

Scharfes Zeug! Befriedigt lächelnd lehnte Morse sich in die Kissen zurück. Morgen würde er keine Langeweile haben, soviel war sicher. Der Buchdeckel ließ sich leicht zurückbiegen, und er würde sich beim Lesen darum bemühen, die Miene eines ernsthaften Theologiestudenten anzunehmen, der sich in das Studium der kleinen Propheten vertieft hatte. Dies würde ihm, hoffte er, nicht allzu schwer fallen – darin hatte er Übung. Er packte das *Blaue Billett* zurück in den Nachttisch.

# Kapitel 6

*Ich genieße die Rekonvaleszenz. Es ist der Teil, um dessentwillen sich die Krankheit lohnt.*

G. B. Shaw, *Zurück zu Methusalem*

Um zwei Uhr nachts geschah, was er die ganze Zeit gefürchtet hatte, doch gelang es ihm glücklicherweise noch rechtzeitig, die Aufmerksamkeit der Nachtschwester auf sich zu lenken. Sie zog geräuschvoll die Vorhänge um sein Bett zu, und Morse rutschte vor Scham ein Stück tiefer unter die Bettdecke: Der Lärm würde noch die ganze Station aufwecken. Doch seine Mitpatienten hatten offenbar alle einen festen Schlaf, und die junge Schwester erlöste, wie sich herausstellen sollte, Morse aus seiner Bedrängnis ohne viel Aufhebens.

«Ich weiß nicht einmal, wie herum man das Ding hält», gestand ihr Morse flüsternd.

Sachlich, ganz ohne Verlegenheit, hatte Eileen (so war ihr Name) es ihm erklärt. Sie gab ihm noch eine Rolle Toilettenpapier, dann verließ sie ihn mit dem Versprechen, in zehn Minuten wieder nach ihm zu sehen.

Es war alles schneller vorbei, als er gedacht hatte. Eine Schüssel mit warmem Wasser sowie ein kurzer Druck auf den Sprühknopf eines Luftreinigers – und schon waren auch die letzten peinlichen Spuren beseitigt. Puh! Es war alles nur halb so schlimm gewesen, das hatte er diesem himmlischen Geschöpf Eileen zu verdanken, und als er ihr erleichtert zulächelte, meinte er in ihren Augen einen Moment lang etwas zu sehen, was über bloß professionelle Freundlichkeit hinausging. So etwas dachte er des öfteren, er gehörte zu jener Sorte Männer, für die derartige Phantasien lebenswichtig sind. Bevor er wieder einschlief, versuchte er, sich noch einmal ihr Aussehen ins Gedächtnis zu rufen. Ungefähr einen Meter dreiundsiebzig – ziemlich groß eigentlich –, Mitte Zwanzig, grünbraune Augen, ein apartes Gesicht mit hohen Wangenknochen, kein Ring. Und wie adrett und kompetent sie wirkte in ihrer weißen Tracht!

Ach, Morse, du alter Esel, schlaf jetzt endlich ein!

Gegen halb acht, nachdem man ihm zum Frühstück nicht mehr als Weetabix mit sehr, sehr wenig Magermilch (und ganz ohne Zucker!) serviert hatte, sah Morse mit tiefer Befriedigung zu, wie man das kleine Schild über seinem Bett mit der Aufschrift «NICHTS ORAL» entfernte. Er fühlte sich wie eine befreite Geisel. Wieder wurden Puls und Blutdruck gemessen, er wurde gewaschen, sein Bett wurde gerichtet, er erhielt eine neue Karaffe mit Wasser, flirtete ein wenig mit Susi, erstand eine *Times* und empfing aus den Händen der gutgelaunten Violet eine Tasse Bovril. So ging ein Großteil des Vormittags in friedlicher Routine dahin, und nicht einmal Nessie unternahm etwas, diese erfreulich harmonische Atmosphäre zu stören. Gegen zehn vor elf tauchte eine Schar weißgekleideter Ärzte an Morses Bett auf, um sich über seine Fortschritte zu informieren. Der Oberarzt betrachtete Morse, nachdem er einen kurzen Blick in dessen Krankenakte geworfen hatte, mit einem ironischen kleinen Lächeln.

«Nun, wie fühlen Sie sich heute?»

«Ich denke, ich werde noch etwas am Leben bleiben – dank Ihrer Bemühungen», antwortete Morse und schämte sich gleich darauf ob seiner Anbiederei.

«Hier ist die Rede von Ihren Trinkgewohnheiten», fuhr der Oberarzt fort. Morses oberflächliche Dankesbezeigungen hatten ihn offenbar nicht besonders milde gestimmt.

«Ja?» fragte Morse vorsichtig.

«Sie trinken ziemlich viel.» Es war eine Feststellung.

«Sie finden das viel?»

Der Oberarzt schloß die Akte und reichte sie mit einem Seufzer zurück an Nessie. «Während der langen Zeit, die ich schon als Arzt tätig bin, Mr. Morse, habe ich gelernt, zwei Angaben grundsätzlich zu mißtrauen, und zwar was die Potenz von Diabetikern und den Alkoholkonsum von Männern der Mittelschicht angeht.»

«Ich bin kein Diabetiker.»

«Nein, aber wenn Sie weiter pro Woche eine Flasche Whisky trinken, wird es nicht mehr lange dauern.»

«Also jede Woche eine Flasche Whisky stimmt nicht.»

«Sie meinen, es sind oft auch zwei.»

Morse verschwörerisch zublinzelnd, forderte er die Ärzte in seinem Gefolge mit einer Handbewegung auf, sich schon einmal mit dem nächsten Patienten zu beschäftigen, und setzte sich bei Morse auf die Bettkante.

«Haben Sie sich schon einen Schluck genehmigt?»

«Schluck von was?»

Der Oberarzt griente. «Das Einwickelpapier hat Sie verraten.»

«Oh!»

«Also: Heute noch nicht! In Ordnung?»

Morse nickte.

«Und noch einen guten Rat. Warten Sie, bis die Oberschwester ihren Dienst beendet hat.»

«Die würde mir bei lebendigem Leib die Haut abziehen», murmelte Morse.

Der Oberarzt nickte grinsend. «Ja, das könnte ich mir gut vorstellen. Aber daran habe ich nicht gedacht.»

«Noch etwas Schlimmeres?»

«Schwester Maclean ist, was die Dienstauffassung angeht, sicherlich die strikteste von allen Oberschwestern hier. Aber Sie dürfen nicht vergessen, sie kommt von nördlich der Grenze ...»

«Ich glaube, ich weiß nicht so recht, was Sie damit ...»

«Ganz einfach. Sie würde vermutlich, wenn sie Sie erwischte» (der Oberarzt beugte sich vor und flüsterte in Morses Ohr), «die Vorhänge zuziehen und darauf bestehen, daß Sie mit ihr teilen!»

Morse lachte. So langsam begann er sich hier richtig wohl zu fühlen. Nachdem er sich ungefähr zwanzig Minuten der *Times* gewidmet hatte (Leserzuschriften überflogen und Kreuzworträtsel gelöst), holte er mit einem wohligen Seufzer das *Blaue Billett* aus seinem Nachttisch, bog sorgfältig den Einbanddeckel zurück und begann mit dem ersten Kapitel.

«Ein spannendes Buch?»

Morse zuckte zusammen. «So lala!» Er hatte gar nicht gemerkt, daß Susi an sein Bett getreten war.

«Wie heißt es denn?»

«Das ... äh ... *Die blaue Stadt.*»

«Das ist ein Kriminalroman, nicht? Ich glaube, den hat meine Mutter auch gelesen.»

Morse nickte unbehaglich. «Und Sie? Lesen Sie viel?»

«Früher mal, als ich noch jung und hübsch war», sagte sie kokett. «Und jetzt setzen Sie sich bitte mal auf.»

Morse beugte sich nach vorn, damit sie ihm die Kissen aufschütteln konnte.

«Hübsches Mädchen, nicht wahr?» Die Bemerkung kam von Greenaway, der sich offenbar wieder etwas erholt hatte. Er hielt ein Buch in den Händen mit dem unverfänglichen Titel *Das Zeitalter des Dampfes*.

Morse schob das *Blaue Billett* so unauffällig wie möglich in die Nachttischschublade. Es war sowieso nicht ganz das, was er sich versprochen hatte.

«*Das blaue Billett*, der Titel lautet: *Das blaue Billett*», fuhr Greenaway fort.

«Wie bitte?» fragte Morse irritiert zurück.

«Der Titel, den Sie eben genannt haben, stimmt nicht. Das Buch heißt *Das blaue Billett.*»

«Habe ich tatsächlich eben einen falschen Titel gesagt? Na, egal, ich weiß sowieso nicht, warum ich es eigentlich lese.»

«Aus demselben Grund, aus dem ich es gelesen habe, nehme ich an», sagte Mr. Greenaway und lächelte wissend. «Weil Sie hofften, alle paar Seiten gäbe es etwas Sex.»

Morse nickte. Er gab sich geschlagen.

«Was den Sex angeht, ist es eine Enttäuschung», fuhr Greenaway mit der ihm eigenen, fürchterlich lauten Stimme ungerührt fort, «meine Tochter hat es mir auf gut Glück mitgebracht.»

«War das gestern abend Ihre Tochter?»

Der andere nickte. «Sie arbeitet, seit sie achtzehn ist, als Bibliothekarin. Das sind jetzt auch schon wieder zwölf Jahre. Die letzten sechs war sie bei der Bodleian beschäftigt.»

Morse hörte sich geduldig die von Greenaway schon mehr als einmal zitierten statistischen Angaben über die kilometerlangen Reihen von Bücherregalen in den labyrinthischen Magazinen in den Kellern der Bodleian Library an und erfuhr weitere Details aus dem Leben seiner Tochter, bis schließlich die Reinemachefrauen eintrafen. Sie schoben Morses und Greenaways Betten unsanft auseinander und beendeten die Unterhaltung.

Gegen halb zwei, nach einem mehr als spärlichen Mittagessen, wurde Morse eröffnet, daß er sich am Nachmittag weiteren Untersuchungen außerhalb der Station zu unterziehen habe und er zu diesem Zweck für ein paar Stunden von seiner Kochsalzinfusion befreit werde. Als der Pfleger ihn abholte, um ihn mittels eines Rollstuhls zu den anderen Abteilungen zu fahren, hatte Morse das Gefühl, daß er wieder mindestens zwei Stufen höher geklettert war auf der Leiter, die irgendwann hoffentlich zur völligen Genesung führen würde.

Erst gegen halb vier war er wieder auf der Station – erschöpft, gereizt und sehr, sehr durstig, wobei der Durst das größte Übel war. Nessie hatte ihm noch, kurz vor Ende ihrer Schicht, schweigend und recht unsanft, nichtsdestoweniger geschickt, einen neuen Tropf angeschlossen. Eigentlich hätte er Lust gehabt, sich jetzt mit Steve Mingellas weiteren Abenteuern zu beschäftigen, aber er spürte Greenaways Blick auf sich ruhen, und so ließ er es bleiben. Statt Violet erschien kurz darauf eine kleine Frau mit verkniffenem Gesicht und füllte gerade so viel Suppe in Morses Schüssel, daß der Boden bedeckt war. Jetzt war ihm die Laune endgültig verdorben. Nicht einmal die Aussicht auf einen Besuch von Lewis bot Trost, denn dieser hatte sich für heute entschuldigt, er wolle mit seiner Frau ausgehen. Um fünf nach sieben stülpte sich Morse frustriert die Ohrhörer über, um wenigstens seine geliebten «Archers» zu hören, gegen zwanzig nach sieben entschied er, sich nun endlich dem *magnus opus* des Wilfrid M. Deniston zu widmen. Gegen halb acht war er so darin vertieft, daß er erst, nachdem er Teil I zu Ende gelesen hatte, bemerkte, daß Walter Greenaways Tochter inzwischen am Bett ihres Vaters Platz genommen hatte.

# Kapitel 7

## MORD AM OXFORD-KANAL



Der Autor dankt für die Hilfe, die ihm von allen Seiten in großzügiger Weise zuteil geworden ist, vor allem aber der Bodleian Library, Oxford. Wertvolle Unterstützung waren auch die *Proceedings of the North Oxford Local History Society* und die *Court Registers* of the City of Oxford Assizes, 1859 und 1860.

Weitere Einzelheiten über die auf den folgenden Seiten erwähnten Prozesse finden sich in den folgenden Ausgaben von *Jackson's Oxford Journal* vom 20. und 27. August 1859 sowie in zwei weiteren Ausgaben derselben Zeitschrift vom 15. und 22. April 1860.

## TEIL EINS – EINE LASTERHAFTE BESATZUNG

Jene, die die Nebenstraßen unserer großen oder auch kleinen Städte zu erforschen suchen, stolpern bisweilen (und manchmal buchstäblich) auf alten Friedhöfen über versteckt liegende und halb zerfallene Grabsteine. Die Friedhöfe selbst liegen meist völlig abgesondert von der Kirche, zu der sie ursprünglich einmal gehört haben, und meistens entdeckt man sie nur zufällig hinter mannshohen roten Backsteinmauern oder eingezwängt zwischen Mietshäuser – ungepflegt, schweigend, vergessen. Einer dieser vergessenen Friedhöfe befand sich bis noch vor wenigen Jahren am unteren Ende jener hübschen kleinen Straße in Nordoxford, die heute Middle Way heißt und South Parade mit seiner Vielzahl kleiner Läden mit Squitchey Lane, der eleganten Villenstraße, verbindet. Doch Anfang der Sechziger wurden die meisten Grabsteine, die in unregelmäßigen Reihen auf dem *Friedhof der Gemeinde Summertown* (so lautete der offizielle Name) gestanden hatten, entfernt, um den potentiellen Besitzern von Eigentumswohnungen, die dort in der Gegend gebaut werden sollten, eine angenehmere, nicht ganz so melancholische Aussicht zu gewähren. Zwar blieben die alten Grabstätten an sich erhalten, doch nach 1963 war es niemandem mehr möglich, ein bestimmtes Grab ausfindig zu machen.

Einige wenige Grabsteine allerdings hat man zu erhalten versucht, sie stehen auch noch heute. Man findet sie am nördlichen Rand des Friedhofs, insgesamt mögen es kaum mehr als ein Zehntel der ursprünglich um die Mitte des 19. Jahrhunderts aufgestellten Steine sein. Einer dieser Steine, ein moosbedecktes Mal aus Kalkstein, von der verkehrsreichen Straße aus gesehen der drittletzte Stein von hinten, trägt eine Inschrift, die von einem geübten Auge auch heute möglicherweise noch entziffert werden kann, obwohl man jedem, der den Wunsch hat, dies zu tun, zur Eile raten muß, da der Stein mehr und mehr verwittert.

Hinter dieser anrührenden und ungewöhnlich ausführlichen Grabinschrift verbirgt sich eine Geschichte von ungezügelter Begierde und trunkener Wollust, die Geschichte auch einer unglücklichen und hilflosen jungen Frau, die sich vor rund einhundertfünfzig Jahren während einer für sie grauenvollen Reise auf Gnade und Ungnade einer höchst brutalen und ungezügelten Bootsmannschaft ausgesetzt sah. Der Verlauf dieser Reise ist Thema des hier vorliegenden Berichts.

Joanna Franks stammte ursprünglich aus Derby. Ihr Vater, Daniel Carrick, war als Versicherungsagent bei der Notting-

Dem Andenken von

*Joanna Franks*

geliebte Gattin von Charles Franks aus London
Sie wurde am 22. Juni 1859 ertrunken
aus dem Oxford-Kanal geborgen, nachdem sie vorher
aufs grausamste überfallen worden war.

Sie starb im Alter von 38 Jahren.
Dieser Stein wurde errichtet
von Mitgliedern des Gemeinderates von Summertown,
um für alle Zeit an den vorzeitigen Tod
dieser unglücklichen Frau
zu erinnern.
Gott sei ihrer Seele gnädig.
Requiescat in Pace Aeterna.

hamshire and Midlands Friendly Society beschäftigt und scheint während eines Großteils seiner Zeit als Familienvater ein wohlhabender und angesehener Bürger gewesen zu sein. Im späteren Leben – mit Sicherheit in den Jahren unmittelbar vor dem tragischen Tod seiner einzigen Tochter – (es gab noch einen jüngeren Bruder namens Daniel) machte er harte Zeiten durch.

Joannas erster Ehemann war ein gewisser F. T. Donavan, dessen Familie aus der Grafschaft Meath stammte. Ein Zeitgenosse beschreibt ihn als «Ire mit vielen Talenten», und da er ein großgewachsener, breitschultriger Mann war, erstaunt es uns nicht zu erfahren, ja ist es beinah vorherzusehen, daß sein Spitzname «Hefty»* lautete. Von Beruf war er Zauberkünstler, d. h., vielleicht wäre es richtiger zu sagen, daß dies *einer* seiner vielen Be-

* kräftig

rufe war. Er trat in Theatern und Varietés auf, und zwar sowohl in London als auch in der Provinz. Um die Aufmerksamkeit der Öffentlichkeit auf sich zu lenken, hatte er zu irgendeinem, heute nicht mehr feststellbaren Zeitpunkt den großspurigen Titel «Kaiser aller Illusionskünstler» angenommen und auf eigene Kosten Handzettel drucken lassen, von denen uns einer, auf dem er im September 1856 für sein Auftreten im Varieté-Theater in Nottingham warb, noch heute erhalten ist.

> *MR. DONAVAN, Bürger der Welt und Sohn Irlands, teilt hiermit allen Angehörigen des hohen und niederen Adels, der Gentry sowie den Bürgern der Stadt Nottingham respektvoll mit, daß ihm in Anbetracht seiner überlegenen und unvergleichlichen Künste in MAGIE UND TÄUSCHUNG vom höchsten Ausschuß der Versammlung der weltbesten Zauberkünstler im vergangenen Jahr der Titel KAISER ALLER ILLUSIONSKÜNSTLER verliehen worden ist, welchen Titel er insbesondere für das staunenswerte Kunststück erhielt, einem Hahn den Kopf abzuschneiden und dem Tier anschließend wieder zu seiner ursprünglichen Belebtheit zu verhelfen. Dieser selbe Donovan, größter Zauberkünstler der Welt, war es auch, verehrtes Publikum, der in der letzten Woche seine Zuschauer in Croydon auf das spannendste unterhielt, indem er sich für genau elf Minuten und fünfundvierzig Sekunden, wie mittels eines wissenschaftlichen Chronometers unabweisbar festgestellt wurde, völlig gefesselt in ein Bad mit ätzender Säure legte.*

Drei Jahre zuvor hatte Donavan ein Buch geschrieben mit dem Titel *Umfassendes Handbuch der Zauberkunst.* Es war sogar verlegt worden. Doch den Zenit seiner Karriere hatte er bereits überschritten, und bis zu seinem Tod im Jahre 1858 wissen wir von keinen weiteren Auftritten mehr. Er starb kinderlos und verbittert, während er zusammen mit einem Freund in seiner Heimat Irland Ferien machte. Sein Grab liegt auf einem Friedhof über der Bucht von Bertnaghboy Bay. Kurze Zeit nach seinem Tod traf seine Witwe Joanna einen gewissen Charles Franks, einen Pferdeknecht aus Liverpool, verliebte sich in ihn und heiratete ihn.

Auch mit ihrem zweiten Mann scheint Joanna sich gut verstanden zu haben, und dies, obwohl die Zeiten hart und das Geld knapp waren. Immerhin gelang es ihr, bei einer gewissen Mrs. Russell in Liverpool, Runcorn Terrace 34, eine Anstellung als Schneiderin und Vorführmodell zu bekommen. Franks dagegen hatte keinen Erfolg bei seiner Arbeitssuche und entschloß sich deshalb, sein Glück in London zu versuchen. Tatsächlich sollten sich hier seine Erwartungen auch sofort erfüllen, er wurde im Frühjahr 1859 im vielbesuchten George & Dragon Inn an der Edgware Road als Hausknecht eingestellt. Ende Mai desselben Jahres schickte er seiner Frau eine Guinee (das war alles, was er erübrigen konnte) und bat sie, ihm so schnell wie möglich nach London zu folgen.

Am Morgen des 11. Juni, einem Samstag, verabschiedete sich Joanna Franks in Runcorn Terrace von Mrs. Russell. Sie hatte nur zwei kleine Kisten bei sich und wollte auf dem Wasserweg von Liverpool nach Preston Brook fahren, dem nördlichen Endpunkt des Trent-and-Mersey-Kanals, der acht Jahre zuvor eröffnet worden war. Von hier aus nahm sie eines der Expreß- bzw. «fliegenden Boote»* von Pickford & Co., die nach Stoke-on-Trent und Fradley Junction fuhren und von dort aus durch die Kanäle von Coventry und Oxford bis zur Themse und nach London. Der Fahrpreis von sechzehn Shilling und elf Pennies war erheblich billiger als der Preis für eine Fahrkarte Liverpool–London mit der Eisenbahn. Die Linie nach Norden bestand damals bereits seit etwas mehr als zwanzig Jahren.

Joanna war eine sehr zierliche und attraktive Erscheinung. Sie trug bei ihrem Aufbruch ein dunkelblaues Kleid und eine gemu-

* Ein «fliegendes Boot» fährt Tag und Nacht ohne Pause. Es ist mit zwei Mannschaften besetzt, die in Schichten arbeiten. Die Pferde werden in regelmäßigen Abständen entlang des Kanals gewechselt.

sterte seidene Haube mit einem hellrosa Band. Um den Hals hatte sie ein weißes Tuch geschlungen. Ihre Kleidung war vermutlich nicht neu, aber durchaus von guter Qualität, und Joanna muß sehr adrett ausgesehen haben und wohl auch sehr verführerisch, wie wir bald erfahren werden.

Der Kapitän der *Barbara Bray*, so hieß der Kahn, auf dem Joanna als Passagier mitfuhr, war ein gewisser Jack «Rory» Oldfield aus Coventry. Laut späteren Zeugenaussagen von Bootsleuten und anderen, die ihn kannten, war er im Grunde ein gutmütiger Bursche, der allerdings bisweilen etwas rauhe Umgangsformen hatte. Er war zweiundvierzig Jahre alt und verheiratet. Die Ehe war kinderlos. Der zweite Mann an Bord war ein gewisser Alfred Musson alias Alfred Brotherton, dreißig Jahre alt, ein hochgewachsener, fast mager zu nennender Mann, verheiratet, zwei Kinder. Weitere Mitglieder der Mannschaft waren Walter Towns alias Walter Thorold, sechsundzwanzig Jahre alt, Sohn eines Landarbeiters, der vor zehn Jahren seine Heimatstadt Banbury in Oxfordshire verlassen hatte und weder lesen noch schreiben konnte, sowie ein junger Bursche namens Thomas Wootton, von dem wir nichts weiter wissen, als daß seine Eltern wahrscheinlich aus Ilkeston in Derbyshire stammten.

Die *Barbara Bray* verließ Breston Brook am Samstag gegen halb acht Uhr abends, durchfuhr ohne weitere Zwischenfälle die Schleusen bei Fradley Junction am nördlichen Ende des Mersey-Kanals, erreichte eine Woche später, am Sonntag, dem 19. Juni, um zehn Uhr abends den nördlichen Teil des Coventry-Kanals und steuerte von da an auf fast genau südlichem Kurs Richtung Oxford. Sie waren überraschend schnell weitergekommen, und nichts deutete zu diesem Zeitpunkt darauf hin, daß der einzige Passagier an Bord, Joanna Franks, nur noch einige wenige Tage zu leben hatte.

# Kapitel 8

*Stil ist das Zeichen eines Temperaments, das sich dem zugrundeliegenden Material eingeprägt hat.*

André Maurois, *Die Kunst des Schreibens*

Morse legte das Büchlein beiseite. Er hatte mehrere Fragen, zum Teil Kleinigkeiten, aber nicht nur. Da er die Seiten nicht durch Randbemerkungen verunzieren wollte, notierte er sich ein paar der Fragen auf der Rückseite des Speisezettels, der täglich im Krankenhaus verteilt und versehentlich auf seinem Nachttisch liegengeblieben war.

Der Stil des Obersten war zwar bisweilen etwas arg hochtrabend, doch lagen seine Schreibkünste entschieden über dem Durchschnitt, immerhin verfügte sein Bericht über einen gewissen Erzählfluß, der den Leser neugierig machte auf Teil II. Eines der hervorstechendsten Merkmale des Textes, schien Morse, daß offenbar Grays «Elegy Written in a Country Churchyard» einen starken Einfluß auf den Obersten gehabt haben mußte. Vermutlich war Deniston auf einer der weniger guten Public Schools so oft mit dem Gedicht traktiert worden, daß er am Ende dessen reichlich düstere Sicht des menschlichen Schicksals übernommen hatte. Was das Schreiben anging – oder, genauer gesagt, das Schreiben von Büchern –, so mußte der alte Donavan (Joannas erster Mann) sich einigermaßen gut ausgekannt haben, dachte Morse, immerhin hatte er für sein Werk sogar einen Verleger gefunden. Und bis auf die letzten Jahre seines Lebens schien dieser offenbar doch einigermaßen gebildete irische Zauberkünstler die Fähigkeit besessen zu haben, an allen möglichen Orten zwischen Corydon und Burton-on-Trent die Menge anzuziehen ... Er mußte das gewisse Etwas gehabt haben, dieser Mann mit den vielen Begabungen ... «Größter Zauberkünstler der Welt» mochte vielleicht etwas übertrieben gewesen sein, doch ein klein wenig Größenwahn war vielleicht sogar nötig, wenn man die Masse auf sich aufmerksam machen wollte.

«Bertnaghboy Bay?» notierte Morse auf der Rückseite des Speisezettels. Seine Geographiekenntnisse waren mehr als spärlich. In der Grundschule hatte man ihn die damals für wesentlich erachteten Fakten über den Export Argentiniens, Boliviens, Chiles und der anderen Länder Südamerikas gelehrt, und im Alter von acht Jahren hatte er (mit Ausnahme von South Dakota) die Hauptstädte sämtlicher amerikanischer Bundesstaaten auswendig aufsagen können. Aber das war's dann auch schon. Nachdem es ihm gelungen war, ein Stipendium für den Besuch eines Gymnasiums zu erringen, hatte er vor der Wahl zwischen den drei G gestanden: Griechisch, Geographie, Geschichte, doch tatsächlich hatte er kaum ein Mitspracherecht gehabt und war mehr oder weniger zufällig in die Griechisch-Klasse gesteckt worden, wo die Beschäftigung mit Nomina und Verben jede Bekanntschaft mit irischen Grafschaften ausschloß. Wo mochte – wie war der Name? – Bertnaghboy Bay liegen?

Morse empfand es als typisch für die Launenhaftigkeit des Schicksals, daß ausgerechnet er jetzt Interesse am Oxford-Kanal entwickelte. Er war sich bewußt, daß es eine Menge Leute gab, für die das Leben auf einem Boot das höchste der Gefühle war, und hatte auch Verständnis dafür, daß es vielen Eltern wichtig war, bei ihren Kindern die Freude am Segeln, Wandern, Haustiere-Halten, Vögel-Beobachten oder was auch immer zu wekken. Aber Flußboot-Fahren war nach Morses zugegebenermaßen nicht sehr ausgedehnter Erfahrung auf diesem Gebiet ein doch sehr überschätztes Vergnügen. Dem Vorschlag eines wirklich sehr netten jungen Pärchens folgend, hatte er sich vor Jahren einmal dazu bereit erklärt, sich vom Endpunkt des Oxford-Kanals bei der Hythe Bridge Street zum Plough bei Wolvercote steuern zu lassen, eine Fahrt von nur wenigen Meilen, die man, so war ihm versichert worden, in weniger als einer Stunde würde zurücklegen können. Doch dann waren sie während der Fahrt auf so viele Widrigkeiten gestoßen, daß sie erst fünf Minuten, bevor der Pub schloß, den Zielpunkt erreicht hatten – und das an einem glühendheißen Sonntagnachmittag. Eine Katastrophe. Das Flußboot damals hatte mit mindestens zwei

Leuten besetzt sein müssen, einem, um zu steuern, und einem zweiten, der aufs Ufer sprang, sobald eine Schleuse zu passieren war oder das, was im Führer euphemistisch als «entzückende kleine Zugbrücke» bezeichnet worden war. Joannas Kahn hatte vier Mann an Bord gehabt – mit ihr waren sie sogar zu fünft gewesen. Sie mußten sich sehr eng auf der Pelle gesessen haben auf dieser langen und sehr einsamen Fahrt, denn das Pferd, das sie den Treidelpfad entlang zog, war vermutlich nicht das feurigste gewesen. Zu eng und zu langsam, dachte Morse. Nachdenklich wiegte er den Kopf, allmählich gewann er ein Bild, wie sie an Bord miteinander gelebt hatten … Mit dem Zug wäre es natürlich wesentlich schneller gegangen, und der Fahrpreis von sechzehn Shilling elf Pence schien ihm für einen Passagier auf einem Lastschiff auch nicht gerade preiswert. Schließlich schrieb man 1859! Wieviel wohl die Bahnfahrt Liverpool–London gekostet hätte? Er hatte keine Ahnung. Aber das ließ sich herausfinden, es gab immer Leute, die solche Dinge wußten …

Vor seinem inneren Auge sah er wieder die Malerei in der Kabine des Flußkahns vor sich, auf dem er damals gefahren war: ein See, eine Burg, ein Segelboot und eine Bergkette, und das alles in den traditionellen Farben Rot, Gelb, Grün. Wie mochte es sein, wenn man nicht nur Stunden, sondern Tage hier verbringen mußte? Zu jener Zeit hatte man Männer aus ganz England als Besatzung angeheuert: aus dem Industriegebiet der Midlands, aus den Bergwerksdörfern um Coventry, Derby und Nottingham, aus den Reihenhaussiedlungen am Bahnhof von Oxford. Die Kähne hatten Kohle, Salz, Porzellan, landwirtschaftliche Produkte … und vermutlich noch anderes geladen. *Was* anderes? Und warum um alles in der Welt hatten zwei Männer der Besatzung sich noch einen zweiten Namen zugelegt? Hatten sie sich schon vor dem tragischen Tod von Joanna Franks etwas zuschulden kommen lassen? Oder hatte jeder, der die Kanäle befuhr, zwei Namen? Einen «Künstlernamen» sowie einen, der ins Taufregister eingetragen war? Jedes Gericht mußte doch bereits angesichts der Tatsache dieser doppelten Namen so etwas wie ein Vorurteil gehabt haben gegen solche … solche … schon gleich zu Anfang ... Er wurde müde, zweimal schon hatte er sich wieder hochgerappelt, nachdem ihm der Kopf auf die Brust gesunken war.

Schwester Eileen Stanton trat um neun Uhr abends ihren Dienst an, und als sie um neun Uhr fünfundvierzig nach Morse sah, schlief er fest. Behutsam nahm sie ihm den Speisezettel aus der Hand und legte ihn auf den Nachttisch. Vermutlich träumte er, dachte sie, von einem Menü in Les Quat' Saisons, doch sie würde ihn bald wecken müssen, denn er sollte noch seine Abendtabletten einnehmen.

# Kapitel 9

*Wie erfreulich und angenehm ist doch die Welt der Bücher, vorausgesetzt, man betritt sie nicht belastet mit den Verpflichtungen eines Studenten oder in der Erwartung, hier von der Langeweile erlöst zu werden, sondern mit der Begeisterung eines wahren Entdeckungsreisenden.*

David Grayson, *Adventures in Contentment*

Der folgende Morgen (es war inzwischen Mittwoch) brachte für Morse eine Reihe angenehmer Neuerungen. Violet servierte ihm zum Frühstück zwar Bran Flakes, halbverbrannten kalten Toast und lauwarmen Tee, doch Morse nahm alles mit großer Begeisterung zu sich. Gegen zehn Uhr kam Susi, um ihn von seiner Kochsalzinfusion zu erlösen, und Morse hatte deutlich das Gefühl, daß ihm die Götter wieder wohlgesinnt waren. Als er zum erstenmal ohne den lästigen Tropf den Korridor hinunter zum Waschraum ging, verglich er sich in Gedanken mit dem gerade aus dem Kerker entlassenen Florestan (Fidelio, 2. Akt). Beim Waschen genoß er das ungewohnte Gefühl, die Arme frei bewegen zu können, und auch das Rasieren würde von jetzt ab wieder leichter und besser gehen. Bei seiner Entlassung, so beschloß er, würde er den Schwestern ein angemessenes, nicht zu aufwendiges Geschenk machen und darüber hinaus seine Lieblingsschwester (entweder Susi oder Eileen, das war noch nicht entschieden) in ein griechisches Restaurant in Nordoxford einladen, wo er dann Gelegenheit haben würde, seine (ziemlich eingeschränkten) Griechischkenntnisse zur Geltung zu bringen. Er würde ein Mezéthes-Tavérnas-Menü bestellen, das auf der Karte als ein «epikureischer Genuß vom ersten bis zum letzten Bissen» angepriesen wurde. Ungefähr zehn Pfund pro Person, schätzte er, vielleicht auch ein bißchen mehr, plus der Kosten für Wein, Kaffee und vielleicht auch Likör – mit dreißig Pfund, so hoffte er, würde er auskommen … Eileen hatte heute nacht dienstfrei. Häusliche Verpflichtungen, hatte sie gesagt. Was sie wohl damit meinte? Morse war irritiert. Er hoffte nur, daß nicht ausgerechnet Nessie für sie den Dienst übernommen hatte, denn er hatte vor, heute nacht den goldenen Verschluß von der Flasche Bell's aufzuschrauben …

Wieder in seinem Bett im Krankensaal, verging die Zeit wie im Fluge. Gegen halb elf wurde ihm eine Tasse Bovril serviert, und anschließend lauschte er neuen Lobreden von Walter Greenaway auf die großartigen Fähigkeiten seiner Tochter. Wenn man seinen Worten Glauben schenken durfte, so wäre die Bibliothek ohne sie nicht in der Lage gewesen, auch nur eine ihrer Funktionen im Dienste der Wissenschaft ordentlich zu erfüllen. Kaum war Greenaway erschöpft eingeschlafen, erschien eine der zahlreichen Diätassistentinnen an seinem Bett, eine etwas langweilig aussehende, ernsthafte junge Frau, die ihm eine ganze Latte von Gemüsen mit geringem Kaloriengehalt aufzählte, von denen er soviel essen konnte, wie er wollte, als da waren: Spargel, Bambussprossen, dicke Bohnen, grüne Bohnen, Stangenbohnen, Brokkoli, Rosenkohl, Weißkohl, Rotkohl, Blumenkohl, Stangensellerie, Chicorée, Schnittlauch, Zucchini, Gurken und so weiter und so weiter. Morse war so beeindruckt von der Aufzählung dieser schier unerschöpflichen Möglichkeiten, daß er sogar ihre unglaubliche Behauptung, sowohl Tomaten- wie auch Steckrübensaft sei eine wunderbar delikate wie auch nahrhafte Alternative zu alkoholischen Getränken jeder Art, ohne Widerspruch hinnahm. Ab und zu nickte er pflichtschuldig seine Zustimmung zu dem, was sie sagte, wußte er doch im tiefsten Innern sehr genau, daß er tatsächlich in nächster Zeit abnehmen wollte, sollte, ja mußte. Gleichsam als erstes Zeichen für diesen Entschluß nahm er, als Violet gegen Mittag mit dem Essenswagen herumfuhr, nur *einen* Schlag Kartoffeln und verzichtete auf die Soße.

Am frühen Nachmittag, nachdem er sich im Radio die Wiederholung der Archers-Sendung vom Vorabend angehört hatte, streckte er sich wohlig in seinem Bett aus: kein Dienst im Präsidium, keine Mühe mit dem Abendessen und keine aktuellen Sorgen und Bedrängnisse, es sei denn eine gewisse Beunruhigung durch ein neu geschärftes Bewußtsein für die eigene Hinfälligkeit und den Gedanken an den Tod. Doch diese Beunruhigung hielt sich in Grenzen, wie er neulich Lewis zu erklären versucht hatte: Er besaß keine Angehörigen mehr, niemand war von ihm abhängig, er konnte ganz für sich selbst und für die Befriedigung seiner Bedürfnisse leben. Und was er im Moment, als er so frischgewaschen und gutgelaunt im Bett saß, wollte, war klar. Er spürte in sich die Entdeckungslust eines Reisenden auf dem Oxford-Kanal. Das *Blaue Billett* konnte ihm gestohlen bleiben. Was ihn reizte, war, den zweiten Teil von *Mord am Oxford-Kanal* zu lesen.

# Kapitel 10

## TEIL ZWEI –
## EIN VERBRECHEN WIRD BEWIESEN

Obwohl es damals bezüglich einiger Einzelheiten widersprüchliche Aussagen gab, herrschte, was den Ablauf der Ereignisse im ganzen anging, doch Übereinstimmung.

Die ungefähr drei Meilen lange Strecke auf dem Coventry-Kanal (heute eher dem Industrie-Archäologen als dem Freund ländlicher Stille zum Besuch empfohlen) scheint man ohne irgendwelche Zwischenfälle passiert zu haben. Es gibt Aussagen, daß der Kahn unterwegs zweimal angelegt habe: bei dem Three Tuns Inn bei Fazely und weiter südlich bei den Atherstone-Schleusen. Ebenfalls steht mit an Sicherheit grenzender Wahrscheinlichkeit fest, daß die *Barbara Bray* am Montag, dem 20. Juni, ungefähr eine Stunde vor Mitternacht Hawkesbury Junction am nördlichen Ende des Oxford-Kanals erreichte. Heutzutage beträgt die Entfernung zwischen Hawkesbury Junction und Oxford ungefähr siebenundsiebzig Meilen, 1859 mag die Strecke ein wenig länger gewesen sein. Man darf deshalb davon ausgehen, daß selbst bei längeren Aufenthalten unterwegs der mit vier Männern doppelt besetzte Kahn *Barbara Bray* für die Fahrt kaum länger als sechsunddreißig Stunden gebraucht haben dürfte. Diese Annahme scheint auch tatsächlich zuzutreffen. Im folgenden soll nun versucht werden, die entscheidenden nächsten Stunden zu rekonstruieren, und zwar einmal vermittels der Zeugenaussagen in den beiden darauf folgenden Prozessen (es gab nämlich zwei), zum anderen basierend auf späteren Nachforschungen, die vom Verfasser selbst sowie anderen anhand der Unterlagen der Oxford Canal Company sowie der Archive der Firma Pickford & Co. durchgeführt wurden. Was nun die Beweise für das Vorliegen eines Verbrechens angeht, so ist vor allen Dingen das ebenso tragische wie unumstößliche Faktum zu nennen, daß am Mittwoch, dem 22. Juni, kurz nach halb sechs Uhr morgens Joanna Franks' Leiche im Oxford-Kanal aufgefunden wurde, und zwar in jenem dreieckig geformten Abschnitt mit Namen Duke's Cut, einem Abkürzungsweg zur Themse hinüber, der im Jahre 1796 auf Veranlassung des vierten Herzogs von Marlborough ausgehoben worden war. Er liegt zweieinhalb Meilen nördlich des (damaligen) Kanalendes am Hayfield-Pier in Oxford.

Lassen Sie uns jetzt jedoch zunächst einen zeitlichen Sprung nach vorn machen. Nach der Leichenschau im The Running

Horses Inn (inzwischen abgerissen, früher am Ende der Upper Fisher Row an der Hythe Bridge in Oxford) wurden die vier Mann Besatzung der *Barbara Bray* des Mordes an Joanna Franks beschuldigt und demzufolge in das nahe gelegene Gefängnis überstellt. Beim ersten Prozeß, der im August 1859 vor dem Oxforder Schwurgericht stattfand, wurden drei Anklagepunkte gegen die Männer vorgebracht: Sie hätten erstens Joanna Franks vorsätzlich ermordet, indem sie sie in den Kanal geworfen hätten, sie hätten sie zweitens vergewaltigt, wobei die Anklage nach Tätern und Helfershelfern differenzierte, und sie hätten drittens verschiedene, aus dem Besitz ihres Ehemannes stammende Dinge gestohlen. Keiner der drei Männer bekannte sich schuldig (Wootton, der noch ein halbes Kind war, hatte ursprünglich auch unter Anklage gestanden; sein Name taucht jedoch später bei der Nennung der drei Anklagepunkte nicht mehr auf).

Mr. Sergeant Williams, der Vertreter der Anklage, wollte zunächst das Delikt der Vergewaltigung verhandelt wissen. Nach Abschluß der Beweisaufnahme entschied der Richter (Seine Ehren Mr. Traherne), daß sich für die Schuld der Angeklagten keine ausreichenden Beweise ergeben hätten, und instruierte die Geschworenen demzufolge, das Urteil «nicht schuldig» zu fällen. Daraufhin ersuchte Mr. Williams das Gericht, den eigentlichen Mordprozeß bis zur nächsten Sitzungsperiode des Schwurgerichts zu verschieben, und begründete seinen Antrag damit, daß ein wichtiger Zeuge, ein gewisser Joseph Jarnell, ehemals Häftling im Gefängnis von Oxford und unlängst der Bigamie überführt, erst vor Gericht erscheinen könne, wenn ihm der Innenminister die Begnadigung gewährt hätte. Es hieß, daß Oldfield, der Kapitän der *Barbara Bray*, dem Jarnell, mit dem er eine Zeitlang die Zelle geteilt hatte, einige bisher unbekannte Details mitgeteilt hätte. Obwohl Oldfields Verteidiger dem Antrag des Staatsanwalts aufs entschiedenste entgegentrat, stimmte Seine Ehren Mr. Traherne der Verschiebung zu.

Im April 1860 begann der zweite Prozeß. Zum Richter wurde ein Mr. Augustus Benham bestellt. Der erste Prozeß hatte in der

Öffentlichkeit viel Staub aufgewirbelt, und die Straßen zum Schwurgericht waren dicht bevölkert mit einer feindseligen Menge. Auch unter Juristen hatte der Fall beträchtliches Interesse erregt. Die drei Angeklagten erschienen vor Gericht mit Westen und ledernen Gürteln, der Kleidung, wie sie damals bei Leuten, die den Kanal befuhren, üblich war. Die Anklage lautete, sie hätten Joanna Franks vorsätzlich ermordet, indem sie sie über Bord gestoßen und in den Kanal geworfen hätten, wo sie erstickt und ertrunken sei. Was, so fragen wir uns unwillkürlich, mag sich auf jenen letzten verhängnisvollen Meilen oberhalb Duke's Cut abgespielt haben? Werfen wir einen Blick zurück.

Es gibt hinreichend Grund zu der Annahme, daß die Reise von Preston Brook bis zum oderen Ende des Oxford-Kanals bei Hawkesbury verhältnismäßig ereignislos verlief, obwohl Oldfield sich, während der Kahn durch die Tunnel bei Northwich und Harecastle fuhr, zusammen mit Joanna Franks in der Kabine aufhielt. Das so harmonisch erscheinende Bild ändert sich beinahe schlagartig, als die *Barbara Bray* die einsame Schleuse bei Napton Junction erreicht – ungefähr dreißig Meilen südlich von Hawkesbury und noch etwas über fünfzig Meilen von Oxford entfernt.

William Stevens, ein am Kanal beschäftigter Angestellter der Firma Pickford & Co., bestätigte in seiner Aussage*, daß die *Barbara Bray* am Dienstag, dem 21. Juni, gegen elf Uhr morgens an den Schleusen von Napton eintraf. Der Kahn habe für etwa anderthalb Stunden dort vor Anker gelegen. An Bord der *Barbara Bray* habe sich ein weiblicher Passagier befunden, eine gewisse Joanna Franks, die sich sofort nach ihrer Ankunft bei ihm, Stevens, über das Verhalten der Bootsleute, deren Gesellschaft sie gezwungenermaßen ertragen müsse, beschwert habe. Es wäre, so gab Stevens auf Befragen zu, korrekt gewesen, wenn er

* Viele der in dem Bericht erwähnten Fakten stammen aus den Sitzungsprotokollen des Schwurgerichts zu Oxford von 1860 sowie der wörtlichen Mitschrift jener Teile des Prozesses, die sich in *Jackson's Oxford Journal* von April 1860 ff. veröffentlicht finden.

ihre Beschwerde förmlich aufgenommen und niedergeschrieben hätte (die *Barbara Bray* war schließlich im Auftrag von Pickford & Co. unterwegs), aber er hatte dies unterlassen und sich darauf beschränkt, ihr den Rat zu geben, sobald sie Oxford erreicht hätten, bei der dortigen Niederlassung der Firma ihre Klage vorzutragen. Außerdem würde sie in Oxford sicherlich die Möglichkeit haben, für den Rest ihrer Fahrt auf einen anderen Kahn überzuwechseln. Stevens war Zeuge gewesen, wie sich zwischen Joanna und einem Mitglied der Mannschaft ein lautstark geführter Wortwechsel entwickelt hatte, und erinnerte sich auch daran, daß Joanna geschrien habe: «Lassen Sie mich in Ruhe, ich will nichts mit Ihnen zu tun haben!» Zwei der Männer (er meinte, es seien Oldfield und Musson gewesen) hätten sich Joanna gegenüber einer sehr unflätigen Sprache bedient, gleichzeitig mußte er aber auf Vorhaltung des Verteidigers einräumen, daß die Sprache fast aller Bootsleute häufig das nötige Feingefühl vermissen lasse. Stevens war sich sicher, daß die Mannschaft zu diesem Zeitpunkt unter Alkoholeinwirkung stand, und äußerte die Überzeugung, daß sie sich offenbar über den Alkohol, den sie als Fracht mit sich führten, hergemacht hätten. Bevor der Kahn wieder ablegte, hatte sich Joanna Franks ein zweites Mal bei ihm über das Verhalten der Männer beklagt, und Stevens hatte seinen Rat wiederholt, sie möge warten, bis sie in Oxford sei, und dann die geeigneten Schritte unternehmen. In Oxford würde die *Barbara Bray* auf jeden Fall einen Aufenthalt haben, da ein Teil ihrer Fracht bereits hier gelöscht werden sollte.

Allem Anschein nach dauerte die Fahrt nach Oxford Joanna jedoch zu lange, denn sie unternahm, wie wir hören werden, bereits in Banbury, ungefähr zwölf Meilen weiter südlich, den Versuch, den Rest ihrer Reise auf andere Art und Weise zurückzulegen. Matthew Laurenson, Kaimeister auf Tooley's Yard, erinnerte sich deutlich, daß Joanna «dringliche Erkundigungen» eingezogen hatte über die Abfahrtszeit «direkter Kutschen nach London sowie Kutschen von Oxford nach Banbury». Doch die Abfahrtszeiten waren nicht günstig, und wieder erhielt Joanna den Rat, zu warten, bis sie in Oxford sei, das jetzt nur noch zwanzig Meilen entfernt lag. Laurenson gab an, daß seine Begegnung mir ihr irgendwann zwischen sechs Uhr dreißig und sieben Uhr abends stattgefunden habe (es darf nicht überraschen, daß die Zeitangaben in den Zeugenaussagen sich des öfteren nicht decken – wir dürfen daran erinnern, daß der Mord bereits zehn Jahre zurücklag), und beschrieb ihre Stimmung auf Befragen als «aufgeregt und ängstlich».

Der Zufall wollte es, daß Joanna für kurze Zeit an Bord weibliche Gesellschaft hatte, da Agnes Laurenson, die Frau des Kaimeisters, auf der *Barbara Bray* bis zur Schleuse nach King's Sutton, circa fünf Meilen entfernt, mitfuhr. Mrs. Laurenson wurde bei dem Prozeß ebenfalls in den Zeugenstand gerufen. Sie konnte sich gut an Joanna erinnern und daß diese «hektisch und erregt» gewirkt habe. Ob Joanna Alkohol zu sich genommen hatte oder nicht, konnte sie nicht sagen, erklärte aber, daß sie auf sie vollkommen nüchtern gewirkt habe – ganz im Gegensatz zu Oldfield und Musson – und im übrigen deutlich in großer Angst um ihre persönliche Sicherheit gewesen sei.

Nachdem Mrs. Laurenson den Kahn bei der Schleuse von King's Sutton verlassen hatte, scheinen sich die Ereignisse überstürzt zu haben. In diesem Zusammenhang war vor allem die Aussage eines Gastwirtes, der den Crown & Castle bei Aynho (etwas unterhalb von Banbury) bewirtschaftete, für die Angeklagten verhängnisvoll. Nach den Worten des Wirtes hatte Joanna, nachdem Mrs. Laurenson wieder von Bord gegangen war, es offenbar nicht länger gewagt, sich in Gesellschaft der betrunkenen Seeleute länger an Bord aufzuhalten. Gegen zehn Uhr abends sei sie in ziemlich aufgelöstem Zustand im Gasthaus aufgetaucht und habe berichtet, daß sie solche Angst vor Übergriffen der betrunkenen Mannschaft gehabt habe, daß sie, ungeachtet der späten Stunde, lieber zu Fuß den Treidelpfad entlanggegangen sei, als an Bord zu bleiben, da ihr eine Gefährdung durch Wegelagerer geringer erschienen sei als die Gefahr, die ihr von den Männern der *Barbara Bray* drohte. Sie hoffte, so habe sie gesagt, später, wenn die Männer wieder etwas nüchterner wären, an Bord zurückkehren zu können. Der Wirt bot ihr, während sie auf die Ankunft des Kahnes wartete, ein Glas Starkbier an, doch sie lehnte dankend ab. Er behielt sie jedoch weiter im Auge und beobachtete, daß sie, während sie am Rand des Kanals saß, heimlich ein Messer hervorzog und am Algengitter des Schleusentores schärfte. (Wie sich später herausstellte, hatte Musson einen Schnitt in der linken Wange, und es ist gut möglich, daß er von ihrem Messer stammte.) Nachdem der Kahn am Kai von Aynho festgemacht hatte, habe einer aus der Mannschaft (der Wirt wußte nicht, wer), als er Joannas ansichtig wurde, zu fluchen begonnen, sie zur Hölle gewünscht und erklärt, er hasse und verabscheue ihren bloßen Anblick. Desungeachtet ging Joanna wieder an Bord, wo ihr, wie der Wirt gesehen zu haben glaubte, ein Drink angeboten wurde, und er meinte beobachtet zu haben, daß sie akzeptiert hatte. Man darf seiner Aussage an diesem Punkt jedoch offenbar keinen Glauben schenken, da Mr. Bartholomew Samuels, ein Arzt aus Oxford, nachdem man Joannas Leiche gefunden hatte, unverzüglich eine Obduktion vorgenommen und keine Spur von Alkohol hatte feststellen können. George Bloxham, der Kapitän eines nach Norden fahrenden Pickford-Kahnes, sagte aus, daß er kurz unterhalb von Aynho neben Oldfields Kahn längsseits gegangen sei und daß er und der Kapitän der *Barbara Bray*, wie das so üblich sei, ein paar Worte miteinander gewechselt hätten. Oldfield habe bei dieser Gelegenheit von einem weiblichen Passagier erzählt, und zwar auf eine Art und Weise, die Bloxham als «abstoßend» bezeichnete, und sei sich in obszönen Phantasien ergangen, was er im Laufe der Nacht mit ihr anstellen wollte, sonst würde er sie umbringen und ihre Leiche verkaufen, «genau wie Burke damals»*. Bloxham hatte hinzugefügt, daß Oldfield sehr betrunken gewesen sei und daß auch Musson und Towns «ziemlich hinüber» gewesen seien.

James Robson, der Wärter der Schleuse bei Somerton, sagte

* Burke war ein Mörder, der etwa dreißig Jahre vor diesen Ereignissen hingerichtet worden war, weil er seine Opfer erstickt und ihre Leichen dann zum Sezieren an Mediziner verkauft hatte.

aus, daß er und seine Frau Anna gegen Mitternacht durch einen Schreckensschrei geweckt worden seien. Der Schrei sei aus der Richtung der Schleuse gekommen. Zunächst hätten sie angenommen, daß ein sehr kleines Kind geschrien habe, doch als sie aus dem Schlafzimmerfenster des Schleusenwärterhauses geblickt hätten, hätten sie an Deck des Kahns *Barbara Bray* ein paar Männer stehen sehen, und oben auf der Kabine habe eine junge Frau gesessen, deren Beine über den Rand des Kahnes gehangen hätten. Die Robsons konnten sich noch sehr deutlich an jede Einzelheit dieser schrecklichen Nacht erinnern, deshalb war ihre Aussage für den Ausgang des Prozesses auch von entscheidender Bedeutung. So wußten sie noch genau, daß Joanna geschrien habe: «Ich will nicht hinunter! Faßt mich nicht an!» Danach habe einer von der Mannschaft gebrüllt: «Gebt acht auf ihre Beine, gebt acht auf ihre Beine!» Dann habe Joanna wieder angefangen zu schreien: «Was habt ihr mit meinen Schuhen gemacht? Oh, bitte, sagt mir, was ihr mit meinen Schuhen gemacht habt!» Anna Robson habe das Fenster geöffnet und die Männer gefragt, was los sei, und zur Antwort erhalten, die junge Frau sei ein Passagier und habe Streit mit ihrem gleichfalls an Bord sich befindenden Ehemann. Es gebe keinen Grund zur Sorge.

Das große Schleusenwärterhäuschen mag in jener Nacht, wie es, einem strengen Wächter gleich, über dem dunklen Wasser des Kanals aufragte, wenig einladend ausgesehen haben, dennoch hätte es Joanna die Chance geboten, ihr Leben zu retten, wenn sie dort um Schutz gebeten hätte.

Doch eine solche Bitte stellte sie nicht.

Kurz nach dem Vorfall scheint Joanna, wie schon vorher einmal, den Kahn verlassen zu haben, um den Nachstellungen der betrunkenen Mannschaft zu entgehen, und ein Stück weit zu Fuß auf dem Treidelpfad gegangen zu sein. Als der Kahn Gibraltar-Lock erreichte, war sie jedoch bereits wieder an Bord. Unmittelbar nach Passieren dieser Schleuse muß sie ein weiteres Mal vom Kahn geflüchtet sein, da ein gewisser Robert Bond vom Kahn *Isis* aussagte, daß er ihr auf dem Treidelpfad begegnet sei. Bond berichtete, wie überrascht er gewesen sei, zu so später

Stunde dort eine Frau ohne Begleitung zu treffen, und daß er sie gefragt habe, ob alles in Ordnung sei. Sie habe nur kurz genickt und sei schnell weitergegangen. Nachdem Bond wieder an Bord der *Isis* war, passierte sein Kahn die *Barbara Bray*, und einer der Männer dort erkundigte sich, ob er, Bond, auf dem Treidelpfad einer Frau begegnet sei. Der Mann habe dann noch ein paar schmutzige Bemerkungen gemacht, was er mit ihr vorhabe, sobald er sie wieder in seiner Gewalt hätte.

Niemand außer der verbrecherischen Mannschaft der *Barbara Bray* sollte Joanna jemals wieder lebend zu Gesicht bekommen.

# Kapitel 11

> *«Mein Ehrenwort, Watson, Sie spielen wunderbar mit. Das haben Sie wirklich wunderbar gemacht. Sie haben zwar alles übersehen, was wichtig ist, aber Sie haben die Methode getroffen ...»*
>
> Sir Arthur Conan Doyle, *Eine Frage der Identität*

Wie nach der Lektüre des ersten Teils hatte Morse auch jetzt wieder einige Anmerkungen zu machen, die er jedoch diesmal nicht aufschrieb. Aus irgendeinem Grund war er mit sich unzufrieden. Etwas, irgendein Detail in Teil I hatte ihn stutzen lassen, aber er wußte nicht, was. Vielleicht fiel es ihm ein, wenn er die Seiten noch einmal las. Aber das eilte nicht. Oder? Nein. Das Problem, dem sich sein Verstand hier gegenübersah, bedeutete nicht mehr als eine harmlose, amüsante Unterhaltung. Und doch gab die zweifelnde Stimme in ihm keine Ruhe: Konnte wirklich jemand, *irgend jemand*, diesen Bericht lesen, ohne zwei, drei Punkte in Frage zu ziehen – oder vielleicht sogar drei oder vier?

Auf welche Weise zum Beispiel hatten sich die Bootsleute, die die Kanäle befuhren, wohl gewöhnlich bei längeren Fahrtpausen amüsiert? Das wesentliche war natürlich, die Pferde zu wechseln, aber frische Pferde taugten sicherlich nur bedingt dazu, die Bootsleute glücklich zu machen. Waren sie vielleicht ins nächste Bordell gegangen? Diejenigen unter ihnen, die ohne Sex nicht leben konnten, sicherlich. Und welche Rolle hatte der Alkohol gespielt? Vertranken sie den Lohn in den vielen verräucherten Spelunken, die den Kanal säumten? Und warum auch nicht? Was sonst hätten sie tun sollen? Und Alkohol, obwohl er bekanntermaßen nicht gerade die Potenz stärkte, weckte doch Triebe und Begierden. In diesem speziellen Fall den Trieb, einen hübschen weiblichen Passagier zu vergewaltigen?

So viele Fragen. Aber wenn das Ganze im Grunde ein Sexualverbrechen gewesen war, warum hatte man dann im ersten Prozeß die Anklage wegen Vergewaltigung fallenlassen? Zugegeben, man hatte damals noch nicht die Beweismöglichkeiten von heute, es gab noch keine Methode, mittels deren ein Mann aufgrund seines Spermas der Tat überführt werden konnte. Aber irgendwie hatte man es damals auch schon geschafft, Vergewaltiger vor Gericht zu bringen, und der Spruch des Konfuzius bezüglich der mangelnden Bewegungsfreiheit eines Mannes, dem die Hose auf die Schuhe hängt, dürfte doch wohl hoffentlich schon damals als ziemlich zynisch empfunden worden sein.

Die Fußnote, die sich auf die Gerichtsprotokolle bezog, war eine Überraschung für ihn gewesen, und er dachte, daß es doch für die Allgemeinheit, vor allem aber für die Soziologen, von Interesse sein mußte zu erfahren, wie die öffentliche Meinung sich damals, 1859, zu Vergewaltigungen gestellt hatte. Vermutlich nicht ganz so mitfühlend, wie es ein unlängst ergangener Richterspruch widerspiegelte, den die *Times* heute morgen einer Schlagzeile für wert befunden hatte: «Grundsatzurteil in Zivilprozeß – 35 000 Pfund Schadensersatz für Vergewaltigungsopfer». Wo mochten die Protokolle sich befinden – falls sie überhaupt noch existierten? Vielleicht waren ja sie – so Morses Vermutung – der Grund für Denistons Andeutungen bezüglich «einander widersprechender Aussagen». Aber wo genau lagen diese Widersprüche? Deniston mußte an etwas Bestimmtes gedacht haben, an irgend etwas, das ihm aufgefallen war und ihn beunruhigt hatte. Im Griechischen gab es ein Wort dafür: parakrousis – das Erklingen eines leicht falschen Tones in einer ansonsten harmonischen Melodie.

Hatte dieser «falsche Ton» vielleicht mit Mrs. Laurensons Aussage zu tun? Wie auch immer Joannas Lage gewesen sein mußte, Mrs. Laurenson war an Bord der *Barbara Bray* bis King's Sutton gefahren (und das vermutlich doch mit Einverständnis ihres Ehemannes), das heißt, sie hatte sich freiwillig in die Gesellschaft einiger lüsterner Trunkenbolde begeben, denn genau das waren ja die Männer der *Barbara Bray*, wenn man dem Bericht Glauben schenken durfte. Nicht einfach zu schlukken, diese Tatsache. Es sei denn, der Kaimeister hätte nichts dagegen gehabt, seine Frau für eine Nacht – oder überhaupt – anderen Männern zu überlassen. Aber das erschien nun etwas weit hergeholt; und schließlich gab es ja auch eine ganz andere Lösungsmöglichkeit für dieses doch sehr rätselhafte Verhalten – eine einerseits sehr viel näherliegende, andererseits schon sehr überraschende Lösung: daß nämlich die Männer der *Barbara Bray* in Wahrheit gar nicht so betrunken gewesen waren. Aber die Zeugen hatten genau das ausgesagt, die Beschreibungen waren ja zum Teil so plastisch gewesen, daß man die Männer schon beinahe mit heruntergelassenen Hosen vor sich gesehen hatte, so wie der Vergewaltiger bei Konfuzius, dem ja auch die Hose auf die Schuhe gerutscht war …

Schuhe … Wieso hatte man Joanna die Schuhe weggenommen? Bei einer Vergewaltigung wurde eine Frau in der Regel doch sehr viel intimerer Kleidungsstücke beraubt – nicht ausgerechnet ihrer Schuhe. Es sei denn, einer der Männer hätte ein perverses sexuelles Interesse ausgerechnet an Schuhen gehabt – ein Schuhfetischist vielleicht …

Morse schalt sich einen Narren und überflog noch einmal die letzten beiden Seiten des Berichts. Ein bißchen melodramatisch, diese Stelle mit dem Schleusenwärterhaus, das wächtergleich über dem dunklen Wasser des Kanals aufragte, aber irgendwie auch ganz beeindruckend, so beeindruckend, daß er entschlossen war, sobald er aus dem Krankenhaus entlassen worden war, selbst einmal hinauszufahren und es sich anzusehen. Das heißt, falls die Stadtplaner und -entwickler es nicht hatten abreißen lassen.

So wie sie St. Ebbe's abgerissen hatten ...

Soweit Morses Gedanken, nachdem er den zweiten Teil gelesen hatte. Es ist nur zu verständlich, daß er versuchte, über den Text hinausgehend eigene Überlegungen anzustellen, doch ist gleichzeitig festzuhalten, daß ihm das wirkliche Problem, das er enthielt, verborgen blieb. Gewöhnlich gelangte Morse aufgrund seines scharfen Intellekts sehr schnell zu den richtigen Ergebnissen, und auch jetzt waren seine Schlußfolgerungen ungewöhnlich und brillant zugleich. Doch nicht brillant genug. Er stand sozusagen zu dicht vor dem Bild, so daß die verschiedenen Farben ihm vor den Augen verschwammen, ohne daß er eine Struktur hätte erkennen können. Es wäre richtiger gewesen, er wäre einen Schritt zurückgetreten, dann hätte eine Zusammenschau der verschiedenen Farben und Formen ihm die wechselseitigen Verknüpfungen und Beziehungen erhellt. Überhaupt – «Zusammenschau!» Das war doch einer von Morses Lieblingsbegriffen, und nun wurde er selbst ihm sowenig gerecht. Eilig überflog er noch einmal Teil II, doch der Gesamteindruck wurde nicht deutlicher, wenn ihm auch ein paar weitere Details auffielen.

Die Fahrt durch die beiden Tunnel zum Beispiel, für deren Dauer Oldfield sich mit Joanna in der Kabine aufgehalten hatte und – so Morses Spekulation – seine Arme um die junge Frau gelegt und ihr beruhigend versichert hatte, sie brauche keine Angst zu haben ...

Dann dieser letzte, verwirrende Abschnitt! Sie war doch offenbar heilfroh gewesen, dem Boot und seiner betrunkenen Mannschaft zu entkommen, wieso war sie dann so bereitwillig wieder zurück an Bord gegangen?

Nun, darüber konnte er nur Vermutungen anstellen, aber zwei Dinge ließen sich wenigstens exakt nachprüfen. Das eine betraf die Postkutsche. «Die Abfahrtszeiten waren nicht günstig» hatte es in der Zeugenaussage geheißen, und diese Behauptung wenigstens müßte sich bei gründlicher Nachforschung auch heute noch verifizieren beziehungsweise falsifizieren lassen. Darüber hinaus konnte man sicherlich in Erfahrung bringen, welche Transportmöglichkeiten Joanna überhaupt zur Verfügung gestanden hatten, nachdem sie Banbury erreicht hatte, und ebenso mußte doch herauszufinden sein, was so eine Fahrt in der Postkutsche von Banbury nach London sie gekostet hätte. Wie hoch mochte der Preis für eine Bahnfahrkarte nach London damals gewesen sein? Und wenn er nun schon einmal bei Preisen für Bahnfahrkarten war: Was hatte wohl die Strecke Liverpool–London gekostet? Auf jeden Fall zuviel, als daß die Franks in ihren eingeschränkten finanziellen Verhältnissen es sich hätte leisten können.

Interessant ...

Genauso interessant wie die Anführungszeichen in Denistons Bericht, die doch wohl zeigen sollten, daß hier Joanna direkt zitiert wurde. Morse sah sich den entsprechenden Abschnitt näher an. Joanna hatte sich nach den Abfahrtszeiten «direkter Kutschen nach London sowie der Kutschen von Oxford nach Banbury» erkundigt. Wenn das exakt Joannas Worte gewesen waren ... *Wenn* ... warum hatte sie dann die Abfahrtszeit der Kutsche von Oxford nach Banbury wissen wollen und nicht umgekehrt die der Kutsche von Banbury nach Oxford? Es sei denn ...

Interessant, sehr interessant, wenigstens für Morse. Und dann diese merkwürdigen Aussagen bezüglich der Frage, ob Joanna Alkohol zu sich genommen hatte oder nicht. Die Auskünfte waren so überaus vage gewesen ... War es dieser Punkt der Aussagen gewesen, der Deniston veranlaßt hatte, zu Beginn von Teil II von widersprüchlichen Aussagen zu sprechen? Aber nein, das war zu unwahrscheinlich. Im übrigen – Mr. Bartholomew Samuels, der Arzt, der an Ort und Stelle die Obduktion durchgeführt hatte, hatte keinerlei Alkoholspuren in Joannas Körper finden können. Also war die Sache klar.

Oder wäre es für die meisten gewesen.

Morse verspürte auf einmal selbst den Wunsch nach etwas Alkoholischem und goß sich, nachdem er sich überzeugt hatte, daß man ihn nicht beobachtete, einen Fingerbreit Scotch und dieselbe Menge Wasser in das Glas auf seinem Nachttisch. Ah, herrlich! Es war wirklich schade, daß er so wenig Glauben fand mit seiner Behauptung, ein kleiner Scotch bringe die Gehirntätigkeit erst so richtig in Gang. Und tatsächlich wurde er, kaum ein paar Minuten später, von Ideen geradezu überschwemmt – ausgezeichneten Ideen zudem! Plötzlich fiel ihm ein, daß er noch heute abend Gelegenheit haben würde, zwei, drei seiner Hypothesen überprüfen zu lassen.

Das heißt, wenn Walter Greenaways Tochter auch heute wieder zu Besuch kam.

## Kapitel 12

*Das wichtigste in einer Bibliothek sind die Regale. Ab und zu kann man natürlich auch Literatur reinstellen. Aber die Regale sind die Hauptsache.*

Finley Peter Dunne, *Mr. Dooley spricht*

Als sie am folgenden Morgen um zwanzig vor acht die Broad Street hinunterging, dachte Christine Greenaway wieder an den Mann, der sie am vergangenen Abend auf der Station 7C im obersten Stock des John-Radcliffe-Krankenhauses angesprochen hatte. Irgendwie ging er ihr nicht mehr aus dem Kopf. Es war nicht so, daß sie ständig bewußt an ihn gedacht hätte, eher war es eine Art unbewußten Gefühls. Dabei hatte er sich nur mit der Bitte an sie gewandt, ob sie wohl in der Bibliothek etwas für ihn nachschlagen könne. Aber er hatte sie eben so nett gebeten und war ihr so dankbar gewesen, als sie eingewilligt hatte. Er konnte ja nicht wissen, daß sie gerne half, ja daß sie genau aus diesem

Grund Bibliothekarin geworden war: um Marksteine auf dem Feld der Geschichte und Literatur ausfindig zu machen und auf Nachfragen, wenn möglich, die richtigen Koordinaten anzugeben. Schon als fünfjähriges Mädchen, als ihr die blonden Zöpfe noch bis zur Taille reichten, hatte sie voller Bewunderung die Frau hinter der hohen Theke beobachtet, wie sie Buchlaufkarten in die Karteikästen einordnete, und voller Neid zugesehen, wie sie die Ausleihdaten vorn in die Bücher stempelte und jede Buchlaufkarte in die entsprechende längliche Tasche steckte. Inzwischen war sie selbst solch niederer Tätigkeit natürlich längst entwachsen. Die Zeiten, in denen sie Fragen nach dem Verfasser von *Der Wind in den Weiden* beantworten mußte, lagen hinter ihr, sie war jetzt eine von drei Bibliothekarinnen, die im unteren Lesesaal der Bodleian Library Professoren und Studenten bei ihrer Suche nach Literatur behilflich waren, indem sie Ausleihscheine überprüfte, Signaturen erläuterte, weiterführende Bücher empfahl und telefonische Anfragen beantwortete (gestern erst eine von der Universität Uppsala). Ihre Arbeit war wichtig, und das gab ihr ein Gefühl der Befriedigung. Natürlich hatte auch sie in ihrem Leben einige Enttäuschungen verkraften müssen, aber das ging wohl den meisten Menschen so. Sie hatte mit zweiundzwanzig Jahren geheiratet, zwölf Monate später war sie bereits wieder geschieden gewesen. Es waren weder eine andere Frau noch ein anderer Mann im Spiel gewesen – obwohl, was sie anging, sich jede Menge Möglichkeiten geboten hätten. Nein, sie hatte nach ein paar Wochen einfach gemerkt, daß ihr Mann unreif war und vollkommen unfähig, Verantwortung zu übernehmen. Aber der entscheidende Punkt war wohl gewesen, daß er sie schrecklich gelangweilt hatte. Nachdem sie zusammengezogen waren, zusammen wirtschafteten und sie den Überblick über seine Ausgaben bekommen hatte, hatte sie bald gewußt, daß er nicht der richtige Mann für sie war. Seitdem hatte die Befürchtung, ein neuer Bettgefährte könne sich als ebenso dümmlich und aggressiv wie ihr Ex-Mann entpuppen, sie vor einer festen Bindung zurückschrekken lassen. Da sie vollkommen unabhängig war, konnte sie sich ganz den Dingen widmen, die ihr wichtig waren. So war sie ein, wenn auch nicht sehr aktives, Mitglied mehrerer Organisationen, darunter Greenpeace, CND, the Ramblers' Association sowie der Königlichen Gesellschaft zum Schutz der Vögel. Und niemals, dessen war sie sich sicher, würde sie sich einer Heiratsvermittlung bedienen, da sie sich wenig Hoffnungen machte, auf diesem Weg ein interessanteres Exemplar Mann, als es ihr Ex-Gatte gewesen war, kennenzulernen. Wenn sie jemals wieder heiraten würde, dann würde es jemand sein müssen, den sie respektieren konnte: für seine Art, Gespräche zu führen etwa oder für seine Erfahrung oder für seinen Intellekt oder seine Kenntnisse oder sein – nun, was auch immer, solange er sich nicht ausgerechnet auf seine Potenz das meiste zugute hielt. Und was, so fragte sie sich, hatte das alles nun mit *ihm* zu tun? Er sah nicht einmal besonders gut aus. Sein Haar war schon sehr gelichtet, und er schleppte etliche Kilo Übergewicht mit sich herum. Obwohl – wenn sie ehrlich war, mußte sie sich eingestehen, daß sie seit einigen Jahren beinahe so etwas wie Bewunderung empfand für Männer mit ein paar Pfund zuviel. Das lag wahrscheinlich daran, daß sie selbst überhaupt nicht zunahm, auch wenn sie noch soviel fritierten Fisch mit Chips und hinterher Sahnetorte aß.

Sie kam am Balliol- und Trinity-College vorbei, überquerte kurz vor der Buchhandlung Blackwell die Straße und schritt, *sub imperatoribus*, die halbmondförmige Treppe zum kiesbestreuten Hof des Sheldonia-Theaters hinauf. Und die ganze Zeit über ermahnte sie sich, den Mann, der sie gestern abend im John-Radcliffe angesprochen hatte, doch endlich zu vergessen, aber es gelang ihr nicht. Sie wandte sich nach rechts, durchschritt den Torbogen mit dem Schild WIR BITTEN RUHE ZU HALTEN und gelangte so schließlich auf ihr vertrautes Gelände – den Hof des Prüfungsamtes der Universität Oxford.

Als sie vor sechs Jahren angefangen hatte, in der Bodleian Library zu arbeiten, war sie sich während der ersten Wochen noch täglich der Anmut ihrer Umgebung bewußt gewesen. Im Laufe der Jahre jedoch war ihr der Anblick dessen, was auf den Postkarten, die im Proscholium verkauft wurden, das «goldene Herz Oxfords» genannt wurde, so vertraut geworden, daß sie kaum noch hinsah. Gewöhnlich überquerte sie den Hof, ohne den *Tower of the Five Orders* zu ihrer Linken oder die Bronzestatue des dritten Grafen von Pembroke auch nur eines Blickes zu würdigen, bevor sie durch das große Eingangstor im Westflügel die Bibliothek betrat.

Doch heute war alles anders – ganz anders! Deutlich wie schon lange nicht mehr spürte sie plötzlich wieder unter den Sohlen ihrer hochhackigen Lederpumps die scharfen Kanten der Kieselsteine, und mit beinahe überschwenglicher Freude war sie sich unversehens wieder der gemalten Schriftzüge über den vertrauten Türen bewußt, die die verschiedenen Fakultäten bezeichneten. Voller Aufmerksamkeit betrachtete sie die kunstvollen Buchstaben ihrer Lieblingsinschrift: SCHOLA NATURALIS PHILOSOPHIAE. Die vergoldeten Großbuchstaben waren an den Rändern rötlichbraun gegen den tiefblauen Hintergrund abgesetzt. Als sie die Holztreppe zum unteren Lesesaal emporstieg, sann sie mit einem leisen Lächeln darüber nach, woran es wohl lag, daß ihr gerade heute die Schönheit ihrer Umgebung wieder neu aufgegangen war.

Sie hängte ihren Mantel in die Garderobe und wandte sich dann ihren Pflichten zu. Ihre erste Aufgabe morgens war es immer, die am Tage zuvor auf den Tischen liegengebliebenen Bücher wieder in die Regale zurückzuräumen, so daß die bald eintreffenden Bibliotheksbenutzer die von ihnen gesuchten Bücher wieder am richtigen Standort vorfinden würden. Sie mochte diese Arbeit nicht besonders, sie war langweilig und monoton. Während sie von Arbeitstisch zu Arbeitstisch ging und die Bücher einsammelte, rief sie sich noch einmal das kurze Gespräch in Erinnerung, das sie gestern abend im John-Radcliffe geführt hatte. Der Mann in dem Bett gleich rechts neben dem ihres Vaters hatte ihr zuerst höflich zugenickt, bevor er sie angesprochen hatte:

«Sie arbeiten in der Bodleian Library, habe ich gehört?»

«Mhm.»

«Ich hoffe, Sie finden mich nicht allzu unverschämt, aber ich möchte Sie bitten, ob Sie wohl etwas ...»

«Ob ich wohl etwas für Sie nachschlagen könnte?»

Morse hatte genickt und ihr gewinnend zugelächelt.

Sie wußte, daß er bei der Polizei arbeitete – so etwas sprach sich immer schnell herum. Er hatte sie einen Augenblick lang direkt angesehen, doch hatte sie weder die Farbe seiner Augen bemerkt noch eine gewisse Strenge, die gewohnheitsmäßig in seinem Blick lag. Ihr war der Ausdruck aufgefallen, den sie als melancholisch und sehr verletzlich empfunden hatte. Doch gleichzeitig hatte sie gespürt, daß der Blick dieser Augen tief in ihr Inneres zu dringen schien *und daß er gemocht hatte, was er sah.*

«Du bist eine dumme Kuh», schalt sie sich. Sie benahm sich ja kaum weniger töricht als ein Schulmädchen, das sich plötzlich in einen seiner Lehrer verliebt hatte. Doch Schulmädchen hin, Schulmädchen her – Tatsache war, daß sie jetzt und hier bereit gewesen wäre, für diesen merkwürdigen Mann mit dem spärlichen Haar, dem Bauchansatz und dem gräßlich gestreiften Schlafanzug zu einem Marathonlauf anzutreten – in Holzpantinen, wenn nötig.

# Kapitel 13

*Oh, füll den Becher: – was frommt die ew'ge Klage*
*Wie rasch den Sohlen entschlüpfen all die Tage:*
*Noch ungebornes Morgen, totes Gestern,*
*Nicht um die gräm dich, die Süße* heut *zu kosten wage!*

*Die Sinnsprüche* Omars des Zeltmachers

Er war in seinen Angaben ziemlich vage gewesen, und so hatte sie einige Schwierigkeiten gehabt, herauszubekommen, was genau er erfahren wollte, nämlich detaillierte Einzelheiten betreffs sämtlicher Versicherungsgesellschaften, die in der Mitte des letzten Jahrhunderts tätig gewesen waren, und besonders solcher Gesellschaften, die in den Midlands ansässig waren. Sie hatte, immer wieder unterbrochen durch andere Tätigkeiten, ungefähr eine Stunde gebraucht, die entsprechenden Kataloge herauszusuchen, und eine weitere Stunde, die relevante Literatur zu ermitteln. Doch gegen Mittag hatte sie endlich alle erwünschten Angaben beisammen. So mußte sich ein Gelehrter fühlen, dachte sie, wenn es ihm gelungen war, in dem unendlichen Wissensschatz der Bibliothek das eine, ganz spezifische, für ihn wichtige Körnchen Gold ausfindig zu machen. Sie jedenfalls würde Morse nun genau die Informationen präsentieren können, um die er sie gebeten hatte.

Kurz nach zwölf Uhr ging sie zusammen mit einer Kollegin zum King's Arms, einem Pub direkt an der Ecke der Holywell Street, um dort ihren Lunch einzunehmen, der wie immer aus einem Lachs- und Gurkensandwich sowie einem Glas Weißwein bestand. Doch heute stand sie nach einer halben Stunde auf und erbot sich, neue Getränke zu holen. Ihre Kollegin sah sie überrascht an.

«Du hast doch immer gesagt, wenn du mehr als ein Glas Wein trinken würdest, schliefest du hinterher ein?»

«Habe ich das?»

Die Kollegin nickte. «Aber bring mir ruhig auch ein Glas mit – dann schlafen wir eben beide ein.»

Sie waren miteinander befreundet, und vermutlich hätte Christine ihr früher oder später von ihrem gestrigen Besuch im John-Radcliffe erzählt, wenn sich nicht ein paar Minuten später eine weitere Kollegin zu ihnen an den Tisch gesetzt hätte. Da diese Kollegin gerade einen Umzug hinter sich hatte, waren die drei bald in eine angeregte Unterhaltung über die Probleme des Einrichtens und die unzumutbare Höhe der gegenwärtigen Hypothekenraten vertieft.

Das heißt, genaugenommen beteiligten sich nur zwei der Damen an dem Gespräch. Die dritte war stiller und nachdenklicher als sonst, und das blieb auch so, als sie gegen ein Uhr wieder an ihre Arbeit zurückkehrte. Nachdem sie das, was sie herausgefunden hatte, fotokopiert hatte, wartete sie ungeduldig auf den Dienstschluß, um endlich die Ergebnisse ihrer Suche vorführen zu können – oder, na ja, um *ihn* endlich wiederzusehen.

Gegen halb sieben Uhr saß sie zu Hause in ihrer Wohnung in Bletchington, einem Dorf ein paar Meilen außerhalb von Oxford in Richtung Otmoor, und lackierte sich die Fingernägel. Punkt sieben brach sie auf zum John-Radcliffe.

Auch Morse wartete, wenn auch vielleicht aus anderen Gründen, ungeduldig darauf, Christine Greenaway wiederzusehen. Gestern abend, als sie laut überlegt hatte, wie die gewünschten Angaben wohl zu beschaffen seien, hatte er sofort erkannt, daß sie offenbar sehr kompetent war. Darüber hinaus hatte ihm der offene und intelligente Ausdruck ihrer Augen gefallen und die bestimmte, ruhige Art, mit der sie sprach. Kurz vor halb acht Uhr saß er erwartungsvoll in seinem Bett, frisch gewaschen und die Haare sorgfältiger als sonst gekämmt, als er plötzlich einen stechenden Schmerz in der Magengegend verspürte. Zwei, drei Minuten lang krampfte sich alles in ihm zusammen. Fest ballte er die Fäuste, bis ihm der kalte Schweiß auf die Stirn trat, schloß die Augen und betete, ungeachtet seiner jüngsten Wandlung vom Agnostiker zum Atheisten, daß die Qual möglichst bald vorübergehen möge.

Vor drei Jahren hatte er auf einer Veranstaltung der Oxforder Literaturgesellschaft den Ausführungen eines recht misanthropisch wirkenden Malcolm Muggeridge gelauscht, der sich des langen und breiten über die beunruhigende Philosophie der «Gnadenlosen Symmetrie» ausgelassen hatte, welche besagte, daß Soll und Haben im Buch des Lebens unausweichlich und auf ewig ausgeglichen würden, und daß jeder, der versuchte, sich heimlich mehr Genüsse zu verschaffen, als ihm zustanden, früher oder später zur Kasse gebeten wurde, um die offenstehende Rechnung zu begleichen – oft mit happigen Extragebühren. Was für ein Aberwitz es doch sei zu glauben, hatte der weise alte Mann geendet, daß die Hedonisten dieser Welt zu beneiden seien!

Oje.

Warum bloß hatte er nicht auf seinen Whisky verzichten können! Der Tod ist der Sünde Sold, und die vorausgegangene Nacht verlor unweigerlich im Licht des nächsten Morgens an Wert (behaupteten jedenfalls manche). Alle Sterblichen, das wußte Morse, befanden sich auf einem schmalen Pfad, der unerbittlich zum Jüngsten Gericht führte, doch jetzt betete er, daß die letzten Schritte auf diesem Weg in seinem Fall doch bitte noch etwas verzögert werden möchten.

Dann waren die Schmerzen auf einmal genauso plötzlich, wie sie gekommen waren, wieder vorbei. Dankbar öffnete Morse die Augen.

Die Uhr hinter dem Schreibtisch der diensttuenden Schwester (heute nacht, so wurde voll böser Ahnungen gemunkelt, hatte Nessie Nachtwache) zeigte halb acht Uhr, als die ersten Besucher eintrafen, die meisten mit einer Plastiktragetasche von Sainsbury oder St. Michael in der Hand, in der sie ihre Mitbringsel verstaut hatten. Manche, die einen gerade frisch eingelieferten Patienten besuchten, trugen Blumen in der Hand.

Das Leben ist betrüblicherweise voll unangenehmer Überraschungen, und so erhielt Morse an diesem Abend unerwarteten Besuch, auf den er gern verzichtet hätte. Doch er hatte keine Wahl. Mit einem Strauß schon reichlich welk aussehender Chrysanthemen in der Hand trat eine streng aussehende ältliche Frau an sein Bett und nahm wie selbstverständlich auf dem Stuhl daneben Platz.

«Mrs. Green! Wie nett von Ihnen, mich zu besuchen!»

Morse spürte, wie so etwas wie Panik in ihm hochstieg, ein Gefühl, das sich noch verstärkte, als seine Zugehfrau ihm klarzumachen begann, daß er unmöglich in der Lage sei, sich allein um Dinge wie Handtücher, Zahnpasta, Talkum und ganz besonders natürlich frische Schlafanzüge zu kümmern. Es war also wirklich sehr lobenswert (und wer hätte das bestreiten mögen), daß sie sich der Mühe unterzog, ihn hier aufzusuchen (*drei* Busse, wie sie Morse mehrmals erklärte). Und was dachte der Patient bei alldem? Er wünschte nichts sehnlicher, als daß sie endlich wieder verschwände.

Um fünf nach acht Uhr, nachdem sie mindestens ein halbes dutzendmal angekündigt hatte, daß sie nun aber wirklich gehen müsse, stand sie tatsächlich ächzend auf (die Füße!). Doch bevor sie ging, hielt sie es für ihre Pflicht, ihn noch über die weitere Pflege der Chrysanthemen zu instruieren, und als auch das glücklich vorüber war, mußte Morse noch einen Bericht über den letzten Besuch bei ihrer «Schiropodistin» über sich ergehen lassen. Dann schließlich nickte sie ihm ein letztes Mal zu und schleppte sich auf müden Füßen hinaus. Morse atmete erlöst auf.

Christine Greenaway, die schon eine ganze Weile am Bett ihres Vaters saß, hatte sich zwischendurch immer wieder zu Morse umgedreht. Zwei-, dreimal hatten sich ihre Blicke getroffen, und sie hatten sich zugelächelt, sie verständnisinnig, er hilflos und in seiner Ohnmacht nicht unähnlich einem gestrandeten Wal.

Gerade als Mrs. Green ging, hatte sich einer der Ärzte rücksichtsloserweise entschlossen, noch einen Blick auf Mr. Greenaway zu werfen, erschien, begleitet von einer Stationsschwester, an dessen Bett und begann, nachdem er den alten Mann oberflächlich untersucht hatte, im Flüsterton eine Unterhaltung mit Christine Greenaway, vermutlich um ihr seine Meinung über den weiteren Krankheitsverlauf mitzuteilen.

Morse brachte diese Abweichung von der normalen Routine schier zur Verzweiflung, er spürte dieselbe Mischung von Ausgeliefertsein und Wut, wie er sie kannte, wenn er in seinem Urlaub morgens im Hotel vergeblich auf das Frühstück wartete.

Und dann kam auch noch Lewis.

Heute abend war Morse, entgegen seiner sonstigen Gewohnheit, alles andere als froh, seinen Sergeant zu sehen, dabei hatte er selbst ihn gebeten, ihm die Post aus der Wohnung zu holen und vorbeizubringen. Mit mühsam geheuchelter Dankbarkeit nahm er einige Briefe und Karten in Empfang: seine Schuhe (das andere Paar) waren jetzt fertig und konnten in der Grove Street abgeholt werden, die Kraftfahrzeugsteuer war in den nächsten drei Wochen fällig, Oxford University Press hatte ihm geschrieben, um ihm mitzuteilen, daß ein lächerlich teures Buch mit dem

Titel «Die Übertragung klassischer Manuskripte» für ihn eingetroffen sei, vom Klempner war eine Mahnung gekommen, die Rechnung für die Reparatur des defekten Absperrhahns zu bezahlen, die Wagner-Gesellschaft fragte an, ob er an der Verlosung der Karten für Bayreuth teilnehmen wolle, und Peter Imbert hatte ihn eingeladen, im nächsten Jahr auf einem Wochenend-Symposion in Hendon einen Vortrag zu halten zum Thema «Die Entwicklung der Kriminalität in den Großstädten». Die Post bot eine Art Querschnitt seines täglichen Lebens, dachte er, auch was die Verteilung von Positivem und Negativem anging – eben so halbe-halbe.

Um zwanzig nach acht beugte sich Lewis vor und erkundigte sich, ob er noch irgend etwas für Morse tun könne.

«Ja, Lewis», sagte Morse entschlossen. «Gehen Sie, bitte. Ich möchte nämlich noch fünf Minuten ungestört reden können ...» Er deutete mit dem Kopf in Richtung auf das Nachbarbett, wo Christine Greenaway sich leise mit ihrem Vater unterhielt.

«Wenn das alles ist, was ich für Sie tun kann ... Sir.» Lewis stand langsam auf.

«Ja, ich habe mich wohl deutlich genug ausgedrückt, oder?»

Lewis holte eine große Traube weißer, kernloser Weintrauben (das Kilo zu fünf Pfund) aus seiner Tragetasche. «Ich dachte ... Wir dachten, meine Frau und ich ... Also, wir meinten, daß Sie vielleicht Appetit auf etwas Obst hätten ...»

Gleich darauf war er gegangen, und Morse wußte, kaum daß er weg war, daß er sich sein rüdes Verhalten lange vorwerfen würde. Aber geschehen ist geschehen: *nescit vox missa reverti.*

Zwei Minuten später ertönte der Gong, der das Ende der Besuchszeit signalisierte, und Christine Greenaway kam herüber an Morses Bett und reichte ihm sechs große Fotokopien.

«Ich hoffe, dies ist, was Sie wollten.»

«Ich bin Ihnen sehr, sehr dankbar. Schade, daß wir heute abend keine Gelegenheit hatten ...»

«Aber das verstehe ich doch, wirklich», sagte sie. «Und Sie lassen es mich wissen, wenn ich sonst noch etwas für Sie tun kann?»

«Hören Sie … vielleicht könnten wir …»

«Kommen Sie jetzt, bitte!» Der Ton der Stationsschwester klang, wie sie jetzt mit energischen Schritten die Reihe der Betten entlangging, kaum weniger gebieterisch als die von Nessie, dachte Morse.

«Ich bin Ihnen sehr dankbar», wiederholte er. «Bitte, glauben Sie mir. Und ich bedauere es außerordentlich …»

«Aber ja», sagte Christine sanft.

«Sind Sie morgen auch wieder hier?» fragte Morse.

«Nein, morgen nicht. Wir bekommen Besuch von einer Gruppe von Bibliothekaren aus Kalifornien …»

«Würden Sie jetzt bitte gehen!»

Mrs. Green, Sergeant Lewis, Christine Greenaway – sie alle waren gegangen, und schon hatte man den kleinen Wagen mit der Medizin hereingerollt, und die Schwestern begannen ihre abendliche Runde.

Morse fühlte sich todeinsam.

Es war schon fast halb zehn, als er sich endlich die Fotokopien durchsah, die Christine Greenaway mitgebracht hatte. Es dauerte nicht lange, da hatte seine Lektüre ihn ganz gefangengenommen, und seine Verzagtheit von vorhin war wie weggeblasen.

# Kapitel 14

*Unter den Lebenden zu sein war ein Privileg an sich, denn unzählige andere – die eigenen Brüder und Schwestern – waren auf der Strecke geblieben, waren gleich bei der Geburt gestorben oder noch im Säuglingsalter oder in der Kindheit.*

Roy und Dorothy Porter, *In Gesundheit und Krankheit*

Die fotokopierten Unterlagen, die er in Händen hielt, dachte Morse, würden, seit man vor einigen Jahren dazu übergegangen war, im Geschichtsunterricht der Mittel- und Oberstufe vor allem mit Quellen zu arbeiten, jeden Geschichtslehrer, der mit der viktorianischen Periode befaßt war, in Entzücken versetzen. Selbst er fand ja die Unterlagen außerordentlich faszinierend, dabei war es bei seinem Examen im Fach Geschichte (er hatte mit Auszeichnung bestanden) noch völlig ausreichend gewesen, oberflächliche Kenntnisse über die ersten, im späten 18. Jahrhundert auftauchenden Sämaschinen und andere frühe landwirtschaftliche Maschinen zu besitzen. Besonders berührt hatte Morse das Vorwort zum «Führer durch das Versicherungswesen. Ein Handbuch für das Jahr 1860» (ein Hoch auf Christine Greenaway, sie hatte genau das richtige Jahr erwischt), in dem der ungenannte Verfasser seine Entschlossenheit bekundete, so lange wie möglich seine Pflicht zu tun in diesem, wie er sich ausdrückte, «irdischen Jammertal».

> ... Hieraus erklärt sich mein Rat, daß nämlich unsere Anstrengungen nicht darauf gerichtet sein sollten, das biblische Lebensmaß – jene berühmten drei mal zwanzig plus zehn Jahre – übertreffen zu wollen, sondern zu versuchen, ihm möglichst nahezukommen. Denn nur, wenn man seine Gesundheit ständig im Auge behält und Anstrengungen unternimmt, sie zu erhalten, wird das Erreichen

dieses Lebensalters als Möglichkeit erscheinen und mit etwas Glück und vernünftigem Verhalten (und natürlich Gottes Hilfe) auch erreicht werden.

Morse fand es interessant, den lieben Gott in Klammern gesetzt zu sehen, und dachte, daß er den Verfasser des Vorworts gerne kennengelernt hätte. Doch als derselbe Autor nur ein paar Zeilen darauf die Behauptung aufstellte, daß die Sterblichkeit zwischen 1720 und 1820 um zwei Fünftel zurückgegangen sei, sah er sich doch genötigt, sein erstes positives Urteil wieder zu revidieren. Er fragte sich, was um alles in der Welt den Mann bewogen haben mochte, eine so völlig unwissenschaftliche – und überhaupt ganz unsinnige Angabe – zu machen. Im Moment allerdings wurde ihm, als er begann, das Kleingedruckte zu lesen, deutlich, daß die Lebensdauer der Menschen in jenen Jahren begonnen hatte zuzunehmen und daß die Versicherungsgesellschaften gegen Mitte des 18. Jahrhunderts auf das Phänomen reagierten, indem sie die Gebühren und Prämien attraktiver machten, und das, obwohl ungeachtet dieses positiven Trends Mitte des Jahrhunderts die Statistik der Todesfälle insgesamt doch noch recht düster aussah. Wie zum Beispiel die für das Jahr 1853. Der Versicherungsführer meldete für dieses Jahr eine halbe Million Tote. 55 000 waren an Schwindsucht gestorben, 25 000 an Lungenentzündung, 24 000 an Krämpfen, 23 000 an Bronchitis, 20 000 starben eines vorzeitigen Todes und infolge von Debilität, 19 000 verschieden an Typhus, 16 000 an Scharlach, 15 000 an Durchfall, 14 000 an Herzkrankheiten, 12 000 an Keuchhusten, 11 000 an Wassersucht, 9000 an Schlaganfall, 8500 an Lähmungen, 6000 an Asthma, 5750 an Krebs, 4000 an Abszessen des Kiefers und der Zähne, 3750 an Masern, 3500 an Krupp, 3250 an Pocken. 3000 Mütter waren im Kindbett gestorben und so weiter, und so weiter, bis hin zu den zahlenmäßig geringen Todesfällen, die zurückgingen auf Krankheiten des Gehirns, der Nieren oder der Leber und anderer innerer Organe bis hin zu den Todesfällen infolge Altersschwäche. Während er die Anzahl der Todesfälle rasch im Kopf addierte, fiel Morse auf, daß es für ungefähr zwei Drittel der 500 000 Todesfälle keinerlei Angaben gab, so daß anzunehmen war, daß selbst mit ein paar zusätzlichen Klassifizierungen der Todesursachen (wie zum Beispiel «Mord») bei einer großen Zahl von Sterbefällen in jenen Jahren offenbar auf die Angabe der Todesursache verzichtet worden war, ungeachtet der Tatsache, daß sie in der nationalen Statistik durchaus auftauchten. Vielleicht waren viele der Toten einfach nicht wichtig genug gewesen, als daß man es für nötig befunden hätte, die Ursache ihres Todes auf dem Totenschein zu vermerken. Vielleicht aber waren auch die Kenntnisse vieler Ärzte, Hebammen, Schwestern und Armenpfleger, oder wer immer solche Bescheinigungen ausstellte, oft einfach nicht ausreichend, oder aber es war ihnen schlechterdings egal.

Morse ließ sich in die Kissen zurücksinken, um über die unglücklichen Umstände nachzudenken, die zu Joanna Franks vorzeitigem Tod geführt hatten. In ihrem Fall war weder Schwindsucht noch Lungenentzündung die Ursache gewesen, sondern ... Plötzlich nickte er ein und fiel in einen tiefen Schlaf, so daß er es nicht einmal bemerkte, als ihm die Nachtschwester gegen zehn Uhr seine Malzmilch und einen Teller mit Verdauungskeksen auf den Nachttisch stellte. Gegen Viertel vor elf wachte er plötzlich wieder auf, durstig, aber mit klarem Kopf. Auf der Station brannte nur gedämpftes Licht, die übrigen Patienten schienen alle fest zu schlafen, bis auf den Neuzugang von heute nachmittag. Ärzte und Schwestern waren auch jetzt wieder mit ernster Miene um ihn bemüht, während er selbst regungslos dalag und stumm an die Decke starrte. Vielleicht meditierte er über seinen bevorstehenden Tod, dachte Morse.

Nessie war nirgendwo in Sicht, ihr Schreibtisch war verwaist. Morse fiel auf einmal ein, daß er geträumt hatte. Es war ein unangenehmer Traum. Er war wieder Gymnasiast gewesen, sie hatten Kricket gespielt; als er an der Reihe gewesen war, den Ball zu schlagen, hatte er plötzlich seine Schuhe nicht finden können, und als er sie dann endlich hatte, ließen sie sich nicht zuschnüren, und er war kurz davor gewesen, in Tränen auszubrechen ... Da war er aufgewacht. Ob Mrs. Green mit ihrer

«Schiropodistin» etwas mit dem Traum zu tun hatte, oder vielleicht die Benachrichtigung des Schusters, der ihm mitteilte, er könne seine Schuhe nun abholen? Oder keines von beiden, sondern vielmehr eine junge Frau, die in einer Nacht des Jahres 1859 in Angst und Verzweiflung ausgerufen hatte: «Was habt ihr mit meinen Schuhen gemacht?»

Er spähte in Richtung Tür: Nessie saß noch immer nicht hinter ihrem Schreibtisch.

Es würde doch das Wohlbefinden seiner Mitpatienten wohl kaum beeinträchtigen, wenn er seine Nachttischlampe anmachte, oder?

Es war gewiß unwahrscheinlich, daß er das Wohlbefinden der Schwester gefährdete, wenn er seine Schwenklampe anmachte. Zumal wenn ihr Strahl nur einen kleinen Lichtfleck auf sein Kissen warf. Nein! Es würde niemanden stören, wenn er ein Buch las. Und der kranke Mann hatte *seine* Lampe schließlich die ganze Zeit angehabt.

Er drückte den Knopfschalter und machte seine Lampe an, ohne daß sich jemand rührte; und immer noch keine Spur von Nessie. Teil drei von *Mord am Oxford-Kanal* wartete auf ihn; doch Morse zögerte, das Buch zu rasch zu Ende zu lesen. Er erinnerte sich, wie er, als er vor kurzem *Bleakhouse* gelesen hatte (für ihn immer noch der größte englische Roman), die Lektüre bewußt verzögert hatte, als die Seitenzahl immer mehr abnahm. Niemals hatte er sich so gewünscht, die Geschichte möge weitergehen! Das Werk des Colonels war zwar nicht von der Art, sie an Poesie zu übertreffen, und doch wollte Morse die Lektüre in die Länge ziehen – sagte er sich jedenfalls. Was ihm die nicht unangenehme Möglichkeit offenließ, noch ein paar Kapitel von *Das blaue Billett* zu lesen – wo Mr. Greenaway jetzt fest schlief. Das Verbrechen im Shropshire des 19. Jahrhunderts war bereits zu einem der vielen aussichtslosen Fälle geworden.

Morse hatte sich rasch in die Heldentaten einer Blondine vertieft, die auf ihren schwarzen Strümpfen gern nach Norden zeigende Pfeile mit der Aufschrift «Zum Schlüpfer hier entlang» –

das heißt, wenn sie zu diesem Zweck überhaupt Strümpfe und Schlüpfer trug. Und so kam es, daß Morse inmitten zur Schau gestellter Leiber, betatschter Busen und aufgenestelter Knöpfe eine kurze Zeit angenehm erotischen Vergnügens verbrachte. Tatsächlich war er so vertieft, daß er ihr Näherkommen nicht bemerkte.

«Was treiben Sie da?»

«Ich wollte nur ...»

«Die Lichter haben um zehn Uhr aus zu sein. Sie stören doch Ihre Mitpatienten.»

«Aber die schlafen doch alle.»

«Nicht mehr lange – so wie Sie sich verhalten!»

«Ich bitte um Entschuldigung.»

«Was lesen Sie denn da?»

Bevor er es verhindern konnte, hatte Nessie sich das Buch geschnappt, und er konnte nur hilflos zusehen, wie sie die erste Seite aufschlug und zu lesen begann. Sie gab ihm das Buch ohne Kommentar zurück, und Morse meinte sogar, in ihren strengen Augen ein amüsiertes Funkeln gesehen zu haben.

«Sie sollten jetzt versuchen zu schlafen», sagte sie – nicht einmal unfreundlich. Ihre präzise Stimme paßte perfekt zu ihrer gestärkten Tracht, und Morse verstaute das unglückselige Buch gehorsam in seinem Nachttisch. «Und denken Sie daran, hier oben steht noch ein Obstsaft!» Sie schob das halbvolle Glas ein wenig beiseite, löschte dann die Nachttischlampe und ging. Morse ließ sich genüßlich von der Wärme und Geborgenheit seines Bettes umfangen, ähnlich Tennysons Lilie, wie sie langsam auf den Grund des Sees gleitet ...

Diese Nacht träumte er in Farbe (er war bereit, das zu beschwören!), obwohl er wußte, daß die Wissenschaft die Existenz farbiger Traumbilder glattweg bestritt. Er aber bestand darauf, daß er eine braunhäutige, spärlich bekleidete Schönheit gesehen hatte, die schwarze, mit Pfeilen verzierte Nylons getragen hatte, und er konnte sich sogar noch an ihre lavendelfarbige Unterwäsche erinnern. Es war der perfekte Traum gewesen. Oder doch fast perfekt. Denn irgend etwas in Morse verlangte beharrlich einen *realen* Namen und einen *realen* Ort und eine *reale* Zeit, ehe er sich – wenn auch nur in der Phantasie – der wollüstigen Schönen bemächtigen konnte. Und so verwandelte sich die kurvenreiche Sirene in Morses nun doch schon etwas verwirrtem Geist in Joanna Franks, wie sie in einer lauen Juninacht des Jahres 1859 mit aufreizendem Hüftschwung in Richtung Duke's Cut geschritten war.

Als er am nächsten Morgen aufwachte (oder, genauer gesagt, geweckt wurde), fühlte er sich wunderbar frisch und beschloß, nicht noch ein drittes Mal das Risiko einzugehen, beim Lesen des *Blauen Billetts* erwischt zu werden. Nachdem er gefrühstückt und die übliche Prozedur des Fiebermessens, Waschens und der Tabletteneinnahme geduldig über sich hatte ergehen lassen, griff er nach dem Buch des Obersten, um endlich zu erfahren, was der jungen Frau, die seine nächtliche Traumwelt beherrscht hatte, nun eigentlich zugestoßen war.

## Kapitel 15

### TEIL DREI – EIN SICH HINZIEHENDER PROZESS

Die Leiche von Joanna Franks wurde am 21. Juni gegen halb sechs Uhr morgens im Duke's Cut gefunden. Philip Tomes, ein Bootsführer, gab an, daß er, während er kanalabwärts in Richtung Oxford unterwegs gewesen sei, im Wasser etwas habe treiben sehen, das er zunächst für ein Frauenkleid gehalten habe, denn im dunklen Wasser sei es schwierig gewesen, etwas Genaues zu erkennen. Beim Näherkommen jedoch habe er dann festgestellt, daß es sich um die Leiche einer Frau handelte. Sie befand sich auf der dem Treidelpfad gegenüberliegenden Seite des Kanals und trieb parallel zur Böschung, den Kopf nach Norden, die Füße südwärts gerichtet und völlig regungslos. Sie habe mit dem Gesicht, das schwarz verfärbt schien, nach unten gelegen, und sie trug weder Hut noch Schuhe. Tomes ließ stoppen und zog die Leiche mittels eines Bootshakens behutsam in Richtung Treidelpfad. Am Ufer angekommen, hob er sie, unterstützt von einem Fischer aus Kidlington, einem Mann namens John Ward, der zufällig schon so früh des Morgens unterwegs war, an Land. Der Umsicht von Ward ist es übrigens zu verdanken, daß die Leiche unverzüglich ins nahe gelegene Wirtshaus Plough Inn in Wolvercote gebracht wurde.

Die verschiedenen Zeugenaussagen (ungeachtet der Tatsache, daß dazu natürlich auch die Angaben der Angeklagten zählen) erlauben den Schluß, daß Oldfield und Musson (und laut einer Aussage auch Towns) an ungefähr der Stelle, wo Joanna den Tod fand, von Bord der *Barbara Bray* gegangen waren. Mehrere Zeugen hatten gesehen, wie sie etwas unterhalb von Duke's Cut zusammen auf dem Treidelpfad gestanden hatten. Zur mutmaßlichen Todesstunde von Joanna, also gegen vier Uhr früh, sei – so die Aussage der Schiffer – ein Mann den Treidelpfad heraufgekommen. Sie hätten ihn angehalten und ihn gefragt, ob ihm unterwegs eine Frau begegnet sei. Der Mann habe verneint und sei gleich weitergegangen, obwohl sie versucht hätten, noch mehr aus ihm herauszubekommen.

(Es ist wohl ziemlich klar, daß die Aussage dieses Mannes die alles entscheidende Bestätigung für die Angaben der Angeklagten hätte sein können. Er war jedoch später nicht mehr aufzufinden, obwohl alle Anstrengungen dazu unternommen wurden. Tatsächlich war ein Mann, auf den die Beschreibung der drei Schiffer ungefähr zutraf, ein gewisser Donald Favant, am 20. oder 21. Juni im Nag's Head in Oxford abgestiegen, doch verschwand er, ohne eine Spur zu hinterlassen. So bleibt bis heute der Verdacht, daß die ganze Geschichte nichts war als ein letzter verzweifelter Versuch der Schiffer, sich zu entlasten.)

Jonas Bamsey, Kaimeister bei der Oxforder Kanalbehörde und zuständig für den Kai und die Lagerräume in Hayfield, gab vor Gericht an, daß die *Barbara Bray* einen Teil ihrer Ladung dort gelöscht habe, Oldfield jedoch keine Meldung erstattet habe, daß ihm ein Passagier abhanden gekommen sei, wie es ganz eindeutig seine Pflicht gewesen wäre. Die Schiffer hatten jedoch, wenn man den an diesem Punkt sehr spärlichen und auch etwas verworrenen Aussagen Glauben schenken darf, mit ein paar alten Bekannten in der Upper Fisher Row über Joanna Franks' Verschwinden gesprochen. Sie hatten erzählt, daß sie eine verrückte Frau an Bord gehabt hätten, die vermutlich Selbstmord begangen habe, und daß sie sie zuvor bereits einmal gerettet hätten, als sie versucht habe, sich kurz nach Preston Brook von Bord zu stürzen und zu ertränken.

An demselben verhängnisvollen Tag, etliche Stunden später, als die *Barbara Bray* die Schleusen bei Iffley zwei Meilen südlich von Folly Bridge passierte, sprach Oldfield den dortigen Wärter, einen gewissen Albert Lee, an und berichtete ihm und seiner Frau (die zufällig ebenfalls Joanna hieß), daß ihm ein weiblicher Passagier ertrunken sei. Die Frau sei geistesgestört gewesen und hätte ihm und seiner Mannschaft schon gleich nach ihrer Ankunft an Bord Probleme gemacht. Oldfield war zu diesem Zeitpunkt ganz offensichtlich noch sehr betrunken. Als das Ehepaar Lee in ihn drang, Genaueres zu erzählen, hatte Oldfield nur immer wieder geäußert, daß es eine «schlimme Geschichte» gewesen sei. Die Frau sei «völlig übergeschnappt» gewesen. Sie hätten sie zuletzt bei der Gibraltar-Schleuse gesehen. Von Lees Vorschlag, nach Oxford zurückzufahren, um den dortigen Behörden Meldung zu machen, wollte Oldfield jedoch absolut nichts wissen, und dies machte den Schleusenwärter mißtrauisch. Nachdem die *Barbara Bray* ihre Fahrt wiederaufgenommen hatte, machte er sich deshalb auf den Weg nach Oxford und wurde dort in dem Büro von Pickford vorstellig. Die Leute bei Pickford wiederum verständigten die Polizei.

Als das Boot dann in Reading eintraf (aus irgendeinem Grund mit fast zweistündiger Verspätung), wartete dort schon Constable Harrison mit ein paar Männern, um Kapitän und Mannschaft in Gewahrsam zu nehmen. Er sagte aus, daß alle, einschließlich des Jungen, noch immer sehr betrunken gewesen seien und wüste Beschimpfungen ausgestoßen hätten, als er ihnen die Handschellen anlegte, um sie nach Reading ins Gefängnis zu schaffen. Einer der Männer sei sogar schändlich genug gewesen, selbst noch die Tote zu beleidigen. Er habe deutlich gehört, wie er gemurmelt habe: «Zur Hölle mit dem verdammten Weib!»

Hannah MacNeill, Serviererin im Plough Inn, gab zu Protokoll, daß sie, als die Tote aus dem Wasser hereingebracht worden sei, von ihrem Wirt den Auftrag erhalten habe, sie auszukleiden. Es sei ihr aufgefallen, daß der linke Ärmel von Joannas Kleid oben aus der Schulter halb herausgerissen gewesen sei, auch die Manschette sei eingerissen gewesen. Tomes und Ward wiederum versicherten, daß sie die Leiche, als sie sie aus dem Wasser zogen, so vorsichtig behandelt hätten, daß die Risse in Joannas Kleid nicht durch sie verursacht worden sein könnten.

Eine gewisse Katharine Maddison sagte aus, daß sie Hannah MacNeill beim Entkleiden der Leiche behilflich gewesen sei. Sie hatte bemerkt, daß Joannas Kattun-Schlüpfer vorne eingerissen gewesen war. Der Schlüpfer wurde im Gerichtssaal als ein Beweisstück herumgezeigt, und viele waren später der Meinung, daß dies die allgemeine Abscheu vor den rohen Schiffern auf der *Barbara Bray* noch entschieden verstärkt habe.

Mr. Samuels, ein Arzt aus Oxford, der die Obduktion vorgenommen hatte, bezeugte, daß die Leiche am linken Arm unterhalb des Ellenbogens Quetschungen aufgewiesen habe und daß er Anzeichen für subkutane Quetschungen unter beiden Wangenknochen gefunden habe. Das Gesicht der Toten habe «Verfärbungen und Schwellungen» gezeigt. Mr. Samuels mochte auf Befragen nicht ausschließen, daß diese Verletzungen im Gesicht der Toten durch Hindernisse im Wasser oder aber später beim Herausholen zugefügt worden seien. Doch sowohl dem Richter wie auch den Geschworenen erschien diese Erklärung angesichts der Umstände als abwegig.

Dann wurde der junge Wootton aufgerufen und gab seine Schilderung der Ereignisse. In einem Punkt war er nicht zu erschüttern, daß nämlich Towns in der fraglichen Nacht «halb hinüber» gewesen sei und zu der Zeit, als der Mord geschah, tief und fest geschlafen habe, er selbst (Wootton) habe ihn «laut schnarchen» hören. Wir werden nie wissen, ob Wootton diese Aussage freiwillig gemacht hat oder nicht doch vielleicht von Towns durch irgendwelche Druckmittel dazu gezwungen wurde. Im Licht späterer Aussagen scheint es jedoch, als könne man dem Wort Woottons durchaus Glauben schenken.

Joseph Jarnell, ein Mithäftling, dessen Aussage wesentlich dazu beitrug, daß der Prozeß später neu eröffnet wurde, berichtete der Jury von belastenden Geständnissen Oldfields während der Zeit, als sie die Zelle miteinander teilten. Beim näheren Hinsehen waren diese «Geständnisse» Oldfields allerdings nichts anderes als der ziemlich plumpe Versuch, die Last der Schuld an dem, was geschehen war, auf Musson und Towns abzuwälzen. Trotz seiner ernsthaften Rede und obwohl das, was er vorbrachte, in sich logisch war, machte Jarnells Aussage auf die Jury kaum einen Eindruck. Jedenfalls überzeugte er sie nicht, wenn auch das, was er sagte, durchaus ihr Interesse fand. Eine der aufsehenerregendsten Behauptungen in Oldfields «Geständnissen» war, Joanna Franks zur Besitzerin von fünfzig Gold-Sovereigns zu machen, die sie angeblich in einer ihrer beiden Reisekisten mitgeführt hätte. Towns habe, so Oldfield, diese Tatsache entdeckt und sei von Joanna dabei überrascht worden, als er ihr Gepäck nach dem Geld durchstöberte. Sie habe gedroht, Towns im nächsten Büro von Pickford zu melden, wenn er es nicht sofort wieder zurückgebe und sich bei ihr entschuldige. (Niemanden im Gerichtssaal vermochte diese Geschichte zu überzeugen, und auch ich neige dazu, sie als reine Erfindung Oldfields zu betrachten.)

Das Messer, das der Wirt des Crown and Castle bei Joanna gesehen hatte, wurde später in einer ihrer Kisten gefunden. Der Strick, mit dem die Kiste verschnürt werden mußte, war zerschnitten, die Kiste offen. Man nahm an, daß die Männer sie irgendwann nach dem Mord geöffnet und das Messer wieder an seinen Platz gelegt hatten. Es kann als durchaus wahrscheinlich gelten, daß Oldfield und die Mannschaft vorhatten, einen Teil von Joannas Habe in ihren Besitz zu bringen. Die Anklage im ersten Prozeß erstreckte sich ja auch, wie wir wissen, auf Diebstahl. Es scheint jedoch, daß sich die Staatsanwaltschaft im zweiten Prozeß ihrer Sache so sicher war, daß sie auf eine Anklage des geringfügigeren Delikts (das ohnehin nur schwer zu beweisen gewesen wäre) verzichtete, jedenfalls taucht dieser Punkt in der Anklageschrift nicht auf. Auch im ersten Prozeß war man ja ähnlich selektiv verfahren, nur daß damals die Anklage wegen Vergewaltigung im Mittelpunkt gestanden hatte. Es sei hier noch angemerkt, daß befremdlicherweise die Anklage wegen Vergewaltigung und Diebstahl (sowie wegen Mordes) sich in jenem ersten Prozeß gegen jedes einzelne Mitglied der Mannschaft gerichtet hatte – einschließlich des jungen Wootton.

Von allen Zeugen, die bei jenem denkwürdigen Prozeß im April 1860 vor Gericht erschienen, weckte ganz sicher Charles Franks die größte Aufmerksamkeit und Anteilnahme. Kaum hatte er den Zeugenstand betreten, brach der arme Mann in Tränen aus, und es schien, als sei er kaum in der Lage, den Blick zu heben und die Angeklagten anzusehen. Es war deutlich, daß er Joanna sehr geliebt haben mußte. Während er dem Gericht erklärte, daß er, als er von Joannas Tod erfahren habe, unverzüglich nach Oxfordshire aufgebrochen sei, drehte er den Angeklagten demonstrativ den Rücken zu. Er hatte Joannas Leiche bei dem gerichtlichen Voruntersuchungstermin gesehen, und obwohl ihr Gesicht sehr entstellt war (an dieser Stelle seiner Zeugenaussage drohte der Bedauernswerte von seinen Gefühlen überwältigt zu werden), konnte er sie doch anhand einer kleinen Narbe hinter dem linken Ohr, die nur ihren Eltern oder aber einem ihr sehr vertrauten Geliebten bekannt sein konnte, identifizieren. Seine Identifizierung erfuhr eine zusätzliche Bestätigung (obwohl eine solche kaum notwendig scheint), als man später in der vorderen Kabine der *Barbara Bray* ein Paar Schuhe fand, das der Toten genau paßten.

Nachdem die Zeugenvernehmungen abgeschlossen waren und der Richter, Mr. Augustus Benham, den Sachverhalt noch einmal umständlich dargelegt hatte, baten die Geschworenen durch ihren Vorsitzenden um die Erlaubnis, sich zur Urteilsberatung zurückziehen zu dürfen.

# Kapitel 16

*In einem Hotel in Brighton mit Blick auf die See nahm er ein üppiges Frühstück, bestehend aus Schinken, Eiern, Toast und Orangenmarmelade zu sich, machte einen kleinen Rundgang durch die Stadt, kehrte dann zum Bahnhof zurück und bestieg den Zug nach Worthing.*

Gerichtsprotokoll einer Zeugenaussage im Prozeß gegen Neville George Clevely Heath über den Morgen nach dem Mord an Margery Gardner

---

Vielleicht lag's an dem Traum.

Wie auch immer, Morse wußte, daß irgend etwas eine andere, unvoreingenommenere Einschätzung des Berichts in ihm bewirkt hatte. Auf einmal begann er, bestimmte Möglichkeiten in Betracht zu ziehen, die sich eigentlich schon die ganze Zeit angeboten hätten.

Seine erste Überlegung betraf den Charakter von Joanna Franks selbst. Wie erklärte es sich, daß – mochte ihr Tod nun auf zufällige Umstände oder einen Vorsatz zurückgehen – die Besatzung der *Barbara Bray* wieder und wieder darauf bestanden hatte, die Frau sei für sie alle, seit sie bei Preston Brook an Bord gekommen sei, nichts als eine Last und Plage gewesen. Wie kam es ferner, daß sie sie noch immer verfluchten und zur Hölle wünschten, selbst nachdem sie sie in den Kanal gestoßen und – wenn man der Mordanklage Glauben schenken durfte – ihren Kopf unter Wasser gedrückt hatten, bis sie sich unter ihren mörderischen Händen nicht mehr regte. Gab es hierfür irgendeine

Erklärung? Nun gut, es gab immer noch Teil vier, den er noch nicht kannte, aber bis jetzt lautete die Antwort auf seine Frage eindeutig «nein».

Oder doch nicht? Vielleicht gab es ja eine Erklärung, die auch nur anzudeuten der gute Oberst allerdings, sei es aus Prüderie oder auch nur aus Mangel an Phantasie, unterlassen hatte, daß nämlich Joanna Franks ganz einfach eine Frau gewesen war, die Spaß daran gehabt hatte, Männer zu reizen. Eine Frau, die während der etliche Tage dauernden Reise die Männer durch ihr provozierendes Verhalten mehr und mehr verrückt gemacht und die Eifersucht unter ihnen geschürt hatte.

Ach, Morse, hör auf, alles Hirngespinste!

Ja, hör auf! Es gab nicht den kleinsten Beweis, der eine solche Annahme erhärtet hätte, nicht einen! Doch trotzdem wurde er den Gedanken nicht los. Eine attraktive Frau ... Langeweile ... Alkohol ... ein Tunnel ... noch mehr Langeweile ... noch mehr Alkohol ... wieder ein Tunnel ... Dunkelheit ... Begierde ... Gelegenheit ... immer noch mehr Alkohol ... und die sich regenden Gelüste zwischen den Lenden ... Selbst der Oberst hätte das wohl zugeben können. Aber was wäre, wenn Joanna aktiv an diesem Szenario mitgewirkt hätte? Was, wenn sie genau wie die Männer eine unstillbare Begierde verspürt hätte? Was (um es ganz einfach zu sagen), *wenn sie genauso scharf auf Sex gewesen war wie die Männer*, wenn sie eine Vorläuferin jener Sue Bridehead aus *Jude the Obscure* gewesen wäre, jener Frauengestalt im Roman von Thomas Hardy, die nicht nur den alten Phillotson, sondern auch Jude an seine Grenzen getrieben hatte.

Männerphantasien! hörte Morse eine Stimme sagen. Typische Männerphantasien!

Doch es gab außer Joannas Charakter noch einen weiteren Aspekt, der Morse vom Standpunkt formaler Gerechtigkeit aus wesentlich zwingender und unstrittiger erschien. Die Stimmung im Gerichtssaal war offenbar von Anfang an gegen die Männer der *Barbara Bray* gewesen; die jedem Angeklagten von Rechts wegen zustehende Unschuldsannahme ganz eindeutig ersetzt durch die Überzeugung von ihrer Schuld. Und selbst bei dem allem Anschein nach doch so sehr um Vorurteilslosigkeit bemühten Oberst hatte das Urteil festgestanden, das merkte man an kleinen Nebenbemerkungen, zum Beispiel wie er betonte, daß Oldfield bei seinem Gespräch mit dem Ehepaar Lee «ganz offensichtlich noch sehr betrunken» gewesen sei. Neigten Kriminelle eigentlich in der Regel nach der Tat dazu, sich noch mehr zu betrinken? Versuchten sie nicht doch eher, wieder nüchtern zu werden? Eine möglicherweise nicht unwichtige Überlegung ...

Und da war noch ein dritter Punkt, der Morse aufgefallen war: die Tatsache, daß die Anklagen wegen Diebstahls und Vergewaltigung so einfach fallengelassen worden waren. War der Grund wirklich, wie der Oberst vermutet hatte, daß die Staatsanwaltschaft, im Vertrauen darauf, daß sie genug Beweise hatte, «Rory» Oldfield und seine Männer des Mordes zu überführen, darauf verzichtet hatte, die weniger schweren Delikte in die Anklageschrift aufzunehmen? Oder lag es nicht vielleicht eher daran, daß sie genau wußte, daß sie diese beiden Tatbestände nicht würde beweisen können? Doch wohl eher das letztere, dachte Morse. Mehrfache Vergewaltigung zu beweisen (denn *alle* Männer waren ja dieser Tat angeklagt gewesen) schien angesichts der Tatsache, daß das Opfer tot war und nicht mehr aussagen konnte, ziemlich aussichtslos. Blieb also nur der Diebstahl. Eine unumgängliche Voraussetzung für dieses Delikt war aber unzweifelhaft, daß es etwas zu stehlen gegeben hatte. Was aber konnte das gewesen sein? Nach allem, was man über Joanna wußte, war sie doch so gut wie mittellos gewesen. Das Geld für die Bootspassage war ihr von ihrem Ehemann aus London geschickt worden, und als ihr während der Fahrt, spätestens hinter Banbury, klargeworden sein mußte, in welcher düsteren Gesellschaft sie sich befand, hatte sie alle möglichen Gelegenheiten, auf anderem Weg nach London zu gelangen, verstreichen lassen. Die einzig plausible Erklärung hierfür schien Geldmangel zu sein. Oder? Aber was, wenn nicht Geld, konnte Joanna in ihren beiden Kisten mitgeführt haben, das sich zu stehlen lohnte?

Plötzlich fielen Morse wieder ihre Schuhe ein. Hatte sie sie absichtlich zurückgelassen? Hatte sie es genossen, während sie den Treidelpfad entlangschritt, die bloße Erde unter ihren Füßen zu spüren?

Was für eine Vielzahl von Merkwürdigkeiten es doch bei diesem Fall gab! Und je mehr er über alles nachdachte, um so mehr Fragen tauchten auf. Morse hatte eine Menge Erfahrung in Fällen wie diesem, wo die Auskünfte des Pathologen und der Spurensicherung entscheidend für den Ausgang gewesen waren. Was nun aber die Schlußfolgerung des Doktor Samuels aus Oxford anlangte, so war er eher skeptisch. Für Morse (obwohl er keinerlei medizinische Ausbildung besaß und überhaupt naturwissenschaftlich eher ungebildet war) deutete der Zustand von Joannas Kleid und die beschriebenen Quetschungen ziemlich eindeutig darauf hin, daß sie von hinten festgehalten worden war und daß der Angreifer/die Angreiferin mit seiner/ihrer Linken ziemlich brutal Joannas linke Hand gefaßt gehalten und ihr seine/ihre Rechte fest auf den Mund gedrückt hatte, wo dann Daumen und Zeigefinger genau die Abdrücke hinterlassen hatten, die sich im Obduktionsbericht von Samuels beschrieben fanden.

Und was war mit diesem Burschen Jarnell? Die Staatsanwaltschaft war doch offenbar anfangs sehr beeindruckt von dem, was er bereit gewesen war auszusagen. Warum sonst hätte sie auf das bloße Wort eines Sträflings hin darum gebeten, den Prozeß um sechs Monate aufzuschieben? Auch der Oberst hatte in seinem Bericht eine überaus wohlwollende Haltung gegenüber Jarnell eingenommen. Wie aber kam es dann, daß, als der Mann wie verabredet im zweiten Prozeß aussagte, ihm niemand so recht zuhörte? Hatte es in der Zwischenzeit irgendwelche Erkenntnisse gegeben, die das Gericht veranlaßten, die «Geständnisse», die Oldfield ihm angeblich während ihrer gemeinsamen Zeit in der Zelle gemacht hatte, mit Vorbehalt aufzunehmen beziehungsweise sie als ganz und gar unwahr abzutun? Merkwürdig, denn eines immerhin mußte man Oldfield zugestehen: er war die ganze Zeit über seiner anfänglichen Verteidigungsstrategie treu geblieben. Mindestens dreimal nach Joannas Tod hatte man ihn sagen hören, daß sie «verrückt», «geistesgestört», «nicht zurechnungsfähig» gewesen sei … Eine Einschätzung, die ja durchaus gestützt worden zu sein schien durch die übereinstimmenden Aussagen der übrigen Mannschaft, daß sie nämlich Joanna mit vereinten Kräften von einem Selbstmordversuch hätten abhalten müssen. Der einzig wirklich interessante Punkt, den Jarnell enthüllt hatte, war gewesen, daß Oldfield ihm gegenüber nicht nur seine Unschuld beteuert, sondern gleichzeitig seine Mannschaft des Mordes bezichtigt hatte. Kein besonders rühmliches Verhalten, wenn er selber schuldig war. Und wenn nicht? Wo sonst hätte er dann den oder die Schuldigen suchen sollen? Damals beim zweiten Prozeß schien es niemanden gegeben zu haben, der Jarnells beziehungsweise Oldfields Worte einer Prüfung für würdig befunden hätte. Aber wenn nun alles wahr gewesen wäre?

Unvermittelt durchzuckte Morse eine Idee. Im Moment ließ sie sich nicht verwerten, aber er würde sie in seinem Gedächtnis speichern, für späteren Gebrauch. Und dann überfiel ihn plötzlich eine Art Erleichterung, als er daran dachte, daß das Ganze ja nur ein Spiel war, nichts weiter als der Versuch, sich ein paar Krankheitstage möglichst angenehm und abwechslungsreich zu gestalten, indem er an einem kleinen intellektuellen Problem herumknobelte. Ganz so, als beschäftigte er sich mit einem komplizierten Kreuzworträtsel im *Listener*. Das heißt, eben nicht so ganz. Irgendwie war es ja doch beklemmend, festzustellen, wie damals eine Stimmung der Vorverurteilung gegenüber den Männern von der *Barbara Bray* geherrscht hatte.

Der bohrende Zweifel blieb. Wenn sie nun doch unschuldig gewesen wären …?

# Kapitel 17

*Die Kriminalschriftsteller als Gattung sind auf Originalität und Komplikationen aus, sie neigen dazu, das Offensichtliche geringzuachten und den Angeklagten freisprechen zu lassen. Sie ruhen denn auch nicht eher, als bis sie über das Erwartete und Bekannte hinausgegangen sind und eine neue und überraschende Lösung des Problems präsentieren können.*

Dorothy L. Sayers, *Der Mord an Julia Wallace*

Die Überlegung, daß die Besatzung der *Barbara Bray* möglicherweise am Tod von Joanna Franks unschuldig sein könnte, erwies sich am nächsten Morgen als eine jener Ideen, die sich im hellen Licht der Vernunft schnell wieder verflüchtigen. Denn wenn nicht die Schiffer die Schuldigen waren, wer dann? Trotzdem war Morse überzeugt, daß, wenn der Fall ein Jahrhundert später zur Verhandlung gekommen wäre, die Angeklagten eine gute Chance gehabt hätten, freigesprochen zu werden. Nach damaligem Verständnis war der Schuldspruch vermutlich als rechtmäßig empfunden worden, besonders der Pöbel, der auf Blut aus war, war durch die drakonischen Urteile sicherlich befriedigt gewesen. Aber war das Urteil wirklich zu Recht ergangen? Unbestreitbar war, daß eine Menge von Umständen gegen die Männer sprach, aber gab es auch handfeste Beweise für ihre Schuld? Man hatte weder Tatzeugen, noch wußte man, wie die Tat begangen worden war, es fehlte vor allem auch das Motiv. Was man hatte, waren ein Ort und eine Zeit, die paßten – und Joanna Franks, die mit dem Gesicht nach unten im Wasser treibend gefunden worden war.

Es sei denn, daß einige der Aussagen im ersten oder zweiten Prozeß vom Obersten nur unvollständig wiedergegeben worden waren. Deniston hatte sich doch ganz offenbar mehr für die laxe Moral der Schiffer als für die Beweiskraft der Aussagen interessiert, und so wäre es ihm schon zuzutrauen, daß er die möglicherweise entlastende Aussage eines Zeugen, der ihm unwesentlich erschienen war, einfach ausgelassen hatte. Vielleicht wäre es ganz ratsam, dachte Morse, einmal einen Blick in die Gerichtsakte zu werfen, wenn es sie noch gab, oder aber sich die entsprechenden Ausgaben von *Jackson's Oxford Journal* anzusehen, die, wie Morse wußte, noch greifbar waren, und zwar auf Mikrofilm in der Oxford Central Library. (In der Bodleian Library vermutlich auch!) Aber er hatte ja das Buch des Obersten auch noch nicht zu Ende gelesen. Wer weiß, vielleicht wurden im letzten Teil noch entscheidende Dinge enthüllt.

Er begann zu lesen.

Plötzlich wurde er sich bewußt, daß jemand neben seinem Bett stand. Es war Fiona. Sie roch nach Desinfektionsmittel plus ein wenig Sommer. Ohne viele Umstände setzte sie sich zu ihm, und er spürte ihre weiche Brust, als sie sich über ihn beugte, um zu sehen, was er las.

«Interessant?»

Morse nickte. «Es ist das Buch, das mir die alte Dame neulich vorbeigebracht hat. Die Frau des Obersten.»

Fiona blieb einfach sitzen, und mit Morses Konzentration war es vorbei. Er las jeden Satz vier-, fünfmal und verstand doch nichts. Ob ihr klar war, wie sehr sie ihn durcheinanderbrachte?

Doch im nächsten Augenblick machte sie alles wieder kaputt.

«Ich habe, seit ich aus der Schule bin, kein Buch mehr angefaßt. Das letzte, das ich gelesen habe, war *Jane Eyre*, das stand auf der Leseliste für die mittlere Reife.»

«Hat es Ihnen gefallen?» fragte Morse nicht ganz ohne Angst. (Charlotte Brontë war ihm seit langem lieb und teuer.)

«Nee, ziemlich langweilig.»

Oje!

Sie schlug die schwarzbestrumpften Beine übereinander, entledigte sich eines Schuhs und schüttelte ihn aus. Ein Steinchen fiel zu Boden.

«Wann ziehen Leute ihre Schuhe aus?» fragte Morse. «Ich meine, normalerweise.»

«Komische Frage.»

«Nur wenn sie ein Steinchen im Schuh haben, wie Sie jetzt eben?»

Fiona nickte. «Und wenn sie ins Bett gehen, natürlich.»

«Und wann sonst noch?»

«Tja – wenn sie in Blackpool paddeln, zum Beispiel.»

«Und weiter?»

«Wenn sie beim Fernsehen die Füße hochlegen und, so wie ich, eine pingelige Mutter haben.»

«Ja … und?»

«Warum interessiert Sie das so?»

Morse überging die Frage. «Und wenn sie Hühneraugen haben oder Schwielen oder sonst was und zum Chiropodisten gehen», fuhr er unbeirrt fort.

Fiona nickte. «Oder Blasen, oder wenn sie müde Füße haben. Oder Frauen, wenn sie aus irgendeinem Grund ihre Strumpfhose ausziehen wollen …»

«Aus was für einem Grund?»

Morse sah ein amüsiertes Funkeln in ihren Augen, dann stand sie abrupt auf, strich die Bettdecke glatt und schüttelte seine Kissen auf. «Wenn Sie das in Ihrem Alter noch nicht wissen …»

Oje. Alter.

Morse fühlte sich genauso alt oder jung wie immer, aber in einer Art momentaner Erleuchtung sah er sich auf einmal so, wie er in den Augen dieses jungen Mädchens erscheinen mußte.

Alt!

Doch seine trübe Stimmung hellte sich bald wieder auf, als unerwartet Sergeant Lewis an seinem Bett auftauchte. Er war auf dem Weg zur Intensivstation, wo er eine Frau befragen sollte, die auf der A34 in einen Unfall verwickelt gewesen war.

«Und wie fühlen Sie sich heute, Sir?»

«Ich werde mich sofort besser fühlen, wenn ich erst einmal Gelegenheit gehabt habe, mich bei Ihnen zu entschuldigen. Ich war letztes Mal sehr unhöflich zu Ihnen.»

«Letztes Mal? Wann soll das denn gewesen sein? Sie sind doch immer unhöflich!»

«Es tut mir leid», sagte Morse ruhig.

Lewis, der noch immer wütend gewesen war und nur aus Pflichtbewußtsein einen Abstecher zu Morse gemacht hatte, war sofort besänftigt. Und als er zehn Minuten später wieder ging, war er sogar glücklich, wie immer, wenn er die Erfahrung machte, daß Morse ihn brauchte, und sei es auch nur, um ein paar banale Informationen einzuholen, zum Beispiel, ob die Gerichtsakten der Schwurgerichtsperiode 1859/60 noch verfügbar waren.

Nachdem Lewis gegangen war, fühlte sich Morse mit sich und der Welt im reinen. Lewis hatte ihm verziehen, gern verziehen, und das stimmte ihn froh, obwohl er, hätte man ihn gefragt wieso, keine Antwort gewußt hätte. Und was für ein beruhigender Gedanke, daß er außer Lewis noch eine weitere, zuverlässige Person kannte, die sich hoffentlich bald um *Jackson's Oxford Journal* kümmern würde. Heute abend konnte er allerdings nicht mehr mit ihr rechnen.

Geduld, Morse!

Gegen drei Uhr nachmittags hatte Morse dann endlich die nötige Ruhe, um sich in den vierten und letzten Teil von Oberst Denistons Buch zu vertiefen.

# Kapitel 18

## TEIL VIER – DAS URTEIL WIRD GEFÄLLT

Ein Gerichtsdiener wurde vereidigt, um die Geschworenen zu begleiten, die sich daraufhin unverzüglich zur Urteilsberatung zurückzogen. Nach einer Dreiviertelstunde kehrten sie in den Gerichtssaal zurück. Man verlas noch einmal die Namen der Angeklagten, die währenddessen angstvoll auf ihr Urteil warteten. Richter Benham stellte dann die vorgeschriebenen Fragen, worauf der Sprecher der Geschworenen antwortete, daß sich die Geschworenen einig seien, daß jeder der drei Angeklagten des Mordes an Joanna Franks schuldig sei. Es heißt, daß den Angeklagten keinerlei Reaktion anzumerken gewesen sei, mit Ausnahme Oldfields, der ein wenig blasser geworden sei.

Man setzte dem Richter das schwarze Barett auf, Symbol des Todes, und nachdem dieser die Angeklagten gefragt hatte, ob sie noch etwas zu sagen hätten, begann er mit den folgenden furchterregenden Sätzen den Urteilsspruch zu begründen:

> Jack Oldfield, Alfred Musson, Walter Towns – nach langer und geduldiger Würdigung der Umstände dieses Falles und nach sorgsamem Abwägen durch die Geschworenen seid ihr alle des abscheulichen Verbrechens des Mordes für schuldig befunden worden, des Mordes an einer friedfertigen und hilflosen Frau, die unter eurem Schutz stand und die ihr, daran haben wir keinen Zweifel mehr, zum Objekt eurer Lüste und Begierden machtet und die ihr anschließend, um eine Entdeckung eures ruchlosen Tuns zu verhindern, ermordetet. In dieser Welt wird euch keine Gnade mehr zuteil werden! Bittet darum den gütigen Gott, in dessen Macht allein es steht, dem reuigen Sünder seine Taten zu vergeben, um Hilfe, und bereitet euch nunmehr vor auf den schmachvollen Tod, der euch erwartet. Dieser Fall ist der schmerzlichste und der verabscheuungswürdigste, der vor diesem Gericht je verhandelt worden ist, und so bleibt mir nichts übrig zu tun, als euch den furchtbaren und gerechten Spruch zu verkünden, daß ihr nämlich dorthin zurückgebracht werden sollt, wo ihr herkommt, und von dort zum Platz der Hinrichtung geführt werden sollt, wo man euch am Halse aufhängen wird, bis zum Eintritt eures Todes, und daß eure Leichen innerhalb der Gefängnismauern beigesetzt werden sollen und nicht in geweihtem Grund. Gott sei euren Seelen gnädig!

Auch nachdem der Prozeß vorüber und das Urteil gesprochen war, blieben die drei Männer bei ihrer Behauptung, unschuldig zu sein. Die Frau von Oldfield war, als sie ihren Mann im Gefängnis besuchte, von seinen Unschuldsbeteuerungen derartig bewegt, daß sie nach einem Weinkrampf ohnmächtig zusammenbrach.

Aufgrund verschiedener Zeugenaussagen, nicht zuletzt der Einlassungen von Oldfield und Musson, war während des Prozesses deutlich geworden, daß Towns mit Joanna Franks so gut wie nichts zu tun gehabt hatte. Es war deshalb keine besondere Überraschung, als sich herausstellte, daß einige Juristen sich dafür einsetzen wollten, daß das Urteil im Falle von Towns sozusagen in letzter Minute aufgehoben wurde. Ein Anwalt machte sich, mit einem entsprechenden Brief versehen, auf den Weg nach London und wurde dort vom zuständigen Minister zu einem Gespräch vorgelassen. Das Ergebnis der Unterredung war, daß Towns, beinahe buchstäblich fünf Minuten vor zwölf, begnadigt wurde. Die frohe Botschaft wurde ihm überbracht, als die drei Männer gerade vom Gefängnisgeistlichen die Sterbesakramente empfingen. Towns brach, als er die Nachricht hörte, in Tränen aus, nahm Oldfield und Musson bei der Hand, küßte sie und wiederholte in einem fort: «Gott segne euch, meine Freunde! Gott segne euch, meine Freunde!» Er wurde später nach Australien deportiert und war dort im Jahre 1884 noch am Leben. Ein gewisser Samuel Carter, der wie Oldfield und Towns aus Coventry stammte und reges Interesse an lokaler Geschichte hatte, besuchte ihn dort und befragte ihn über den Fall Franks. Nachdem er nach England zurückgekehrt war, veröffentlichte er ein Buch über seine Reisen mit dem Titel «Reisen und Gespräche auf den Antipoden». Es erschien 1886 bei der Farthinghill Press in Nottingham.

Oldfield und Musson wurden in Oxford öffentlich gehängt, und wenn man den Zeitungsberichten Glauben schenken darf, haben an die zehntausend Menschen dem makabren Schauspiel beigewohnt. Schon im Morgengrauen sollen die ersten Schaulustigen auf Mauern, Bäumen und sogar Dächern gesessen haben, um einen ungehinderten Blick auf das grausige Geschehen werfen zu können. Der Direktor des Gefängnisses ließ am frühen Morgen am Tor einen Anschlag anbringen, daß die Hinrichtung erst gegen elf Uhr stattfinden werde, aber obwohl dies bei der Menge lautstark geäußerten Unmut hervorrief, wich sie doch nicht von der Stelle, und zur festgesetzten Stunde war auch nicht ein Fußbreit Boden mehr frei.

Der erste, der aus dem Gefängnistor trat, war der Geistliche, der mit ernster Stimme die Beerdigungsliturgie der Kirche von England verlas, hinter ihm kamen Oldfield und Musson, gefolgt vom Henker sowie dem Direktor des Gefängnisses und einigen höheren Beamten. Nachdem den Hinzurichtenden zunächst die Hände gefesselt worden waren, betraten die beiden mit festen Schritten das Gerüst und kletterten dann ohne fremde Hilfe die Leiter zum Fallbrett empor. Nachdem er ihnen den Strick um den Hals gelegt hatte, schüttelte der Henker jedem von ihnen die Hand, dann, während der Geistliche einen Gesang anstimmte, wurde der todbringende Hebel bewegt, und zwei Minuten später schieden die beiden Mordgesellen nach vielen heftigen Zukkungen aus dem Leben. Das Ausrenken der Halswirbel und das Reißen der Jugularvene hatte, wenn auch nicht unmittelbar, so doch zuverlässig, den Tod bewirkt. Und wieder einmal scheint das grauenhafte Spektakel des Hängens die sadistischen Gelüste des Pöbels für eine Weile befriedigt zu haben, jedenfalls zerstreute sich die Menge anschließend, ohne daß es zu irgendwelchen Störungen oder Gewalttätigkeiten gekommen wäre. Später wurde bekannt, daß Oldfields letzte Handlung auf dieser Erde gewesen war, dem Geistlichen eine Postkarte anzuvertrauen, die dieser an seine, Oldfields, junge Frau überbringen sollte. Auch hier betonte er noch einmal, daß er die Tat, für die er nun mit dem Tod sühnen sollte, nicht begangen hatte.

Schon kurz nach der Hinrichtung wurden auf den Straßen Oxfords eilig hergestellte Flugschriften, die detailliert über den Prozeß und die Hinrichtung berichteten, verkauft und den Verkäufern buchstäblich aus den Händen gerissen. Selbst die letzte Predigt, die die Männer um sechs Uhr nachmittags am Sonntag vor ihrer Hinrichtung angehört hatten, war – einschließlich der genauen Angabe der Bibelstelle, auf die sie sich bezog – wiedergegeben. Der Text mußte mit zynischer Gefühllosigkeit ausgesucht worden sein und kann den zum Tode Verurteilten kaum viel Trost gespendet haben: «Aber sie gehorchten mir nicht, schenkten mir kein Gehör, sondern waren halsstarrig, trieben es ärger als ihre Väter.» (Jeremia 7,26)

Das Entsetzen der Bevölkerung angesichts des Mordes an Joanna Franks wollte auch nach der Bestrafung der Täter nicht weichen. Geistliche wie auch einfache Gläubige waren der Meinung, daß etwas unternommen werden müsse, um dem zügellosen Treiben der Schiffer auf dem Kanal ein Ende zu setzen. Ein großes Hindernis hierbei war natürlich, daß die Schiffer größtenteils auch sonntags arbeiten mußten und deshalb kaum eine Gelegenheit hatten, an einem Gottesdienst teilzunehmen. Ein Brief von Hochwürden Robert Chantry, Pfarrer der Gemeinde Summertown, mag hier stellvertretend stehen für viele andere, in denen die Schiffahrtsgesellschaften, denen die Kähne gehörten, aufgefordert wurden, sich mehr um das geistliche Wohl der ihnen anvertrauten Leute zu kümmern und ihnen sonntags einige Stunden freizugeben, damit die, die die Neigung dazu verspürten, eine Möglichkeit hatten, in die Kirche zu gehen. Wenn Oxford regulärer Anlaufhafen gewesen wäre, hätte für die Mannschaft der *Barbara Bray* sogar durchaus die Möglichkeit bestanden, an einem Gottesdienst teilzunehmen, da ein gewisser Henry Ward, ein reicher Kaufmann, der mit Kohlen handelte, im Jahre 1838 eine «Schiffer-Kapelle» gestiftet hatte, eine schwimmende Kirche, die an der Hythe Bridge vor Anker lag und in der jeweils am Sonntagnachmittag und Mittwochabend Gottesdienste abgehalten wurden. Wer weiß, ob nicht Joanna Franks noch am Leben wäre, wenn die Schiffer Gelegenheit gehabt hätten, sich regelmäßig in Gottesdiensten erbauen zu lassen.

Aber all dies liegt nun lange zurück. Die schwimmende Kirche gibt es nicht mehr, und niemand kann heute noch mit Sicherheit sagen, welches genau die schäbige Ecke auf dem Gefängnisgelände war, wo Mörder und die anderen vermeintlich Verdammten zur letzten Ruhe gebettet liegen.

# Kapitel 19

*Wir bekommen beim Lesen eine Menge kluger Einsichten mitgeteilt, aber wir können ihre Wahrheit erst wirklich nachempfinden, wenn wir denselben Weg zurückgelegt haben wie der Autor.*

John Keats, *Briefe an John Reynolds*

Morse war froh, daß der Oberst den Rat Doktor Johnsons an Autoren, nämlich wenn sie etwas besonders Gutes geschrieben hätten, es wieder auszustreichen, offenbar mißachtet hatte. Der vierte Teil seines Berichts war jedenfalls entschieden der beste. Morse blätterte zurück, um noch einmal einige der gelungensten Formulierungen Revue passieren zu lassen. «Sadistische Gelüste des Pöbels befriedigt» fand er großartig, ebenso «zynische Gefühllosigkeit». Aber es ging um mehr als nur gelungene Formulierungen. Es schien Morse nämlich, als deute sich hier im vierten Teil ein Meinungsumschwung an. War der Oberst zunächst ganz eindeutig *gegen* die Schiffer gewesen, so schien er im Laufe seines Berichts zunehmend mehr Mitgefühl für diese vom Schicksal verdammte Mannschaft zu empfinden.

Genau wie Morse.

Es war wirklich eine faszinierende Geschichte! Deshalb war es eigentlich gar nicht weiter erstaunlich, daß der Oberst unter den vielen hundert Prozessen im vergangenen Jahrhundert ausgerechnet diesen hier wieder ausgegraben hatte, denn hier hatte er mühelos alle Facetten gefunden, die ein großes Publikum anzusprechen vermochten, sobald erste Details an die Öffentlichkeit gedrungen waren. Im Grunde genommen war es, dachte

Morse, die uralte, stets aufs neue interessierende Geschichte von der Schönen und dem Biest.

So jedenfalls hatte es allem Anschein nach der Oberst gesehen.

Für Morse, der schon lange auf die billigen Tröstungen konventionellen Glaubens verzichtete, schien die den armen Sündern angebotene Möglichkeit, das heilige Sakrament zu empfangen – bevor sie dann mittels des Stricks brutal umgebracht wurden –, in krassem Widerspruch zu der Tatsache zu stehen, daß man ihnen hinterher die Bestattung in «geweihtem Boden» verweigerte.

Morse erinnerte sich plötzlich wieder an einen Abschnitt aus Hardys Roman *Tess of the D'Urbervilles*, ein Buch, das ihn jahrelang begleitet hatte. Hardy erzählte dort, wie Tess ihr uneheliches Kind begräbt, und zwar dort, wo «die Nesseln wachsen; und wo all die ungetauften Kinder, Alkoholiker, Selbstmörder und andere ...» wie hieß es doch noch? Ja, natürlich! «... die anderen vermeintlich Verdammten zur letzten Ruhe gebettet liegen». Soso. Da hatte der Oberst also bei Hardy abgeschrieben. Er hätte die Formulierung ruhig in Anführungszeichen setzen können, der alte Schummler. Ob er noch mehr von Hardy und anderen abgeschrieben hatte? Vielleicht sogar unbewußt?

Sollte er es nachprüfen?

Auch die «schwimmende Kirche» interessierte Morse sehr, da er vor kurzem erst in der *Oxford Times* einen Artikel darüber gelesen hatte. Er glaubte sich zu erinnern, daß das Schiff, auf dem die Kirche untergebracht gewesen war, obwohl die Oxford-Company regelmäßig Geld zu ihrer Instandhaltung gezahlt hatte, irgendwann gesunken war und man später statt dessen ganz in der Nähe auf dem Lande, und zwar in der Hythe Bridge Street, eine Kirche für die Schiffer errichtet hatte. Und diese Kirche – und das war der Anlaß für den Artikel gewesen – war nun gerade modernisiert und mit großen Doppelfenstern versehen worden.

Morse wußte nicht mehr genau, wer von der Mannschaft verheiratet, wer ledig gewesen war, aber es war doch irgendwie tröstlich zu wissen, daß Oldfields Frau ihrem Mann, ganz wie sie es bei der Eheschließung versprochen hatte, in guten wie in schlechten Tagen beigestanden hatte. Wobei die schlechten Tage wirklich verdammt schlecht gewesen waren, dachte Morse. Es hätte ihn interessiert, auch über ihr Leben etwas zu erfahren. Wenn er damals Journalist gewesen wäre, so hätte er sie befragt. Ob sie den Unschuldsbeteuerungen ihres Mannes, zuletzt auf jener Karte, die er am Fuß des Galgens dem Gefängnisgeistlichen anvertraut hatte, geglaubt hatte? Insgesamt hatte sie nur eine kleine Rolle in dem Drama gehabt, nur ein paar Auftritte, von denen der erste in einer Ohnmacht endete. Morse nickte betrübt. Heutzutage wäre die arme Frau von einer Heerschar von Sensationsreportern verfolgt worden, die versucht hätten, sie über alles mögliche auszuquetschen, ob er geschnarcht hätte, ob er tätowiert gewesen sei und ob, wo, wie oft sie miteinander geschlafen hätten, wie er sie denn so begrüßt hätte, wenn er von einer seiner früheren Mordtaten zu ihr zurückgekehrt sei.

Wir leben in einer Zeit des moralischen Verfalls, dachte Morse. Doch im Grunde wußte er, daß eine solche Einschätzung Unsinn war. Im Grunde war er ja selbst auch nicht besser als die sensationslüsternen Reporter, die er in seiner Phantasie auf Mrs. Oldfields Spuren gesehen hatte. Er hatte sich doch selbst eben gerade erst vorgestellt, daß er sie nur zu gern interviewt hätte.

Aber dieser Wunsch ließ sich ja nun schließlich nicht mehr realisieren. Alle der damals Beteiligten waren inzwischen längst tot. Plötzlich durchzuckte Morse ein Gedanke. Was war mit Samuel Carters *Reisen und Gespräche auf den Antipoden*? Da ließ sich vielleicht doch noch etwas Neues entdecken. Und (der Gedanke freute Morse außerordentlich) in einer der drei oder vier großen Bibliotheken des Königreichs würde das Buch ganz gewiß aufzutreiben sein, und die erste Anlaufstelle war natürlich die Bodleian Library.

Lewis hatte bereits seinen Auftrag erhalten, und seine zweite Feldforscherin war nun auch bald mit Arbeit mehr als genug eingedeckt: erst *Jackson's Oxford Journal* und nun auch noch das Buch von Carter. Ob der Oberst es wohl in Händen gehabt hatte? Vermutlich, dachte Morse – und war ein wenig enttäuscht.

Am Freitagabend kamen Sergeant Lewis und Christine Greenaway zu Besuch, die letztere hatte eigentlich eine Einladung zu einem Cocktail-Empfang am Wellington Square gehabt, den sie in letzter Minute abgesagt hatte. Nein, sein neuer Auftrag sei ihr nicht lästig. Ganz im Gegenteil.

Morse war glücklich.

## Kapitel 20

*Diese hassenswerten Leute, die sich Quellenforscher nennen*

J. M. Barrie, *My Lady Nicotine*

Wie immer, wenn sie samstags nach Oxford hinein wollte, fuhr Christine Greenaway mit dem Wagen zum Pear-Tree-Kreisverkehr und nahm von dort aus den Bus. In Cornmarket stieg sie aus, ging in Richtung Carfax, wandte sich dort nach rechts in die Queen's Street, gelangte durch eine belebte Fußgängerzone zum Bonn Square, passierte dort das Kaufhaus Selfridges und stand schließlich vor dem Eingang der Westgate Central Library. Morse hatte gestern abend die Vermutung geäußert, daß es für sie in ihrer Position doch das reinste Kinderspiel sein müsse, den Mikrofiche jeder beliebigen englischen Zeitung herauszusuchen, und daß sie darüber hinaus in ihrer Bibliothek doch sicher die nötigen Einrichtungen besäßen und sie selbst über die erforderlichen Kenntnisse verfüge, die entsprechenden Zeitungen auch zu lesen. Doch da hatte er sich gründlich getäuscht. Sie hatte ihn jedoch in seinem Glauben gelassen, ihm weder erzählt, daß die Bodleian Library keineswegs sämtliche, jemals im 19. Jahrhundert erschienenen englischen Zeitungen komplett auf Mikrofiche hatte, und daß, darüber hinaus, sie selbst zu jenen bedauernswerten Leuten gehörte, gegen die sich alle elektrischen Geräte irgendwie verschworen zu haben schienen. Sie hatte ihm, als er sie gefragt hatte, nur einfach zugestimmt, ja, es sei vermutlich ganz einfach, und es würde ihr Freude machen, ihm noch einmal zu helfen. Und letzteres stimmte auch. Gleich frühmorgens hatte sie eine Bekannte, die bei der Westgate Central Library an der Auskunft arbeitete, angerufen und erfahren, daß die Jahrgänge 1859/60 von *Jackson's Oxford Journal* sofort zugänglich seien. Wie lange wollte sie sie ausleihen? Eine Stunde, zwei? Christine hielt eine Stunde für ausreichend. Von halb elf bis halb zwölf also?

Vielleicht hatte Morse ja doch recht gehabt. So schwer, wie sie es sich vorgestellt hatte, war es jedenfalls nicht.

Kurz nach elf Uhr saß sie im zweiten Stock der Bibliothek in der Ecke, die für Regionalgeschichte und Studienzwecke reserviert war, auf einem Stuhl mit olivgrünem Plastiksitz, vor sich ein Mikrofilmgerät, auf dessen senkrecht stehendem, ungefähr 60 cm breitem Bildschirm nun die abgefilmten Zeitungsseiten erschienen, aufgeteilt in Spalten von je 5 cm. Die Zeiten, wo man die zu Jahrgängen gebundenen, schweren Zeitungsbände hatte herumschleppen müssen, waren wohl endgültig vorbei. Irgendwie hatte Morse schon recht. «Kinderspiel». Die verschiedenen Bedienungsknöpfe wie «Bildschärfe», «Vergrößerung», «Helligkeit» waren ihr alle schon von einem hilfsbereiten jungen Bibliotheksangestellten eingestellt worden, so daß sie nur noch in dem ihr gemäßen Tempo an der Kurbel zu drehen brauchte, um *Jackson's Oxford Journal* überfliegen zu können.

Obwohl alles so unerwartet einfach war, war Christine doch sehr erleichtert festzustellen, daß die Zeitung nicht, wie sie befürchtet hatte, täglich, sondern nur wöchentlich erschienen war, so daß sie die Berichte über den Prozeß von 1859 ziemlich schnell fand. Sie machte sich von allem, was ihr wichtig schien, Notizen und wurde, genau wie Morse, zunehmend neugieriger. Als sie mit Lesen beim April 1860 angelangt war, dem Ende des zweiten Prozesses, war sie geradezu fasziniert. Am liebsten hätte sie noch einmal zurückgedreht, um ein paar Dinge zu überprüfen, aber sie merkte, daß das Starren auf den Bildschirm sie ermüdete. Die Buchstaben begannen ihr schon vor den Augen zu tanzen, und sie wußte, daß es langsam Zeit war, Schluß zu machen. Sie hatte ein paar interessante Details entdeckt, die Morse vielleicht würde brauchen können. Das hoffte sie jedenfalls.

Sie war gerade dabei, ihre hastig hingekritzelten Notizen noch einmal zu überfliegen, um sicherzugehen, daß sie sie später noch würde lesen können, als sie plötzlich eine bekannte Stimme hörte. Der Mann stand am Schreibtisch der Auskunft.

«Ja, im Rathaus habe ich es schon versucht. Die haben nichts.»

«Dann gehen Sie doch mal ins Stadtarchiv. Das ist in der ...»

«Von dort komme ich ja gerade!»

«Ach so!» Das Telefon klingelte, und der Bibliotheksangestellte bat, ihn zu entschuldigen.

Christine nahm ihre Notizzettel, schaltete das Mikrofilmgerät aus und ging zum Tisch der Auskunft.

«Wir sind uns gestern im Radcliffe begegnet», begann sie.

Sergeant Lewis lächelte ihr zu. «Hallo.»

«Es scheint, als hätte ich mehr Glück als Sie, Sergeant.»

Lewis verzog mißmutig das Gesicht. «Die unerfreulichen Sachen muß immer ich machen. Ich weiß eigentlich gar nicht, warum ich mich jedesmal darauf einlasse. Ich hätte heute nämlich frei.»

«Ich auch.»

Der Bibliothekar legte auf und wandte sich wieder an Lewis. «Tut mir leid, daß ich Ihnen nicht helfen kann, Sir. Aber wenn sie im Stadtarchiv nichts haben ...»

Lewis nickte. «Vielen Dank auch.»

Lewis und Christine waren schon auf dem Weg zur Schwingtür, als der Angestellte plötzlich noch eine Idee hatte: «Versuchen Sie es doch einmal auf dem Polizeipräsidium in St. Aldates», rief er ihnen nach. «Ich habe gehört, daß während des Krieges eine Menge Dokumente und Papiere dorthin ausgelagert worden sind.» (Fragt sich bloß, welchen Krieges, dachte Lewis sarkastisch.) «Vielleicht, daß Sie dort ...»

«Vielen Dank!»

«Sie sind natürlich dort nicht auf solche Anfragen eingestellt und deshalb vielleicht nicht besonders entgegenkommend, aber wenn Sie das nicht abschreckt ...»

Lewis nickte.

Das Telefon klingelte wieder, und der Angestellte war mit einer neuen Anfrage beschäftigt.

Allein in belebten Straßen war ihr oft ein wenig unbehaglich, doch jetzt, als sie neben der untersetzten Gestalt des Sergeants in Richtung Carfax ging, fühlte Christine sich angenehm beschützt. Eine Kirchturmuhr schlug zwölf.

«Kommen Sie noch mit auf ein Glas Bier oder Wein?» fragte Lewis.

«Nein, vielen Dank. Ich trinke kaum Alkohol und – es ist ja auch noch ziemlich früh, nicht?»

Lewis griente. «Da ist der Chef aber ganz anderer Meinung.» Er fühlte sich erleichtert. Konversation war nicht seine starke Seite, und obwohl sie ein nettes Mädchen zu sein schien, war er doch froh, jetzt seine eigenen Sachen erledigen zu können.

«Sie mögen ihn sehr, nicht wahr, den ‹Chef›, meine ich?»

«Er ist der beste.»

«Ach, wirklich?»

«Gehen Sie heute abend hin?»

«Ich denke schon. Und Sie?»

«Wenn ich bis dahin fündig werde – aber ich habe da so meine Zweifel.»

«Lassen Sie sich nicht entmutigen. Man kann nie wissen.»

# Kapitel 21

*Hure: Von der Wiege bis zur Bahre,*
*zuerst die Wäsche!*

Bertolt Brecht, *Die Dreigroschenoper*

In den späten Achtzigern hatte man begonnen, das Polizeipräsidium in St. Aldates gründlich zu renovieren beziehungsweise zu erweitern, und die Arbeiten dort dauerten noch immer an, wie Sergeant Lewis, als er an diesem Samstag morgen in die Eingangshalle trat, unschwer feststellen konnte. Bei der Polizei achtete man wie eh und je auf die Einhaltung hierarchischer Strukturen, und so entwickelten sich Bekanntschaften zwischen höheren Beamten und niedrigeren Rängen kaum je zu Freundschaften. Trotzdem wußte Lewis, daß er auf Chief Superintendent Bell, den er noch aus seiner Zeit in Kidlington kannte, rechnen konnte, und war froh, ihn an diesem Morgen im Präsidium anzutreffen.

Ja, natürlich würde er ihm helfen, wenn das in seiner Macht stünde, erklärte Bell sofort. Und im übrigen sei der Zeitpunkt seines Besuchs glücklich gewählt, weil gerade jetzt eine Menge Ecken und Winkel ausgeräumt worden seien und der Inhalt unzähliger Schränke und staubbedeckter Kisten und Kästen zum erstenmal seit Menschengedenken wieder ans Tageslicht befördert worden sei. Bells Anordnungen angesichts der Fülle von Dokumenten und Dingen, die da ausgegraben worden waren, waren eindeutig gewesen. Alles, was irgendwie als wichtig angesehen wurde, sollte aufgehoben, das übrige weggeworfen werden. Eigenartigerweise hatte es bis jetzt bei fast allen Dingen, die man wieder entdeckt hatte, irgendeinen gegeben, der dafür plädiert hatte, es aufzuheben, und das Endergebnis war gewesen, daß man einen Raum zur Verfügung stellen mußte, in dem die Relikte aus vergangenen Zeiten – die frühesten datierten aus den 1850ern – so lange aufbewahrt werden sollten, bis Historiker, Soziologen, Kriminologen, an Lokalgeschichte Interessierte und nicht zuletzt Schriftsteller über ihren Wert oder Unwert befunden hatten. Im Moment, so glaubte Bell, sei wohl ein weiblicher Constable gerade dabei, eine Art vorläufiger Bestandsaufnahme zu versuchen, wenn Lewis sich also umsehen wolle …

Bell hatte recht vermutet. Constable Wright, eine hübsche Brünette von Mitte Zwanzig, hatte jedoch, wie sie erklärte, gerade Mittagspause, und so lud sie Lewis, nachdem er sein Anliegen vorgetragen hatte, mit einer großzügigen Armbewegung ein, sich anzusehen, was er wolle.

«Möchten Sie nicht vielleicht den ganzen Krempel gleich mitnehmen?» fragte sie mit gespielter Hoffnung und wandte sich gleich darauf wieder einem Stapel Weihnachtskarten zu, die sie noch während der Pause zu Ende schreiben wollte.

Lewis konnte ihren Wunsch verstehen. Morse hatte ihm Denistons Buch mitgegeben (auf der Station waren mehrere Exemplare im Umlauf gewesen), aber im ersten Augenblick vermochte Lewis unter dieser Anhäufung von Kisten und Kästen, Aktenordnern und Bergen von gelb gewordenen, zerknitterten Dokumenten mit Eselsohren nichts zu entdecken, das mit den Ereignissen des Jahres 1859 in irgendeiner Beziehung hätte stehen können. Beim zweiten Hinsehen erkannte er immerhin, daß offenbar tatsächlich schon ein erster Versuch unternommen worden war, das Chaos zu lichten: An die fünfzig Aktenordner waren in einer Ecke separiert, mit einem Datumsaufkleber versehen und in chronologischer Reihenfolge aufgestellt worden. Die Jahre 1859 und 1860 waren aber nicht dabei. Lohnte es sich überhaupt, das übrige noch durchzuforsten?

Es war Viertel vor zwei, als sich Lewis' Hauptcharakterzug, seine Gründlichkeit, wieder einmal auszahlte. Er pfiff leise durch die Zähne.

«Haben Sie etwas gefunden?» erkundigte sich Constable Wright neugierig.

«Wissen Sie, wie das hierhergekommen ist?» antwortete Lewis mit einer Gegenfrage und hob aus einem der großen Holzbehälter eine angestoßene und an zwei Seiten schon gesplitterte flache Kiste heraus, ungefähr 60 cm lang, 30 cm breit und 25 cm hoch, eine ziemlich kleine Kiste also und gut zu tragen, da oben in der Mitte des Deckels eine rechteckige kleine Kupferplatte eingelassen war, an der ein schön geformter, halbrunder Griff, ebenfalls aus Kupfer, befestigt war. Doch was Lewis so in Aufregung versetzt hatte, waren die Initialen, die in das Kupferplättchen eingraviert waren: «J. D.» Lewis hatte Denistons Bericht nicht sehr aufmerksam gelesen (er interessierte sich nicht besonders für derartige Beschreibungen von Mordfällen), doch war ihm noch in Erinnerung, daß er von «zwei Kisten» sprach, die Joanna mit sich geführt hätte und die vermutlich nach der Verhaftung der Mannschaft der *Barbara Bray* in der Kabine sichergestellt worden waren. Bis zu diesem Moment hatte sich Lewis unter «Kisten» Behälter vorgestellt, wie man sie in Oxford jedesmal am Beginn der Trimester sieht, wenn die neue Studentengeneration Einzug hält. Und war nicht sogar die Rede davon gewesen, daß Joanna die Kisten *getragen* hatte? So wie der Griff aussah, war die Kiste oft getragen worden, und der Name von Joannas erstem Ehemann hatte Donavan gelautet.

Constable Wright kam hinter ihrem Schreibtisch hervor und kniete sich neben die Kiste. Die beiden kleinen Haken links und rechts des Deckels ließen sich leicht aus den Ösen heben, und das Schloß vorne war anscheinend offen, denn der Deckel ließ sich ohne Schwierigkeit zurückklappen. Innen war die Kiste mit grünem Samt ausgeschlagen. Sie enthielt eine kleine Segeltuchtasche, die mit gelber, inzwischen verblichener Wolle eingesteckt die Initialen «J. D.» trug.

Lewis pfiff ein zweites Mal, diesmal lauter.

«Könnten wir ... vielleicht ...?» Die Stimme versagte ihm fast vor Jagdeifer, und Constable Wright sah ihn einen Augenblick lang überrascht an, bevor sie die Tasche langsam umdrehte, so daß der Inhalt herausfiel. Ein kleiner, rostiger Schlüssel, ein Taschenkamm, ein Blechlöffel, fünf Knöpfe, eine Häkelnadel, ein

Briefchen Nähnadeln, ein flaches, nicht sehr haltbar aussehendes Paar Schuhe und ein Baumwollschlüpfer.

«Glauben Sie, daß ich die Schuhe und den ... äh ... mitnehmen könnte?» fragte Lewis etwas verlegen.

Constable Wright musterte ihn mit unverhohlener Neugier.

«Nicht für mich», beeilte sich Lewis hinzuzufügen.

«Nein?»

«Für Morse – ich arbeite nämlich für Morse.»

«Soll das heißen, daß Morse in seinem Alter plötzlich ein Wäschefetischist geworden ist?»

«Kennen Sie ihn?»

«Nein, aber ich hätte nichts dagegen!»

«Er ist momentan im Krankenhaus, deshalb ...»

«Es heißt, daß er zuviel trinkt.»

«Ein bißchen zuviel vielleicht schon», gab Lewis etwas unglücklich zu.

«Kennen Sie ihn denn gut?»

«Also richtig gut kennt ihn keiner.»

«Sie müssen unterschreiben ...»

«Kein Problem.»

«... und versprechen, daß Sie die Sachen auch wirklich wieder zurückbringen.»

Lewis grinste. «Keine Sorge. Die wären sowieso ein bißchen klein für mich – ich meine natürlich die Schuhe.»

«Vom Schlüpfer gar nicht zu reden», bemerkte Constable Wright nüchtern.

# Kapitel 22

*Halt! Tue nichts wegen deinem Namen! Ein Name ist etwas Unsicheres: darauf kannst du nicht bauen!*

Bertolt Brecht, *Mann ist Mann*

Im Laufe des Samstags, während Sergeant Lewis und Christine Greenaway seinetwegen einen Teil ihrer Freizeit opferten, merkte Morse, daß er wirklich auf dem Weg der Genesung war. Vielleicht hatte es damit zu tun, daß man ihm erlaubt hatte, nach dem Mittagessen neues Terrain zu erobern, das heißt, nach eigener Lust und Laune die Krankenhausflure zu durchwandern. So kam es, daß er gegen halb drei im Aufenthaltsraum landete, der mit Sesseln, einem Farbfernseher, einem Tischkegelspiel sowie einem Bücherregal ausgestattet war. Das Regal enthielt ein paar Dutzend schon reichlich zerlesener Bücher sowie einen großen Stapel alter Zeitschriften. Das oberste Heft war eine Ausgabe von *Country Life*, die Augustnummern von vor neun Jahren. Der Raum lag verlassen, und nachdem Morse sich zur Vorsicht noch einmal umgeschaut hatte, warf er eines der drei Bücher, das er bei sich hatte, rasch entschlossen in den Papierkorb. Das *Blaue Billett* hatte ihn bisher nur in Verlegenheit gebracht und ihm Demütigungen eingetragen; jetzt, nachdem er es los war, fühlte er sich wie ein Pilger, der am Ziel seiner Reise angekommen, seiner Sünden ledig ist.

Alle vier Seiten des Fernsehgeräts waren gleichermaßen glatt und abweisend, ohne irgendeinen Knopf, Schalter oder auch nur eine Einbuchtung, die darauf hingedeutet hätte, daß dieses Gerät irgendwie in Betrieb genommen werden könnte, und so setzte Morse sich nach einigen Momenten des Überlegens resigniert in einen Sessel und dachte über den Fall Joanna Franks nach.

Die Frage der Geschworenen war natürlich nicht gewesen: «*Wer* hat das Verbrechen begangen?», sondern nur: «Haben die Angeklagten es begangen?» Für einen Polizeibeamten hatte aber natürlich die erste Frage Vorrang. So fiel es ihm, während er in dem leeren Aufenthaltsraum saß, auch nicht allzu schwer, sich ohne Vorbehalte zu überlegen: «O. K., wenn es die Schiffer nun nicht waren, wer dann?» Wenn sich ein Schwurgericht dieser Frage stellen würde, müßten sie den Prozeß gleich einstellen, dachte Morse. Er selbst jedenfalls hätte nicht zu sagen gewußt, wer außer den Schiffern für den Mord an Joanna in Frage gekommen wäre. In dieser Richtung zu denken hatte also wenig Sinn. Was er tun konnte, war, sich Gedanken zu machen über die tatsächliche Schuld der Bootsleute. Oder ihre Unschuld …

Viele Fragen fielen ihm ein.

Erstens: Traf es zu, daß die Geschworenen zu der Überzeugung hatten gelangen können, daß die Schiffer mit an Sicherheit grenzender Wahrscheinlichkeit Joanna Franks ermordet hatten? Antwort: Nein. Die Staatsanwaltschaft hatte nicht einen durch Zeugen erhärteten Beweis erbringen können, daß sie den Mord begangen hatten – und wegen nichts anderem waren sie ja angeklagt.

Zweitens: Galt eigentlich für die Angeklagten vor diesem Gericht jene seit alten Zeiten bewährte «Unschuldsvermutung», die doch als Krönung des britischen Rechtssystems angesehen wurde? Antwort: Nein, ganz sicher nicht. Im Gegenteil. Vorgefaßte Meinungen – und zwar negative – waren schon beim ersten Prozeß von Beginn an spürbar gewesen, und die Vertreter der Justiz hatten ihren Abscheu gegenüber der ungehobelten, ungebildeten und irreligiösen Mannschaft der *Barbara Bray* kaum weniger deutlich bekundet als die sensationslüsternen Zuhörer.

Drittens: Traf es zu, daß die Schiffer sich, wenn auch nicht des Mordes, so doch vielleicht einer anderen Straftat schuldig gemacht hatten? Antwort: Ja, mit ziemlicher Sicherheit. Und ironischerweise vermutlich genau der beiden Straftaten, die als Anklagepunkte beim zweiten Prozeß fallengelassen worden waren –

Notzucht und Diebstahl. Dafür, daß die Schiffer Joanna Franks nachgestellt hatten, gab es mehr als genug Zeugenaussagen, die dies belegten. Und es war doch durchaus vorstellbar, daß alle drei – vielleicht sogar alle vier – Joanna gezwungen hatten, ihnen zu Willen zu sein.

Viertens: Gab es so etwas wie ein Gefühl – selbst wenn die Beweise an sich unzureichend schienen, selbst wenn die Geschworenen Vorurteile gehabt hatten –, daß ihr Spruch trotzdem angemessen war, «sicher», wie manche juristischen Handbücher es zu nennen pflegen? Antwort: Nein, und abermals nein. Einen Moment lang hatte Morse den Eindruck, als ließe sich sein diffuses Unbehagen jetzt präzisieren. Es hatte auf jeden Fall irgend etwas zu tun mit dieser Vielzahl von Unterhaltungen, über die vor Gericht ausgesagt worden war, Unterhaltungen zwischen der Mannschaft und Joanna, zwischen der Mannschaft und anderen Bootsleuten, zwischen der Mannschaft und verschiedenen Schleusenwärtern, Kaimeistern und Polizisten – und irgendwie hatten sie alle falsch geklungen, jedenfalls wenn man davon ausging, daß sie tatsächlich unschuldig waren. Es war, als hätte man einem unerfahrenen Dramatiker ein Mordszenario geliefert, und der arme Mann hätte sich nun darangesetzt und Seite um Seite unpassende, irreführende und sich zum Teil offen widersprechende Dialoge geschrieben. Denn da gab es in den vor Gericht in aller Ausführlichkeit wiedergegebenen Unterhaltungen Momente, da erschien Joanna plötzlich wie der Racheengel persönlich, und die Mannschaft wirkte plötzlich eher als das Opfer ihrer tödlichen Macht. Ein anderes solch widersprüchliches Element war das Verhalten von Oldfield und Musson *nach* dem Mord. Morse jedenfalls fand es ungewöhnlich und fragte sich, warum ihre Verteidiger nicht versucht hatten, dem Richter und den Geschworenen klarzumachen, wie unwahrscheinlich ihr Verhalten gewesen war – wenn sie tatsächlich die Täter waren. Natürlich gab es Psychopathen, deren Handlungen irrational und unvorhersehbar waren. Aber die Männer von der *Barbara Bray* waren keine Psychopathen gewesen. Und hinzu kam, daß sie – und das kam Morse nun wirklich sehr, sehr merkwürdig vor –, nachdem sie – so jedenfalls behauptete es die Anklage – Joanna umgebracht hatten, daß sie also nach der Tat, einen Tag und sogar mehr als einen Tag danach, noch immer tranken und außerdem Joanna noch immer mit aller Inbrunst zum Teufel wünschten. Morse hatte viele Mörder kennengelernt, aber nicht einer von ihnen hatte nach dem Verbrechen ein ähnliches Verhalten an den Tag gelegt – und nun gleich vier? Nein, irgend etwas stimmte einfach nicht, die Dinge paßten nicht zusammen. Aber war das jetzt eigentlich noch wichtig – nach so vielen Jahren?

Morse griff gedankenverloren nach einem der beiden Bücher, die ihm noch geblieben waren, und zwar nach der dickleibigen *Studie über Verbrechen und ihre Bestrafung, durchgeführt anhand von Akten der Grafschaft Shropshire* und schlug mehr aus Langeweile das Ortsregister auf. Zufällig blieb sein Blick an der Eintragung «Shropshire Union Canal (The)» hängen. Noch immer ziemlich unlustig blätterte er zur angegebenen Seite zurück und begann den entsprechenden Abschnitt zu lesen. Von Zeile zu Zeile wuchs sein Interesse (vielen Dank auch, Mrs. Lewis!). Der Verfasser schrieb zwar einen ziemlich verquasten Stil, offenbar gehörte er zu der Sorte Leute, die, wenn sie einen Spaten meinen, von einem «Arbeitsgerät mit breitem stählernem Blatt» sprechen müssen. Die Aussagen des Textes waren dennoch klar genug:

> Bei der großen Zahl von Verbrechen, die an und auf dem Kanal begangen werden, kann es kaum überraschen, wenn wir auf seiten der Schiffer ein gerütteltes Maß an Undurchsichtigkeit feststellen können, was das Registrieren von Namen angeht, und zwar sowohl die der Kähne, auf denen sie fahren, als auch ihre eigenen. Besonders im Hinblick auf letzteres haben wir feststellen können, daß viele der Männer, die den Kanal befahren beziehungsweise auf einer der Werften entlang des Kanals arbeiten, zwei Namen haben und oft unter ihrem zweiten, angenommenen Namen besser bekannt sind als unter ihrem

> ursprünglichen. Aus verschiedenen soziologischen Gründen (von denen einige noch zur Analyse anstehen) kann mit großer Wahrscheinlichkeit davon ausgegangen werden, daß Schiffer im allgemeinen prädisponiert sind zum Verbrechen, und mit Sicherheit läßt sich behaupten, daß ihr Beruf (wenn man ihre Tätigkeit denn einen Beruf nennen will) ihnen günstige Gelegenheiten bietet, diese Dispositionen zu realisieren. So verkaufen sie mitunter einen Teil ihrer Ladung, zum Beispiel Kohlen, und ersetzen sie durch dieselbe Menge Geröll oder Steine; des öfteren wurden auch schon Klagen laut über Bootsleute, die von ihrer Wein- beziehungsweise Whiskyladung einige Flaschen abzweigen und die leeren Flaschen hinterher mit Wasser auffüllen. (Siehe dazu auch den Bericht der *Kommission für Kanäle und schiffbare Wasserwege* von 1942, Band 9, S. 61–64, 72–75, 83–86 *et passim.*) Leider muß man sagen, daß auch Zollbeamte sich mitunter in die illegalen Geschäfte mit hineinziehen lassen, indem sie gegen eine gewisse Bestechungssumme die Augen vor dem üblen Treiben verschließen …

Morse wurden die Lider schwer, und er legte das Buch beiseite. Wichtig war: Unter Bootsleuten gab es viele mit kriminellen Neigungen, die sich auch schon einmal an ihrer Ladung vergriffen. Jetzt wußte er also, warum Walter Towns ein Alias besaß, alles ganz einfach, wenn man die Antwort einmal hatte. Vielleicht würde es eines Tages auf alle Fragen eine Antwort geben, würden sich alle Probleme, mit denen sich unzählige Generationen von Denkern und Philosophen herumgeschlagen hatten, dadurch lösen lassen, daß man in der großen himmlischen Computer-Bibliothek einfach die entsprechenden Daten abrief.

Der Junge mit der tragbaren Kochsalzinfusion kam herein, nickte Morse kurz zu, griff sich von irgendwoher die Fernbedienung und begann in schneller Folge einen Kanal nach dem anderen zu wählen. Es war Zeit, daß er zurückkam auf die Station, dachte Morse.

Beim Hinausgehen ließ er ganz automatisch seinen Blick über die Reihen der Bücher schweifen. Plötzlich blieb er stehen. Auf dem untersten Brett standen, gleich nebeneinander, zwei Bücher, die ihn sehr interessierten, der Titel des einen lautete *Viktorianisches Banbury*, der des anderen *OXFORD* (Nr. 11 der Reihe *Bahnknotenpunkte*). Mit den beiden Büchern unter dem Arm kehrte er befriedigt in sein Zimmer zurück.

Walter Algernon Greenaway saß im Bett und versuchte schon seit einziger Zeit, wenn auch nur mit geringem Erfolg, das Kreuzworträtsel in der *Oxford Times* zu lösen. Er besaß wenig Übung, aber Kreuzworträtsel hatten ihn schon immer fasziniert, und als er am Tag zuvor beobachtet hatte, wie Morse in nur zehn Minuten das Kreuzworträtsel in der *Times* ausgefüllt hatte, hatte er einen Stich von Neid gefühlt. Morse lag kaum wieder im Bett, als Greenaway (von seinen Freunden natürlich «Waggie» genannt – wie auch sonst) ihn ansprach.

«Sie haben doch Übung mit Kreuzworträtseln ...»

«Etwas.»

«Hier steht: drei waagerecht ‹berühmteste Ente›.»

«Wie viele Buchstaben?»

«Sechs.»

«Na, vielleicht denken Sie mal an Walt Disney.»

Greenaway leckte an der Spitze seines Bleistifts und dachte an Walt Disney. Vergeblich.

«Wer hat denn das Kreuzworträtsel diese Woche gemacht?» erkundigte sich Morse.

«Ein Bursche, der sich ‹Quichote› nennt.»

Morse lächelte. «So ein Zufall. Wie lautet denn dann wohl sein Vorname?»

«Ah! Ich glaube, ich habe es!» krähte Waggie und füllte glücklich die sechs Felder aus.

# Kapitel 23

*Alles, was die Menschheit je getan, gedacht oder erreicht hat, und alles, was sie je gewesen ist, findet sich wundersam bewahrt auf den Seiten von Büchern.*

Thomas Carlyle

*Embarras de richesses* – selbst wenn Morse den ganzen Tag zwischen den Regalen der Summertown-Bibliothek herumstöberte, würde er vermutlich kaum zwei informativere Bücher finden als die beiden, die er soeben durch Zufall entdeckt hatte.

So bezog er aus dem Buch *Viktorianisches Banbury* die Information, daß um 1850 die Fernkutschen-Routen über Banbury nach London wegen der Neueröffnung der Bahnstrecke Oxford–London fast ganz aufgegeben worden waren. Aus demselben Grund war der Kutschenverkehr zwischen Banbury und Oxford jedoch noch verstärkt worden, so daß die Verbindung zwischen den beiden Orten, die ja nur etwa dreißig Kilometer auseinanderlagen, in den fünfziger und sechziger Jahren des letzten Jahrhunderts ausgesprochen günstig war. Darüber hinaus nannte das Buch jedoch auch noch die genaue Zahl der Kutschen, die an einem bestimmten Tag fuhren, und gab die Abfahrtzeiten an, Angaben, die auch Joanna Franks auf ihre Nachfragen vermutlich mitgeteilt worden waren. An jenem Tag im Jahre 1859 hätte sie die Wahl gehabt zwischen drei verschiedenen Kutschen, die alle am Swan Inn in Banbury abgingen und zum Angel Inn in der Oxforder High Street fuhren. Der Preis für die Strecke Banbury–Oxford betrug damals zwei Shilling, einen Penny. Fast noch aufschlußreicher war für Morse das zweite Buch, das über die damaligen Zugverbindungen zwischen Oxford und Paddington Station in London informierte. Die Züge hatten damals sehr viel häufiger verkehrt und waren auch wesentlich schneller gewesen, als Morse angenommen hatte. Und auch hier war wieder davon auszugehen, daß Joanna dieselben Informationen gehabt hatte, daß es nämlich werktags regelmäßig zehn verschiedene Züge gab, die jeweils um 2.10 Uhr, 7.50 Uhr, 9.00 Uhr, 10.45 Uhr, 12.50 Uhr, 14.45 Uhr, 16.00 Uhr, 17.50 Uhr und 20.00 Uhr fuhren. Der Fahrpreis war allerdings ziemlich happig: Für die Reise erster Klasse verlangte man sechzehn Shilling, für die zweiter zehn und für die dritter Klasse immer noch sechs Shilling. Dabei betrug die Entfernung zwischen Oxford und London doch nur etwa neunzig Kilometer! Der Verfasser des Werkes über den Bahnknotenpunkt Oxford war aber immerhin fair genug zuzugeben, daß der damalige Reisende auch eine von drei Kutschen hätte nehmen können. Die Fahrt hätte allerdings viel länger gedauert als mit der Bahn. Die Kutschen benutzten die gebührenpflichtigen Landstraßen über Henley und Reading. *The Blenheim* und *The Prince of Wales* fuhren beide um 10.30 Uhr morgens los, die dritte Kutsche, *The Rival*, eine Stunde später. Der Fahrpreis lag bei allen drei Kutschen um einen Shilling niedriger als die Bahnfahrkarte dritter Klasse. Endpunkt aller Fahrten nach London war (ausgerechnet!) die Edgware Road.

Morse versuchte für ein paar Minuten, sich in Joanna hineinzuversetzen, eine Joanna, die sich (davon mußte er doch schließlich ausgehen) in großer Bedrängnis befunden hatte. Bei ihrer Ankunft in Banbury am späten Abend war sie vermutlich sehr bald im Bilde gewesen über mögliche Fahrverbindungen. Sofort weiterzureisen war ausgeschlossen, aber es hätte jederzeit für sie die Möglichkeit bestanden, irgendwo in Banbury zu übernachten, vielleicht in einem der kleinen Wirtshäuser am Kai. Zugegeben, das waren keine vom Englischen Automobilclub empfohlenen Vier-Sterne-Hotels, aber als Quartier für eine Nacht doch sicherlich gut genug und vermutlich auch sehr billig. Morse schätzte, daß eine Übernachtung in einem dieser kleinen Wirtshäuser damals so um die zwei Shilling gekostet haben mochte. Am nächsten Morgen dann hätte sie eine Kutsche nach Oxford nehmen können, die um halb zehn zum Beispiel, und wäre gegen dreizehn Uhr in der dortigen High Street angekommen. Das hätte geheißen, daß sie ohne Schwierigkeiten noch den Zug um

14.45 Uhr nach Paddington bekommen hätte, aber es hätte auch noch drei spätere Züge gegeben, für den Fall, daß die Pferde etwa nicht ganz frisch gewesen wären und die Kutsche Verspätung gehabt hätte. Alles im Grunde also ganz einfach. Wenn sie irgendwann also tatsächlich entschlossen gewesen wäre, ihren Peinigern zu entkommen, dann hätte sie auch die Möglichkeit dazu gehabt. Morse überlegte. Zwei Shilling für die Übernachtung, zwei Shilling und einen Penny für die Fahrt mit der Kutsche und sechs Shilling für eine Fahrkarte dritter Klasse Oxford–London, das hieß, daß sie für wenig mehr als zehn Shilling die Chance gehabt hätte, sich in Sicherheit zu bringen. Sie hätte ohne große Mühe und Kosten ihr Leben retten können.

Aber sie hatte die Möglichkeit nicht genutzt. Warum nicht? Während des Prozesses war angeklungen, daß sie kein Geld bei sich gehabt hatte, nicht einen Penny, geschweige denn fast eine halbe Guinee. Aber hatte sie denn gar nichts, wirklich gar nichts bei sich gehabt, was sie hätte verkaufen oder verpfänden können? Was, zum Teufel, war denn in den beiden Kisten gewesen, die sie mit an Bord gebracht hatte? Sollten sie wirklich nur wertloses Zeug enthalten haben? Und wenn dem so war, wieso war dann die Mannschaft der *Barbara Bray* des Diebstahls verdächtigt worden? Morse zog irritiert die Stirn in Falten. Gütige Götter – wenn ich doch nur einen Moment die Möglichkeit hätte, einen Blick in Joannas Kisten werfen zu können! Es war siebzehn Uhr, gleich würde der Tee kommen, und Morse wußte noch nicht, daß sein Wunsch erhört worden war – oder beinahe.

# Kapitel 24

*Magnus Alexander corpore parvus erat*
*Nicht einmal Alexander der Große hätte den Größenanforderungen der Polizei genügt*

Lateinisches Sprichwort

Am John-Radcliffe-Krankenhaus wurde in drei Schichten gearbeitet: Frühschicht (7.45 Uhr bis 15.45 Uhr), Spätschicht (13.00 Uhr bis 21.30 Uhr) und Nachtschicht (21.00 bis 8.15 Uhr). Eileen Stanton, deren biologischer Rhythmus mehr dem einer Eule als dem einer Lerche glich, hatte nichts gegen die Nachtschicht einzuwenden. Die Nacht war ihr mit ihrem eher melancholischen Gemüt wesensverwandt. Aber diese Woche war keine normale Woche gewesen, und so arbeitete sie heute in der Spätschicht.

Sie hatte mit neunzehn Jahren geheiratet, war mit zwanzig schon wieder geschieden gewesen und lebte jetzt, fünf Jahre nach dieser Enttäuschung, mit einem fünfzehn Jahre älteren Mann zusammen draußen in Wantage. Gestern nun hatte er seinen vierzigsten Geburtstag gefeiert (deshalb die Umstellung ihres Dienstplanes). Die Party war zunächst ein voller Erfolg gewesen, die Gäste hatten sich großartig amüsiert, bis der Gastgeber kurz nach Mitternacht plötzlich aus lächerlichem Anlaß einen Streit vom Zaun gebrochen hatte, der mit tätlichen Auseinandersetzungen geendet hatte. Und sie selbst war der Anlaß dafür gewesen. Wenn im Kino oder im Fernsehen der Held so richtig mit der Eisenstange eins über den Kopf bekommt, dann steht er danach sofort wieder auf, schüttelt sich ein bißchen, und weiter geht's. Im tatsächlichen Leben enden Gewalttätigkeiten allerdings meistens nicht so glimpflich, nicht selten landen die Opfer auf der Intensivstation, wenn sie Pech haben, mit Hirnschaden. Auch ihr Freund hatte gestern ganz schön etwas abbekommen. Durch einen Faustschlag ins Gesicht war die Oberlippe geplatzt (es hatte schrecklich geblutet), und einer der beiden Vorderzähne war an der Wurzel abgebrochen. Alles in allem hatte der Streit weder seinem Aussehen noch seinem Stolz gutgetan, die Party war vorbei gewesen, und sie selbst schrecklich enttäuscht.

Während der Fahrt mit dem Auto nach Oxford, während sie den apfelgrünen Metro auf dem Parkplatz (nur für Mitarbeiter des Krankenhauses) abstellte und noch während sie sich in der Garderobe im Keller umzog – die ganze Zeit über ging ihr der Zwischenfall von gestern abend, oder besser: heute früh, nicht aus dem Kopf. Die Arbeit gleich würde sie ablenken, das wußte sie, und das war gut so. Sie hatte es bisher geschafft, zu allen Patienten ein freundliches, aber distanziertes Verhältnis zu unterhalten – bloß nicht auch noch emotionale Verwicklungen am Arbeitsplatz –, und sehnte sich jetzt geradezu nach ein paar Stunden friedlicher Routine, bei denen sie den gestrigen Abend vergessen konnte. Ja, es stimmte schon, sie hatte tatsächlich ein bißchen zuviel getrunken und ein bißchen zu heftig geflirtet – und dabei hatte sie den Mann erst an diesem Abend kennengelernt. Zum Glück hatte sie keinen Kater – oder vielleicht doch? Durch den ganzen Streß hatte sie gar nicht richtig darauf geachtet, wie sie sich fühlte. Aber das war jetzt auch egal. Es war höchste Zeit, daß sie ihre eigenen Schwierigkeiten beiseite schob, um offen zu sein für die Probleme anderer.

Sie hatte gesehen, wie Morse zum Aufenthaltsraum gegangen war (und er hatte sie gesehen!), und hatte auch registriert, wie er eine halbe Stunde später zurückgekehrt war, sich ins Bett gelegt und zu lesen begonnen hatte. Anscheinend ein Büchernarr, dachte sie. Aber sympathisch. Vielleicht würde sich im Laufe des Nachmittags die Gelegenheit ergeben, sich ein bißchen mit ihm zu unterhalten – vorausgesetzt, er legte sein Buch mal beiseite. Doch das tat er nicht.

Um zwanzig vor acht, sie war gerade mit dem Verteilen der Medikamente für die Nacht fertig geworden, blickte sie wieder zu ihm hinüber und bemerkte die Frau, die an seinem Bett saß. Sie trug ein dunkelblaues Kleid, ihr Haar schimmerte zwischen Rot und Gold. Das regelmäßige, feingeschnittene Gesicht war ganz Morse zugewandt. Sie schienen ihre Unterhaltung zu genießen, die so ganz anders wirkte als die übliche Patienten-Besucher-Konversation, die sich meist, nach lebhafter Begrüßung, nur so dahinschleppt. Zweimal sah sie, wie die Frau, während sie redete, Morse mit der Hand leicht am Arm berührte. Ihre Hände waren schmal und langfingrig – Musikerinnenhände. Und Morse? Seine Strategie schien es zu sein, sie durch ein halb überhebliches, halb entgegenkommendes Lächeln und intensiven Augenkontakt für sich einzunehmen. O ja, sie konnte sich sehr gut vorstellen, was in den beiden jetzt vorging – eigentlich schon peinlich, wie sie sich benahmen. Aber gleichzeitig wußte Eileen, daß sie sie beneidete – vor allem die Frau, Waggies raffinierte Tochter. Von den wenigen Malen, die sie mit Morse ein paar Worte gewechselt hatte, glaubte sie zu wissen, daß es interessant sein mußte, sich mit ihm zu unterhalten. Vielleicht, weil er ein interessantes Leben führte? Sie hatte bisher nur selten Männer wie ihn kennengelernt, Männer mit Bildung, die Bescheid wußten über Architektur, Geschichte, Literatur, Musik ... alles Dinge, über die sie sich nur zu gerne unterhalten hätte. Plötzlich fühlte sie sich erleichtert, daß ihr Freund sie heute abend sicherlich in Ruhe lassen würde. So hatte die Prügelei doch noch ihr Gutes!

Da bemerkte sie, daß ein Mann vor ihrem Schreibtisch stand, er wartete offenbar schon länger.

«Kann ich etwas für Sie tun?» erkundigte sie sich etwas verlegen.

Sergeant Lewis nickte und beugte sich vertraulich zu ihr nieder: «Spezielle Anordnung. Ich muß jedesmal, wenn ich dem Chief Inspector wieder Plastiksprengstoff bringe, beim Boss Bescheid sagen. Der sind Sie doch, oder?»

«Sie dürfen Schwester Maclean wegen ihrer Anordnung nicht böse sein!» sagte Eileen lächelnd.

Lewis schüttelte den Kopf. «Ich doch nicht – er!» Er deutete zu Morse hinüber. «Er sagt, sie sei eine streitsüchtige, zickige, alte ... na, Sie wissen schon.»

Eileen mußte wieder lächeln. «Sie ist manchmal nicht besonders taktvoll», gab sie zu.

«Es … äh … sieht so aus, als hätte er gerade Besuch.»
«Ja.»
«Dann sollte ich ihn jetzt vielleicht lieber nicht stören, er kann manchmal ziemlich gereizt reagieren.»
«So?»
«Besonders wenn …»
Eileen nickte und blickte etwas genervt zu ihm hoch. Sie wußte nur zu gut, wovon er sprach. Doch als sie sein treuherziges Lächeln sah, war sie schon fast wieder mit den Männern versöhnt.
«Wie ist er denn so – der Chief Inspector?» fragte sie leise.

Christine Greenaway stand auf, um zu gehen, und Morse realisierte plötzlich, als er sie so dicht neben sich sah, wie klein sie war, trotz der hochhackigen Schuhe, die sie immer trug. Ihm fiel wieder ein, was er vor ein paar Tagen in Denistons Bericht gelesen hatte: «… sehr zierliche und attraktive Erscheinung. Sie trug bei ihrem Aufbruch ein dunkelblaues Kleid …»
«Wie groß sind Sie eigentlich?» fragte er.
«Sie meinen, wie klein?» Sie sah ihn aus blitzenden Augen kampfeslustig an. «In Strümpfen bin ich genau einen Meter vierundfünfzig groß. Aber normalerweise trage ich hochhackige Schuhe, dann bin ich so einen Meter sechzig.»
«Und welche Schuhgröße haben Sie?»
«Fünfunddreißigeinhalb. Sie würden Ihnen kaum passen.»
«Ich habe gar nicht so besonders große Füße», sagte Morse ernsthaft.
«Ich glaube, ich sollte mir lieber Gedanken machen über die Gesundheit meines Vaters, als mir anzuhören, was Sie mir über Ihre Füße zu erzählen haben», flüsterte sie mit einem verschwörerischen Lächeln und strich ihm mit der rechten Hand über den Arm. Morse hielt ihre Hand ganz leicht fest, und beide standen einen Moment lang wie unter einem Zauber.
«Und Sie werden es für mich nachsehen …?» fragte er schließlich.

«Ich werde bestimmt daran denken.»

Sie drehte sich um und ging, und nur der Hauch ihres teuren Parfüms, der noch in der Luft hing, erinnerte an sie.

«Ich überlege gerade», sagte Morse beinahe geistesabwesend, nachdem Lewis Christine Greenaways Platz an seinem Bett eingenommen hatte, «ich überlege gerade, welche Schuhgröße Joanna Franks wohl gehabt hat. Falls es damals so etwas gab wie Schuhgrößen. Vielleicht ist das ja auch erst eine moderne Erfindung, so wie die schrecklichen Strumpfhosen. Was meinen Sie, Lewis?»

«Wenn Sie wollen, Sir, so zeige ich Ihnen ihre Schuhe, dann können Sie selbst schätzen, welche Größe sie wohl gehabt hat.»

## Kapitel 25

*Wer unfähig ist, große Verbrechen zu begehen, argwöhnt sie auch nicht bei anderen.*

La Rochefoucauld, *Maximen*

Morse stand bei seinen Kollegen in dem Ruf eine überdurchschnittliche Intelligenz zu besitzen, eine Intelligenz, die sich weniger im alltäglichen Leben zeigte, die ihm aber bei der Aufklärung von Verbrechen einen immensen Vorsprung sicherte. Doch wenn er auch mit großen mentalen Fähigkeiten ausgestattet sein mochte, eine Begabung war ihm versagt geblieben, nämlich schnell lesen zu können. So brauchte er auch an diesem Abend, als er endlich gegen neun Uhr Ruhe dazu hatte – Christine Greenaway und Lewis waren längst gegangen, er hatte brav seine abendliche Malzmilch getrunken, die Medikamente geschluckt und sich seine Spritze geben lassen –, ziemlich lange, bis er die Fotokopien der relevanten Spalten aus *Jackson's Oxford Journal* zu Ende studiert hatte. Christine hatte ihm allerdings nichts davon gesagt, daß sie, unzufrieden mit den von ihr angefertigten

Mitschriften, am frühen Nachmittag noch einmal in die Bibliothek zurückgekehrt war. Von ihrer Bekannten an der Auskunft war sie an der Schlange der Wartenden vorbeigeschleust worden und hatte direkt aus den schweren, unhandlichen Folianten, in die die einzelnen Jahrgänge jeweils zusammengefaßt waren, die ihr wichtig erscheinenden Abschnitte kopiert. Aber hätte er gewußt, wie sehr sie sich abgemüht hatte, hätte Morse es zur Kenntnis genommen – mehr nicht. Denn einer seiner Charakterfehler war, Engagement für *seine* Ziele stillschweigend vorauszusetzen, ohne sich jemals klarzumachen, welche Opfer das den Leuten in seiner Umgebung manchmal abverlangte.

Als Junge war er bei mehreren Gelegenheiten zu antiken Ausgrabungsstätten geschleppt worden, doch es war ihm unmöglich gewesen, die leidenschaftliche Begeisterung nachzuempfinden, die manche Leute dazu trieb, stundenlang andächtig vor einem zerbröckelnden Gemäuer aus der Römerzeit zu verharren. Ganz zu schweigen davon, daß er diese Begeisterung etwa hätte teilen können. Schon damals war es das geschriebene Wort, nicht das konkrete Artefakt gewesen, das seine Neugier gereizt hatte, so daß er, wenn auch auf Umwegen, doch noch zu einem begeisterten Kenner der Antike geworden war.

Morses Desinteresse gegenüber antiken Gegenständen jedweden Alters einmal vorausgesetzt, hätte man deshalb leicht voraussagen können, daß Lewis' ungewöhnliche Entdeckung im Präsidium von St. Aldates, obwohl der bisher einzige und noch dazu höchst dramatische Durchbruch in diesem Fall, Morse keineswegs in Begeisterungsschreie ausbrechen ließ. Was Lewis ihm da präsentierte, ein doch recht kläglich wirkendes Paar abgetragener Schuhe und eine womöglich noch kläglicher wirkende, zerknitterte, schmuddelige Unterhose, vermochten in Morse auch nicht annähernd die Gefühle auszulösen, die Christines Gabe in ihm bewirkt hatte. Das Studium der fotokopierten Zeitungsseiten hatte Morse bald gezeigt, daß der Oberst in seinem Bericht kein ihm wichtig scheinendes Detail ausgelassen hatte. Doch wie bei vielen Kriminalfällen waren es gerade die unbedeutend wirkenden, irrationalen Einzelheiten, die plötzlich blitzartig etwas erhellen und den Weg weisen konnten für eine völlig neue Deutung der bekannten Tatsachen. Bei seiner Lektüre der Auszüge aus dem *Oxford Journal* waren Morse gleich etliche Dinge aufgefallen, die ihn – milde gesagt – in Erstaunen versetzt hatten. Erstens wurde, wenn man verstand, zwischen den Zeilen zu lesen, ziemlich schnell deutlich, daß die Anklage wegen Diebstahls beim ersten Prozeß deshalb fallengelassen worden war, weil die Beweise (sofern man überhaupt von Beweisen sprechen konnte) sich fast ausschließlich gegen den jungen Wootton gerichtet hatten. Das bedeutete, daß man einen abgetrennten Prozeß hätte führen müssen – und zwar gegen einen Minderjährigen. Der einzige Angehörige der Mannschaft, der eventuell noch mit dem Diebstahl hätte in Verbindung gebracht werden können, war Towns gewesen (der Mann, der begnadigt und nach Australien deportiert worden war). Gegen Oldfield und Musson jedenfalls, die später wegen Mordes gehängt worden waren, hatte es in dieser Sache auch nicht die Spur eines Beweises gegeben. Aber was aus Joannas Besitz hatte überhaupt die Begehrlichkeit des jungen Wootton geweckt? Im Prozeß hatte es darauf keine Antwort gegeben. Aber, so dachte Morse – lebensweise –, im Grunde war es doch wahrscheinlich dasselbe gewesen, was auch heute, im Jahr 1989 noch Begehrlichkeit auslöste: *Geld.*

Hm.

Zweitens war ihm aufgefallen, daß es deutliche Hinweise dafür gab, daß in ihrer zweiten Ehe Joanna es war, die «die Hosen anhatte». Aus welchem Grund auch immer sie sich zu Charles Franks, dem Pferdeknecht aus Liverpool, hingezogen gefühlt hatte, sein Optimismus und seine Vitalität konnten es nicht gewesen sein, denn sie war es gewesen, die ihn in den ersten, von Unglück geprägten Monaten ihrer Ehe anflehen mußte, nicht den Mut zu verlieren. Einer ihrer Briefe an Charles Franks war auszugsweise vor Gericht verlesen worden, vermutlich (so dachte Morse), um deutlich zu machen, daß, ganz entgegen der Behauptung der Schiffer, nicht Joanna verrückt gewesen war, sondern wenn überhaupt einer, dann höchstens ihr Mann. «Mein lieber

Mann! Dein etwas verwirrter Brief hat mich sehr betrübt – versuch doch, mit Deiner ganzen Kraft anzugehen gegen das, was, wie ich fürchte, Dich erwarten könnte, wenn Du Deinem gequälten und gepeinigten Geist keine Ruhe gönnst. Der Verlust der Verstandeskraft ist eine schreckliche Sache und würde alle unsere Hoffnungen zunichte machen. Sei stark, und vertraue darauf, daß wir beide bald wieder zusammensein werden, und unter besseren Umständen als jetzt!»

Ein ebenso kurzer wie beredter Brief.

Waren möglicherweise beide etwas labil gewesen?

Hm.

Drittens ließen verschiedene Aussagen in beiden Prozessen den Schluß zu, daß die sogenannten «fliegenden Boote» zwar am schnellsten vorwärts kamen, wenn man sich strikt an das Prinzip – zwei im Dienst, zwei außer Dienst – hielt, daß es aber tatsächlich gang und gäbe gewesen war, daß die vier Schiffer auch «über Kreuz» tauschten, je nach persönlichen Vorlieben oder Erfordernissen. Oder auch Begierden, dachte Morse. Mit großem Interesse hatte er in einem der Prozeßberichte des *Oxford Journal* gelesen (wieso ist Ihnen das entgangen, Oberst Deniston?), daß laut Aussage von Towns Oldfield ihm sechs Shilling gezahlt habe, damit er, Towns, ihm die mühevolle Arbeit, den Kahn mit Hilfe der Beine* durch den Tunnel bei Barton zu stoßen, abnähme. Morse nickte wissend: Er konnte sich nur zu gut vorstellen, warum.

Hm.

Sah man viertens alle Aussagen gleichsam «synoptisch», so ergab sich das Bild, daß Joanna zu Beginn der Reise offenbar nichts gegen die Gesellschaft der Schiffer einzuwenden gehabt hatte, im Gegenteil: Bei mehreren Aufenthalten unterwegs hatte sie mit ihnen am Tisch gesessen und gegessen, mit ihnen getrunken und mit ihnen zusammen über ihre Witze gelacht. Nach der Hälfte der Fahrt mußte ihr das Lachen dann plötzlich vergangen sein, auf einmal erschien sie als hilfloses, gepeinigtes Wesen, das

* Der englische Ausdruck für die Tätigkeit lautet «legging»

ausgesprochen und unausgesprochen um Hilfe, Beistand, Schutz und Gnade flehte. Und noch etwas gab Morse zu denken. Je mehr die Männer sich betranken, um so nüchterner schien Joanna zu werden. Die Aussage des Arztes, Mr. Bartholomew, der ihre Leiche obduziert hatte, war in diesem Punkt eindeutig. *In ihrem Körer fand sich keine Spur von Alkohol.*

Hm.

Morse machte sich daran, verschiedene unflätige Äußerungen, die die Schiffer irgendwann während der Reise, beziehungsweise nachdem sie wegen Mordverdachts festgenommen waren, von sich gegeben hatten und die im Prozeß durch Zeugenaussagen zur Sprache gekommen waren, mit blauem Kugelschreiber zu unterstreichen. (Was für ein Glück, daß der Gerichtsreporter von *Jackson's Oxford Journal* diese Aussagen für wichtig genug gehalten hatte, um sie zu notieren.)

> *«Ihn hat sie schon rangelassen heute abend, und mich wird sie auch ranlassen, sonst werde ich sie ...» (Oldfield) «Zur Hölle mit diesem Weibsstück! Wenn sie sich ertränkt hat, dann kann ich es auch nicht ändern!» (Oldfield) «Sie hat ein paarmal gesagt, daß sie es tun würde, und jetzt hat sie es wohl tatsächlich gemacht.» (Musson) «Ich hoffe, das verdammte Weib schmort in der Hölle!» (Oldfield) «Zum Teufel mit der Frau! Was geht sie uns an? Wenn sie sich entschlossen hat, sich zu ertränken, warum macht man uns dann Schwierigkeiten?» (Towns) «Wenn er als Zeuge gegen uns aussagen will, dann wegen anderer Dinge, nicht wegen der Frau.» (Oldfield)*

Hm.

Mochten die Äußerungen auch unzusammenhängend und aus dem Kontext gerissen sein, sie hatten alle denselben Tenor: eine grenzenlose Wut auf Joanna Franks. Morses Überzeugung, daß dies nicht die Art von Bemerkungen waren, die man *nach* der Tat von Mördern erwarten würde, wuchs. Scham, Reue, Angst – das waren die üblichen Reaktionen, vielleicht in einigen Fällen unmittelbar nach Vollendung der Tat auch ein Gefühl von Befreiung, ja Triumph. Aber nicht dieser wilde Zorn und Haß, der ja die Schiffer, selbst nachdem man Joannas Leiche gefunden hatte, noch tagelang beherrscht hatte.

Und dann stieß Morse bei der Lektüre des *Oxford Journals* auf die Wiedergabe einer Zeugenaussage, die der Oberst in seinem Bericht mit keinem Wort erwähnt hatte. Offenbar hatte Oldfield irgendwann im Laufe des Prozesses behauptet, daß sie Joanna in jener verhängnisvollen Nacht gegen vier Uhr morgens eingeholt hätten. Sie sei in völlig aufgelöstem Zustand gewesen, und sie seien in der Dunkelheit ohnehin nur auf sie aufmerksam geworden, weil sie wie eine Verrückte immerzu nach ihrem Mann geschrien habe: «Franks! Franks! Franks!» Er habe, so hatte Oldfield weiter behauptet, sie überredet, auf den Kahn zurückzukehren, doch sei sie nach kurzer Zeit wieder auf den Treidelpfad zurückgesprungen (zum wievielten Mal nun schon?), um dort zu Fuß weiterzugehen. Er und Towns seien ihr kurz darauf gefolgt und seien unterwegs einem möglichen Zeugen begegnet (jenem Donald Favant, der im Buch des Obersten kurz erwähnt wird). Doch das Gericht hatte Oldfields Aussage offenbar keinen Glauben geschenkt, und die Staatsanwaltschaft hatte für seinen Bericht von der zweiten Begegnung (der übrigens durch Towns' Aussage erhärtet wurde) nur Hohn übrig: Im besten Fall seien ihre Erinnerungen durch ihre Trinkerei getrübt, aber viel wahrscheinlicher sei, daß es sich bei ihren Aussagen um die Schutzbehauptungen «gemeiner Mörder» handele. Dies aber war nun genau die Art staatsanwältlichen Kommentars, die Morses Glauben, daß man vor Gericht sein Recht erhalte, über die Jahre sehr erschüttert hatte. Als Polizeibeamter war er mit den Feinheiten des Gesetzes nicht besonders vertraut, aber er war ein leidenschaftlicher Verfechter des Prinzips, daß ein Mann, bis er der Tat überführt ist, für unschuldig zu gelten habe. Es war ein Grundprinzip nicht nur kodifizierten Rechts, sondern des Naturrechts …

«Liegen Sie bequem?» fragte Eileen und strich ihm mechanisch die Bettdecke glatt.

«Ich dachte, Sie hätten schon Schluß.»
«Gleich.»
«Sie verwöhnen mich.»
«Das Lesen macht Ihnen großen Spaß, nicht wahr?»
Morse nickte. «Manchmal schon.»
«Ist Lesen das, was Ihnen von allen Dingen am meisten Spaß macht?»
«Ach, das kann ich so nicht sagen, Musik ... Musik finde ich eigentlich manchmal noch schöner.»
«Das heißt, wenn Sie lesen und legen sich dazu eine Platte auf ...»
«Beides zusammen geht nicht.»
«Aber lesen oder Musik hören, eines von beiden ist das Schönste, was Sie sich vorstellen können?»
«Abgesehen mal von einem Diner mit Kerzenlicht – wenn jemand wie Sie mir gegenübersäße ...»
Eileen errötete.

Bevor er an diesem Abend einschlief, genehmigte sich Morse noch einen kleinen Whisky, und während er ihn langsam, Schluck für Schluck genoß, schien die Welt auf einmal gar kein so unerträglicher Ort ...

Als er am nächsten Morgen aufwachte (oder, genauer gesagt, geweckt wurde), es war Sonntag, wunderte er sich sehr, daß die Erkenntnis, was damals, 1859, am Kanal wirklich passiert war, so lange hatte auf sich warten lassen. Gewöhnlich war doch die Geschwindigkeit, mit der er eine Analyse der Zusammenhänge erstellte, vergleichbar dem sprichwörtlichen Lidschlag einer Eidechse – bildete er sich jedenfalls ein.

# Kapitel 26

*Es gibt ein Gesetz, im dunkelsten der Bücher des Lebens, und das lautet: Du kannst eine Sache neunhundertneunundneunzigmal ansehen, und dir wird nichts geschehen, aber beim tausendsten Mal gerätst du in die schreckliche Gefahr, sie zum ersten Mal zu erblicken.*

G. K. Chesterton, *Der Napoleon von Notting Hill*

Morse konnte es kaum abwarten, bis die Schwestern ihre morgendliche Runde beendet hatten, um sich noch einmal den Bericht des Obersten vorzunehmen. Ganz bewußt begann er bei den weniger wichtigen Seiten, um sich langsam zum Kern des Berichts vorzuarbeiten, genauso wie er als Junge, wenn ihm seine Mutter Spiegeleier gebraten hatte, langsam und genüßlich Stück um Stück des Weißen abgeschnitten hatte, bis am Ende nur noch die halbrunde Kugel des Dotters übriggeblieben war, die er in einer Art kleiner Ekstase in einem Stück zum Mund führte.

Was war der genaue Wortlaut des Prozeßberichts gewesen? Morse nickte nachdenklich. Als Charles Franks die Leiche sah, hatte er sie, obwohl das Gesicht sehr entstellt gewesen war, «anhand einer kleinen Narbe hinter dem linken Ohr, die nur ihren Eltern oder aber einem ihr sehr vertrauten Geliebten bekannt sein konnte», identifiziert. Morse fragte sich, ob wohl schon jemals vorher vor einem englischen Gericht die Identität einer Person aufgrund eines so dürftigen Hinweises behauptet und beschworen worden war. Daß die Tote eine winzige Narbe hinter dem Ohr gehabt hatte, bezweifelte er gar nicht. Der Arzt, der den Fall untersuchende Kriminalbeamte, die beiden Frauen, die die Tote erst entkleidet und dann für die Beerdigung wieder angekleidet hatten, sie alle hätten, falls es erforderlich gewesen wäre, die Existenz einer solchen Narbe bestätigen können. Nur – wer sagte denn, daß es Joanna war, die diesen winzigen Makel hinter dem Ohr aufwies? Es gab doch zu diesem Punkt nur die Aussage des Ehemannes. Wo waren die beiden anderen Menschen, die von der Narbe gewußt haben mußten – die Eltern? Sie waren beim Prozeß in Oxford offenbar nicht als Zeugen geladen worden. Warum nicht? War die Mutter durch den Tod der Tochter so angegriffen gewesen, daß man glaubte, ihr ein Erscheinen vor Gericht nicht zumuten zu können? Oder war sie vielleicht damals schon tot gewesen?

Aber der Vater, der Vater war doch auf jeden Fall noch am Leben gewesen. Ein Versicherungsagent ...

Morse besann sich wieder auf den zentralen Punkt, den er einem imaginierten Geschworenengericht vorzutragen gedachte. Keine Jury der Welt würde in einem Mordfall eine nur von einer einzigen Person bezeugte Identifizierung akzeptieren, wenn nicht noch irgendwelche zusätzlichen Beweise vorhanden waren, aus denen sich die Identität der betreffenden Person ableiten ließ. Und auch im Fall Joanna Franks hatte es tatsächlich einen solchen zusätzlichen Beweis gegeben (Morse schaute wieder in den Bericht, um sich des genauen Wortlauts zu versichern). «Seine (Franks') Identifizierung erfuhr eine zusätzliche Bestätigung, als man später in der vorderen Kabine der *Barbara Bray* ein Paar Schuhe fand, das der Toten genau paßte.» Für die Geschworenen damals mußte die Sache etwa so ausgesehen haben: erstens, die Schuhe in der Kabine gehörten Joanna Franks; zweitens, die Schuhe paßten der ertrunkenen Frau; drittens, also ist die ertrunkene Frau Joanna Franks – *quod erat demonstrandum*. Alle drei Aussagen schienen ja auch auf den ersten Blick so einfach und einleuchtend. Aber was war, wenn die erste Behauptung gar nicht zutraf? Wenn die Schuhe nun gar nicht Joanna gehört hätten? In diesem Fall mußte die Schlußfolgerung unausweichlich lauten, daß, wer immer auch die Frau war, deren Leiche man, mit dem Gesicht nach unten treibend, im Duke's Cut gefunden hatte, es sich jedenfalls nicht um Joanna Franks handeln konnte.

Einen Moment noch, Morse! Nicht so schnell! (Er stellte sich in Gedanken die Einwände des Staatsanwalts vor.) Zugegeben, die Beweise für Joannas Identität mögen vielleicht wirklich etwas dürftig sein, aber haben Sie – *Sie selber* – einen – *irgendeinen* – handfesten Grund, die Richtigkeit der Identifizierung anzuzweifeln? Und eine andere Stimme – Morses eigene – antwortete fest und zuversichtlich: Ja, den habe ich! Und wenn das hohe Gericht es gestattet, werde ich jetzt berichten, was genau sich am Mittwoch, dem 22. Juni 1859 zwischen drei und fünf Uhr morgens am Kanal abgespielt hat.

Meine Herren! Wir alle, die wir bemüht sind, das Tatgeschehen selbst wie auch die Ursachen der Tat zu rekonstruieren, werden jedesmal aufs neue von dem Gedanken gequält: *irgend etwas* ist hier geschehen, *und zwar auf spezifische Art und Weise.* Alle Theorie, jeder Versuch der Rekonstruktion, jede Wahrscheinlichkeit, sie alle verblassen neben der *einfachen, greifbaren Wahrheit dessen, was tatsächlich sich ereignet hat.* Wenn wir doch nur … wenn wir doch, so pflegen wir zu sagen, bloß die Möglichkeit hätten zu sehen, was wirklich passiert ist. Meine Herren! Ich werde Ihnen gleich diesen Wunsch erfüllen …

Sprechen Sie! sagte der Richter.

# Kapitel 27

*Einbildung, die du uns fortziehest,*
*Daß wir nichts gewahren, selbst wenn*
*Tausend Trompeten um unsre Ohren schallten.*

Dante, *Purgatorio*

Von ihrem Platz, von der Falltür aus links an der vorderen Kabine, konnte sie die beiden gut sehen. Ein Reporter hätte in einem Bericht vermutlich etwas zusammenphantasiert, etwa daß die Männer schnarchten, besser noch: laut schnarchten. Joanna reichte die einfache Tatsache, daß die beiden – Oldfield und Musson – schliefen. Und sie schliefen fest, das verriet das regelmäßige Sichheben und -senken des dunkelbraunen Federbettes, das beide bedeckte. Hatten sie einen Rausch? Ja. Joanna selbst war es gewesen, die dafür gesorgt hatte, daß sie sich betranken. Es hatte allerdings auch kaum der Überredung bedurft, der Zeitpunkt war jedoch wichtig gewesen ... Sie lächelte mit grimmiger Befriedigung und warf einen Blick auf ihre kleine silberne Uhr, die sie nach Möglichkeit immer bei sich trug. Sie war ein Geschenk ihres Vaters zu ihrem zweiundzwanzigsten Geburtstag gewesen (nicht zum einundzwanzigsten!), als er gerade vom Londoner Patentamt ein größeres Honorar angewiesen bekommen hatte. Ihre Hand schloß sich fest um das kostbare Stück, so als empfände sie es als eine Art Glücksbringer für die bevorstehende Unternehmung.

Gelegentlich sprach sie ein paar Worte – sehr leise, nur um Oldfield und Musson nicht zu wecken – zu dem unehrlich wirkenden, etwas dümmlichen, pickeligen Jungen mit dem ausweichenden Blick, der neben ihr am Eingang der Kabine stand. Seine linke Hand ruhte auf dem Ruder, das wie ein Z geformt war und breite, rotgrüne und gelbe Streifen trug, seine Rechte lag auf ihrem Busen (wohin sie selbst sie gelegt hatte). Zwanzig Meter weiter vorn trottete das Pferd (ein ziemlich ausdauerndes Pferd!) jetzt etwas langsamer, doch die Stricke längs seiner Flanken blieben straff gespannt, während es auf dem stillen Treidelpfad vorwärts stapfte. Das einzige Geräusch war das Klatschen des Wassers gegen die Seiten der *Barbara Bray*, während sie unaufhaltsam durch die Nacht weiter in Richtung Süden glitt.

Joanna warf einen Blick hinter sich auf das geflochtene Korbwerk, das das Heck des Kahns schützen sollte. «Noch ein bißchen mehr hinüber, noch ein bißchen mehr hinüber zur anderen Seite, Tom», flüsterte sie, während der Kahn das Dorf Hampton Gay passierte. Der Kanal machte hier einen scharfen Knick. «Und vergiß nicht unsere Abmachung», fügte sie hinzu, während sie zur Bordwand trat. Wootton lenkte den Kahn sachte hinüber zum linken Ufer.

Wootton war zwar erst fünfzehn, aber in vielen Dingen seinem Alter weit voraus – jedoch nicht in allen. Niemals zuvor hatte er ein derartiges Verlangen nach einer Frau verspürt wie jetzt nach Joanna. Und den anderen Männern ging es genauso. Sie strahlte eine ansteckende Vitalität aus, die einfach alle in ihren Bann schlug. Woran das genau lag, ließ sich schwer sagen. Es war das Blitzen ihrer Augen, wenn sie sprach, die Art, wie sie genießerisch mit der Zunge in die Mundwinkel fuhr, nachdem sie in einem Wirtshaus Lammkoteletts und Erbsen gegessen hatte, und das aufreizende Lachen, mit dem sie die Männer zum Trinken animierte, während sie selbst sich unter Kontrolle behielt. *Oldfield hatte sie besessen* – dessen war sich Wootton ganz sicher. Er hatte sie in einem der dunklen Tunnel genommen, während er, Wootton, für sechs Shilling ihm die Arbeit abgenommen und den Kahn mit den Beinen vorwärts gestoßen hatte. Und die ganze Zeit war ihr Stöhnen zu ihm gedrungen, während sie es in der Kabine miteinander getrieben hatten. Später, ein Stück weiter südlich, war es Towns gewesen, der gegen dieselbe Bezahlung Oldfields Arbeit übernommen hatte. Beide Männer, Towns und auch Musson, der dürre Musson mit den lüsternen Augen, hatten bald herausgehabt, was da vor sich ging, und wollten auch mit dabeisein. Streit lag in der Luft, und tatsächlich war Towns bei einer Gelegenheit auf Musson mit einem Messer losgegangen.

Jetzt reichte Wootton Joanna wie verabredet die Laterne. Die Nacht war windstill, und die Flamme flackerte nur leicht, als Joanna von Bord sprang. Gleich darauf war sie im Dunkeln verschwunden, und Wootton sah wieder geradeaus auf das Wasser vor sich, und ein befriedigtes Lächeln spielte um seinen weichlichen Mund.

Natürlich war es nicht ungewöhnlich, daß weibliche Passagiere in ziemlich regelmäßigen Abständen von einem Kanalboot ans Ufer sprangen: Frauen verrichteten ihre Notdurft immer ein wenig umständlicher als Männer. Doch Joanna würde in dieser Nacht vielleicht ein wenig länger als gewöhnlich verschwunden sein – so hatte sie gesagt.

Sie stand verborgen im Unterholz und beobachtete den Umriß des Bootes, der mehr und mehr mit der Nacht verschmolz. Dann, als sie nach ihrer Schätzung außer Hörweite der Besatzung war, rief sie den Namen des Mannes – ohne daß anfangs jemand antwortete; dann wieder und ein drittes Mal – bis sie in den Büschen neben sich, die an die Steinmauer eines großen Herrenhauses grenzten, eine raschelnde Bewegung hörte – und ein unterdrücktes, nervöses «Sch!»

Die Nachtluft war still, und ihre Stimme war weit über dem Kanal zu hören gewesen, so daß der junge Mann am Bug und der Mann mit dem gleichmütigen Pferd sich gleichzeitig umdrehten und in die Dunkelheit spähten. Doch sie konnten nichts erkennen; und da sie nichts mehr hörten, dachte keiner von ihnen weiter darüber nach.

Aber einer der Männer, der angeblich schlief, hatte die Stimme ebenfalls gehört!

Währenddessen waren Joanna und ihr Komplize, sich im Schatten haltend, verstohlen an der Reihe kleiner, steingrauer Häuser mit Terrassen entlanggehuscht, die den Kanal bei Thrupp säumten; dann glitten sie unbemerkt an den verdunkelten, stummen Fenstern des *Boat Inn* vorüber und bewegten sich jetzt unbefangener durch die kurze heckengesäumte Gasse, die zum Oxford-Banbury-Highway führte.

Die *Barbara Bray* hatte auf den nächsten drei Meilen die Schleusen von Roundham, Kidlington Green und Shuttleworth zu überwinden – letzteres nur wenig nördlich von jenem dreieckig geformten Abschnitt des Kanals, der bekannt war als Duke's Cut. Während die *Barbara Bray* die Schleusen passierte, hätten sie, so hatten sich Joanna und ihr Begleiter ausgerechnet, genug Möglichkeiten, ihr Vorhaben durchzuführen. Das würde ganz einfach sein. Viel schwieriger war es gewesen, sich während all der Tage für irgendwelche Stellen unterwegs zu verabreden, und Oldfield mußte auch etwas gemerkt haben, denn seit gestern hatte er Joanna zunehmend argwöhnischer angesehen, wenn sie wieder einmal zur Tages- oder auch zur Nachtzeit das Schiff verlassen hatte. Aber sie hatte genau gewußt, wie sie sein Mißtrauen immer wieder hatte besänftigen können.

«Ist alles bereit?»

Er nickte kurz. «Still jetzt!»

Sie gingen zu einem Planwagen hinüber, der an einer Buche festgebunden war. Zwischen den Deichseln stand mit gesenktem Kopf ein Schecke. Ab und zu trat der Mond zwischen den Wolken hervor, nirgendwo war eine Menschenseele zu sehen.

«Das Messer?» fragte er.

«Ich habe es geschärft.»

Er nickte befriedigt.

Sie zog ihren Mantel aus und gab ihn ihm, nahm dann einen anderen Mantel von ihm entgegen, ihrem eigenen sehr ähnlich, aber aus billigem Material, weniger elegant geschnitten und ein wenig länger.

«Hast du auch an das Taschentuch gedacht?» Schnell griff sie in die rechte Tasche des Mantels, den sie eben getragen hatte, und zog ein kleines, weißes, quadratisches Tüchlein hervor, das mit Spitze gesäumt war und in einer seiner Ecken die in rosa Seide gestickten Initialen «J. F.» trug.

Ein irreführendes Detail mehr.

«Sie ist … ist sie da drin?» Joanna deutete mit dem Kopf in Richtung Planwagen. Ihre Stimme klang zum erstenmal nervös und unerwartet rauh.

Er nickte einmal kurz, die schmalen Augen funkelten hell in dem dunkel verschatteten Gesicht.

«Ich will sie nicht sehen.»

«Das ist auch nicht nötig.» Er nahm ihr die Laterne aus der Hand und hielt sie, nachdem sie vorne auf den Wagen geklettert waren, über eine von Hand gezeichnete Ortsskizze. Mit dem rechten Zeigefinger deutete er auf eine Brücke, die ungefähr dreihundertfünfzig Meter nördlich der Schleuse von Shuttleworth über den Kanal führte. «Wir fahren jetzt bis – hier! Du wartest dort, bis sie dich eingeholt haben, verstanden? Dann gehst du zurück an Bord. Und wenn ihr die Schleuse passiert habt – aber erst hinterher! –, dann …»

«Wie wir es abgesprochen haben!»

«Ja. Du wartest einen unbeobachteten Moment ab und springst ins Wasser. Du kannst so lange drin bleiben, wie du willst, aber paß auf, daß dich niemand sieht, wenn du herauskletterst. Der Wagen steht an der Brücke. Du legst dich hinein und verhältst dich ganz ruhig. Ich werde so schnell, wie ich kann, wieder bei dir sein …»

Joanna zog das Messer aus der Rocktasche. «Soll ich es tun?»

«Nein!» Er nahm ihr das Messer rasch aus der Hand.

«Nein?»

«Es ist nur …» begann er, «ihr Gesicht, weißt du, ihr Gesicht ist ganz schwarz geworden!»

«Ich dachte immer, Tote sähen eher weiß aus», flüsterte Joanna.

Der Mann zuckte die Achseln, nahm die Laterne und kletterte nach hinten in den Wagen. Dort stellte er sie so ab, daß das Gesicht der Toten im Schatten blieb, dann hob er ihren Rock, und mit einer einzigen, geschickten Bewegung machte er einen ungefähr zwölf Zentimeter langen Schritt in die Vorderseite ihres Baumwollschlüpfers.

Er kehrte nach vorne zu Joanna zurück und händigte ihr zwei Flaschen dunklen Ales aus, als er plötzlich an der Schulter gerüttelt wurde …

«Möchten Sie etwas Suppe, Mr. Morse?»

Es war Violet.

# Kapitel 28

*Wir leben in einem System von Lügen. Der eine Weg hinaus heißt Alkohol, der andere Tod.*

Tennessee Williams, *Die Katze auf dem heißen Blechdach*

Auf allen Stationen des John-Radcliffe-Krankenhauses gab es die Einrichtung des sogenannten Berichts, einem Treffen der Ärzte und des Pflegepersonals jeweils am Übergang von der Früh- zur Spätschicht und von dieser zur Nachtschicht. Auf manchen Stationen konnten die leitenden Ärzte es sich leisten, an den Wochenenden zu verschwinden und sich mit ihren BMWs oder Yachten zu vergnügen, doch auf der zur Hälfte mit chirurgischen Fällen belegten Station 7 C fanden die «Berichte» ohne Unterbrechung täglich statt. So auch am heutigen Sonntag, dem zweiten, den Morse nun schon im Krankenhaus verbrachte.

Zu diesem Treffen um dreizehn Uhr waren diesmal sogar besonders viele Mitarbeiter gekommen: der Oberarzt, ein junger Medizinalassistent, Oberschwester Maclean, Stationsschwester Stanton und zwei Lernschwestern. Sie alle drängten sich in dem Zimmer der Oberschwester und sprachen jeden der Fälle einzeln durch, erörterten die Medikation und die weitere Prognose, diskutierten die Ursachen von Rückfällen und konstatierten befriedigt einsetzende Heilungsprozesse.

Der Chief Inspector war einer der letzten Fälle, die besprochen wurden, denn man war allgemein der Meinung, er sei inzwischen über dem Berg.

«Morse!» Der Oberarzt schüttelte leicht den Kopf, während er die Krankenakte in Empfang nahm.

«Seine Genesung macht wirklich gute Fortschritte», bemerkte die Oberschwester ungefragt in dem verteidigenden Tonfall einer Mutter, die auf dem Elternabend soeben erfahren hat, daß die Arbeitshaltung ihres Sprößlings zu wünschen übrigläßt.

«Ich bin immer in Versuchung», sagte der Oberarzt, während

er ihr die Akte zurückgab, «diese Trinker zu fragen, warum sie es nicht ganz einfach mal mit Wasser versuchen – Wasser ist eine wundervolle Sache ... Ich würde natürlich nicht versuchen, Schwester, Sie zu überzeugen, aber ...»

Eine oder zwei Minuten lang glühten Schwester Macleans blasse Wangen vor Schamröte, und eine der Lernschwestern konnte angesichts der Verlegenheit des Drachen ein Lächeln des Entzückens kaum unterdrücken. Doch die andere der beiden, die schöne Fiona, nahm seltsamerweise plötzlich die Züge und die Farbe in dem Gesicht wahr, die es fast hätten schön machen können.

«Er scheint nicht *so viel* zu trinken, oder?» bemerkte der junge Arzt und ließ seine Blicke über die umfangreichen Notizen gleiten, von denen er die meisten verfaßt hatte.

Der Facharzt schnaubte verächtlich. «Unsinn!» Er schnipste mit dem Finger gegen die anstößigen Papiere. «Verdammter Lügner, oder etwa nicht? Säufer und Diabetiker!» Er wandte sich an den jungen Arzt: «Ich habe Ihnen das bereits gesagt, denke ich!»

Es war ganz unverzeihlich, daß für ein paar Sekunden der Hauch eines Lächelns um Schwester Macleans Lippen spielte, während ihre Wangen wieder ihre gewohnte Blässe annahmen.

«Er ist kein Diabetiker ...» fing der junge Arzt an.

«Ich gebe ihm noch zwei Jahre!»

«Trotzdem, er ist auf dem Weg der Besserung», beharrte der junge Arzt. Er wollte sich diesen Erfolg, der nicht zuletzt seinen Bemühungen zu verdanken war, nicht auf so ungerechte Weise schmälern lassen.

«Ja. Er hat unerhört Glück gehabt. Ich hatte eigentlich angenommen, wir müßten ihm seine Eingeweide drastisch reduzieren.»

«Er muß wohl im Grunde eine sehr robuste Konstitution haben», kommentierte die Oberschwester mit gewohnter Autorität.

«Vermutlich», knurrte der Oberarzt mißvergnügt, um ein wenig giftig hinzuzufügen, «abgesehen mal von seinem Magen, seinen Lungen, seinen Nieren und seiner Leber – der ganz besonders. Aber, wer weiß, vielleicht schafft er es noch bis zum Sechzigsten, wenn er sich an unsere Anweisungen hält, was ich allerdings, ehrlich gesagt, sehr bezweifle.»

«Sollen wir ihn noch ein paar Tage dabehalten?»

Nach kurzem Überlegen schüttelte der Oberarzt den Kopf. «Nein, schicken Sie ihn nach Hause. Seine Frau wird ihn dort genauso gut pflegen können wie wir hier, vielleicht sogar noch besser. Er soll die Tabletten wie bisher weiternehmen und sich in zwei Wochen wieder bei mir vorstellen.»

Eileen Stanton kam nicht mehr dazu, den Oberarzt bezüglich seines Irrtums, was Morses häusliche Verhältnisse anging, zu korrigieren, weil in diesem Augenblick eine junge Schwester aufgeregt in das Zimmer gestürmt kam. «Tut mir leid, daß ich stören muß. Aber wir haben, glaube ich, einen Herzstillstand ... Einer der Neuzugänge.»

«Ist er tot?» wollte Morse wissen.

Eileen, die ein paar Minuten Zeit hatte und auf seinem Bettrand saß, nickte traurig. Es war früher Nachmittag.

«Wie alt ist er gewesen?»

«Ich weiß nicht genau, ein bißchen jünger als Sie, glaube ich.» Sie wirkte niedergeschlagen. «Vielleicht, wenn wir uns intensiver um ihn gekümmert hätten ...»

«Sie sehen so aus, als könnten Sie es im Moment selbst ganz gut gebrauchen, wenn sich jemand um Sie kümmerte», bemerkte Morse mit jener Hellsichtigkeit, die ihm manchmal zu eigen war.

«Ja, stimmt.» Sie blickte ihn an und bemühte sich, ein Lächeln zustande zu bringen, entschlossen, ihre trübe Stimmung abzuschütteln. «Und Sie werden sich ab morgen auch wieder selbst um sich kümmern müssen», sagte sie mit Bedauern in der Stimme. «Wir setzen Sie nämlich vor die Tür, wir haben genug von Ihnen.»

«Sie meinen, ich werde morgen entlassen?» Morse wußte nicht recht, ob das nun eine gute oder eine schlechte Nachricht war. Sie nahm ihm die Entscheidung ab.

«Das ist eine gute Nachricht, oder?»

«Sie werden mir fehlen.»

«Ja, vielleicht...» Morse sah, wie ihr die Tränen in die Augen stiegen.

«Warum erzählen Sie mir nicht einfach, was los ist?» fragte er leise. Und sie erzählte es ihm. Wie großzügig sich das Krankenhaus verhalten hätte, und insbesondere auch die Oberschwester, als sie sie gebeten hätte, die Schicht wechseln zu dürfen, und wie sie sich so auf die Party gefreut hätte und wie hinterher alles so enttäuschend verlaufen sei ... Die Tränen rollten ihr die Wangen hinunter, und sie wandte ihr Gesicht ab und suchte mit ihrer Rechten nach einem Taschentuch. Morse schob ihr sanft sein eigenes, schmuddeliges Tuch in die Hand, und für einen Augenblick saßen beide ganz still.

«Ich will Ihnen etwas sagen», begann er schließlich, «eigentlich ist das doch sehr schmeichelhaft, daß sich zwei Männer wegen Ihnen geprügelt haben.»

«Nein, ist es nicht!» Sie begann wieder zu weinen.

Morse seufzte. «Ja, vielleicht haben Sie recht. Aber eines will ich Ihnen sagen. Es wird Sie vielleicht nicht freuen, vielleicht sogar eher das Gegenteil, aber wenn *ich* auf der Party gewesen wäre und hätte die beiden sich wegen Ihnen streiten sehen, dann hätte ich mich auch noch eingemischt, und dann hätten sich nicht nur zwei Männer wegen Ihnen geprügelt, sondern gleich drei!»

Sie lächelte und wischte sich die Tränen ab. Es ging ihr schon wieder besser. «Die beiden sind aber große, stämmige Kerle. Und der eine von ihnen hat seit Jahren Karate-Unterricht!»

«Na schön, dann hätte ich eben verloren. Aber gekämpft hätte ich trotzdem. Erinnern Sie sich, es gibt da so ein Gedicht: ‹Besser, gekämpft zu haben und verloren als ...› hm.» (Morses eigene Erinnerung war offenbar nur höchst unzulänglich.)

Sie beugte sich zu ihm hinunter, so daß ihr Gesicht dicht vor seinem war, und sah ihm direkt in die Augen. «Es hätte mir überhaupt nichts ausgemacht, wenn Sie verloren hätten, vorausgesetzt, daß ich Sie hinterher hätte pflegen dürfen», flüsterte sie leise.

«Aber das haben Sie ja sowieso getan», sagte Morse, «und noch einmal vielen Dank dafür.»

Sie stand auf, lächelte ihn ein wenig traurig an und ging. Morse spürte einen Stich des Bedauerns.

## Kapitel 29

*Ich glaube, es grämt die Heiligen im Himmel, zu sehen*
*Wie viele einsame Menschen auf der Erde Trost und Beistand erst im Krankenhaus erfahren haben*

Elizabeth Barrett Browning, *Aurora Leigh*

Das Ende jeder Reise ebenso wie der Wechsel eines Ortes sind immer mit unerklärlicher Trauer verbunden. Ob diese Trauer dem unbewußten Gedanken an die letzte Reise geschuldet ist, die wir alle einmal antreten müssen, oder ob es einfach Abschiede an sich sind, die uns traurig stimmen, wollen wir hier nicht entscheiden. Morse jedenfalls empfand bei der Nachricht, daß er wieder nach Hause durfte, eine Mischung aus Freude und Wehmut. Aber zu Hause würde er doch endlich wieder seine geliebte Musik hören können? Ja, das stimmte. Bald würde er wieder hingerissen Wotans Abschied im letzten Akt der *Walküre* lauschen und eine seiner Puccini-Platten, mit Pavarotti in der Hauptrolle, auf volle Lautstärke drehen – zumindest am Vormittag, wenn seine Nachbarn aus dem Haus waren, um ihrer verantwortungsvollen Tätigkeit bei Oxfam nachzugehen. Und dann hatte er natürlich auch noch seine Bücher. Er vertraute darauf, daß die Nachbarn wie auch sonst immer, wenn er abwesend war, ein Auge auf seine Wohnung gehabt hatten, und er seine Erstausgabe von *A Shrophire Lad* (1896) noch im Bücherregal vorfinden würde, einen schmalen weißen Band, ohne Extra-Schutzumschlag, den Morse bei sich in sentimentalen Momenten bisweilen mit einem Prinz königlichen Geblüts ohne Leibwache verglich. Ja, es hatte durchaus auch sein Gutes, wieder nach Hause zu kommen: Er konnte hören, lesen, essen und trinken, was er wollte. Letzteres allerdings nur in Maßen. Und doch würde er, das wußte er jetzt schon, auch etwas vermissen. Die Schwestern würden ihm fehlen und die Mitpatienten, die Besucher natürlich, aber auch die Regelmäßigkeit, aber irgendwie auch das ganze Krankenhaus mit allen seinen Vorzügen und Schwächen, das ihn, als er schwer krank gewesen war, aufgenommen hatte und ihn nun vergleichsweise gesund wieder entließ.

Der tatsächliche Abschied von der Station 7 C war dann allerdings eher kurz und schmerzlos. Als die Nachricht kam – kein Hörnerblasen, sondern ganz prosaisch ein Telefonanruf –, daß er sich fertigmachen solle, ein Ambulanzwagen stünde bereit, ihn zusammen mit anderen Entlassenen nach Nordoxford zu fahren, hatte er kaum noch Zeit und Gelegenheit, allen auf Wiedersehen zu sagen. «Waggie» war gerade im Waschraum – er hatte heute nach seiner Operation zum ersten Mal allein aufstehen dürfen –, ein zweiter Mitpatient schien fest zu schlafen, ein dritter war vor wenigen Minuten zum Röntgen abgeholt worden, und der junge Mann, der immer seine Kochsalzinfusion herumtrug, schien ganz vertieft in das *Blaue Billett* (er mußte es aus dem Papierkorb geholt haben!), und Morse konnte sich gut vorstellen, daß er nicht gestört werden wollte. Bei einem weiteren Mitpatienten schließlich waren seit Stunden die Vorhänge um das Bett geschlossen, so daß Morse annahm, daß er im Sterben lag, wenn er nicht vielleicht sogar schon tot war. Was die Schwestern anging, so waren sie, wie immer um diese Zeit, sehr beschäftigt (zwei Schwestern waren heute morgen ohnehin neu auf der Station), und Morse begriff, daß er nur ein Patient unter vielen gewesen war und jetzt, da er wieder gesund war, nicht mehr viel Aufmerksamkeit beanspruchen konnte. Eileen hatte wieder Nachtschicht, so daß er sie sowieso nicht mehr sehen würde, und auch die Oberschwester war gerade nicht in der Nähe, als es soweit war und ein fröhlicher junger Hilfspfleger mit Bürstenhaarschnitt und Ohrringen ihn im Rollstuhl aus dem Saal schob. Nur Fiona konnte er durch die angelehnte Tür des Nebensaales kurz noch zunicken, sie saß neben einem sehr alten Patienten und hielt ihm geduldig einen Spucknapf unter den sabbernden Mund. Mit ihrer freien Hand winkte sie ihm zu und formte stumm die Worte «Viel Glück», aber Morse verstand nicht, was sie ihm sagen wollte, und dann hatte ihn der Pfleger auch schon aus der Stationstür hinaus ins Treppenhaus geschoben. Der Fahrstuhl war wie immer nicht da.

# Kapitel 30

*Lente currite, noctis equi!*
*(O trabt langsam, ihr Pferde der Nacht!)*

Ovid, *Liebesgedichte*

Obwohl Mrs. Green die Zentralheizung in einem Teil der Räume angelassen hatte, empfand Morse bei seiner Rückkehr die Wohnung als kalt und abweisend. Er hätte sich gewünscht, daß *irgend jemand* dagewesen wäre, ihn willkommen zu heißen, am liebsten Christine, aber auch über Eileens oder Fionas Anwesenheit hätte er sich gefreut, und selbst die Oberschwester wäre ihm recht gewesen. Doch die Wohnung war leer. Lewis war in den letzten Tagen nicht mehr dagewesen, und so zog Morse zwei Weihnachtskarten, einen Brief von seiner Versicherung und seine beiden Sonntagszeitungen aus dem Briefkasten. Die Wahl der beiden Sonntagszeitungen – mochten die Namen auch manchmal wechseln – widerspiegelten unweigerlich Morses Konflikt zwischen seinem Interesse an Kultur auf der einen und seinem Hunger nach Sex auf der anderen Seite. Oder heute konkret zwischen: *Synode in Streit über Trennung von Kirche und Staat* und *Sex-Sklavins sechswöchige Tortur in seidenbespanntem Sarg.* Morse entschied sich (wie meistens) zunächst für das Sex-Blatt, und er rechtfertigte seine Entscheidung damit, daß sie immerhin die phantasievolleren Schlagzeilen hätten. Genüßlich betrachtete er eine Weile die Fotos von großbusigen Schönen und las durchaus interessiert einen Artikel über den neuesten Eheskandal in Hollywood. Dann klappte er das Heft zu, stand auf und machte sich eine Tasse Instantkaffee (der ihm tatsächlich viel besser schmeckte als der «richtige» gefilterte) und informierte sich anhand der zweiten Zeitung über die Fluktuation auf den Aktienmärkten der Welt und die tristen Aussichten für die Millionen Hungernden und Kranken in der dritten Welt.

Um halb fünf Uhr klingelte das Telefon, und Morse wußte, daß er, wenn er nur einen Wunsch frei hätte, sich wünschen würde, es möge Christine sein.

Sie war es.

Und nicht nur hatte sie das seltene (und deshalb entsprechend wertvolle) Buch, das ausfindig zu machen Morse sie gebeten hatte, tatsächlich aufgetrieben, sie hatte sich sogar die Zeit genommen («das dürfen Sie aber keinem verraten!»), sich die entsprechenden Seiten durchzulesen, und dabei hatte sie entdeckt («Ich hoffe, Sie sind jetzt nicht zu enttäuscht»), daß Samuel Carter dem Gespräch mit dem alten Walter Towns über den Prozeß nur ein sehr kurzes Kapitel von wenigen Seiten eingeräumt hatte.

«Aber nein, ich bin gar nicht enttäuscht», sagte Morse. «Von wo aus rufen Sie an?»

«Von... äh... von zu Hause.» (Warum das Zögern, dachte Morse erstaunt.)

«Wäre es möglich...»

«Hören Sie», unterbrach sie ihn beinahe schroff. «Ich habe von dem Kapitel eine Fotokopie gemacht. Soll ich sie mit der Post schicken? Oder vielleicht könnte ich...»

«Könnten Sie es mir nicht ganz schnell vorlesen? Sie haben doch gesagt, es wären nur ein paar Seiten.»

«Ich bin keine gute Vorleserin.»

«Legen Sie auf, ich rufe Sie gleich wieder zurück. Dann können wir so lange miteinander reden, wie wir wollen», schlug er vor.

«Also das Telefongespräch werde ich mir schon noch leisten können», sagte sie etwas pikiert.

«Na gut, dann schießen Sie los.»

«Es fängt an auf Seite 187. Sind Sie bereit?»

«Ja.»

*Unter den Leuten, denen ich in den letzten Monaten des Jahres 1884 in Perth begegnete, war auch ein gewisser Walter Towns. Er besaß eine Art lokaler Berühmtheit, und dies erschien mir, als ich ihn kennenlernte, zunächst ziemlich unerklärlich, da ich nicht verstand, wieso dieser ziemlich, nein, ganz und gar heruntergekommene Mann derart bekannt war. Er war sehr klein, nur circa einen Meter fünfzig groß, und von hagerem Aussehen. Seine Wangen waren von den Augen bis in Mundhöhe von tiefen Furchen durchzogen, und der elende Eindruck, den er machte, wurde noch verstärkt dadurch, daß er sehr blaß war, und das, obwohl die Sonne in dieser Gegend sehr kräftig scheint. Hinzu kam ein gewisser Eindruck von Hohlwangigkeit, der dadurch hervorgerufen wurde, daß ihm sämtliche Zähne im Oberkiefer fehlten. Seine Augen jedoch verrieten eine – wenn auch beschränkte – Intelligenz und zeigten darüber hinaus einen Ausdruck von Schwermut, als verfolge ihn die Erinnerung an gewisse Dinge, die früher in seinem Leben geschehen waren – schlimme Dinge. Tatsächlich weist die Geschichte dieses Mannes Züge eines Melodramas auf, wie es jeder Autor seinen Lesern nur zu gern präsentiert: Towns war nur Minuten, bevor er durch den Strick hingerichtet werden sollte, dem drohenden Tod durch eine Begnadigung entkommen. Nachdem ich das erfahren hatte, interessierte mich seine Geschichte natürlich sehr, und er gab mir bereitwillig Auskunft.*

*Im Jahr 1860 war in der Nähe von Oxford eine junge Frau ermordet worden, und der Verdacht richtete sich sogleich gegen die Besatzung eines Kahnes, auf dem sie als Passagier mitgefahren war. Der Kahn war unterwegs gewesen nach London. Die Mannschaft, darunter Towns selbst und ein vierzehnjähriger Junge, wurde verhaftet und vor Gericht gebracht. Während der Junge freigesprochen wurde, wurden die anderen Männer für schuldig befunden und zum Tode durch den Strang verurteilt. Am Tage der Hinrichtung, wenige Minuten nachdem der Gefängnisgeistliche ihnen den letzten Besuch abgestattet hatte, erhielt Towns überraschend die Mitteilung, daß er begnadigt worden sei. Nur wenige Menschen, denke ich, erfahren in ihrem Leben innerhalb weniger Minuten einen derartigen Umschwung des Schicksals. Insgesamt gesehen erwies sich jedoch mein Gespräch mit Walter Towns als eher enttäuschend. Erstens war er, was man ihm nicht vorwerfen kann, nicht sehr wortgewandt, und zweitens auch noch sehr schlecht zu verstehen. Sein ursprünglicher Dialekt (West Country, wie ich gleich herausgehört hatte) wurde stark überlagert von australischem Englisch, so daß ich häufig nicht begriff, wovon er sprach. Mein Eindruck war, daß ich hier einen Menschen vor mir hatte, der den Schwierigkeiten des Lebens wohl kaum gewachsen sein dürfte – das heißt, des Lebens als freier Mann. Denn nachdem Towns fünfzehn Jahre Zwangsarbeit im Gefängnis von Longbay abgeleistet hatte, war er in der Tat genau das: ein freier Mann. Aber auch ein seelisch gebrochener Mann, von schwerfälligem Verstand und vor den Jahren gealtert (er war erst siebenundvierzig!), ein ehemaliger Langzeit-Sträfling (hier in Australien nannte man sie «Kriecher»), der im Angesicht der drohenden Hinrichtung unaussprechliche Qualen durchlebt haben mußte, die ihn wohl für immer gezeichnet hatten.*

*Was Einzelheiten über die letzten schrecklichen Stunden vor der Hinrichtung anging, so war er eher wortkarg, doch ein paar Dinge, die er mir mitteilte, mögen für den Leser durchaus von Interesse sein. So erhielten die Delinquenten am Morgen des Exekutionstages eine üppige Mahlzeit, die aus Lammbraten und verschiedenen Gemüsen bestand, und Towns meinte sich sogar erinnern zu können, daß sie das gleiche oder aber ein ähnliches Frühstück an allen vorherigen Tagen erhalten hätten, und zwar seitdem der Zeitpunkt für die Hinrichtung festgesetzt worden war. Am schlimmsten war nach seinen eigenen Worten für ihn, daß er seine Mannschaftskameraden die ganze Zeit über nicht sehen durfte, und unter dieser, wie er es nannte, «Entbehrung» scheint er unsäglich gelitten zu haben. Ob er in der Nacht, von der er annehmen mußte, daß es seine letzte sein würde, gar nicht oder nur wenig geschlafen hatte, daran konnte er sich nicht mehr genau erinnern, auch nicht, ob er um die Vergebung seiner Sünden gebetet hatte oder gar um Rettung. Die plötzliche Begnadigung jedenfalls empfand er noch jetzt – vierundzwanzig Jahre später – als ein Wunder!*

*Überraschenderweise war es nicht der Gedanke an das Gehängtwerden selbst, der Towns am meisten gequält hatte, sondern die Vorstellung, Mittelpunkt eines öffentlichen Spektakels zu sein. Was er wohl am meisten gefürchtet hatte, war die Abscheu der Menge und die Schande, die ein solcher Tod bedeutete. Diese Furcht mag der Grund sein, daß viele der Unglückseligen zum Zeitpunkt der Hinrichtung die Kraft aufbringen, ihre letzten, todbringenden Schritte mit einer Gefaßtheit und Tapferkeit hinter sich zu bringen, die selbst noch dem mitleidlosesten Zuschauer zumindest Achtung abnötigen muß.*

*Was das eigentliche Verbrechen anging, so behauptete Towns, unschuldig zu sein, eine Behauptung, die, wie wir beim Studium der Kriminalarchive leicht feststellen kön-*

*nen, nicht immer zutreffen muß. Seine Erinnerung an die Fahrt mit dem Kahn und besonders an die junge Frau, ihr Name lautete Joanna Franks, war überaus lebendig und präzise. Die junge Frau hatte offenbar auf ihn großen Eindruck gemacht, und es kann kaum überraschen, daß auch die anderen Männer auf dem Kahn sich von ihr angezogen fühlten und es bei mehreren Gelegenheiten zum offenen Ausbruch von Eifersucht zwischen ihnen kam. Towns erinnert sich, daß einmal zwei Männer (die beiden, die später gehängt wurden) so heftig wegen Joanna in Streit gerieten, daß einer von ihnen sogar das Messer zog! Wenn man Towns Glauben schenken darf, sei sogar der junge Harold Wootton wie verhext von ihr gewesen, und man darf annehmen, daß die um viele Jahre ältere und auch sehr viel erfahrenere Frau seine Gefühle auszunutzen verstand. Übrigens beteuerte Towns, daß er mit Joanna nichts im Sinn gehabt habe, und so wie er das sagte, schien er mir auch glaubwürdig.*

*Eine interessante Anfügung wäre noch zu machen. Im ersten Prozeß glaubte die Staatsanwaltschaft mit einer Anklage wegen Vergewaltigung und Diebstahls mehr Aussicht auf Erfolg zu haben als mit einer Mordanklage. Doch beim zweiten Prozeß wurde dann doch wegen Mordes angeklagt. Eine Anklage wegen eines geringfügigeren Delikts fallenzulassen, wenn man glaubt, sichere Beweise für das schwerere Verbrechen zu besitzen, ist ein durchaus gängiges Verfahren. Möglicherweise war das der Grund, daß Towns sich äußerst gesprächig zeigte, was den Diebstahl anging. Das heißt, er ließ durchblicken, daß er dem jungen Wootton einen Diebstahl schon zugetraut hätte, nicht jedoch eine Vergewaltigung. Und im übrigen, so möchte der Verfasser hinzufügen, gab es natürlich damals wie heute entlang des Kanals mehr als genug Möglichkeiten für die Schiffer, ihre sexuellen Wünsche zu befriedigen.*

«So», sagte Christine, «das wär's. Ich stecke es noch heute in den Kasten, dann haben Sie es vielleicht morgen früh schon.»

«Könnten Sie jetzt nicht gleich vorbeikommen und es bringen?»

«Mein Leben ist... äh... im Moment ein wenig hektisch», sagte sie nach einer kurzen, verlegenen Pause.

«Na schön.» Mehr brauchte sie ihm nicht zu sagen. Er hatte verstanden, daß, bildlich gesprochen, die Wassertemperatur zu kalt war für ein Bad zu zweit.

«Sehen Sie», sagte sie, «ich... ich lebe mit jemandem zusammen...»

«Und dieser Jemand ist der Meinung, daß Sie nicht Ihre ganze Zeit damit verschwenden sollten, mir zu helfen.»

«Ich habe dauernd von Ihnen gesprochen», sagte Christine leise.

Morse schwieg.

«Ist Ihre Adresse noch dieselbe wie im Telefonbuch?» erkundigte sie sich.

«Ja.»

«Sie sind als E. Morse eingetragen. Ich würde gerne wissen, wofür das E. steht.»

«Ach, das ist nicht so wichtig. Ich werde sowieso von allen bei meinem Nachnamen genannt.»

«Sie werden mich nicht vergessen?» sagte sie.

«Versuchen werde ich es sicher, aber ich bezweifle, daß es mir gelingt.»

Nachdem Morse aufgelegt hatte, blieb er noch ein paar Minuten nachdenklich neben dem Telefon sitzen. Dann fiel ihm wieder Samuel Carters Bericht über sein Gespräch mit Towns ein, und er wunderte sich, wie einem doch offenbar kompetenten Mann wie ihm im Verlauf nur weniger Seiten so viele Fehler unterlaufen konnten: Das Jahr, in dem der Mord geschehen war, war falsch angegeben, Towns' Dialekt hatte er ebenfalls nicht richtig eingeordnet (Towns stammte aus Oxfordshire), die Angabe des Alters stimmte nicht (Towns mußte 1884 Anfang Fünfzig gewesen sein), und Woottons Vorname lautete nicht Harold, sondern Thomas … Merkwürdig! Aber was seine, Morses Phantasie über den Tathergang anging, da hatte er doch vielleicht gar nicht so falsch gelegen, jedenfalls was die Messerstecherei aus Eifersucht anging. Nur daß nicht Towns das Messer gezückt hatte, sondern Oldfield oder Musson …

# Kapitel 31

*Die zweite Seite (Englands) liegt nach Westen, Hispanien gegenüber. Auf ihr befindet sich auch Hibernia (Irland), das man für halb so groß wie Britannien hält.*

Julius Caesar, *Der Gallische Krieg*

Zehn Minuten später klingelte wieder das Telefon, und Morse wußte sofort, daß es nur Christine Greenaway sein konnte.

Es war Strange.

«Sie sind also wieder draußen, Morse. Schön. Es ist Ihnen ziemlich schlechtgegangen, habe ich gehört.»

«Ja, aber jetzt bin ich auf dem Weg der Besserung. Sehr freundlich von Ihnen, anzurufen.»

«Was Ihre Rückkehr angeht, Morse, so können Sie sich ruhig Zeit lassen. Wir sind im Moment zwar unterbesetzt, aber drei, vier Tage werden wir schon noch auf Sie verzichten können. So eine Magengeschichte ist eine kitzlige Sache. Warum fahren Sie nicht noch ein bißchen weg … mal raus aus der alten Umgebung … Vier-Sterne-Hotel … Sie können es sich doch leisten.»

«Vielen Dank, Sir. Übrigens, die Ärzte im Krankenhaus haben mich noch für weitere zwei Wochen krank geschrieben.»

«Zwei *Wochen?*»

«Ja. So eine Magengeschichte ist, wie Sie eben schon sagten, eine kitzlige Sache.»

«Ja, schon …»

«Ich komme zurück, sobald es mir wieder gutgeht, Sir. Aber vielleicht sollte ich wirklich Ihren Rat annehmen und ein paar Tage verreisen.»

«Das täte Ihnen bestimmt gut. Der Bruder meiner Frau» («Nicht schon wieder», stöhnte Morse innerlich) «ist gerade von einem Urlaub in Irland zurückgekommen. Es muß wunderbar gewesen sein. Sie waren in der Republik ... haben den Wagen genommen ... Fishguard–Dun Laoghaire ... dann die Westküste ... na, Sie wissen schon, Cork, Kerry, Killarney, Connemara ... Einfach großartig, hat er gesagt. Und die ganze Zeit über sei er nicht einem einzigen Terroristen begegnet!»

Es war wirklich nett gewesen von Strange, ihn anzurufen, dachte Morse. Und weil er nichts Besseres zu tun hatte, ging er hinüber zu seinem Regal für «große Bücher», das extra breite Abstände hatte zwischen den einzelnen Böden, und zog einen Atlas hervor. Irland war auf Seite zehn dargestellt, ein rautenförmiger Umriß mit grünen und gelben Flecken. Interessiert nahm Morse zur Kenntnis, wie «Dun Laoghaire» geschrieben wurde – darauf wäre er nie gekommen. Und wo lag Kerry? Ah ja, dort drüben, westlich von Tralee. Etwas nördlich davon war die Bucht von Galway ... Plötzlich entdeckte er den Schriftzug *Bertnaghboy Bay*! Für Morse, dem es bisher noch nie eingefallen war, seinen Urlaub vielleicht auch in Irland zu verbringen, erschien plötzlich Connemara als ein sehr attraktives Reiseziel. Sollte er allein fahren? Ja, ihm würde wohl auch nichts anderes übrigbleiben, und es machte ihm, wenn er ehrlich war, auch nicht besonders viel aus. Er war offenbar der geborene Einzelgänger, der, obwohl er auch allein selten oder so gut wie nie richtig glücklich war, sich in Gesellschaft anderer Leute meistens noch schlechter fühlte. Mit Christine zu fahren, hätte ihm allerdings Spaß gemacht, aber... Er dachte an seine zwei Wochen im Krankenhaus. Eileen und Fiona würde er eine Karte schicken und vielleicht auch «Waggie» Greenaway. Warum nicht? Es wäre eine nette Geste. Waggie war im Waschraum gewesen, als er die Station verlassen hatte, und auf diese Art und Weise würde er ihm noch auf Wiedersehen sagen können. War ein patenter alter Bursche gewesen, dieser Waggie…

Plötzlich spürte Morse ein Kribbeln im Nacken, und dann bekam er auf dem Rücken eine Gänsehaut. Seine Augen weiteten sich und begannen zu funkeln, als ob ein innerer Stromkreis aktiviert worden wäre. Langsam ließ er sich in den Sessel sinken, und ein triumphierendes Lächeln verklärte sein Gesicht.

wie handhabten sie in der Republik wohl *Exhumierungen*?

# Kapitel 32

*Oh, was für ein feines Netz wir weben*
*Wenn wir uns anschicken zu betrügen!*

Sir Walter Scott, *Marmion*

«Sie wollen *was?*» fragte Lewis völlig verblüfft. Er hatte Punkt halb acht Uhr vor der Tür gestanden («Vorher bin ich nicht zu sprechen, ich will die *Archers* in Ruhe zu Ende hören», hatte Morse erklärt.) Der Sergeant hatte unter den Relikten im Präsidium eine interessante kleine Entdeckung gemacht, oder besser gesagt, Constable Wright hatte sie gemacht, und er hatte gehofft, daß sie Morse, falls er das Spiel «Wer hat Joanna Franks ermordet?» inzwischen noch nicht satt bekommen hatte, Freude machen würde. Jedoch mit ansehen zu müssen, wie Morse, weit entfernt davon, das Spiel aufzugeben, im Gegenteil sich sozusagen an die Spitze der Jagd setzte (voller Eifer und ganz ernsthaft), um einem (davon war Lewis überzeugt) lediglich imaginären Fuchs nachzujagen, war, wenn auch nicht ganz ungewohnt, so doch für Lewis jedesmal wieder aufs neue verstörend.

«Sehen Sie, Lewis», sagte Morse und kam, ohne sich lange mit irgendwelchen Erklärungen aufzuhalten, gleich zur Sache, «dies ist eines der geschicktesten und elegantesten Täuschungsmanöver, die mir je untergekommen sind. Die Widersprüchlichkeiten dieses Falles, oder jedenfalls die meisten, lösen sich sofort auf, wenn wir uns trauen, in den Bereich der spekulativen Unwahrscheinlichkeit vorzustoßen.»

«Ich habe keine Ahnung, wovon Sie überhaupt reden», sagte Lewis mit einem Unterton von Bockigkeit.

«Ich auch nicht», sagte Morse fröhlich. «Aber versuchen Sie doch trotzdem einmal, sich darauf einzulassen. Sie haben, nehme ich an, das Gefühl, Sie tappten im dunkeln. Macht nichts, wir alle tappen im dunkeln. Erst mal. Auch ich habe im dunkeln getappt, bis ich noch einen Schritt weitergegangen bin, sozusagen noch tiefer ins Dunkel hinein – und auf einmal stand ich im hellen Sonnenlicht.»

«Schön für Sie», kommentierte Lewis sarkastisch.

«Also es war folgendermaßen. Als ich die Geschichte las, spürte ich so ein diffuses Unbehagen. Vor allem die Identifizierung der Leiche einzig durch ihren Mann schien mir irgendwie nicht geheuer – so etwas würde heute kein Polizeibeamter mehr akzeptieren, das wissen Sie so gut wie ich. Aber ein noch wesentlicherer Grund für meine Skepsis war, daß das Ganze psychologisch nicht stimmig war, ich denke da vor allem...»

«Sir!» (Lewis mußte schon sehr frustriert sein, um seinem Chef derart energisch ins Wort zu fallen). «Ersparen Sie mir doch bitte diesen ganzen psychologischen Kram, damit liegen mir schon die Sozialarbeiter den ganzen Tag in den Ohren. Können Sie es nicht ganz einfach erzählen, ohne...»

«Ich langweile Sie, ist es das, was Sie sagen wollen?»

«Ja, Sir», sagte Lewis mit fester Stimme.

Morse nickte gleichmütig. «Gut, dann also einfach. Ich liege im Krankenhaus und lese eine Geschichte. Sie beginnt mich zu interessieren. Ich meine, wohlgemerkt, *meine*, daß die falschen Leute für die Tat verhaftet und hingerichtet worden sind. Wie ich schon sagte, vor allem die Identifizierung erschien mir reichlich dubios, und dann diese Sache, daß die Schiffer verdächtigt wurden, Joanna Franks vergewaltigt zu haben ... Also, ich hatte das Gefühl, als ob da irgend etwas nicht stimmte. Sehen Sie...»

«Sie sagten, Sie wollten es *einfach* erzählen!» erinnerte ihn Lewis. Morse seufzte. «Ja. Also ich dachte, daß Joannas Vater ...

Nein, nein, so geht es nicht. Noch mal von vorne. Joannas Vater bekommt eine Arbeit als Versicherungsagent. Wie die meisten Leute in einer solchen Stellung versucht er natürlich, auch die eigenen Angehörigen zu einem Abschluß zu überreden. Er bekommt dafür Provision, und schließlich ist so eine Versicherung ja eine reelle Angelegenheit. Ich denke, daß es ihm bald gelungen ist, auch Joanna und ihren ersten Mann, diesen großen Zauberkünstler, dazu zu bringen, sich bei ihm versichern zu lassen. Dann kommen harte Zeiten und schließlich, 1858, noch ein zusätzlicher, schwerer Schicksalsschlag, als Mr. Donavan, «Kaiser aller Illusionskünstler», während eines Ferienaufenthalts in Irland stirbt. Als Joannas Schmerz allmählich nachläßt, realisiert sie, daß sich Donavans Lebensversicherung für sie reichlich ausgezahlt hat. Sie erhält nämlich infolge seines Todes an die hundert Pfund plus Zinsen. Und das, obwohl sie die Versicherung erst zwei oder drei Jahre zuvor abgeschlossen hatte. Gut hundert Pfund waren Mitte des letzten Jahrhunderts eine beträchtliche Summe, und vielleicht ist Joanna schon zu diesem Zeitpunkt auf die Idee gekommen, ob sich nicht – mit etwas Nachhelfen, versteht sich – der Geldsegen noch einmal wiederholen ließe. Oder mit anderen Worten: Joanna betrachtete auf einmal den Abschluß einer Versicherung nicht mehr als Quelle eines eventuellen Gewinns in der Zukunft, sondern als Geldquelle für hier und jetzt. Es ist deshalb nur konsequent, daß sie, als sie kurz nach Donavans Tod einen gewissen Charles Franks kennenlernt und ihn heiratet, ihn bald dazu drängt, eine Versicherung abzuschließen, allerdings nicht auf sein, sondern auf ihr Leben. Ihr Vater tritt, wie auch beim erstenmal, als Vermittler auf, so daß es beim Abschluß keinerlei Schwierigkeiten gibt, allerdings scheint sein Arbeitgeber, die Nottinghamshire and Midlands Friendly Society, irgendwann kurz darauf doch mißtrauisch geworden zu sein, so daß sie Daniel Carrick mitteilte, in Zukunft lieber auf seine Dienste verzichten zu wollen ...»

«Sir!»

Morse gebot Lewis mit erhobener rechter Hand, zu schweigen. «Joanna ist gar nicht ermordet worden, Lewis. Im Gegenteil. Sie war der Spiritus rector hinter einem Betrugsmanöver, das ihr und ihrem Mann eine beträchtliche, allerdings auch dringend benötigte Summe Geld einbringen sollte. Das tatsächliche Mordopfer war irgendeine Frau von ungefähr demselben Alter und derselben Größe, die vermutlich Joannas Mann, der Hausknecht aus der Edgware Road, ausfindig gemacht und ermordet hat. Er ist dann mit einem Wagen und Pferden von London hochgekommen und hat sich irgendwo in der Nähe von Oxford mit Joanna getroffen, genauer gesagt, irgendwo nördlich von Oxford. Erinnern Sie sich noch an den entsprechenden Satz aus dem Bericht des Obersten?» (Morse zog die Stirn in Falten, um sich zu konzentrieren.) «Ja, jetzt hab ich's wieder. Franks erklärte vor Gericht, daß er, als er von Joannas Tod erfahren habe, unverzüglich nach Oxfordshire aufgebrochen sei. So ein unverschämter Lügner!»

Lewis begann die Sache jetzt doch zu interessieren. «Sie wollen also sagen, daß Joanna Versicherungsbetrug begangen hatte und dabei für sie und ihren Mann und vielleicht noch für ihren Vater eine beträchtliche Geldsumme herausgesprungen ist?»

«Ja, genau. Übrigens haben wir in diesem Fall nicht nur eine falsche Joanna Franks, auch Charles Franks war nicht echt. Unser lieber Charles, der im Prozeß so publikumswirksam in Tränen ausgebrochen ist, war meiner Meinung nach niemand anderer als Donavan selbst!»

«Wow!!»

«Tja, er war eben ein ‹Ire mit vielen Talenten›, wie ihn ein Zeitgenosse einmal beschrieben hat: ein Schauspieler, ein Zauberkünstler, ein Personenimitator, ein Schwindler, ein durchtriebener Planer, ein skrupelloser Mörder, ein liebender Ehemann, ein tränenreicher Zeuge und der erste und einzige Ehemann von Joanna Franks. F. T. Donavan! Übrigens hatten wir alle, Sie und sogar ich, angenommen, daß in diesem viktorianischen Drama drei Personen die Hauptrolle gespielt hätten, nämlich Joanna, Musson und Oldfield, aber nun stellt sich heraus, daß die Hauptpersonen in Wirklichkeit Joanna und F. T. Donavan geheißen haben und daß die dritte Hauptperson – ich meine das Opfer – namenlos ist.»

Lewis hielt jetzt die Zeit für gekommen, mit seinem Fund aus dem Präsidium in St. Aldates herauszurücken. Schweigend schob er Morse die Fotokopie über den Tisch. Dieser überflog sie stirnrunzelnd.

*25 Min. nach sieben Uhr Wasserleiche in Duke's Cut*
*zum Plough Inn in Wolvercote geschafft*
*Identität?*
*Zustand der Leiche deutet auf Tod durch Ertrinken*
*keine äußeren Zeichen von Gewaltanwendung*
*5 Fuß 3 3/4 Inches groß* * *– ungefähr 35 Jahre alt*
*Quetschungen im Gesicht*
*Person vollständig bekleidet, keine Haube und*
*Schuhe*
*Gesicht schwarz verfärbt*

«Es ist nicht der Autopsiebericht, Sir», sagte Lewis eifrig, «aber vielleicht genauso gut. Dieser Bursche muß sie noch vor der Obduktion gesehen haben. Interessant, nicht?»

Morse nickte. «Ja, sehr.»

Der knappe Bericht war auf einem weißen, unlinierten Blatt Papier geschrieben. Die Unterschrift schien «Dr. Willis» zu lauten, aber sicher war sich Morse da nicht, dazu war sie zu unleserlich. Typische Medizinerhandschrift, dachte Morse. Was er da vor sich hatte, waren offenbar die Notizen eines pflichtbewußten Arztes, den man geholt hatte, um den Eintritt des Todes zu bestätigen und die notwendigen nächsten Schritte einzuleiten, was in diesem Fall mit ziemlicher Sicherheit bedeutet hatte, die Polizeibehörden einzuschalten. Das meiste, was Willis notiert hatte, war Morse schon aus dem Bericht des Obersten bekannt, doch eine Angabe kam für ihn beinahe einer Sensation gleich: die Größe der Toten.

«Wenn wir wüßten, wie groß Joanna gewesen ist, dann könnten wir endlich mit Sicherheit sagen, ob es sich bei der Toten

* 1,62 Meter

wirklich um sie oder jemanden anderen gehandelt hat.» Aber hatte nicht der Oberst in seinem Bericht Joanna beschrieben als «sehr zierliche und attraktive Erscheinung»? Das hieß doch, daß sie von ihren Zeitgenossen – denn Deniston hatte seine Beschreibung ja aus zeitgenössischen Quellen – als eher klein angesehen worden war. Aber was bedeutete «klein» in bezug auf eine Frau im 19. Jahrhundert?

Nachdem Lewis gegangen war, machte Morse einen Anruf.

«Was war die durchschnittliche Größe einer Frau im 19. Jahrhundert?»

«Anfang oder Ende?»

«Mitte.»

«Interessante Frage!»

«Nun?»

«Ich vermute mal, verschieden.»

«Nun komm schon!»

«Wenig zu essen, Proteinmangel – und so weiter und so weiter –, nicht sehr groß, nach heutigen Maßstäben, würde ich sagen. Jedenfalls bestimmt nicht größer als die Opfer des Rippers um 1880: vier Fuß neun Inches, vier Fuß zehn Inches, vier Fuß elf Inches * – so um den Dreh. Ich weiß allerdings auch von einer Ausnahme. Sie hieß, glaube ich, Stride, Liz Stride. Sie wurde die ‹lange Liz› genannt, weil sie die anderen Frauen im Arbeitshaus um etliches, um Haupteslänge überragte. Kannst du mir noch folgen, Morse?»

«Und wie groß war sie – die ‹lange Liz›?»

«Keine Ahnung.»

«Kannst du es rauskriegen?»

«Was – *jetzt?*»

«Und mich dann gleich zurückrufen?»

«Den Teufel werd ich tun.»

«Danke!»

Morse hatte gerade zwei, drei Minuten dem Liebesduett aus

* 1,45 bis 150 Meter

dem ersten Akt der «Walküre» gelauscht, als das Telefon klingelte.

«Morse? Fünf Fuß drei Inches*.»

Morse pfiff leise durch die Zähne.

«Ist was?»

«Vielen Dank, Max. Bist du übrigens morgen den ganzen Tag im Labor zu erreichen? Ich möchte dir etwas zeigen.»

Die *zierliche, attraktive Erscheinung* war also sogar noch dreiviertel Inches größer gewesen als Liz Stride, die unter ihresgleichen wegen ihrer *Länge* aufgefallen war. Da sieh mal einer an. Alle Fakten, die bis jetzt aufgetaucht waren (und es waren wenig genug!), schienen ganz eindeutig Morses These zu stützen. Und trotzdem sah es ganz so aus, als ob sich die Wahrheit nie würde beweisen lassen. Morse fand das zum Aus-der-Haut-Fahren.

# Kapitel 33

*Plündernde Rohlinge erschossen die klagende Eule;*
*Es schweigt der Turm unter wolkenverhangenem Mond;*
*Doch Lady Porter, seit kurzem auf der Jagd nach Männern*
*Wird bald schon den Besitz um Pfennige verschleudern*

E. O. Parrot, *The Spectator*

Der Brief von seiner Versicherung enthielt die dritte und letzte Mahnung für die Prämie, die er letzten Monat hätte zahlen müssen. Und so setzte sich Morse am nächsten Morgen gleich hin, schrieb einen Scheck aus und formulierte ein kurzes Entschuldi-

* 1,60 Meter

gungsschreiben. Er hatte wenig Ahnung von finanziellen Dingen, aber vor ungefähr zwölf Jahren war es ihm als Ausdruck verantwortungsvollen Handelns erschienen, eine monatliche Summe von 55 Pfund für eine Versicherung zu bezahlen, um im Alter von sechzig Jahren in den Genuß von zwölftausend Pfund plus Zinsen zu kommen – dieser Zeitpunkt war jetzt gar nicht mehr so weit entfernt. Er hatte nie darüber nachgedacht, was eigentlich mit dem Geld geschehen würde, falls er starb, bevor die Summe fällig war, und im Grunde war es ihm auch ziemlich gleichgültig. Er hatte keine finanziellen Probleme: Es gab niemanden, den er unterstützte, er hatte ein gutes Gehalt, und seine Hypothek würde in zwei Jahren abbezahlt sein. Er wußte sehr genau, o ja!, daß er, verglichen mit der Mehrzahl der Menschen, sich, was seine materielle Versorgung betraf, glücklich schätzen durfte. Vielleicht würde es jetzt allmählich auch einmal Zeit, daran zu denken, ein Testament zu schreiben …

Ihm fiel sein Gespräch mit Lewis von gestern abend wieder ein. Da war auch von Versicherungen, oder genauer gesagt, von Versicherungsbetrug die Rede gewesen. Wenn er ehrlich war, mußte er zugeben, daß das meiste, was er gesagt hatte, reine Spekulation gewesen war. Aber durchaus nicht unwahrscheinlich, oder? Er suchte sich die Fotokopie aus dem «Führer durch das Versicherungswesen», die ersten Unterlagen, die Christine ihm ins Krankenhaus gebracht hatte, heraus und studierte noch einmal die Tabellen der Nottinghamshire and Midlands Friendly Society für das Jahr 1859.

Joanna war 1821 geboren, das heißt, sie war im Jahr 1859 achtunddreißig Jahre alt. Wenn sie die Versicherung zwei Jahre zuvor abgeschlossen hatte, wäre ihr Alter beim nächsten Geburtstag sechsunddreißig Jahre gewesen, und die von ihr jährlich zu zahlende Prämie hätte sich auf drei Pfund, acht Shilling und neun Pence belaufen. Bei einem Einsatz von unter sieben Pfund hatte sie so einen Gewinn von hundert Pfund gemacht. Nicht schlecht, zumal sie für Donavans Tod auch schon dieselbe Summe eingestrichen hatte …

Am späten Vormittag verließ Morse das Haus, um zur Post zu

gehen. Er ging die Banbury Road hinunter und wandte sich dann nach rechts in die Squitchey Lane, die zweite Straße links bog er ab und schritt, vorbei an der früheren evangelischen Kirche (die umgebaut worden war und jetzt mehrere Wohnungen beherbergte), den Middle Way hinunter. Es war ein trüber, naßkalter Morgen und sehr ruhig. Nur ein paar Krähen hockten verfroren in einem Baum und krächzten laut – vermutlich hatten sie sich in der Tageszeit geirrt. Es war niemand unterwegs, den er kannte. Er passierte die Bishop Kirk Middle School und betrachtete mit Wohlgefallen die hübschen Reihenhäuser rechts und links der Straße mit ihren weißgestrichenen Erkerfenstern. Links von ihm war jetzt Dudley Court, eine aus zimtfarbenen Ziegeln erbaute Wohnsiedlung, die auf dem früheren Gelände des Friedhofs der Gemeinde Summertown erbaut worden war. Man hatte in der Siedlung schon einen Weihnachtsbaum aufgestellt, die bunten Glühlampen leuchteten, obwohl es noch hell war. Sein Weg führte ihn vorbei an dem Versammlungshaus der Nordoxforder Konservativen, einem Gebäude, das er nie betreten hatte (und nie betreten würde), dann kam er vorbei an der Kirche einer Pfingstgemeinde, die er – bis jetzt – auch noch nie betreten hatte, und erreichte schließlich das niedrige Gebäude des Women's Institute, wo er vor einiger Zeit einen Vortrag gehalten hatte über die mannigfachen Vorteile des Nachbarschafts-Wach-Systems. Schließlich bog er links ab in die South Parade. Hier war auch die Post, wo er einmal jährlich die Straßensteuer für seinen Lancia entrichten mußte. Er steckte seinen Brief in den Kasten und überquerte die Straße. Die ganze Zeit hatte er darüber nachgedacht, und nun war er entschlossen: Wenn sich schon über Joanna Franks nichts mehr herausbringen ließ, dann doch vielleicht über ihren Komplizen, Donavan. Außerdem brauchte er dringend Erholung, und die würde er sich jetzt verschaffen.

Er betrat das kleine Reisebüro und wurde von dem jungen Mädchen hinter dem Schreibtisch mit einem strahlenden Lächeln begrüßt.

«Was kann ich für Sie tun, Sir?»

«Also, ich möchte einen Urlaub buchen (er setzte sich erst einmal), mit dem Wagen, in Irland... in der Republik, meine ich.»

Am Nachmittag desselben Tages stattete Morse der William Dunn School of Pathology in der South Parks Road einen Besuch ab.

«Sieh dir die doch bitte mal an, ja?»

Max sah Morse über seine Brille hinweg etwas skeptisch an, enthielt sich aber des sonst bei ihm üblichen zynischen Kommentars.

«Max, alles, was ich wissen will, ist...»

«...ob sie von Max & Spencer oder von Littlewoods stammen, nehme ich an?»

«Der Riß, Max, der *Riß*!»

«Riß? Was für ein Riß?» Max hob den Schlüpfer mit spitzen Fingern auf und wendete ihn prüfend hin und her. «Ich sehe keinen Riß, Morse. Nicht das kleinste Anzeichen für eine irreguläre Überdehnung des Gewebes – das ist Baumwolle, oder?»

«Ich glaube, ja.»

«Was wir hier vor uns haben, ist ein *Schnitt*. Wir brauchen nicht einmal ein Mikroskop, um das festzuhalten – ein sauberer, präziser, gerader Schnitt. Zufrieden?»

«Mit einem Messer?»

«Mit was schneidest du denn gewöhnlich?»

«Mit einem Käsehobel oder vielleicht einer Schere?»

«Was für wundersame Blüten doch die menschliche Phantasie bisweilen treibt.»

Für Morse war es eher wundersam, daß er auf seine Frage so eine eindeutige Antwort erhalten hatte – übrigens das erste Mal während der langen Jahre ihres doch recht freundschaftlichen Umgangs miteinander.

# Kapitel 34

*Häuf' keine Rosen auf ihr Grab*
*Sie liebte sie so sehr*
*Warum sie dadurch verwirren*
*Da sie sie nicht sehen kann.*

Edna St. Vincent Millay, *Epitaph*

Inspector Mulvaney entdeckte ihn gleich, als er seinen Lancia auf dem Parkplatz unter dem Schild «Nur für Besucher» einparkte. Als die kleine Wache in dem zweistöckigen Haus vor zehn Jahren in ein Dezernat für Verbrechensbekämpfung umgewandelt worden war, hatte die Garda es für notwendig befunden, daß die vier Polizeibeamten einem Inspektor unterstellt werden sollten. Im nachhinein gesehen war diese Maßnahme vielleicht doch etwas vorschnell gewesen. Kilkearnan mit seinen rund tausend Einwohnern hatte seine übliche Rate an Schlägereien, die meistens im Umkreis von einem der mehr als vierzehn Pubs entstanden, doch das organisierte Verbrechen – internationaler Schmuggel oder Industriespionage – hatte die kleine Gemeinde bisher verschont. Sogar Verkehrsunfälle waren hier eine Seltenheit, das lag allerdings vor allem an der geringen Zahl der Autos und weniger an dem Können der Fahrer, die manchmal auch alkoholisiert am Steuer saßen. Es gab, vor allem im Sommer, natürlich jede Menge betuchter Touristen in Rovers oder BMWs, doch die Fahrer waren erstaunlich friedlich, hielten meistens Ausschau nach einem etwa noch vorhandenen Esel, den man fotografieren konnte, und stellten ansonsten weiter keine Bedrohung dar.

Als Mulvaney den Lancia auf dem Extraplatz für Besucher sah, wußte er sofort, daß dies nur der englische Polizeibeamte sein konnte, der gestern bei ihm angerufen und gebeten hatte, daß man ihm helfen möge, einen bestimmten Friedhof ausfindig zu machen. Warum er den Friedhof finden wollte, hatte er nicht gesagt, aber gemeint, daß sich die gesuchte Begräbnisstätte wahrscheinlich oberhalb von Bertnaghboy Bay befinde, da das der einzige Friedhof sei, den er auf der örtlichen Karte eingezeichnet gefunden habe. Mulvaney hatte dem Chief Inspector erklärt, daß es in der Tat nur diesen einen Friedhof, auf einer kleinen Anhöhe westlich der Stadt gelegen, gebe.

Vom Fenster aus beobachtete Mulvaney, wie Morse näher kam. Es passierte schließlich nicht jeden Tag (auch nicht jede Woche oder jeden Monat), daß die englische Polizei Kontakt aufnahm zur Garda, und der Mann, der jetzt den Eingang betrat, sah interessant aus: Mitte Fünfzig, weißgraues Haar, das allmählich dünn wurde, ein bißchen übergewichtig und offenbar, wenn gewisse Anzeichen nicht trogen, dem Alkohol nicht ganz abgeneigt. Mulvaney gefiel, was er sah.

«Sind Sie mit Kiplings Mulvaney verwandt?» war Morses erste Frage, als sich die beiden Männer gegenüberstanden.

«Gute Frage, aber leider, nein, Sor! Übrigens – Bildung ist eine feine Sache!»

Morse erklärte, welch unwahrscheinliche, lächerliche Motive ihn hierhergeführt hätten, und hatte Mulvaney sofort für sich gewonnen. Eine offizielle Erlaubnis für eine Exhumierung würde er natürlich nicht bekommen, aber vielleicht sollte er, Mulvaney, Morse erst einmal erläutern, was es mit dem Schaufeln von Gräbern in der Republik so auf sich hatte. Also, erstens durfte ein Grab unter keinen Umständen an einem Montag ausgehoben werden, und zwar aus sehr einleuchtenden Gründen, die er leider inzwischen vergessen habe, aber heute war ja auch nicht Montag, oder? Wenn aber, zweitens, ein Grab doch an einem Montag gegraben werden mußte, dann hatte dies unter allen Umständen – *unbedingt, Sor!* – am Montag*morgen* zu geschehen, oder besser noch am Abend zuvor. Dann war da noch ein wichtiger Punkt in bezug auf die benutzten Hacken und Schaufeln: Sie mußten über das offene Grab gelegt werden, und zwar in Form eines Kreuzes, aus Gründen, die man Morse, als einem Mann von Bildung, wohl nicht näher zu erklären brauchte. Und drittens war es schließlich guter Brauch, daß der Hauptleidtragende den übrigen Mitgliedern der Trauerfamilie am Grab einen irischen Whisky spendierte, und natürlich auch den Totengräbern, die sich mit der schweren, klumpigen Erde herumgeschlagen hatten. «Diese Erdarbeiten machen nämlich immer sehr durstig, Sor.»

Und so begab sich Morse, der schnell begriffen hatte, daß ihm die Rolle eben dieses Hauptleidtragenden zugefallen war, auf die High Street und erstand dort drei Flaschen Malzwhisky. Mulvaney und er hatten, ohne die Sache direkt anzusprechen, ein Einvernehmen erzielt, und welche Probleme die Donavan-Franks-Gleichung ihm auch noch bereiten sollte, die Seite vor dem Gleichheitszeichen würde (wenn dies überhaupt möglich war) mit der inoffiziellen und tatkräftigen Hilfe der irischen Garda gelöst werden. Während Morse, die Flaschen unter dem Arm, den Rückweg antrat, sah er vor seinem inneren Auge die Szenerie: eine Reihe von Scheinwerfern, die das gutmarkierte Grab hell ausleuchteten, Absperrgitter, ein halbes Dutzend Constables, um die Schaulustigen fernzuhalten, und in einiger Entfernung, aber so nah wie möglich, eine Horde Pressefotografen, die ihre Teleobjektive auf die Stätte des sensationellen Geschehens gerichtet hielten. Und die Zeit? Fünf Uhr dreißig – die übliche Zeit für Exhumierungen. Erwartungsvolle Spannung. Doch die Realität sah dann ganz anders aus.

Morse und Mulvaney zusammen gelang es ziemlich schnell, die letzte Heimstatt des «Kaisers aller Illusionskünstler» ausfindig zu machen. Alles in allem gab es zwischen drei- und vierhundert Gräber auf dem von einer niedrigen Mauer umgebenen Friedhofsgelände. Romantische Engelsgestalten und Madonnen wachten an den Grabstätten einiger zu Lebzeiten besonders anerkannter Bürger der Stadt, viele andere waren durch keltische Kreuze geziert. In der Mehrzahl jedoch lagen die Toten unter sehr viel einfacheren, heute vielfach vernachlässigten Gedenksteinen. Auch Donavans Grab gehörte zu dieser letzten Kategorie, sein mit Moos und Flechten überzogener Stein war nicht mehr als etwa siebzig Zentimeter hoch und wies an vielen Stellen weiße und ockerfarbene Verfärbungen auf. Er war offenbar schon ein bißchen eingesunken und stand um etwa zwanzig

Grad geneigt, auch war er schon sehr verwittert, vor allem in der Mitte, so daß nur noch die Buchstaben zum rechten und linken Rand hin in ihren Umrissen erkennbar waren.

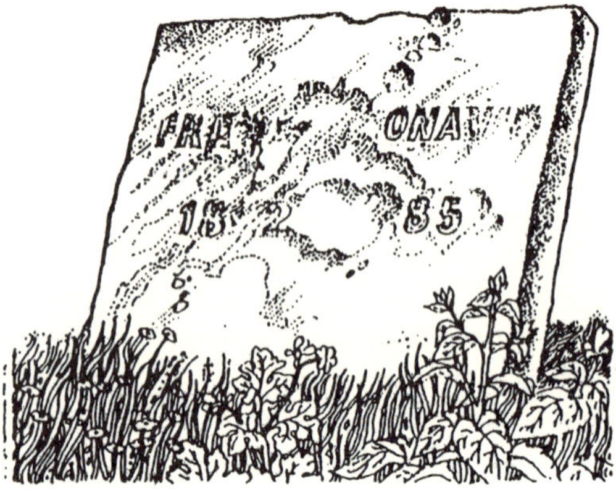


«Das ist er!» rief Morse triumphierend. «Die Initiale ‹F› hat offenbar für ‹Frank› gestanden.»

«Gott sei seiner Seele gnädig», sagte Mulvaney pietätvoll und fügte skeptisch hinzu: «...das heißt, wenn Donavan überhaupt bei ihm angekommen ist.»

Morse griente und wünschte, er hätte Mulvaney schon früher kennengelernt. «Und wie wollen Sie erklären, daß wir jetzt gleich...»

«Wir graben ein Grab, Sor! Bei hellem Tageslicht... eine absolut normale Angelegenheit.» Es ging alles sehr schnell. Mulvaney hatte die beiden Männer, die er für die Arbeit angefordert hatte, angewiesen, östlich des Steins ein Rechteck auszuheben, und schon bei etwa sechzig Zentimeter Tiefe stieß einer der Spaten auf Holz. Es war der Sarg. Nachdem alle Erde fortgeschaufelt und rechts und links der Grube aufgehäuft war, blickten Morse und Mulvaney auf einen schlichten Sargdeckel, der am Rand eingekerbt war. Der Sarg selbst war aus Rüsternholz und schon etwas verzogen, insgesamt aber noch in recht gutem Zustand. Es schien nicht notwendig, den ganzen Sarg ans Tageslicht zu befördern, und Morse, der wieder einmal mit seinem übergroßen Horror vor Leichen zu kämpfen hatte, lehnte dankend ab, als Mulvaney ihm höflich anbot, ob er nicht derjenige sein wolle, der den Deckel abnahm.

So war es schließlich Mulvaney selbst, der, mit gespreizten Beinen über der Grube stehend und dabei mit den Füßen fast im feuchten Lehm versinkend, den Deckel anzuheben versuchte. Es war leichter als erwartet, die metallenen Schrauben, die ihn gehalten hatten, waren offenbar im Laufe der Zeit zerfallen. Das erste, was Mulvaney und Morse sahen, war weißlicher Schimmel, der von der Unterseite des Deckels herabhing, und eine Art fester Decke, die ebenfalls mit Schimmel überzogen war.

Der Boden des Sarges war, soweit sichtbar, mit bräunlichem, feuchtem Sägemehl bedeckt, das so frisch aussah, als habe die Beerdigung gerade erst gestern stattgefunden. Plötzlich stutzte Morse.

«Wundervoll erhalten, der Sarg, nicht wahr, Sor? Das liegt an dem moorigen Boden hier», kommentierte der erste Totengräber.

Ja, sieht der Mann denn gar nicht, was los ist? dachte Morse. In der Tat schien der Totengräber erstaunter über den Konservierungszustand des Sarges als über das Fehlen der Leiche. *Denn der Sarg enthielt keine Leiche.* Man hatte nicht Donavan, sondern mehrere, in Teppich gehüllte Stücke Torf zu Grabe getragen. Von Donavans sterblichen Überresten war keine Spur, und auch noch nicht einmal ein Schnipsel von einem seiner Handzettel.

# Kapitel 35

*Das Wissen eines Mannes stirbt mit ihm, auch seine Tugenden geraten allmählich in Vergessenheit, allein die Dividende aus den Wertpapieren, die er vererbt, vermag die Erinnerung an ihn wachzuhalten.*

Oliver Wendell Holmes, *Der Professor am Frühstückstisch*

Morse fühlte sich nach seiner Rückkehr aus Irland von Tag zu Tag kräftiger und hatte bald das subjektive Gefühl, jenen Zustand relativen Wohlbefindens erreicht zu haben, den sein Arzt als Gesundheit bezeichnete. Und mehr konnte er schließlich nicht verlangen.

Er hatte sich vor kurzem eine alte Furtwängler-Aufnahme des «Rings» gekauft, und während er Stunde um Stunde der göttlichen Musik lauschte, war der Fall Joanna Franks immer mehr in den Hintergrund getreten. Die Sache hatte ihm Spaß gemacht und ihn während seiner Genesung abgelenkt, aber jetzt war Schluß damit. Er war sich zu fünfundneunzig Prozent sicher, daß man damals die beiden Falschen gehenkt hatte, und die restlichen fünf Prozent Zweifel würden sich wohl heutzutage nicht mehr aus der Welt schaffen lassen.

Weihnachten stand vor der Tür, und er war froh, daß er nicht nach Geschenken herumlaufen, keine Strümpfe und auch kein Parfüm einzukaufen brauchte. Er hatte ein halbes Dutzend Weihnachtskarten bekommen, zwei Einladungen zu feuchtfröhlichen Abenden und eine gedruckte Karte vom John-Radcliffe-Krankenhaus:

## *Weihnachtsparty*

*Die Schwestern des John-Radcliffe-Krankenhauses*
*bitten um das Vergnügen Ihrer Gesellschaft,*
*und zwar am Freitag, dem 22. Dezember*
*von 8 Uhr abends bis Mitternacht.*
*Ort: Schwesternheim, Headington Hill, Oxford.*
*Tanz, tolle Erfrischungen, Spaß!*
*Wir bitten um zahlreiches Erscheinen,*
*Abendkleidung nicht erforderlich.*
*Um Antwort wird gebeten*

---

Die Karte war unterschrieben mit «Station 7 C!», gefolgt von dem Buchstaben «X».

Es war am Freitag, dem 15. Dezember, eine Woche vor der Party,, als Morse in der Rubrik «Todesfälle» in der *Oxford Times* einen ihm bekannten Namen entdeckte.

> DENISTON, Margery ist am 10. Dezember in ihrem Heim in Woodstock im Alter von 78 Jahren sanft entschlafen. Dem Wunsch der Verstorbenen gemäß wird ihr Körper der medizinischen Forschung zur Verfügung gestellt. Etwaige Spenden werden in Erinnerung an den verstorbenen Obersten W. E. Deniston erbeten an den British Legion Club, Lambourn.

Morse gedachte seiner einzigen Begegnung mit diesem wunderlichen alten Mädchen und mit welchem Stolz sie über das Buch ihres Mannes geredet hatte, ein Buch, das wider Erwarten Morses Interesse geweckt hatte und für das er nicht einmal hatte bezahlen müssen. Kurz entschlossen fertigte er einen Scheck über zwanzig Pfund aus und steckte ihn in einen billigen, braunen

Umschlag. Er hatte Marken für eine Zustellung erster und zweiter Klasse zur Hand, beschloß aber, den Brief zweiter Klasse zu schicken: schließlich ging es ja nicht um Leben oder Tod.

Wenn es eine Beerdigung gegeben hätte, wäre er hingegangen. Doch jetzt war er ganz froh, daß sie ihm erspart blieb; die strengen, furchterregenden Sätze aus der Liturgie klangen in seinen Ohren immer so, als seien sie auf ihn persönlich gemünzt, und gerade jetzt, wo er das Gefühl hatte, dem Tod knapp entronnen zu sein, konnte er darauf gut verzichten. Er schlug das Telefonbuch auf, um sich die Adresse des British Legion Club in Lambourn herauszuschreiben, dann blätterte er gleich weiter zum Buchstaben «D» und suchte den Eintrag «Deniston, W. M.», die Adresse lautete: Church Walk 46, Woodstock. Ob es wohl noch Angehörige gab? Die Meldung in der *Oxford Times* hatte eigentlich nicht danach geklungen. Morse dachte an die Sachen, die das Ehepaar Deniston vermutlich hinterlassen hatte. Was geschah damit, wenn es keine Erben gab? Wie jetzt etwa beim Tod von Mrs. Deniston, oder bei jedem, der unverheiratet und kinderlos starb.

Es war schier unmöglich, einen Parkplatz zu finden, und schließlich nutzte Morse sein Privileg als Polizeibeamter und zeigte einer ziemlich unfreundlichen Politesse seinen Ausweis, so daß sie ihm, wenn auch sehr widerwillig, gestattete, sich etwa fünfzehn Meter vom Haus der Denistons entfernt in eine Parkverbotszone zu stellen. Er ging das Stück zurück, fand Church Walk Nummer 46, klopfte an die Haustür und wurde sofort eingelassen.

Es waren zwei Personen im Haus, ein junger Mann Mitte Zwanzig, der, wie er erklärte, von der Buchhandlung Blackwells beauftragt worden war, den Bücherbestand des Obersten zu katalogisieren, und ein Großneffe Denistons, sein einziger noch lebender Angehöriger, der, in Anbetracht der gerade in letzter Zeit beträchtlich gestiegenen Grundstückspreise in Woodstock, mit einem hübschen kleinen Vermögen rechnen konnte.

Morse erklärte dem Großneffen ohne Umschweife, weshalb er gekommen sei, nämlich um nachzufragen, ob der Oberst möglicherweise irgendwelche Unterlagen oder Notizen hinterlassen hatte, die sich auf sein Buch *Mord am Oxford-Kanal* bezogen. Der Großneffe zuckte mit den Schultern, er wisse es nicht, Morse könne sich aber, wenn er wolle, im Arbeitszimmer umsehen. Auf dem Schreibtisch dort lag noch das getippte Manuskript. Morse blätterte es flüchtig durch und entdeckte plötzlich einen kurzen Brief, der mit einer Büroklammer an einer der Seiten befestigt war. Der Brief war undatiert.

*Unser lieber Daniel,*

*wir beide hoffen, daß es Dir gutgeht in den letzten Monaten. Wir werden im September in Derby sein und hoffen, daß wir Dich dann treffen können. Bitte sag Mary, daß das Kleid, das sie gemacht hat, wunderbar war, und sie soll nur bei dem anderen weitermachen, wenn sie meint, daß sie wieder gesund ist.*

*Dein treuer und Dich liebender*
*Matthew*

Das war alles. Doch dem Obersten hatte es genügt, ihn aufzuheben. Im Fall Franks gab es, soweit Morse wußte, nur einen Daniel, und das war Daniel Carrick, Joannas Vater. Und er stammte aus Derby! Wenn ihn nicht alles täuschte, dachte Morse, hielt er hier ein originales Beweisstück aus jener Zeit in der Hand, ein Beweisstück, das der Geschichte des Obersten zusätzliche Authentizität verlieh. Joannas Vater hatte in Morses Überlegungen bisher keine große Rolle gespielt, doch der Brief, der mit dem Fall im Grunde nichts zu tun hatte, rückte ihn ins Blickfeld. Eigentlich war davon auszugehen, überlegte Morse, daß Daniel Carrick genauso in den Versicherungsbetrug verwickelt gewesen war wie die beiden anderen – den doppelten Versicherungsbetrug –, der die Nottinghamshire and

Midlands Friendly Society veranlaßt hatte, zweimal die hübsche Summe von hundert Pfund auszuspucken, das erste Mal für den angeblichen Tod des nie beigesetzten Donavan und das zweite Mal für das vorgetäuschte Ableben der rätselhaften Joanna, der lebendigsten Wasserleiche, von der Morse je erfahren hatte.

Morse wollte den Brief gerade wieder zurücklegen, als er auf der Rückseite des vergilbten, zerknitterten Blattes einige Bleistiftnotizen entdeckte, vermutlich von der Hand des Obersten. «Berichte von Versicherung nicht mehr greifbar. – War Mrs. C damals krank? Hat man ihr Joannas Tod deshalb verschwiegen? – Spring Street Nr. 12 am 14. 04. 76 noch bewohnt!»

Morse nickte nachdenklich. Spring Street Nr. 12 – hier hatte er eine Adresse, die vielleicht eine Verbindung zur Vergangenheit und zu den Protagonisten des damaligen Dramas ermöglichte, vorausgesetzt, daß es die Straße und das Haus überhaupt noch gab.

# Kapitel 36

*Die heutigen Tänzer liefern uns eine bedrückende Spiegelung unserer Zeit. Sie sehen sich beim Tanzen nicht mehr an, sondern stehen sich gegenüber als isolierte Individuen, die sich autistisch in einer Art von Selbsthypnose bewegen.*

Agnes de Mille in der *New York Times*

Obwohl die Partygäste wußten, daß der Hausmeister, wenn er Mitternacht sagte, 11.55 Uhr meinte, hatten es doch nur wenige von ihnen geschafft, vor neun Uhr im Schwesternheim zu sein. Es war ja auch kein besonders spektakuläres Ereignis; was bleiben würde über den Abend hinaus, waren erst einmal Abfallberge am nächsten Tag, ein paar Tage später einige verwackelte

Fotos und vielleicht, bei zwei, drei Leuten, eine angenehme Erinnerung.

In dem Augenblick, als er die Schwelle überschritt und in den lärmerfüllten, von Blitzlichtern durchzuckten Raum trat – es war halb elf Uhr –, wußte Morse, daß es ein Fehler gewesen war, die Einladung anzunehmen. «Kehre nie zurück!» lautete eine seiner Maximen, die er in diesem Fall wirklich hätte befolgen sollen, doch die Erinnerung an die hübsche Fiona und die melancholische Eileen hatten ihn wider besseres Wissen dazu verführt, zuzusagen. Er setzte sich auf einen wackeligen Gartenstuhl und nahm vorsichtig einen kleinen Schluck aus dem weißen Plastikbecher, der jedem Gast bei seiner Ankunft in die Hand gedrückt wurde. Lauwarmer, fader Punsch! Er schüttelte sich innerlich. Wenn er seinen Geschmacksnerven trauen durfte, so bestand das Gebräu aus 86 % Limonade, 10 % Orangensaft, 2 % Gin und 2 % Martini. «Tolle Erfrischungen!» – In der Tat! Das Beste waren noch die Apfelstückchen, die verloren in dem Becher herumschwammen. Bei diesem Alkoholanteil, dachte er, würde es eine ganze Weile dauern, bis er halbwegs in Stimmung käme, wenn überhaupt. Unvermittelt tauchte plötzlich Fiona vor ihm auf. Sie war in Begleitung eines kränklich aussehenden Schönlings.

«Frohe Weihnachten!» Sie beugte sich zu ihm hinunter, und Morse spürte noch die Berührung ihrer warmen, trockenen Lippen, als sie, nachdem sie ihm noch schnell den verlegen grinsenden jungen Mann an ihrer Seite vorgestellt hatte, sogleich wieder auf die Tanzfläche zurückeilte, wo sie umgehend in wilde Zuckungen verfiel, nicht unähnlich einer epileptischen Puppe.

Morses Plastikbecher war leer, und er ging zu einer Reihe von Tischen, auf denen, noch durch eine Folie abgedeckt, das kalte Büffet aufgebaut war: gezuckerte Mincemeat-Pasteten* und aufgespießte Würstchen.

«Wir fangen gleich damit an», sagte eine bekannte Stimme in seinem Rücken. Hinter ihm stand Eileen, zum Glück ohne Begleiter. Sie trug, im Gegensatz zu den meisten anderen, Tracht.

* Füllung aus Korinthen, Äpfeln, Rosinen, Zucker, Hammelfett und Rum

«Hallo», sagte Morse.

«Hallo», erwiderte sie leise.

«Schön, Sie zu sehen.» Sie lächelte ihm zu und nickte unmerklich.

Wie aus dem Nichts stand plötzlich ein großer, schwerer Mann, dessen Gesicht noch die Spuren eines nicht allzu lange zurückliegenden Kampfes aufwies, neben ihr.

«Das ist Gordon», sagte Eileen und blickte fast ein wenig verängstigt hoch in sein düster wirkendes, hageres Gesicht. Gordon nickte Morse kurz zu, griff nach Eileens Ellenbogen und verschwand mit ihr in der Menge. Morse war wieder allein und überlegte, wie er möglichst unauffällig verschwinden konnte.

Er war nur noch wenige Schritte von der Tür entfernt, als sich ihm jemand plötzlich in den Weg stellte.

«Sie wollen sich doch nicht etwa heimlich verdrücken?»

Nessie!

«O hallo, Schwester! Nein. Ich kann... ich kann zwar nicht sehr lange bleiben, aber...»

«Schön, daß Sie gekommen sind. Ich weiß, daß Sie eigentlich schon ein bißchen zu alt sind für diese Art Vergnügen.» Es klang, als mache sie sich ein bißchen über ihn lustig.

Morse nickte, was ließ sich dagegen schon sagen, und fischte verlegen in seinem Becher nach Apfelstückchen.

«Ihr Sergeant hat Sie neulich besser versorgt – mit Getränken, meine ich», sagte sie.

Morse blickte sie an und hatte plötzlich das Gefühl, als sehe er sie zum erstenmal. Ihre Haut schimmerte unter den zuckenden Lichtblitzen beinahe opalartig, und ihre Augen hatten die Farbe von Smaragden. Das rötlichbraune Haar hatte sie nach hinten gekämmt, so daß die Konturen ihres Gesichts deutlicher hervortraten. Sie war leicht geschminkt. Für eine Frau war sie ziemlich groß, fast so groß wie er selbst, und wenn sie, dachte Morse, noch ein etwas vorteilhafteres Kleid angehabt hätte...

«Wollen wir tanzen, Inspector?»

«Ich ... nein! Das ist nichts für mich, tanzen, meine ich.»

«Was...?»

Morse erfuhr nicht, was sie ihn hatte fragen wollen, denn in diesem Moment trat ein Medizinalassistent, noch ganz erhitzt vom Tanzen, lächelnd auf sie zu, griff nach ihrer Hand und zog sie auf die Tanzfläche.

«Komm, Sheila! Diesen Tanz hattest du *mir* versprochen, erinnerst du dich?»

Sheila!

«Sie bleiben doch noch ...?» sagte sie und drehte sich kurz noch einmal nach ihm um. Dann betraten die beiden die Tanzfläche, und bald hörten alle anderen Tänzer auf und zogen sich an den Rand zurück, während Sheila und ihr Partner zum rhythmischen Klatschen der Zuschauer eine atemberaubende Folge schneller Schritte und Drehungen vollführten.

Morse spürte einen Anflug von Eifersucht, als er dem Paar mit den Augen folgte und sah, wie der junge Mann sie an sich gepreßt hielt. Eigentlich hatte er jetzt wirklich noch bleiben wollen, doch als die Musik aufhörte und eine verwandelt wirkende Nessie sich völlig erschöpft in einen Sessel fallen ließ, wo sie sogleich von einer Schar von Bewunderern umringt war, stellte Morse unauffällig seinen Plastikbecher beiseite und ging.

Er verbrachte eine unruhige Nacht und beschloß beim Aufwachen, im Laufe des Vormittags im John-Radcliffe-Krankenhaus anzurufen. Gegen halb zehn griff er zum Hörer.

«Ich möchte bitte mit der Oberschwester sprechen.»

«Um was handelt es sich denn?»

«Es ist ein... äh... privater Anruf.»

«Tut mir leid, private Anrufe können wir nicht entgegennehmen. Wenn Sie mir vielleicht Ihren Namen nennen wollen ...»

«Ach, sagen Sie ihr einfach, ein ehemaliger Patient von Station 7 C habe sie sprechen wollen.»

«Ich habe Sie doch richtig verstanden, Sie wollten Schwester Maclean sprechen?»

«Ja.»

«Das wäre sowieso nicht gegangen. Sie ist gar nicht mehr bei uns. Letzte Woche war ihre Verabschiedung. Sie hat außerhalb eine Stelle als Leiterin des Pflegedienstes bekommen …»

«Ist sie noch in Oxford?»

«Ja, aber sie fährt heute. Sie ist nur deshalb noch geblieben, weil sie gestern abend bei der Party im Schwesternwohnheim dabeisein wollte.»

«Ich verstehe. Hoffentlich habe ich Sie jetzt nicht zu lange aufgehalten. Ich bin offenbar zu spät dran.»

«Es scheint so.»

«Wo geht sie übrigens hin?»

«Nach Derby – zur Derby Royal Infirmary.»

## Kapitel 37

*Die Prägung des Begriffes «Slum» reflektiert die Wirksamkeit der Mittelklassenideologie in bezug auf den Arbeitersiedlungsbau: Umsetzung großartiger Werte in bescheidenstem Rahmen.*

James Stevens Curl, *The Erosion of Oxford*

Lewis hatte zwei große Schwächen, und zwar erstens für schnelles Fahren und zweitens für Eier mit Pommes frites. So sagte er denn auch sofort zu, als Morse ihn bat, ihn mit dem Lancia nach Derby zu chauffieren – und das, obwohl es sein freier Tag war. Der Wagen besaß eine starke Maschine, und der Gedanke, auf der M 1 so richtig Gas zu geben, versetzte Lewis in einen euphorieähnlichen Zustand. Der Chief Inspector hatte seinem Sergeant gleich gesagt, um was es ging, nämlich herauszufinden, ob es die Spring Street noch gab. Sie mußte am nördlichen Stadtrand von Derby liegen.

«Lassen Sie mich einfach machen, Lewis, das ist alles, was ich von Ihnen möchte.»

Er hatte den Sergeant nicht lange zu bitten brauchen. Der erinnerte sich nämlich noch sehr gut daran, was für ein erhebender Moment es in seinem Leben gewesen war, als er erfahren hatte, daß Morse gegenüber der Polizeispitze den Wunsch geäußert hatte, mit ihm, Lewis, zusammenzuarbeiten, weil ihm – angeblich – in seiner Gegenwart die besten Gedanken kämen. Und während er jetzt den Lancia nach rechts auf die Überholspur zog, um aus ihm herauszuholen, was möglich war, spürte Lewis wieder tiefe Dankbarkeit, daß ihn ein gütiges Geschick an die Seite des Chief Inspectors gestellt hatte. Die Fahrt nach Derby war natürlich, dessen war er sich ziemlich sicher, völlig sinnlos. Aber schließlich unternahmen viele Menschen vieles, was sinnlos war – und nicht nur in Oxford.

Obwohl Morse an einem Zeitungskiosk im Norden Derbys einen Stadtplan erstanden hatte, erwies er sich als überraschend schwierig, die Spring Street zu finden. Morse spürte, wie er zunehmend gereizter wurde, während Lewis Mal um Mal sein Fenster herunterkurbelte, aber von den Passanten auf seine Frage nach der Spring Street entweder nur ein Kopfschütteln oder aber höchst widersprüchliche Angaben erhielt. Allen Widrigkeiten zum Trotz gelangten sie schließlich doch in die richtige Gegend, zu einem ausgedehnten, durch einen Bauzaun abgesperrten Areal, bei dem es sich, wie mehrere Stelltafeln verkündeten, um den «Derby-Sanierungskomplex» handelte. Zwei riesige gelbe Kräne schwenkten ihre Ausleger über einem guten Dutzend Abrißarbeiter.

«Wahrscheinlich kommen wir schon zu spät», unkte Lewis.

«Das macht dann auch nichts», entgegnete Morse. «Ich habe Ihnen doch gesagt, es handelt sich lediglich um eine Art Experiment.» Morse kurbelte sein Fenster herunter und sprach einen der staubbedeckten Arbeiter an.

«Ist die Spring Street schon flachgelegt?»

«Dauert nicht mehr lange, Kumpel», erwiderte der Mann und deutete vage in Richtung auf den übernächsten Block von Reihenhäusern.

Morse, den das vertrauliche «Kumpel» geärgert hatte, kurbelte sein Fenster ohne ein Wort des Dankes wieder hoch und bedeutete Lewis mit einer ebenfalls vagen Geste, in welche Richtung er fahren solle. Der tat, wie ihm geheißen, ein paar Straßen weiter hielt er hinter einem Baucontainer. Eine noch sehr junge, farbige Frau, die einen Kinderwagen schob, bestätigte Morse, ja, dies sei die Spring Street. Die beiden Männer stiegen aus und blickten sich um.

Vielleicht hatte die Gegend vor Jahrzehnten bessere Zeiten gesehen, doch vom jetzigen Zustand her schien es kaum vorstellbar, daß je eines der Häuser in dieser schäbigen Straße einmal das Attribut «komfortabel» oder «attraktiv» verdient gehabt hätte. Sie waren augenscheinlich Anfang des 19. Jahrhunderts erbaut, viele waren inzwischen schon halb verfallen, und bei etlichen anderen hatte man die Haustüren mit Brettern vernagelt, um Stadtstreichern und Hausbesetzern den Zutritt zu verwehren. Ein paar der Häuser mußten jedoch noch bewohnt sein, da hie und da Rauch aus einem der schmalen gelben Schornsteine stieg und hinter einigen Fenstern auch noch weiße Spitzengardinen hingen. Angeekelt betrachtete Morse die eingedrückten Bierdosen und die achtlos weggeworfenen Fisch-and-Chips-Verpackungen, die auf dem Bürgersteig herumlagen. Langsam ging er die Straße hinunter, bis er schließlich vor einer einstmals blaugestrichenen Tür stehenblieb. In der rechten oberen Ecke zeigte ein kleines Schild die Nummer zwanzig. Nummer zwölf mußte also vier Häuser weiter sein. Es war das Eckhaus. An seiner linken Seitenwand hing noch immer ein Straßenschild mit der Aufschrift «Burton Road», obwohl die Straße schon gar nicht mehr existierte. Unterhalb des Schildes öffnete sich ein hölzernes Tor, das windschief in seinen verrosteten Angeln hing, auf einen schmalen Weg, der am Haus entlang zu einem verwahrlosten Hinterhof führte. In einer von Unkraut überwucherten Ecke entdeckte Morse ein altes Dreirad und daneben den noch ziemlich neu aussehenden Einkaufswagen einer Supermarktkette. Die schmutzigroten Ziegel der Außenmauer waren an vielen Stellen schon bröckelig, und der Rahmen des einzigen Fensters war herausgerissen, so daß Wind und Regen ungehindert ins Innere dringen konnten. Morse steckte neugierig den Kopf in die leere Fensterhöhle, zog ihn aber schnell wieder zurück, weil ihn Übelkeit zu übermannen drohte: In einer Ecke des winzigen Raumes, der offenbar einmal die Küche gewesen war, lag ein Kothaufen, unmittelbar daneben schimmelte ein halbes Toastbrot vor sich hin.

«Kein besonders appetitlicher Anblick, was?» bemerkte Lewis, der Morse über die Schulter geblickt hatte.

«Hier ist sie also aufgewachsen», sagte Morse leise. «Hier hat sie gelebt, mit ihrer Mutter ... und ihrem Vater ...»

«... und ihrem Bruder», ergänzte Lewis.

«Ja, richtig!» Daran hatte Morse gar nicht mehr gedacht, Joanna hatte ja einen jüngeren Bruder gehabt, der nach seinem Vater benannt worden war, Daniel Carrick junior.

Zögernd verließ Morse den schäbigen kleinen Hof und ging langsam wieder zurück zur Straße. Hier blieb er stehen und betrachtete nachdenklich das Haus, in dem Joanna Franks, verwitwete Donavan, geborene Carrick, die ersten zwanzig Jahre ihres Lebens verbracht hatte. Morse vergegenwärtigte sich noch einmal die relevanten Daten: geboren 1821, 1842 Heirat mit Donavan. Es irritierte ihn, daß an keinem der Häuser irgendwo das Baujahr zu entdecken war, sei es als Plakette oder in Stein gemeißelt. Und selbst wenn sie irgendwann um das Jahr 1820 gebaut worden waren, hatte Joanna dann tatsächlich hier ihre Kindheit verbracht, versucht, in der engen Küche zwischen Spülbecken, Waschkessel, Mangel und Kochherd irgendwo einen Platz zum Spielen zu finden? Morse selbst hatte lebhafte Erinnerungen an eine ähnlich enge Küche. Er hatte gehört, daß das Haus inzwischen abgerissen war, um Platz zu machen für ein Teppichgeschäft. Aber er hatte auch nie Sehnsucht gehabt, es wiederzusehen. Zurückzugehen brachte nichts, das Leben ging weiter, und man war schnell vergessen. Die Party im Schwesternheim fiel ihm wieder ein. Dorthin zu gehen hatte ihm auch nichts gebracht, genausowenig, wie es ihm etwas bringen würde, bei der Derby Royal Infirmary vorbeizufahren (wie er es eigentlich vorgehabt hatte), um einer erstaunten Nessie beiläufig zu erklären, daß er zufällig in der Stadt sei und nur kurz habe vorbeischauen wollen, um ihr zu ihrer neuen Stellung als GROSSER WEISSER BOSS zu gratulieren …

Während er so seinen Gedanken nachhing, hatte Lewis ununterbrochen auf ihn eingeredet, und erst als der Sergeant ihn fragend ansah, wurde Morse bewußt, daß er kein Wort davon mitbekommen hatte.

«Entschuldigung … Was haben Sie gesagt, Lewis?»

«Ich sagte, daß wir uns zu Hause an die Wand stellen mußten, dann bekamen wir ein Lineal über den Kopf, mein Vater oder meine Mutter zogen einen Strich, und daneben wurde das Datum notiert.»

Morse hatte keine Ahnung, was sich der Sergeant da zusammenphantasierte, nickte aber verständnisinnig und ging in Richtung Wagen. Eine große, mit weißer Farbe an eine der Häuserwände gespritzte Aufschrift ließ ihn einen Moment stehenbleiben: «HÄNDE WEG VON CHILE!» Morse schüttelte den Kopf. Er konnte sich wirklich nur schwer vorstellen, daß irgendeiner der Bewohner dieser schäbigen Straße eine solche Mahnung nötig gehabt hätte. «VERSUCHEN SIE LUMLEY'S TEE, EIN HALBER PENNY!» schien ihm da schon mehr Sinn zu machen. Der Schriftzug stand grau (früher wohl einmal blau) vor einem ockerfarbenen Hintergrund und schien sehr alt zu sein. Womöglich hatte schon Joanna ihn gesehen, dachte Morse, wenn sie die Straße hinunter zur Schule ging oder hier draußen spielte. Aber auch dieser Gruß aus der Vergangenheit würde bald verschwunden sein, ausgelöscht, wenn erst die Bauarbeiter mit ihrer Abrißbirne hier auftauchten und die Mauer unter der Wucht ihres Schlages in sich zusammenbrechen würde.

Genau wie die Oxforder Mauern in sich zusammengebrochen waren, weil es den Vandalen im Rathaus so gefallen hatte.

Vergiß es!

«Und wohin jetzt, Sir?»

Es kostete ihn eine kleine Anstrengung, es zu sagen: «Direkt nach Hause. Es sei denn, Sie wollen sich hier noch etwas ansehen?»

# Kapitel 38

*Um dessentwillen du dich hergekommen wähntest*
*Ist Schale, Hülse der Bedeutung nur*
*Das Ziel sich nur enthüllt, ist es erreicht*
*Falls überhaupt. Du hattest keins*
*Oder erst jenseits eines Horizonts, den du gedacht*
*Es wandelt sich dir im Erreichen*

T. S. Eliot, *Little Gidding*

Morse war nur selten zur Unterhaltung aufgelegt, wenn er im Auto saß, und so schwieg er auch jetzt, während Lewis zurück zur Autobahn fuhr. Aber irgend etwas, das merkte er, bohrte in ihm. Irgend etwas, das Lewis gesagt und das er nicht richtig mitbekommen hatte.

«Wovon haben Sie da vorhin in der Spring Street gesprochen?»

«Sie meinen, als Sie mir nicht zugehört haben?»

«Nun sagen Sie schon, Lewis!»

«Ich habe erzählt, wie das war, als wir Kinder waren, es wurde immer gemessen, wie wir gewachsen waren. Meine Mutter hat das meistens gemacht – immer an den Geburtstagen –, an der Wand in der Küche. Dadurch bin ich, glaube ich, überhaupt darauf gekommen ... weil wir in die Küche geblickt haben. Das Wohnzimmer kam dafür nicht in Frage, da war ja die gute Tapete. Denn wie ich schon sagte, sie nahm ein Lineal, legte es uns auf den Kopf, zog einen Strich, und daneben schrieb sie dann das Jahr ...»

Morse hörte schon wieder nicht zu.

«Lewis, wenden Sie, und fahren Sie zurück!»

Der Sergeant sah ihn verblüfft an.

«Ich sagte, Sie möchten bitte wenden», wiederholte Morse betont beherrscht, «und schön vorsichtig, warten Sie einen ruhigen Moment ab ... Es ist nicht nötig, Fußgänger und Haustiere zu gefährden. Aber *wenden Sie*!»

Morse knipste den Lichtschalter an, es passierte jedoch nichts, obwohl die Birne, die ohne Schirm von der abbröckelnden Decke hing, noch ziemlich neu aussah. Die gelblichen Tapeten hatten sich stellenweise von den Wänden gelöst, in der feuchten Ecke über dem Spülbecken hingen sie ganz herunter.

«Wo hat Ihre Mutter Sie denn immer hingestellt, Lewis?»

«Ungefähr hier, Sir.» Lewis stand neben der zweiten Küchentür, die ins Innere des Hauses führte, mit dem Rücken zur Wand, seine linke Hand auf dem Kopf. Nachdem er die Stelle mit dem Daumennagel markiert hatte, drehte er sich um und betrachtete den Abstand zwischen dem Fußboden und der kleinen Einkerbung.

«Das müßten so fünf Fuß, elf Inches sein – wenn ich nicht inzwischen geschrumpft bin.»

Die Tapete war an dieser Stelle von den vielen Händen, die im Laufe der Jahre nach dem Lichtschalter gegriffen hatten, besonders schmuddelig, und wahrscheinlich war hier auch ein halbes Menschenalter oder mehr nicht mehr renoviert worden. Direkt um den Schalter herum war der Putz herausgebrochen, so daß die nackten Steine zu sehen waren. Morse riß ein Stück der schmutziggelben Tapete herunter, und zum Vorschein kam eine überraschend gut erhaltene, hellblaue Tapete. Doch auch sie zeigte keinerlei Markierungen. Die beiden Männer sahen sich schweigend an und fröstelten plötzlich beide in der einsetzenden Abendkühle.

«Es war eben ein Gedanke», sagte Morse schließlich.

«Und ein guter Gedanke, Sir», ergänzte Lewis.

«Nun, eines steht fest: Wir werden nicht den Rest des Nachmittags bis zum Einbrechen der Dunkelheit damit verbringen, von all diesen Wänden hier Lage um Lage Tapeten abzureißen.»

«Aber so lange würde das doch gar nicht dauern.»

«Was? Jedesmal vier, fünf oder mehr Schichten ...»

«Aber wir wüßten doch, wo wir zu suchen hätten.»

«Wieso?»

«Es ist nur ein kleines Haus», erläuterte Lewis geduldig, «und wir brauchen doch bloß in einer bestimmten Höhe zu suchen, ein Meter zwanzig bis ein Meter fünfzig, würde ich sagen, und nur hier unten.»

«Sie sind ein Genie, Lewis, wußten Sie das?»

«Und Sie haben doch sicher eine Taschenlampe im Wagen?» fuhr Lewis, das Lob ignorierend, fort.

«Nein, ich fürchte nicht.»

«Das macht nichts, Sir. Wir haben noch ungefähr eine halbe Stunde, bevor es dunkel wird.»

Um zwanzig vor vier stieß Lewis ein Freudengeheul aus. «Hier. Ich habe etwas entdeckt. Ich glaube...» Er stand im Flur.

«Vorsichtig, *ganz* vorsichtig!» murmelte Morse, während sie im letzten Licht des schwindenden Dezembertages, das durch ein verschmiertes Oberlicht über ihren Köpfen drang, mit größter Behutsamkeit die Tapete von der Wand lösten. Darunter, direkt auf dem Putz, verborgen unter drei Schichten Tapete, aber noch deutlich lesbar, sahen sie zwei Reihen untereinander angeordneter Striche: rechts acht, der unterste etwa in ein Meter zehn Höhe, der oberste bei ein Meter fünfzig, jeweils mit dem genauen Datum daneben, links nur zwei Striche (aber vier Datumsangaben), was sicherlich daran lag, daß ein Teil des Putzes hier weggebröckelt war und damit auch die Striche an dieser Stelle verschwunden waren.

Einen Augenblick lang stand Morse in dem jetzt schnell dunkel werdenden Flur und blickte beinahe ehrfürchtig auf die Wand.

«Holen Sie eine Taschenlampe, Lewis, und ein Maßband!»

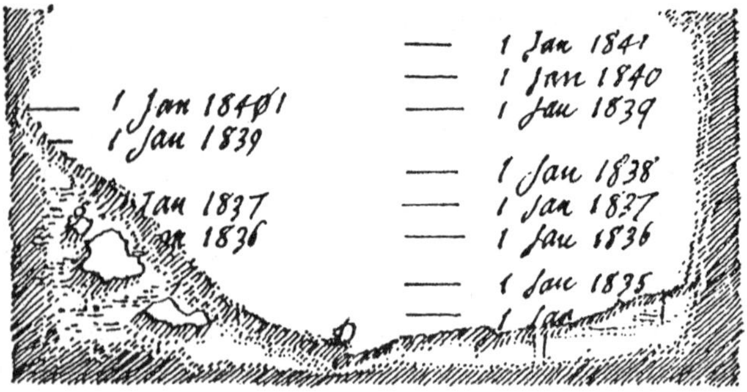


«Aber woher ...?»

«Irgendwoher. Eine Taschenlampe hat schließlich jeder.»

«Außer Ihnen, Sir.»

«Sagen Sie einfach, Sie wären von der Gasgesellschaft und hätten in Nummer zwölf ein Leck entdeckt.»

«Aber das Haus hier hat gar keinen Gasanschluß.»

«Dann denken Sie sich eben etwas anderes aus.»

Als Lewis zurückkam, fand er Morse noch immer in die Betrachtung der Größenmarkierungen vertieft. Im Licht der Taschenlampe war jetzt deutlich zu erkennen, daß alle eventuellen Striche, die sich weiter unten noch befunden haben mochten, verloren waren. Dafür entdeckten sie jetzt aber im Schein der Lampe, daß zwischen den beiden Markierungsgruppen, etwas mehr nach rechts hinüber und deshalb wohl zur zweiten Gruppe gehörend, ein Buchstabe an der Wand geschrieben stand.

Der Buchstabe «D»!

«D» für Daniel?

Das hieße dann, daß die Striche rechts die jeweilige Größe von Daniel Carrick bezeichnet hätten und die linken dann entsprechend die von Joanna.

«Denken Sie, was ich denke?» fragte Morse.

«Ich glaube, ja, Sir», antwortete Lewis vorsichtig.

«Joanna hat 1842 geheiratet», Morse sprach mehr zu sich selbst als zu Lewis, «und das paßt ja auch gut, denn das letzte Datum hier ist der 1. Januar 1841, eingetragen auf gleicher Höhe wie die Markierung von 1840 – offenbar ist sie in diesem letzten Jahr zu Hause nicht mehr gewachsen. Und ihr jüngerer Bruder Daniel hat sie so allmählich erst eingeholt und dann überholt. Ab 1836 waren beide gleich groß, und 1841 war er schon um etliche Zentimeter größer.»

Lewis nickte. «Und man würde die Größenmessung auch in dieser Reihenfolge erwarten, nicht wahr, Sir? Erst Joannas, und dann, rechts davon, die ihres Bruders.»

«Ja.» Morse nahm die runde Kapsel zur Hand und zog das Meßband der Länge nach heraus. «Nur fünf Fuß», bemerkte er.

«Damit kommen wir aber hin», sagte Lewis.

Er hatte recht. Während Morse das obere Ende des Meßbandes an die Eintragungen von 1840/41 hielt, kniete Lewis unten auf dem schmuddeligen Steinfußboden und richtete den Strahl der Taschenlampe auf die Längenangabe. Nein, ein längeres Maßband war unnötig, der Abstand vom Fußboden zur oberen Markierung betrug nur vier Fuß neun Inches*. Die Frau, die man aus dem Duke's Cut gezogen hatte, war dagegen fünf Fuß, dreidreiviertel Inches groß gewesen, fast sieben Inches** größer als Joanna zu dem Zeitpunkt, als sie das elterliche Haus verlassen hatte, um zu heiraten. War es wahrscheinlich oder überhaupt *möglich*, daß sie zwischen ihrem einundzwanzigsten und achtundzwanzigsten Lebensjahr noch sieben Inches gewachsen war? Lewis versuchte, seine Zweifel in Worte zu kleiden.

«Also, ich glaube nicht, Sir, daß eine Frau wirklich noch...»

«Nein, Lewis, ich auch nicht», stimmte Morse, der bisweilen Gedanken lesen konnte, sofort zu. «Wenn auch vielleicht nicht ganz und gar unmöglich, dann auf jeden Fall außerordentlich unwahrscheinlich.»

«Sie hatten also recht, Sir ...»

* knapp 1,45 Meter
** knapp 18 Zentimeter

«Und alle vernünftigen Zweifel sind ausgeräumt? Ja, ich denke schon.»

«Sind wirklich *alle* Zweifel ausgeräumt, Sir?»

«Ach, so ein Rest von einem Prozent wird wohl bei jedem Fall übrigbleiben ...»

«Aber Sie wären glücklicher, wenn ...»

Morse nickte. «Ja, ich gebe es zu. Ich wäre glücklicher, wenn wir noch einen kleinen Extrabeweis gefunden hätten. Ein ‹L› auf der Wand hier zum Beispiel, oder irgend etwas in der Art.»

«Aber hier noch weiter zu suchen hat wohl keinen Zweck, oder?»

Morse zögerte einen Augenblick. «Nein, sicherlich nicht.»

# Kapitel 39

*Die Welt ist rund, und der Ort, der dir als Endpunkt erscheinen mag, kann genausogut auch der Anfangspunkt sein.*

Ivy Baker Priest, *Parade*

Es war eine ernüchternde Frage: «Und was machen wir jetzt, Sir?»

Morse blickte beinahe verstört auf, er war mit seinen Gedanken weit weg gewesen. «Die Tat liegt lange zurück jetzt, eine üble Tat ...» sagte er langsam.

Eine sicherlich richtige Bemerkung, die jedoch Lewis' Frage nicht beantwortete. Doch der Sergeant ließ nicht locker; mit dem Ergebnis, daß sich beide Männer auf die Suche nach dem Baustellenleiter machten. Morse präsentierte seine Legitimation und gab dem Mann in einem Ton Anweisungen, als ob er durch M15 und M16 gleichzeitig autorisiert sei. Insbesondere wünsche er, daß gewisse Bleistiftmarkierungen im Eingangsflur fotografiert würden. Der Baustellenleiter war durchaus kooperativ und sah weiter keine Schwierigkeiten. Er selbst sei, so gestand er etwas verlegen, ein ziemlich guter Amateurfotograf. Lewis brachte einem immer noch etwas erstaunten Anwohner der Spring Street sein Maßband und die Taschenlampe zurück, dann bestiegen der Chief Inspector und sein Sergeant endlich den Wagen, um nach Hause zu fahren.

Es war kurz vor sechs, als Lewis zum zweitenmal in Richtung Autobahn steuerte. Um Punkt sechs beugte Morse sich vor und schaltete das Autoradio an. Er wollte die Nachrichten hören. Alles in allem war es ein schlechtes Jahr gewesen: Seuchen, Hungersnöte, Flugzeug- und Eisenbahnunglücke, eine Explosion auf einer Ölbohrinsel und etliche Erdbeben. Seit den Mittagsmeldungen war jedoch keine neue Katastrophe passiert, und so stellte Morse das Radio wieder ab.

Erst jetzt wurde ihm bewußt, wie spät es war.

«Ist Ihnen klar, Lewis, daß wir längst Öffnungszeit haben?»

«Heutzutage ist die ganze Zeit ‹Öffnungszeit›, Sir», sagte Lewis.

«Sie wissen schon, was ich meine.»

«Ich finde es eigentlich noch ein bißchen früh ...»

«Aber wir haben etwas zu feiern, Lewis! Halten Sie am nächsten Pub. Ich spendiere Ihnen ein Bier.»

«Ist das Ihr Ernst?»

Morse war bekannt wegen seiner Knauserigkeit, und zwar gegenüber Untergebenen als auch Vorgesetzten. Lewis griente still in sich hinein, während er im Vorüberfahren die Häuserfronten musterte, ob er ein Wirtshausschild entdeckte – eine Tätigkeit, in der er durch sein langes Zusammensein mit Morse Übung besaß. «Für mich keinen Alkohol, danke – nicht, wenn ich fahre.»

«Ach ja, natürlich, Lewis. Wir wollen ja keinen Ärger mit der Polizei.»

Während er an seinem Selterswasser nippte und Morse zuhörte, wie er zusammen mit dem Wirt über die ungeheure Skrupellosigkeit der Bierbrauer herzog, spürte Lewis eine tiefe Zufriedenheit. Es war ein erfolgreicher Tag gewesen. Morse, der gerade mit der bei ihm üblichen Geschwindigkeit sein drittes Glas Bier geleert hatte, war offenbar jetzt bereit zum Aufbruch.

«Herren?» erkundigte er sich.

Der Wirt deutete nach rechts.

«Haben Sie irgendwo ein Telefon, das ich benutzen könnte?»

«Direkt davor.»

Lewis hörte Morse sprechen, schnappte auch das Wort «Krankenhaus» auf, aber er war ein Mann, der die Privatsphäre anderer respektierte, und so ging er vor die Tür und wartete dort, bis Morse herauskam.

«Lewis, ich... äh... ich möchte Sie bitten, mich gerade noch beim Krankenhaus vorbeizufahren. Das Derby Royal Infirmary. Ist kaum ein Umweg für uns, habe ich mir sagen lassen.»

«Wieder Ihr Magen, Sir?», fragte Lewis besorgt.

«Nein.»

«Ich fand ja gleich, daß drei Gläser Bier zuviel wären ...»

«Fahren Sie mich nun, Lewis, oder nicht?»

Morse vermied es, wie Lewis wußte, schon seit längerer Zeit, auch nur hundert Meter weit zu Fuß zu gehen, wenn nur die geringste Chance bestand, dieselbe Strecke auch mit dem Auto zurückzulegen, und so wunderte es ihn nicht, daß sein Chef darauf bestand, sich mit dem Wagen vor den Haupteingang kutschieren zu lassen. Direkt unter dem Schild «Nur für Ambulanzwagen» mußte Lewis anhalten.

«Wie lange, denken Sie, wird es dauern?» fragte Lewis.

«Wie lange? Keine Ahnung, Lewis ... Aber heute ist offenbar mein Glückstag – fassen Sie sich also in Geduld.»

Als Morse eine halbe Stunde später wieder auftauchte, fand er Lewis mit einigen der Ambulanzfahrer in ein angeregtes Gespräch über Fahrtauglichkeit und Zuverlässigkeit der Lancia-Modelle vertieft.

«Können wir dann los?»

«Äh … nein, Lewis. Sehen Sie … ich habe mich entschieden, über Nacht hierzubleiben.»

Lewis hob erstaunt die Augenbrauen.

«Ja, ich dachte, daß es vielleicht ganz gut wäre, wenn ich hierbliebe, um dabeizusein, wenn die Fotos gemacht werden …»

«Aber ich muß unbedingt zurück, Sir. Ich habe morgen Dienst!»

«Ich weiß. Ich habe Sie auch gar nicht gebeten, hierzubleiben, oder? Ich fahre einfach mit der Bahn zurück. Derby, Birmingham, Banbury – kein Problem!»

«Sind Sie sicher, Sir?»

«Ganz sicher. Ich hoffe, es macht Ihnen nichts aus, allein zurückzufahren, Lewis?»

Lewis schüttelte den Kopf. «Dann mache ich mich am besten gleich auf den Weg.»

«Ja, tun Sie das. Und fahren Sie nicht so schnell!»

«Soll ich Sie unterwegs noch bei irgendeinem Hotel absetzen?»

«Nein, nicht nötig. Ich suche mir später etwas.»

«Sieht eher so aus, als hätten Sie bereits etwas gefunden, Sir», bemerkte Lewis hellsichtig.

«Ah ja?»

Während Lewis den Lancia mit Höchstgeschwindigkeit auf dem Zubringer in Richtung M 1 steuerte, lächelte er still vor sich hin. Er hatte den Chef selten so glücklich gesehen.

# Epilog

*Der Name eines Menschen ist ein betäubender Schlag, von dem er sich nie wieder erholt.*

Marshall McLuhan, *Understanding Media*

Am Morgen des 11. Januar, eines Freitags (er hatte am 2. Januar wieder zu arbeiten begonnen), bestieg Morse den Frühexpreß nach Paddington. Um elf Uhr sollte er auf dem Hendon-Symposium zum Thema «Das Verbrechen in der Großstadt» sprechen. Er hatte sich überlegt, daß er mit der U-Bahn bis King's Cross fahren und ab da die Linie nach Norden nehmen würde. Das war unkompliziert und bequem. Er fuhr gern mit dem Zug, und als der Straßenverkehrsbericht für heute auf der M 40 Glatteis angekündigt hatte, hatte ihm dies die Entscheidung, den Lancia zu Hause stehenzulassen, erleichtert. Und außerdem brauchte er sich jetzt keinen Zwang anzutun, falls alkoholische Getränke angeboten würden.

Am Bahnhofskiosk hatte er die *Times* und die *Oxford Times* erstanden, sich einen Platz in einem Abteil am Ende des Zuges gesucht und gleich darauf begonnen, das Kreuzworträtsel in der *Times* zu lösen. Als der Zug Didcot erreichte, hatte er es, bis auf ein einziges Wort, bereits gelöst. Ein schneller Blick in sein Lexikon hätte ihm weitergeholfen, aber natürlich hatte er es nicht dabei, und wie immer, wenn er etwas nicht gleich zu Ende bringen konnte, ärgerte er sich. Schnell entschlossen trug er einige beliebige Buchstaben in die freien Kästchen ein, für den Fall, daß einer seiner Mitreisenden ihn beobachtet hätte. In Reading nahm er sich das Kreuzworträtsel in der *Oxford Times* vor. Es war wieder von «Quichote» ausgedacht, und Morse lächelte, als er daran dachte, wie Waggie für «berühmteste Ente der Welt» stolz «Donald» eingetragen hatte. Das Rätsel jetzt war nicht besonders amüsant, aber auch ganz nett. Nach zwölf Minuten war er damit fertig.

Aus den Augenwinkeln nahm Morse wahr, daß sie soeben

Maidenhead passiert hatten. Er öffnete seine Aktentasche und entnahm ihr einen Stapel Konferenzpapiere. Gleich obenauf lag die Liste der Teilnehmer. In der Spalte A bis D war keiner, den er kannte, und so überflog er die nächste, E bis F:

Eagleton
Ellis
Emmett
Erskine
Farmer
Favant
Fielding

Tom Eagleton, ja, den kannte er; Jack Farmer ebenfalls; und…

Morse hielt inne und betrachtete nun den mittleren der drei mit «F» beginnenden Namen. Favant … Der Name kam ihm irgendwie vertraut vor. Doch woher bloß? Ein ausgefallener Name. Morse überflog die anderen Namen, als es ihm plötzlich einfiel. Natürlich. Favant war der Mann gewesen, der zu der Zeit, als Joanna angeblich ermordet worden sein sollte, den Treidelpfad am Oxford-Kanal entlanggekommen war, der Mann, der vermutlich im «Nag's Head» übernachtet hatte und den man hinterher nicht mehr hatte auffinden können, weil sich «seine Spuren verloren hatten». Eine mysteriöse Figur. Favant war vielleicht nicht einmal sein richtiger Name gewesen, es hatte ja an und auf dem Kanal schließlich genug Männer gegeben, die Decknamen besaßen. Auch zwei der Schiffer auf der *Barbara Bray* hatten sich ja, wie man wußte, ein «Alias» zugelegt. So hieß Alfred Musson eigentlich Alfred Brotherton, Walter Towns' richtiger Name lautete Walter Thorold. Vielleicht gab es irgendeinen tiefsitzenden psychologischen Grund, daß Kriminelle fast nie ganz auf ihren Namen verzichteten, selbst wenn dadurch die Gefahr einer Entdeckung für sie größer wurde. Morse jedenfalls hatte das während seiner langen Jahre als Polizeibeamter des öfteren erlebt. Es war, als sei der Name eines Mannes gewissermaßen ein so wesentlicher Teil von ihm, daß er ihn auf keinen Fall völlig aufgeben konnte. Musson hatte seinen Vornamen behalten, und Towns ebenfalls.

Morse verbrachte den Rest der Reise damit, müßig aus dem Fenster zu schauen und irgendwelchen belanglosen Gedanken nachzuhängen, Donald Duck, die berühmteste Ente der Welt, F. T. Donavan, der berühmteste Zauberer der Welt …

Plötzlich durchzuckte ihn ein Gedanke. Große Güte!

Er spürte, wie sich ihm die Nackenhaare sträubten, als er sich der Schilderung des zweiten Prozesses zu entsinnen suchte: «… Die größte Aufmerksamkeit und Anteilnahme weckte ganz sicher Charles Franks. Kaum hatte er den Zeugenstand betreten, brach der arme Mann in Tränen aus, und es schien, als sei er kaum in der Lage, den Blick zu heben und die Angeklagten anzusehen … Während er dem Gericht erklärte, daß er, als er von Joannas Tod erfahren habe, unverzüglich nach Oxfordshire aufgebrochen sei, drehte er den Angeklagten demonstrativ den Rücken zu …» Ein merkwürdiges Verhalten. Es sei denn, der Mann hätte befürchtet, daß ihn die Schiffer von der *Barbara Bray* erkennen könnten. Denn sie hatten ihn in jener Nacht auf dem Treidelpfad gesehen, wenn auch nur kurz, da er «gleich weitergegangen» sei. Und kein Wunder, dachte Morse, daß er es eilig gehabt hatte. Donald Favant oder Don Favant, wie er sich vermutlich genannt hatte. Morse kritzelte die Buchstaben des Namens eilig auf den unteren Rand seiner *Oxford Times*: D-O-N-F-A-V-A-N-T, und dann darunter den anderen Namen, der sich mit genau denselben Buchstaben bilden ließ: F. T. DONAVAN, Kaiser aller Illusionskünstler.

# Finstere Gründe

# Ein Gedicht
# über die Hauptperson:

Findet mich, findet das Schwedenkind –
  Taut meine eisige Welt!
Trocknet das azurblaue Wasser,
  Öffnet mein ewiges Zelt.

Wer fand, wer fand den schrecklichen Ort?
  O findet mich, findet des Försters Kind!
Fragt den Bach: Gib doch endlich Wort,
  Die Wahrheit, du kennst sie – den tragischen Mord?

Fragt den Tiger, fragt die Sonne
  Wohin es geht, warum meine Not
Bis der Tag vergangen ist,
  Bis die Nacht brennet so rot.

Thymian sah ich, als ich auf der Pirsch,
  Ein weißes Wesen in einer Falle,
Keuchend wie ein gejagter Hirsch,
  Noch leckend die blutende Kralle.

Mit Spuren, die führen wundersam weit,
  Jagt den Grund unter Eurem Fuß!
Findet mich, findet jetzt Eure Maid,
  Ich küß Euch, wenn wir uns sehen.

DER AUTOR DANKT DEN ZUSTÄNDIGEN STELLEN
VOM WYTHAM WOOD UND VOM BLENHEIM PARK
FÜR IHRE HILFE UND DIE SO BEREITWILLIG
ERTEILTEN AUSKÜNFTE, EBENSO WIE
DETECTIVE INSPECTOR JOHN HAYWARD
VON DER THAMES VALLEY POLICE UND
SIMON JENKINS, REDAKTEUR DER *TIMES*.

Für
**Brian Bedwell**

Wetter und Regen haben ihn aufgelöst,
Und jetzt würde man nicht mehr sehn,
Daß einst ein Weg führte durch den Wald,
Bevor sie die Bäume pflanzten.
Er ist verborgen unter Dickicht und Heide,
Wo die zarten Anemonen tanzten.
Nur der Förster sieht,
Daß, wo das Gurren der Tauben hallt
Und der Dachs durchs Unterholz zieht,
Einst ein Weg führte durch den Wald.

*The Way Through the Woods* von Rudyard Kipling

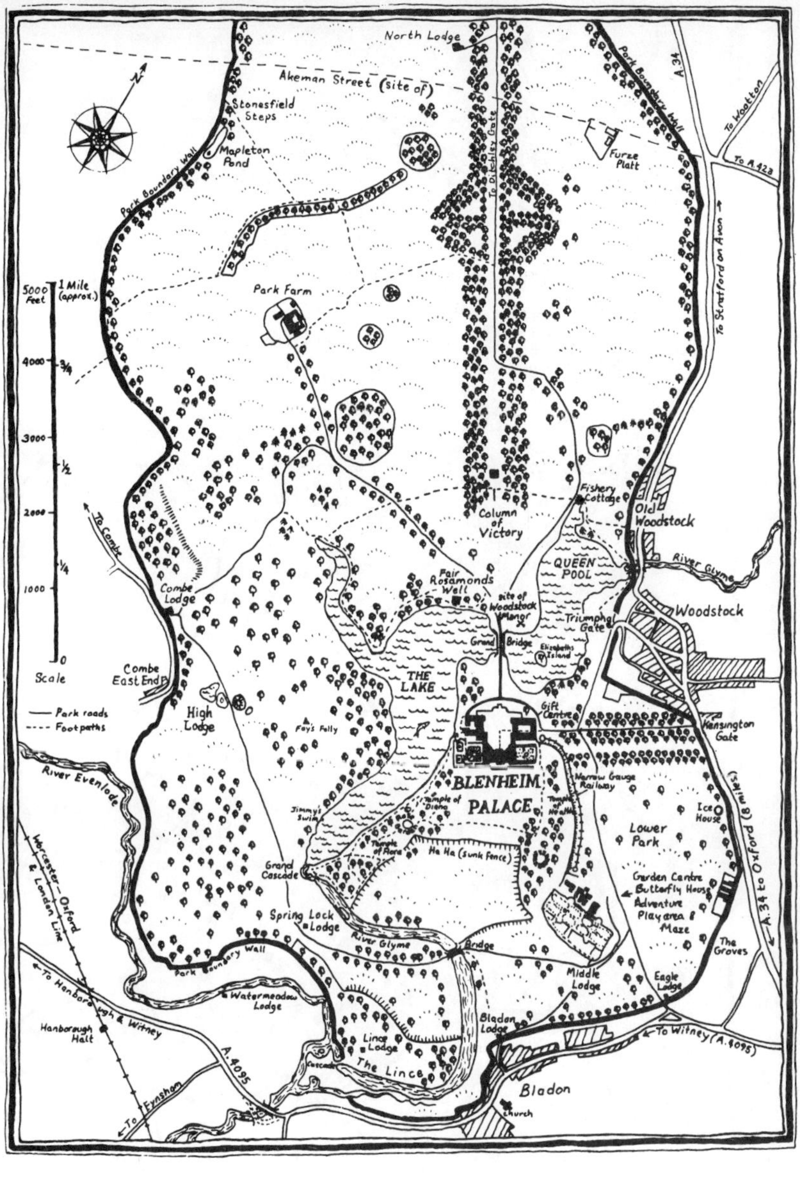
North Lodge
Akeman Street (site of)
N
Stonesfield Steps
Mapleton Pond
Park Boundary Wall
To Ditchley Gate
Furze Platt
A.34
To Wootton
To A.423
To Stratford on Avon
Park Farm
5000 Feet
1 Mile (approx.)
4000
3/4
3000
1/2
2000
1/4
1000
0
Scale
To Combe
Combe Lodge
Combe East End
Column of Victory
Fishery Cottage
Old Woodstock
River Glyme
QUEEN POOL
Fair Rosamonds Well
site of Woodstock Manor
Triumphal Gate
Woodstock
Grand Bridge
Elizabeth's Island
THE LAKE
Gift Centre
Kensington Gate
Park roads
Footpaths
High Lodge
Fay's Folly
BLENHEIM PALACE
Narrow Gauge Railway
River Evenlode
Jimmy's Swim
Temple of Diana
Temple of Health
Temple of Flora
Ha Ha (sunk fence)
Ice House
Lower Park
A.34 to Oxford (8 miles)
Worcester – Oxford & London Line
Grand Cascade
Garden Centre
Butterfly House
Adventure Play area & Maze
Spring Lock Lodge
River Glyme
Bridge
The Groves
Park Boundary Wall
Middle Lodge
Eagle Lodge
To Hanborough & Witney
Watermeadow Lodge
Bladon Lodge
To Witney (A.4095)
Hanborough Halt
Lince Lodge
The Lince
Cascade
A.4095
To Eynsham
Bladon
Church

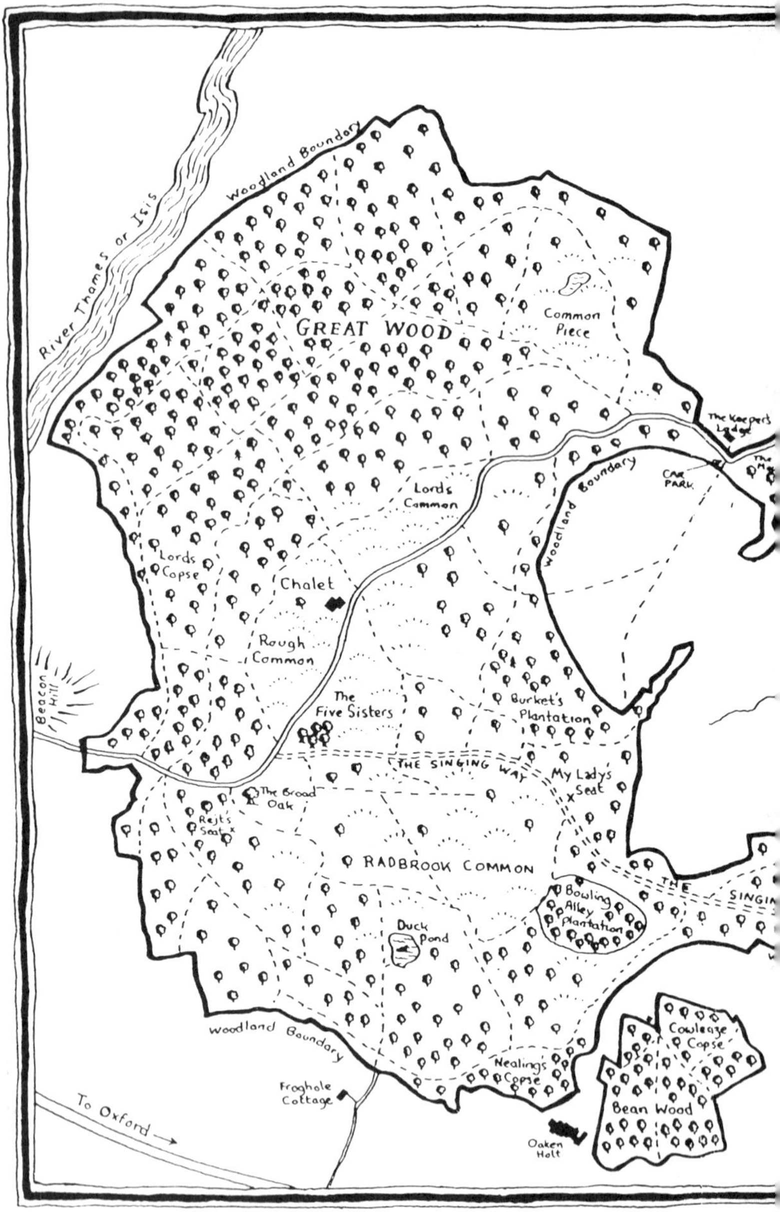

River Thames or Isis
Woodland Boundary
GREAT WOOD
Common Piece
The Keepers Lodge
CAR PARK
Woodland Boundary
Lords Common
Lords Copse
Chalet
Rough Common
Beacon Hill
The Five Sisters
Burket's Plantation
THE SINGING WAY
My Ladys Seat
The Broad Oak
Rejt's Seat
RADBROOK COMMON
Bowling Alley Plantation
Duck Pond
Cowleaze Copse
Bean Wood
Nealings Copse
Woodland Boundary
Froghole Cottage
Oaken Holt
To Oxford

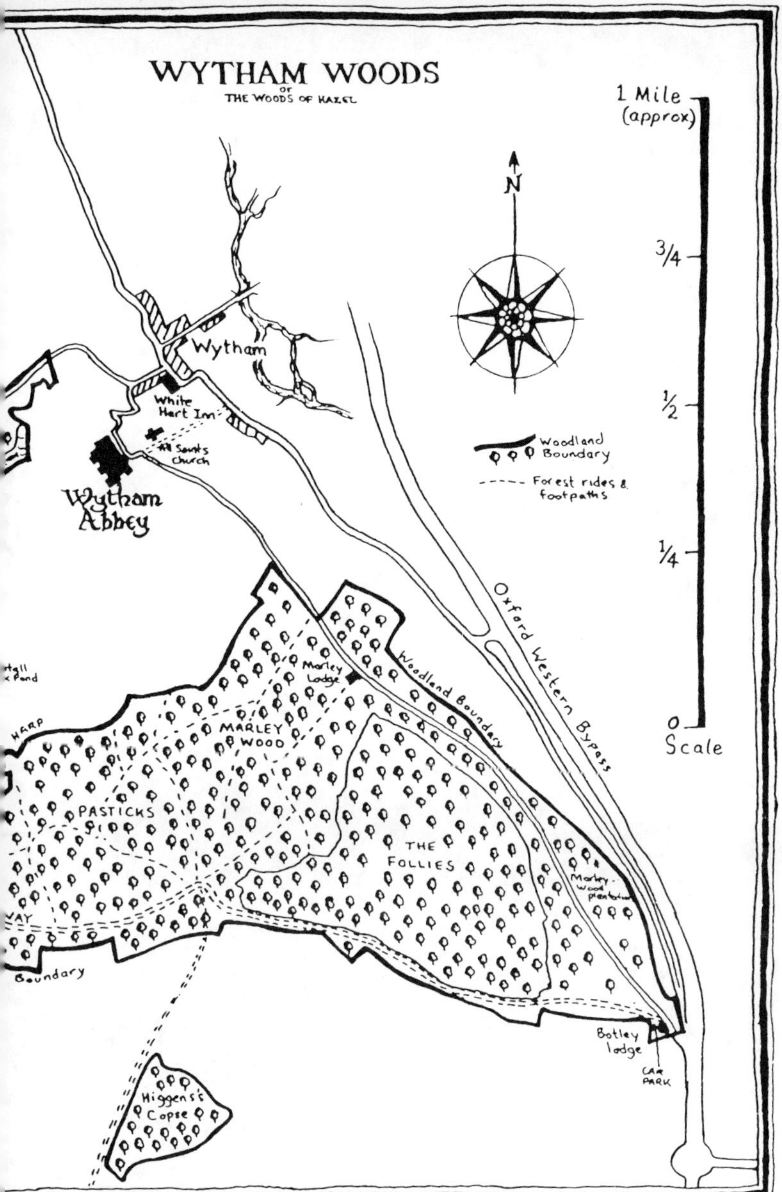

WYTHAM WOODS
or
THE WOODS OF HAZEL
1 Mile
(approx)
3/4
1/2
1/4
0
Scale
N
Wytham
White Hart Inn
All Saints Church
Wytham Abbey
Woodland Boundary
Forest rides & footpaths
Oxford Western Bypass
Woodland Boundary
Marley Lodge
MARLEY WOOD
PASTICKS
THE FOLLIES
Boundary
Botley lodge
CAR PARK
Higgens's Copse

# Prolog

> Wenn eure Sünde gleich bluthrot ist, soll sie doch schneeweiß werden
>
> (*Jesaia*, Kap. 1, Vers 18)
>
> Wovon man nicht sprechen kann, darüber muß man schweigen
>
> (Wittgenstein)

«Ich muß mit Ihnen sprechen.»

«Sprich, meine Tochter.»

«Ich bin nicht oft in Ihre Kirche gekommen.»

«Es ist nicht meine Kirche – es ist Gottes Kirche. Wir sind alle Kinder Gottes.»

«Ich bin gekommen, um eine schwere Sünde zu beichten.»

«Es ist richtig, daß alle Sünden gebeichtet werden sollten.»

«Können alle Sünden vergeben werden?»

«Wenn wir, sündige Sterbliche, die wir sind, in unseren Herzen feststellen, daß wir einander vergeben können – denk nur an unseren unendlich barmherzigen Vater, der jede unserer Schwächen versteht, der uns alle viel besser kennt, als wir selbst uns kennen.»

«Ich glaube nicht an Gott.»

«Und du betrachtest das als besonders wichtig?»

«Ich verstehe Sie nicht.»

«Wäre es nicht von weitaus größerer Wichtigkeit, wenn Gott nicht an *dich* glaubte?»

«Sie sprechen wie ein Jesuit.»

«Vergib mir.»

«Es sind nicht Sie, *ich* bin es, die Vergebung sucht.»

«Erinnerst du dich an den Pilger, als er endlich Gott seine Sünden beichtete? Wie das Gewicht seiner schweren Bürde auf der Stelle von seinen Schultern gehoben wurde – wie der Schmerz, der sich lindert, wenn eine Eiterbeule aufgestochen wird?»

«Sie hören sich an, als hätten Sie das alles schon öfter gesagt.»

«Eben dieselben Worte habe ich schon zu anderen gesagt, ja.»

«Zu anderen?»

«Ich kann nicht über sie sprechen. Was auch immer Männer und Frauen mir beichten mögen, sie beichten – durch mich – Gott.»

«Sie werden dann eigentlich gar nicht gebraucht – ist es das, was Sie meinen?»

«Ich bin ein Diener Gottes. Manchmal ist es mir vergönnt, jenen zu helfen, die ihre Sünden aufrichtig bereuen.»

«Was ist mit jenen, die das nicht tun?»

«Ich bete darum, daß Gott ihre Herzen bewegt.»

«Wird Gott ihnen vergeben – was sie auch getan haben? Glauben Sie das, Hochwürden?»

«Ja, das tue ich.»

«Die Szenen aus den Konzentrationslagern ...»

«An welche Szenen denkst du, meine Tochter?»

«Die ‹Sünden›, Hochwürden.»

«Noch einmal, vergib mir. Meine Ohren lassen nach – doch nicht mein Herz! Mein eigener Vater wurde 1943 in einem japanischen Lager zu Tode gefoltert. Ich war damals dreizehn Jahre alt. Ich weiß ganz genau, wie schwer es ist zu vergeben. Ich habe das nur sehr wenigen erzählt.»

«Haben Sie den Folterern Ihres Vaters vergeben?»

«Gott hat ihnen vergeben, wenn sie jemals seine Vergebung gesucht haben.»

«Vielleicht ist es leichter, Greueltaten zu vergeben, die in Kriegszeiten begangen wurden.»

«Es gibt keine Waagschale für besser oder schlechter, ob in Friedenszeiten oder in Kriegszeiten. Die Gesetze Gottes sind die, die Er schuf; sie sind so unerschütterlich und standhaft wie die Fixsterne am Himmel – unwandelbar bis in alle Ewigkeit. Sollte ein Mann sich kopfüber vom Tempel stürzen, so bricht er selbst das Gesetz Gottes, aber er wird nie das allumfassende Gesetz brechen, das Gott einst erlassen hat.»

«Sie *sind* ein Jesuit.»

«Ich bin auch ein Mensch. Und alle Menschen haben gesündigt und dem Ruhm Gottes nicht entsprochen.»

«Hochwürden...»

«Sprich weiter, meine Tochter.»

«Vielleicht werden Sie Bericht erstatten über das, was ich beichte...»

«So etwas könnte ein Priester niemals tun.»

«Aber wenn ich *wollte*, daß Sie Bericht erstatten?»

«Mein heiliges Amt ist es, im Namen unseres Herrn und Erlösers, Jesus Christus, all jene von Sünden loszusprechen, die aufrichtige Reue zeigen. Es ist nicht mein Amt, die Wege der weltlichen Mächte zu verfolgen.»

«Sie haben meine Frage nicht beantwortet.»

«Das ist mir klar.»

«Was wäre, wenn ich *wollte*, daß Sie der Polizei Bericht erstatten über mich?»

«Ich wäre mir meiner Pflicht nicht sicher. Ich würde den Rat meines Bischofs suchen.»

«Man hat Sie noch nie zuvor um so etwas gebeten?»

«Nie.»

«Was wäre, wenn ich meine Sünde wiederholte?»

«Enthülle deine Gedanken. Enthülle mir deine sündigen Gedanken.»

«Das kann ich nicht.»

«Würdest du mir alles sagen, wenn ich die Gründe für deine Weigerung erraten könnte?»

«Das könnten Sie nie.»

«Vielleicht habe ich es schon getan.»

«Dann wissen Sie, wer ich bin?»

«O ja, meine Tochter. Ich glaube, ich habe dich schon vor langer Zeit kennengelernt.»

# Kapitel eins

> Immerwährender Urlaub ist eine gute Definition von Hölle
>
> (George Bernard Shaw)

Morse nutzte seinen Urlaubsanspruch nie aus, fand er. Und das erklärte er Chief Superintendent Strange auch an jenem Morgen Anfang Juni.

«Sie müssen aber auch die Zeit berücksichtigen, die Sie regelmäßig in Pubs verbringen, Morse!»

«Hin und wieder vielleicht ein paar Stunden, das gebe ich zu. Es wäre gar nicht so schwer auszurechnen, wieviel...»

«‹Quantifizieren› ist das Wort, das Sie suchen.»

«Ich suche nie so scheußliche Wörter wie ‹quantifizieren›.»

«Ein nützliches Wort, Morse. Es bedeutet... nun, es bedeutet, wieviel...»

«Sage ich doch gerade, oder?»

«Ich weiß nicht, warum ich mit Ihnen streite!»

Das wußte Morse auch nicht.

Schon seit Jahren war der Urlaub für Chief Inspector Morse vom Thames Valley CID eine Zeit ständigen und praktisch unerträglichen Stresses. Und wie ein Urlaub für Männer mit Ehefrauen und womöglich auch noch Kindern erst aussehen mußte, vermochte Morse sich trotz all seiner ausschweifenden Einbildungskraft kaum vorzustellen. Aber in diesem Jahr, dem Jahr des Herrn neunzehnhundertzweiundneunzig, sollte, so schwor er sich, alles anders aussehen: Er würde Urlaub außerhalb Oxfords machen. Doch nicht im Ausland. Es zog ihn nicht nach Xanadu oder Isfahan; tatsächlich ging er nur sehr selten überhaupt ins Ausland – wenn es auch aufgezeichnet werden sollte, daß mehrere seiner Kollegen diese insulare Engstirnigkeit in erster Linie auf Morses zaghafte Angst vor Flugzeugen zurückführten. Doch zufällig war es gerade einer dieser Kollegen gewesen, der als erster die Dinge in Gang gebracht hatte.

«Lime, Kumpel! Lime ist großartig!»

Lime?

Erst einige Monate später, als er die Anzeige im *Observer* las, registrierte Morse das Wort endlich:

DAS BAY HOTEL
Lyme Regis

Sicher eine der landschaftlich schönsten Lagen im Westen Englands. Wir sind das einzige Hotel an der Strandpromenade, und wir bieten einen Rundblick von Portland Bill im Osten bis zum historischen Cobb Harbour im Westen. Das Hotel garantiert äußerste Bequemlichkeit und eine erlesene Küche in einer freundlich entspannten Atmosphäre. Bequeme Spaziergänge führen zu Einkaufsmöglichkeiten und zum Hafen, und der Zugang zum direkt vor dem Hotel gelegenen Strand ist frei von Fahrzeugverkehr.

Für ausführliche Information schreiben Sie bitte an das Bay Hotel, Lyme Regis, Dorset, oder rufen Sie einfach an unter Nummer (02974) 2054.

«Es wird heikel», begann Strange wieder, «wenn ein älterer Mann länger als vierzehn Tage Urlaub macht. Das ist Ihnen natürlich klar.»

«Ich nehme nicht mehr, als mir zusteht.»

«An welchen Ort denken Sie?»

«Lyme Regis.»

«Ah. Herrliches Devon.»

«Dorset, Sir.»

«Ist doch nebenan, oder?»

«*Persuasion* – dort spielen einige der Szenen aus *Persuasion*.»

«Ah.» Stranges Gesicht war angemessen ausdruckslos.

«Und *The French Lieutenant's Woman*.»

«Ah. Ich weiß schon. Das hab ich mit meiner Frau im Kino gesehen… Oder war es in der Glotze?»

«Nun, das hätten wir», sagte Morse lahm.

Für eine Weile herrschte Schweigen. Dann schüttelte Strange den Kopf.

«Sie könnten es nicht aushalten, so lange fort zu sein. Sandburgen bauen? *Über vierzehn Tage?*»

«Ist auch Coleridge-Land, Sir. Ich werde wahrscheinlich ein bißchen rumfahren – mir Ottery St. Mary mal ansehen… einige der alten Plätze.»

Ein leises Glucksen ertönte irgendwo tief in Stranges Bauch. «Er ist seit Ewigkeiten tot, Mann – eher Max' Bier als Ihres.»

Morse lächelte matt. «Aber Sie hätten nichts dagegen, wenn ich mir seinen *Geburts*platz ansehe?»

«Ist nicht mehr da. Das Pfarrhaus ist nicht mehr da. Vor Jahren planiert.»

«Wirklich?»

Strange spitzte den Mund und nickte. «Sie halten mich für einen ungebildeten Burschen, nicht wahr, Morse? Aber ich sag Ihnen etwas. Als ich zur Schule ging, gab es all diesen Unsinn mit dem Kind im Mittelpunkt nicht. Damals mußten wir Sachen auswendig lernen – Sachen wie Ihren verdammten Alten Seemann.»

«Als ich zur Schule ging auch, Sir.» Es ärgerte Morse, daß Strange, nur ein Jahr älter als er selbst, ihn immer behandelte, als komme er aus einer viel jüngeren Generation.

Aber Strange war nicht zu stoppen.

«Das vergißt man nicht, Morse. Es bleibt an einem hängen.» Er warf einen kurzen, aber konzentrierten Blick in die Rumpelkammer seiner Erinnerungen, fand, was er suchte, und zitierte mit großer Ernsthaftigkeit eine Strophe, die er vor langer Zeit gelernt hatte:

«In einem Himmel kupferfarben
Stand blutrot und ungewohnt
Die Sonne mittags über dem Mast
Nicht verdammt größer als der Mond»

«Sehr gut, Sir», sagte Morse, nicht sicher, ob das Zitat absichtlich so scheußlich entstellt war oder aus Versehen, jedenfalls sah er, daß der Chief Superintendent ihn listig beobachtete.

«Nein. Sie werden es nicht durchhalten. Innerhalb einer Woche sind Sie wieder in Oxford. Sie werden sehen!»

«Und wenn schon. Ich habe hier eine Menge zu tun.»

«Ach ja?»

«Als erstes wäre da das Abflußrohr außerhalb meiner Wohnung. Es leckt.»

Strange zog die Augenbrauen hoch. «Und Sie wollen mir erzählen, daß *Sie* das in Ordnung bringen werden?»

«Ich werde es flicken», sagte Morse mehrdeutig. «Ich hab schon ein Stück Rohr besorgt, aber der äh... Durchmesser des Querschnitts ist... etwas zu eng.»

«Es ist zu scheiß*klein*, meinen Sie? Ist es *das*, was Sie sagen wollen?»

Morse nickte etwas verlegen.

Es stand eins zu eins.

## Kapitel zwei

> 1804 ging es Mrs. Austen so gut, daß sie mit ihrem Ehemann und Jane Ferien in Lyme Regis machen konnte. Hier klingt Janes Bericht wieder fröhlich. Sie erzählt von der Unterkunft und den Dienstboten, von neuen Bekanntschaften und Spaziergängen auf dem Cobb, vom erfrischenden Baden im Meer und von einem Ball im Gesellschaftssaal von Lyme Regis
> (David Cecil,
> *A Portrait of Jane Austen*)

«Wenn ich das sagen darf, Sir, eigentlich haben Sie wirklich Glück.»

Der Besitzer des einzigen Hotels an der Strandpromenade schob Morse das Gästebuch zu, und Morse füllte rasch die Spalten Datum – Name – Anschrift – Kfz-Kennzeichen – Nationalität aus. Während er das tat, registrierte er, eher aus langer Gewohnheit denn aus Interesse oder Neugier, einige der Angaben über die sechs oder sieben Personen, ledig oder verheiratet, die sich kurz vor ihm eingetragen hatten.

Unter Morses Mitschülern in der sechsten Klasse hatte es einen Jungen gegeben, der ein buchstäblich fotografisches Gedächtnis besaß – ein Gedächtnis, das Morse sehr bewundert hatte. Nicht daß sein eigenes Gedächtnis etwa schlecht gewesen wäre; kurzfristig funktionierte es sogar hervorragend. Und das ist der Grund, warum ein einziges kleines Detail in den Eintragungen vor seiner eigenen sehr bald an die Gestade seines Bewußtseins zurückdriften würde...

«Um die Wahrheit zu sagen, Sir, Sie haben großes Glück. Die gute Dame, die absagen mußte – eine von unseren Stammgästen –, hatte das Zimmer bestellt, sobald sie erfuhr, daß bei uns die Saison begonnen hatte, und sie legte besonderen Wert auf ein Zimmer – sie legte *immer* Wert darauf – mit Blick auf die Bucht, mit eigenem Bad und WC natürlich.»

Morse nickte anerkennend zu dem hervorragenden Geschmack der unbekannten Dame. «Für wie lange hatte sie gebucht?»

«Drei Nächte: Freitag, Sonnabend, Sonntag.»

Morse nickte wieder. «Ich werde auch drei Nächte bleiben – wenn das möglich ist», entschied er und fragte sich, was die arme alte Lady davon abhielt, wieder einmal ihren privaten Blick auf die Wellen und die exklusive Benutzung eines WCs zu genießen. Die Blase, höchstwahrscheinlich.

«Genießen Sie Ihren Aufenthalt bei uns!» Der Hotelbesitzer händigte Morse drei Schlüssel an einem Ring aus: einen für Zimmer 27, einen (wie er erfuhr) für die zwei Minuten von der Strandpromenade entfernte Garage des Hotels und einen für den Haupteingang, für den Fall, daß Morse erst nach Mitternacht zurückkehren sollte. «Wenn Sie Ihr Gepäck herausnehmen würden, sorge ich dafür, daß es auf Ihr Zimmer gebracht wird, während Sie das Auto in die Garage fahren. Die Polizei gestattet unseren Gästen natürlich, vorübergehend hier zu parken, aber...»

Morse sah hinunter auf den Straßenplan, der ihm überreicht wurde, und wandte sich zum Gehen. «Vielen Dank. Und hoffen wir, daß das alte Mädchen es etwas später schafft, hierherzukommen», fügte er hinzu, weil er es für angebracht hielt, maßvoll sein Bedauern auszusprechen.

«Ich fürchte, das wird nicht gehen.»

«Nein?»

«Sie ist tot.»

«Oje!»

«Sehr traurige Geschichte.»

«Na ja, vielleicht hatte sie ein langes, ausgefülltes Leben?»

«Ich würde einundvierzig nicht als besonders lang bezeichnen. Sie?»

«Nein.»

«Hodgkinsche Krankheit. Sie wissen ja, was das bedeutet.»

«Ja», log der Chief Inspector, während er sich ernüchtert rückwärts zum Ausgang bewegte. «Ich hole nur schnell mein Gepäck. Wir wollen schließlich keinen Ärger mit der Polizei. Komische Typen, manchmal.»

«Vielleicht dort, wo Sie wohnen. Bei uns verhalten sie sich sehr anständig.»

«Ich wollte nicht...»

«Werden Sie bei uns zu Abend essen, Sir?»

«Ja. Ja, bitte. Das würde ich sehr gerne.»

Wenige Minuten, nachdem Morse den kastanienbraunen Jaguar langsam durch die Lower Road gesteuert hatte, betrat eine Frau (die sicher nicht älter aussah als jene Frau, die früher im Jahr geschrieben hatte, um sich Zimmer 27 reservieren zu lassen) das Bay Hotel, stand ein oder zwei Minuten an der Rezeption und drückte dann auf den Bitte-Läuten-Knopf.

Sie war gerade von einem Spaziergang über den westlichen Teil der Strandpromenade und hinaus auf den Cobb zurückgekehrt, jenem großen Damm aus Granit, der einen schützenden Arm um den Hafen legt und das stetige Tosen des Meeres mildert. Es war kein angenehmer Spaziergang gewesen. Spät am Nachmittag war von Süden eine Brise aufgekommen, der Himmel hatte sich bedeckt, und mehrere Leute, die auf der Promenade entlanggingen, hatten sich zum Schutz gegen den gelegentlichen Sprühregen in ihre Regenhäute gezwängt.

«Keine Anrufe für mich?» fragte sie, als der Hotelbesitzer wieder auftauchte.

«Nein, Mrs. Hardinge. Es war auch sonst nichts.»

«Okay.» Aber sie sagte es so, als wäre es nicht okay, und der Besitzer fragte sich, ob der Anruf, den er früher am Nachmittag entgegengenommen hatte, vielleicht wichtiger gewesen war, als er vermutet hatte. Aber wahrscheinlich doch nicht, denn plötzlich schien sie zu entspannen, und sie lächelte ihn an – ein sehr attraktives Lächeln.

Das Gitter, das die Getränke hinter der Rezeption bewacht hatte, war verschwunden, und es saßen schon zwei Paare an der Bar und tranken mit Genuß ihren trockenen Sherry, und bei ihnen saß eine ältliche Jungfer, die viel Wirbel um einen Dackel machte, einen jener ‹kleinen Hunde, die vom Management geduldet werden; £ 2.50 pro Tag ohne Futter›.

«Ich denke, ich nehme einen doppelten Malt Whisky.»

«Mit Soda?»

«Nur normales Wasser, bitte.»

«Sagen Sie halt.»

«Halt!»

«Auf Ihre Zimmerrechnung, Mrs. Hardinge?»

«Ja, bitte. Zimmer 14.»

Sie setzte sich auf das grüne Lederpolster der Fensternische direkt neben dem Haupteingang. Der Whisky schmeckte gut, und sie sagte sich, wie schwerwiegend auch die Argumente für eine totale Abstinenz sein mochten – nur wenige könnten bestreiten, daß nach dem Genuß von Alkohol die Welt stets besser und freundlicher erschien.

Dic *Times* lag auf dem kleinen Tisch neben ihr, und sie nahm sie auf, überflog die Schlagzeilen und wandte sich der Rückseite zu. Sie faltete die Zeitung horizontal, dann vertikal, und dann studierte sie eins Waagerecht.

Es war ein ziemlich leichtes Rätsel, und etwa zwanzig Minuten später hatte sie mit ihrem nicht unbeträchtlichen Geschick im Lösen von Kreuzworträtseln alle Lösungen bis auf zwei gefunden; eine davon war ein quälend halbvertrautes Zitat von Samuel Taylor Coleridge, über dem sie noch immer brütete, als die Dame des Hauses mit der Speisekarte zu ihr trat und fragte, ob sie im Hause zu Abend essen werde.

Für ein paar Minuten, nachdem sie Suppe aus Meeresfrüchten mit frischen Gartenkräutern und Perlhuhn in Lauch- und Champignonsoße bestellt hatte, saß sie mit gesenkten Blicken da und rauchte eine King-size-Dunhill-Zigarette. Dann ging sie, wie einer plötzlichen Eingebung folgend, in die Telefonzelle mit den gläsernen Wänden neben dem Eingang, wählte eine Nummer, und bald bewegten ihre Lippen sich wie in einer stummen Scharade, wie der Mund eines aufgeregten Goldfisches, während sie ein 20-Pence-Stück nach dem anderen in den Schlitz warf. Aber niemand konnte hören, was sie sagte.

## Kapitel drei

> Ist Ihnen aufgefallen, daß das Leben, das echte, wirkliche Leben, mit Morden und Katastrophen und sagenhaften Erbschaften, sich beinahe ausschließlich in den Zeitungen abspielt?
>
> (Jean Anouilh, *Die Probe oder Die bestrafte Liebe*)

Morse hatte keine Schwierigkeiten, dem Straßenplan zu folgen. Er verließ den kleinen Parkplatz am östlichen Ende der Strandpromenade, bog nach rechts ab, dann, kurz vor der Ampel, nach links und da sah er auch schon das große, schuppenähnliche Gebäude an der linken Seite der engen Einbahnstraße Coombe Street: ‹Privatgarage für die Gäste des Bay Hotel›. Drinnen befanden sich, wie Morse sah, nachdem er die beiden hohen Holztore aufgestoßen hatte, achtzehn Parkplätze, durch diagonale weiße Linien markiert, neun an jeder Seite des DURCHFAHRT-FREIHALTEN-Ganges in der Mitte. Wegen einer beginnenden Veränderung der Gelenke der Wirbelsäule war er in der letzten Zeit nicht mehr besonders geschickt bei Dingen wie rückwärts in eine schräge Parklücke einparken, und da die Garage fast voll war, brauchte er länger, als er hätte brauchen sollen, um den Jaguar in gleichen Abstand zu einem Mercedes mit einer J-Zulassung und einem Vauxhall mit einer Y-Zulassung zu bringen. Aus langer Gewohnheit, wie schon vorher, überflog er die Nummernschilder der geparkten Autos, aber als er vor etwa einer Viertelstunde das Gästebuch durchblätterte, hatte wenigstens *etwas* bei ihm geklingelt.

Aber jetzt? Nichts. Überhaupt nichts.

Es gab keinen dringenden Grund für Morse, die Annehmlichkeiten von Zimmer 27 sofort zu erkunden, und sein Blick fiel auf die Bar, als er das Hotel betrat. Er bestellte sich also eine Halbe vom besten Bitter und setzte sich in die Fensternische, direkt neben dem Eingang, und beinahe genau auf den Abschnitt grünen Leders, der zehn Minuten früher von einem der beiden für Zimmer 14 eingetragenen Gäste frei gemacht worden war.

Er hätte doch sicherlich Grund, einigermaßen zufrieden mit dem Leben zu sein? Aber er war es nicht. Nicht wirklich. Im Augenblick sehnte er sich nach den beiden Dingen, die für den Rest seines Urlaubs aufzugeben er sich noch an diesem Morgen feierlich geschworen hatte: Zigaretten und Zeitungen. Das Rauchen hatte er in der Vergangenheit schon so oft aufgegeben, daß ihm ein solcher Kraftakt verhältnismäßig einfach schien; nie zuvor jedoch hatte er beschlossen, daß es ein echter Gewinn für seinen Seelenfrieden sein könnte, wenn er eine ganze Woche oder so völlig frei von der Katastrophendiät wäre, die die guten Tageszeitungen täglich servierten. Aber vielleicht war das auch eine dumme Idee...

Seine rechte Hand griff instinktiv nach der beruhigenden rechteckigen Schachtel in seiner Jackentasche, als die Dame des Hauses zu ihm trat, ihn willkommen hieß und ihm die Speisekarte gab. Es war vielleicht etwas mehr als reiner Zufall, daß Morse keine Sekunde zögerte, die Suppe aus Meeresfrüchten und das Perlhuhn zu wählen. Aber vielleicht auch nicht – und es ist eigentlich ziemlich unwichtig.

«Etwas zu trinken dazu, Sir?» Sie war eine angenehm unbeschwert wirkende Frau, Ende vierzig, und Morse warf einen anerkennenden Blick auf das Dekolleté ihres schwarzen Kleides, als sie sich mit der Weinkarte vorbeugte.

«Was empfehlen Sie?»

«Eine halbe Flasche Médoc? Hervorragender Jahrgang! Etwas Besseres werden Sie kaum finden.»

«Eine ganze Flasche wäre vielleicht besser», schlug Morse vor.

«Eine ganze Flasche also, Sir!» Das Abkommen wurde von beiden mit einem Lächeln unterzeichnet.

«Könnten Sie die Flasche gleich öffnen und auf dem Tisch stehenlassen?»

«So machen wir es immer.»

«Ich, äh... Das wußte ich nicht.»

«Er atmet gern ein wenig, nicht wahr?»

«Wie wir alle», murmelte Morse, aber zu sich selbst, denn sie war schon fort.

Ihm wurde klar, daß er Hunger hatte. Er hatte nicht oft Hunger; gewöhnlich nahm er die meisten Kalorien in flüssiger Form zu sich; gewöhnlich konnte er, wenn er zu einem Festessen im College eingeladen war, nur zwei der vorgesehenen Gänge schaffen, gewöhnlich tauschte er eine Vorspeise oder ein Dessert bereitwillig gegen eine Extraration Alkohol ein. Aber an diesem Abend *hatte* er Hunger, ganz entschieden, und er war froh, daß ihm, unmittelbar nachdem er seine zweite Halbe Bier geleert hatte (noch immer keine Zigarette!) mitgeteilt wurde, sein Essen sei fertig. Er hatte schon einige Male durch die Glastüren links von ihm in den Speisesaal geschaut, wo viele jetzt essend an ihren Tischen saßen, über die weißen Tischtücher mit den dunkelbraunen Matten gebeugt, unter dem gedämpften Licht der Kronleuchter aus Kristallglas. Es sah einladend aus, fast romantisch.

Als er für einen Augenblick an der Tür zum Speisesaal stehenblieb, war die Dame des Hauses schnell neben ihm und verlieh ihrer Hoffnung Ausdruck, er würde nichts dagegen haben, den Tisch mit jemand anderem zu teilen, nur für diesen Abend? Es seien ziemlich viele Gäste von außerhalb zum Dinner gekommen...

Morse bat die Dame, sich deswegen keine grauen Haare wachsen zu lassen, und folgte ihr zu einem Tisch an der anderen Seite des Raumes, wo ein Gedeck gegenüber einer Frau aufgelegt war, die, das Gesicht halb zur Seite gewandt, die *Times* las, einen fast geleerten Teller mit Suppe aus Meeresfrüchten vor sich. Sie senkte die Zeitung, lächelte etwas geziert, als koste es sie einige Mühe, die angemalten Lippen zu einem mechanischen Gruß zu verziehen, und lenkte ihre Aufmerksamkeit wieder auf etwas offensichtlich Interessanteres, als Morse es war.

Im Speisesaal waren fast alle Tische besetzt, und es war Morse bald klar, daß er als allerletzter bedient werden würde. Der Servierwagen mit den Desserts wurde herumgeschoben, und er hörte, wie das ältere Ehepaar rechts von ihm Pfirsiche in Karamelsoße mit Nüssen und Sahne bestellte, aber er spürte – ungewöhnlich für ihn! – kein Aufwallen von Ungeduld. Außerdem stand die Suppe bald vor ihm, der Wein hatte schon an seinem Platz gestanden, und rund um ihn herrschten Wohlwollen und Freude, ein leiser, stetiger Fluß von Unterhaltung und gelegentlich ein gedämpftes Lachen. Die Zeitung ihm gegenüber jedoch verharrte, im Augenblick jedenfalls, standhaft an ihrem Platz.

Während des Hauptganges – er wurde bald nach ihr bedient – versuchte er es mit dem ersten, nicht eben originellen Zug.

«Schon lange hier?»

Sie schüttelte den Kopf.

«Ich auch nicht. Genau gesagt, gerade angekommen.»

«Ich auch.» (Sie *konnte* sprechen!)

«Ich bin nur für ein paar Tage hier...»

«Ich auch. Ich fahre am Sonntag.»

Es war vermutlich die längste Mitteilung, die er von ihr bekommen würde, denn er sah, daß ihre Augen sich wieder nach unten auf das Perlhuhn gerichtet hatten. Und bei dem Perlhuhn blieben.

Du kannst mich mal! dachte Morse. Doch trotzdem begann sein Interesse zu erwachen. Ihre unteren Zähne – vielleicht etwas zu lang? – standen dicht nebeneinander und waren leicht nikotinverfärbt, doch ihr Zahnfleisch war frisch und rosa, ihr voller Mund zweifellos attraktiv. Aber ihm fiel auch etwas anderes auf: Ihre gefleckten, schildpattfarbenen Augen schienen, obwohl mit künstlichen Schatten verschleiert, von einem traurigeren, dauerhafteren Schatten verdunkelt, und er sah ein kompliziertes kleines Gewirr von roten Linien in den äußeren Winkeln beider Augen. Sie könnte natürlich eine leichte Erkältung haben.

Oder sie könnte früher am Tag ein wenig geweint haben...

Als der Wagen mit den Desserts kam, war Morse froh, daß er erst die Hälfte vom Médoc getrunken hatte, denn etwas Käse würde gut dazu passen («Cheddar... Gouda... Stilton...» bot die Serviererin an). Er bestellte Stilton, wie auch die Frau gegenüber es getan hatte.

Die Zeit für den zweiten Zug schien gekommen.

Er versuchte es mit: «Wir scheinen fast den gleichen Geschmack zu haben.»

«Anscheinend genau den gleichen.»

«Mit Ausnahme des Weins.»

«Hm?»

«Würden Sie, äh... gern ein Glas Wein trinken? Er ist recht gut. Er paßt zum Stilton.»

Diesmal schüttelte sie nur den Kopf und verschmähte es, eine verbale Erläuterung zu geben.

Du kannst mich mal! dachte Morse wieder, als sie erneut die *Times* aufnahm, sie in voller Größe ausbreitete und sich selbst völlig versteckte – zusammen mit ihren Problemen.

Die Finger, die die Zeitung hielten, stellte Morse fest, waren sehr schlank und geschmeidig, wie die einer professionellen Geigerin, mit nicht lackierten, makellos manikürten Nägeln, deren Halbmonde sich weiß über der gepflegten Nagelhaut wölbten. Auf dem Mittelfinger ihrer linken Hand trug sie einen schmalen goldenen Ehering, darüber einen Verlobungsring mit vier großen Diamanten in einer ungewöhnlichen Fassung, die in jedem heller beleuchteten Raum vielleicht gefunkelt hätten.

An der linken Seite der aufgeschlagenen Zeitung hielt ihre rechte Hand das Blatt genau über dem Kreuzworträtsel, und er stellte fest, daß nur noch zwei Lösungen gefunden werden mußten. Vor ein paar Jahren hätten seine Augen wenig Mühe gehabt, doch jetzt konnte er, obwohl er einige Male heftig blinzelte, immer noch nicht die schwierige Formulierung des ersten Hinweises ganz entziffern; es schien sich um ein Zitat zu handeln. Mit der anderen Hälfte der Zeitung hatte er mehr Glück, da sie ihm näher war – besonders mit dem Artikel, *dem ganz ungewöhnlichen Artikel*, der plötzlich seine Aufmerksamkeit erregte, beanspruchte und fesselte. Unten auf der Seite, über vier zwei Zoll hohen Spalten, stand die Schlagzeile ‹Polizei reicht unheimliche Verse an *Times*-Mann weiter›, und Morse hatte fast die ganze erste Spalte entziffert –

> Die Oxfordshire Police hat den Literatur-Kritiker der *Times*, Mr. Howard Phillipson, gebeten, bei der Lösung eines kompli-

zierten Rate-mal-Rätsels zu helfen, das, so
nimmt man an, genau die Stelle bezeichnet,
wo die Leiche einer jungen Frau...

als die Serviererin an den Tisch zurückkehrte.

«Kaffee, Madame?»

«Ja, bitte.»

«In der Bar – oder in der Lounge?»

«In der Bar, denke ich.»

«Sie auch, Sir?»

«Nein. Nein danke.»

Bevor sie ging, goß die Serviererin den Rest vom Médoc in Morses Glas, und an der anderen Seite des Tisches wurde die Zeitung zusammengefaltet. Das Mahl war sozusagen beendet. Merkwürdigerweise jedoch schien keiner der beiden es besonders eilig zu haben, den Tisch zu verlassen, und für kurze Zeit saßen sie schweigend zusammen, das vorletzte Paar im Speisesaal: Er sehnte sich nach einer Zigarette und hätte brennend gern gelesen, was noch in dem offenbar hochinteressanten Artikel stand; außerdem fragte er sich, ob er einen letzten Überfall auf feindliches Gebiet riskieren sollte – denn er war nach einigem Nachdenken zu der Überzeugung gekommen, daß sie wirklich sehr attraktiv aussah.

«Hätten Sie etwas dagegen, wenn ich rauche?» fragte er zögernd und war schon im Begriff, nach der verführerischen Schachtel zu greifen.

«Mir macht es nichts aus.» Sie stand abrupt auf und nahm Handtasche und Zeitung an sich. «Aber ich glaube, das Management wird nicht ganz so entgegenkommend sein.» Sie sprach ohne Feindseligkeit – noch schlimmer, ohne Interesse, so schien es – und zeigte kurz auf eine Mitteilung neben der Tür.

IM INTERESSE DER VOLKSGESUNDHEIT BITTEN WIR SIE HÖFLICH, IN DEN SPEISERÄUMEN AUF DAS RAUCHEN ZU VERZICHTEN:

DANKE FÜR IHR VERSTÄNDNIS.

Du kannst mich mal! dachte Morse.

Aber er hatte sich nicht sehr klug verhalten, das sah er ein. Er hätte sie nur zu bitten brauchen, ihm die Zeitung für zwei, drei Minuten zu leihen. Er konnte sie natürlich noch immer bitten. Aber das würde er nicht tun – o nein! Sie konnte ihre verdammte Zeitung seinetwegen ins Klo stopfen. Es war egal. Fast jeder Zeitungsverkäufer in Lyme Regis würde ein paar unverkaufte Exemplare der Zeitungen von gestern haben, die erst im Lauf des Vormittags zusammengepackt werden und zurück an den Großhändler gehen würden. So etwas hatte er schon unzählige Male gesehen.

Sie würde in die Bar gehen, hatte sie gesagt. In Ordnung, *er* würde in die Lounge gehen... wo er sehr bald in einem tiefen Sessel saß, eine weitere Halbe Bitter und einen doppelten Malt Whisky vor sich. Und nur, um den Abend abzurunden, sagte er sich, würde er eine Zigarette rauchen, nur eine, na ja, höchstens zwei.

Es wurde jetzt dunkel – aber die Abendluft war sehr mild: Und während er am halbgeöffneten Fenster saß, lauschte er wieder dem Knirschen der Kieselsteine, die vom zurückgehenden Wasser mitgeschleift wurden, und eine Zeile aus *Dover Beach* kam ihm in den Sinn.

Doch jetzt höre ich nur
sein schwermütiges langsam schwindendes Getose.

Ein oft unterschätzter Dichter, Matthew Arnold, hatte er immer gefunden.

Mrs. Hardinge trank in der Bar ihren Kaffee, nippte an einem Cointreau – und dachte, um die Wahrheit zu sagen, für einen kurzen Augenblick an die durchdringenden blauen Augen des Mannes, der ihr beim Dinner gegenübergesessen hatte.

# Kapitel vier

Der Morgen ist weiser als der Abend

*(Russisches Sprichwort)*

Am nächsten Morgen stand Morse um 6.45 Uhr auf, stellte seinen Teekessel an und machte sich aus einem der vielen Tütchen und einem Milchdöschen eine Tasse Kaffee. Er zog die Vorhänge zurück und schaute auf das ruhige Meer und ein gerade den Cobb verlassendes Fischerboot hinunter. Zum Teufel! Er hatte vorgehabt, sein Fernglas mitzunehmen.

Die Möwen schwebten und kreisten über der Strandpromenade und blieben manchmal bewegungslos an einer Stelle, als hingen sie vom Himmel, bis sie abdrehten wie Kampfflugzeuge, die sich von ihrer Formation lösten, und aus Morses Blickfeld verschwanden.

Die Sonne war schon aufgegangen, ein großer orangefarbener Ball über den Klippen im Osten, über Charmouth – wo man, so wurde gesagt, einen Dinosaurier gefunden hatte, oder einen Pterosaurier oder so etwas, das in einem fernen, prähistorischen Zeitalter gelebt hatte, einer Zahl mit etwa zwölf Nullen. Oder waren es zwanzig?

Morse sagte sich, daß er wirklich mehr über Naturgeschichte lernen sollte, leerte seine Tasse und ging, ohne sich rasiert zu haben, hinunter zu dem ausgestorbenen Erdgeschoß, verließ das Hotel und wandte sich auf der Strandpromenade nach links – wo seine Suche begann.

Der Zeitungshändler an der Ecke war ziemlich sicher, daß er keine *Times* vom Vortag hatte: *Sun* ja, *Mirror* ja, *Express* ja ... aber nein, keine *Times*. Tut mir leid, Kumpel. Morse wandte sich wieder nach links und kämpfte sich die steil ansteigende Broad Street hinauf. Noch außer Atem, erkundigte er sich in dem Zeitungsladen links auf halber Höhe. *Telegraph, Guardian, Independent* – half das weiter? Nein? Tut mir leid, Sir. In dem Zeitungsladen genau gegenüber wurde Morse ein zweites Mal ‹Sir› genannt – aber eine *Times* gab es auch da nicht. Er ging weiter bis zum Gipfel des Hügels, wandte sich bei einem ziemlich schäbig aussehenden Kino nach links, dann wieder nach links in die Cobb Road und hinunter zum westlichen Ende der Strandpromenade – wo ein vierter Zeitungshändler auch nicht helfen konnte und den Chief Inspector wieder zum ‹Kumpel› degradierte.

Egal! Büchereien hoben zurückliegende Nummern aller größeren Tageszeitungen auf, und wenn er völlig verzweifelt war – was er ganz gewiß nicht werden würde –, konnte er immer noch Mrs. Trübsal auf den Knien bitten, ihn einen Blick in ihre Zeitung werfen zu lassen. Wenn sie sie noch hatte… Vergiß es, Morse! Was bedeutete es schon?

Was bedeutete *sie*?

Morse ging jetzt munteren Schrittes über die Strandpromenade und atmete die frische Morgenluft tief ein. Zigaretten waren heute nicht drin. Keine einzige. Er war, wie ihm gerade klarwurde, eine Art Rechteck gegangen; nun, eigentlich eher ein Trapez, ein «Vierseit›, mit zwei parallelen Seiten. Und zweifellos hätte er sich gesagt, es sei keine schlechte Idee, seine Geometrie etwas auf Vordermann zu bringen, wenn er nicht, etwas zweihundert Meter vor ihm, eine Gestalt entdeckt hätte. Denn dort, unter dem weißen Baldachin des lederfarbenen Hotels mit seinem gelben Zwei-Sterne-AA-Schild, stand Mrs. Hardinge, Mrs. Nörglerin persönlich, in einem langen schwarzen Ledermantel, und suchte etwas in einer weißen Umhängetasche. Portemonnaie vielleicht? Doch bevor sie es gefunden hatte, hob sie die rechte Hand, als ein Taxi auf der tiefer gelegenen Straße vorfuhr und am Wendeplatz eine Wendung von 180 Grad beschrieb. Der Fahrer stieg aus und öffnete die nähere Hintertür für die elegante, gepäcklose Frau, die gerade die Rampe hinuntergegangen war. Morse war stehengeblieben, scheinbar, um die Reihen der Spielautomaten im Novelty Emporium zu besichtigen, und warf einen Blick auf seine Armbanduhr: 7.50 Uhr

Das Erdgeschoß war noch immer wie ausgestorben, und kein köstlicher Duft nach gebratenem Speck deutete auf das Beginnen der täglichen Routine im Bay Hotel hin. Morse ging an der eingetopften Riesenpalme vorbei, vorbei an der Statue eines Mädchens, das aus einem Krug ununterbrochen Wasser in den Teich zu ihren Füßen rieseln ließ, und stand schon auf der Treppe, als sein Blick auf den Rezeptionstisch rechts von ihm fiel: eine Vase mit künstlichen Blumen, eine gelbe RNLI-Sammelbüchse, und – unter einem Stapel von Broschüren und Prospekten – das Gästebuch. Er sah sich um. Es war niemand zu sehen.

Er schaute noch einmal die Angaben durch:

3.7.1992 – Mr. und Mrs. ₵. A. Hardinge – 16 Cathedral Mews, Salisbury – H 35 LWL – Britisch – Zimmer 14

Es war das Kennzeichen für Oxfordshire, LWL, gewesen, das ihm am Abend vorher aufgefallen war. Jetzt war es etwas anderes: das ₵. Aber zweifellos war es sie; er hatte beim Essen ihre Zimmernummer am Schlüsselring gesehen. Mit einem leichten Stirnrunzeln ging er die Treppe hinauf; er fragte sich, wie viele verheiratete Frauen fähig waren, die übliche Formulierung für ihren Ehestand einzutragen, ohne über die Initialen zu stolpern. Vielleicht hatte sie erst vor kurzem geheiratet? Vielleicht war sie eine jener emanzipierten Frauen, die plötzlich beschlossen hatte, wenn nur *eine* Initiale erforderlich war, würde sie ihre eigene nehmen? Vielleicht... vielleicht waren sie überhaupt nicht ‹Mr. und Mrs.›, und sie war im Augenblick nicht ganz sicher gewesen, unter welchen Namen sie sich diesmal eintragen wollten?

Es war wohl letzteres, dachte er – ein wenig traurig.

Das Frühstück (8.45 bis 9.30 Uhr) war für Morse eine einsame Angelegenheit, doch empfand er es, wie jedesmal, als das größte einsame Vergnügen eines jeden Urlaubs. Nach einer Portion Cornflakes und einem Mixed grill schlenderte er noch einmal am Meeresrand entlang. Er fühlte sich angenehm gesättigt und (vermutlich) so zufrieden, wie es ihm möglich war. Die Wettervorhersage war gut, und er beschloß, nach Westen zu fahren, nach Ottery St. Mary, und dann, wenn ihm der Sinn danach stand, nach Norden, hinauf nach Nether Stowey und in die Quantock Hills.

Als er nach seiner Rückkehr ins Hotel in den zweiten Stock kam, stand er fast genau vor Zimmer 14, dessen Tür halb geöffnet war. Ein Zimmermädchen in blauer Dienstkleidung kam mit einem Hoover heraus, und im Zimmer sah er ein zweites Mädchen damit beschäftigt, die Pulverkaffee- und Teebeutel und die kleinen Milchbehälter zu ergänzen. Er versuchte sein Glück. Er klopfte (nicht zu zaghaft) und steckte den Kopf durch die Tür.

«Ist Mrs. Hardinge da?»

«Nein, Sir.» Sie sah nicht älter als achtzehn aus, und Morse fühlte sich ermutigt.

«Es geht nur darum, daß sie mir versprochen hat, die Zeitung von gestern für mich aufzuheben – wir haben gestern abend hier gegessen. Es war die *Times*.»

Das Mädchen sah Morse unschlüssig an, während er rasch einen Blick durch das Zimmer warf. In dem Bett näher am Fenster war geschlafen worden – das Kissen war tief eingedrückt, und ein hauchdünnes schwarzes Negligé war nachlässig über die Bettdecke geworfen. Aber hatte *Mr.* Hardinge im anderen Bett geschlafen? Es hätte natürlich schon gemacht sein können... aber wo war sein Koffer, wo waren seine Kleider und anderen Siebensachen?

«Ich fürchte, hier ist keine Zeitung, wo ich sehen kann, Sir. Und überhaupt würde ich nich...»

«Gewiß, gewiß! Ich verstehe das vollkommen. Ich meine, wenn sie nicht im Papierkorb liegt...»

«Nein, tut sie nich.»

«Es gibt doch sicher noch einen zweiten Korb? Im Badezimmer? Es ist nur, sie *hat* gesagt...»

Das junge Mädchen schaute vorsichtig um die Badezimmertür, schüttelte aber den Kopf.

Morse lächelte freundlich. «Schon in Ordnung. Sie muß mir die Zeitung woanders hingelegt haben. Wahrscheinlich in *mein* Zimmer. Tut mir leid, daß ich Sie gestört habe.»

Zurück in Zimmer 27, fand er sein eigenes Bett gemacht, den Boden gesaugt und seine Kaffeetasse abgewaschen und verkehrt herum auf der Untertasse stehen. Er stand wieder einige Minuten am Fenster und schaute hinaus aufs Meer und sagte sich, daß er die *Odyssee* mal wieder lesen sollte, dann, fast unbewußt, rauchte er plötzlich eine seiner verbotenen Zigaretten und fragte sich, warum der braune Lederkoffer, den er eben geschlossen auf der Kommode in Zimmer 14 hatte liegen sehen, in hübscher gotischer Schrift die vergoldeten Buchstaben ‹C S O› trug. Das einzige, was ihm zu diesen Initialen einfiel, war Community Service Order – aber das schien völlig fehl am Platz. Es mußten doch sicher *ihre* Initialen sein? Aber was auch das C bedeuten mochte – Carole? Catherine? Claire? Celia? Constance? –, es mußte selbst einem Siebenjährigen, der im Lesetest durchgefallen war, klar sein, daß das O nicht Hardinge bedeutete. Es mochte vielleicht der Anfangsbuchstabe ihres Mädchennamens sein. Aber der Koffer war neu, sehr neu…

Na und, Morse? Na und, verdammt!

Er setzte sich und schrieb einen Brief.

> Liebe Mrs. H., ich wäre Ihnen außerordentlich dankbar, wenn Sie die *Times* von gestern für mich aufbewahren könnten. Nicht den Wirtschafts-/Sportteil, nur den Hauptteil – tatsächlich möchte ich mir nur die Sache auf Seite 1 (und wahrscheinlich die Fortsetzung im inneren Teil) über den ‹Unheimliche Verse›-Artikel ansehen. Ihre Belohnung, die Sie annehmen müssen, wird ein Drink an der Bar auf meine Kosten vor dem Abendessen sein, wobei ich verspreche, mich peinlich genau an jede Verordnung des Managements zu halten.
>
> Zimmer 27

Morse hinterlegte diese unschuldige, wenn auch etwas aufgeblasene Mitteilung an der Rezeption und begab sich zur Garage des Hotels, wobei er darüber nachsann, warum die weibliche Hälfte von Zimmer 14 nicht Auto H 35 LWL benutzt hatte, anstatt ein Taxi zu nehmen. Er sann aber nur kurz darüber nach, weil er dachte, er wisse jetzt, warum Mrs. C. Sowieso (Hardinge?) sich so seltsam benommen hatte. Nun, nein – nicht ‹seltsam›, wenn man es aus *Ihrer* Sicht betrachtete. Vergiß es, Morse! Nimm deinen Straßenatlas und such dir den einfachsten Weg nach Ottery St. Mary.

Kurze Zeit später war der Jaguar auf dem Weg dorthin, die Sonne schien von Minute zu Minute wärmer, und der tiefblaue Himmel zeigte kaum eine Wolke. Bis er Honiton erreichte, hatte Morse schon fast die merkwürdige Tatsache vergessen, daß vor kurzem, als er sich die anderen Autos in der Garage des Hotels angesehen hatte, kein Fahrzeug mit dem Kennzeichen H 35 LWL darunter gewesen war.

# Kapitel fünf

Auszug aus einem Tagebuch vom 26. Juni 1992 (eine Woche bevor Morse in Lyme Regis eintraf)

Wörter! Irgendwer – ein Yankee, glaube ich – hat gesagt, man könne Leute mit Worten streicheln. Ich sage, Wörter sind Scheiße! Besonders der Anblick von Wörtern ist Scheiße. Sie sind zu stark. ‹Nackt› ist stark. ‹Brüste› ist stark. Larkin hat gesagt, für ihn sei ‹aufknöpfen› das großartigste Wort in unserer Sprache. Aber wenn die Wörter ein Scherz sind? O Gott, hilf mir! Bitte hilf mir, Gott! Gestern schrieb Tom mir einen Brief aus seinem neuen Haus in Maidstone. Hier ist ein Ausschnitt daraus:

> ‹Ich habe ein Kohlmeisenpärchen (engl.: Great Tits) im Garten. Nun mußt Du nicht denken, wenn ich mit dem Fernglas, das Du mir gekauft hast, aus dem Fenster meines Arbeitszimmers hinunterschaue, sonne sich dort eine bronzefarbene Signora vollbusig und oben ohne auf einer Luftmatratze. Nein! Nur ein wundervoll unterhaltsames Pärchen Kohlmeisen, die sich häuslich eingerichtet haben – etwas spät im Jahr, nicht wahr? – in dem Nistkasten, den wir unter der Buche angebracht haben. Kannst Du Dich noch an jene Zeile erinnern, die wir in der Schule gelernt haben?
> *Tityre tu paptulae recubans sub tegmine fagi...*›

Das sind Toms Worte. Würde man nicht denken, daß jeder normale zivilisierte Mensch entzückt wäre bei dem Gedanken an diese kleinen blau-schwarz-weiß-gelben Vögel (mein Spezialgebiet!!), wie sie mit ihren schlanken kleinen Körpern in einen Nistkasten schlüpfen? Würde man nicht denken, daß nur ein verderbter und pervertierter Geist statt dessen bei dem Bild jener Frau auf der Luftmatratze verweilt? Würde man nicht denken, daß jeder sensible Mensch sich freuen würde über diesen großartigen Hexameter von Vergil, anstatt im ersten Wort eine weitere ‹Titte› zu sehen? Jesus Christus, es war nur ein Wortspiel, nicht wahr? Der griechische Ausdruck dafür ist ‹Paronomasie›. Das hatte ich vergessen, aber ich habe es gerade in meinem Buch über literarische Begriffe nachgeschlagen. Und die

Wörter verfolgen mich noch immer. Während ich durch die Ps blätterte, stieß ich wieder auf ‹Pornografie›. Wörter! Zur Hölle mit Wörtern! Gott, hilf mir!

> ‹Zu solchen Formen von Pornographie gehören Sadismus, Masochismus, Fetischismus, Transvestismus, Voyeurismus (oder Skopophilie), Narzißmus, Päderastie und Nekrophilie. Weniger übliche Formen sind Koprophilie, Kleptolagnie und Zoophilie.›

Es sollte ein kleiner Trost sein, daß diese letzten drei ‹weniger üblichen› Perversionen – wenn das der richtige Ausdruck ist – noch nicht nach meinem Geschmack sind. Was bedeutet die mittlere überhaupt? Steht nicht im Chambers.

(Später) Dinner im SCR *sehr* gut – ‹Barbue Housman›. Danach C. angerufen, und fast wage ich zu glauben, daß sie sich wirklich auf das nächste Wochenende freut. Ich wünschte nur, ich könnte einschlafen und am dritten aufwachen. Aber ich scheine die Hälfte meiner Zeit damit zu verbringen, mein Leben wegzuwünschen. Ich habe zuviel getrunken. O Gott, laß mich gut schlafen!

## Kapitel sechs

> ...und so durchs Leben,
> Auf der Jagd nach Freundschaften,
> die der Zufall brachte
>
> (Samuel Taylor Coleridge,
> *To the Revd George Coleridge*)

Mitte des Nachmittags schaute Morse mit nicht unbeträchtlicher Enttäuschung auf seine Coleridge-Pilgerfahrt zurück.

Etwa sechs Meilen westlich von Honiton war er von der A 30 nach links abgebogen, um zur kleinen Marktstadt Ottery St. Mary zu gelangen. Das Parken hatte sich als buchstäblich unüberwindliches Problem erwiesen, und als er endlich zum Verkehrsverein kam, erfuhr er nur, daß ‹Coleridge 1772 hier im Pfarrhaus (nicht mehr vorhanden) geboren wurde, als zehntes Kind des Reverend

J. Coleridge, Vikar von 1760 bis 1781 und Leiter der Höheren Schule (nicht mehr vorhanden). Die schnell größer werdende Familie zog bald in das alte Schulhaus (nicht mehr vorhanden)...› Aber St. Mary's gab es noch, und er wanderte durch die große Kirche und las ein paar Mitteilungen über ‹Sehenswürdigkeiten› an einem Stück Holz, das wie ein Handspiegel geformt war. Während er las, bekam er allmählich das Gefühl, er müsse sich einmal wieder mit ‹Kragsteinen› und ‹Hohlkehlen› und ‹Rinnleisten› vertraut machen, aber es überraschte Morse etwas, daß der Verfasser der Mitteilungen noch nie etwas von Coleridge gehört zu haben schien. Nur durch Zufall entdeckte er, als er die Kirche verließ, eine Gedenktafel an der Kirchhofsmauer, mit einer Flachrelief-Büste des Dichters unter den ausgebreiteten Flügeln eines Albatros.

Eineinhalb Stunden später, nach einer schnellen Fahrt über die M 5, war Morse ebenso enttäuscht von dem Dorf Nether Stowey. ‹Das kleine, strohgedeckte Cottage, feucht und ungemütlich›, in dem Coleridge 1796 gelebt hatte, war jetzt ausgebaut, hatte ein Ziegeldach und (ohne Zweifel) auch eine Zentralheizung. Und was noch wichtiger war – es war sonnabends geschlossen, und es war Sonnabend. Innerhalb der Kirche erwies sich die Broschüre für Besucher (‹Bitte mitnehmen – kostenlos!›) als außergewöhnlich schlecht informiert, und Morse verspürte keine Neigung, der Aufforderung des Vikars nachzukommen, sich den ‹Freunden der Kirche› anzuschließen – ‹Schwerpunkt freudige Zwanglosigkeit›. Er warf 50 Pence in einen Schlitz in der Wand und machte sich freudlos auf die Rückfahrt nach Lyme Regis.

Vielleicht hatte Strange die ganze Zeit recht gehabt. Vielleicht gehörte er, Morse, zu jenen Menschen, die einen Urlaub nicht wirklich genießen können. Selbst der Halbe, den er in einem Pub in Nether Stowey getrunken hatte, hatte ihm nicht geschmeckt, und er wußte nicht, was er eigentlich wollte. Oder er wußte es doch: erst mal eine Zigarette, und dann etwas, das seinen Verstand forderte, wie ein schwieriges Kreuzworträtsel oder ein Verbrechen – oder die Vortagsausgabe von der *Times*. Und es gab noch etwas anderes, obwohl er es kaum vor sich selbst zugeben mochte: Er hätte Mrs. Hardinge (oder Mrs. Sowieso) gern auf dem Beifahrersitz neben ihm.

Eine innere Stimme sagte ihm, daß er sich ungewöhnlich töricht verhalte. Aber er hörte nicht auf die Stimme.

Um 15.45 parkte er den Jaguar in der Hotelgarage; es standen jetzt nur drei andere Wagen dort, und keiner davon hatte ein Kennzeichen aus Oxon.

Am Eckladen an der Strandpromenade gab er zwei Versuchungen nach und widerstand einer dritten. Er kaufte zwanzig Dunhill International und eine *Times*, doch das Magazin mit der halbbekleideten Sirene in verführerischer Pose auf dem Hochglanz-Titelblatt blieb im obersten Regal – und wenn nur, weil es ihm zu peinlich wäre, dem Mann mit den harten Augen hinter dem Ladentisch ins Gesicht zu sehen.

Wieder im Hotel, nahm er gemächlich ein Bad und ging dann hinunter in die Lounge, wo er die Hülle von dem großen Billardtisch nahm und etwa eine halbe Stunde lang so tat, als sei er Steve Davis. Schließlich hatte der *Oxford Companion to Music* ‹Mozart am Billardtisch› auch eine ganze Seite gewidmet. Morse jedoch war praktisch unfähig, irgend etwas einzulochen, unabhängig vom Winkel oder der Entfernung, und genauso sorgfältig, wie er die Hülle abgenommen hatte, legte er sie jetzt zurück und ging wieder in sein Zimmer, fest entschlossen, sein Billardspiel ebenso aufzupolieren (falls das Leben es zuließ) wie seine Kenntnis von Fachausdrücken der Architektur. Dies war genau der Grund, warum Ferien immer so nützlich waren, sagte er sich: Sie gestatteten einem, etwas Abstand zu gewinnen und festzustellen, wo man allmählich einrostete.

Während er voll bekleidet auf seinem Einzelbett lag und an die Decke starrte, klopfte jemand an die Tür, und er stand auf, um sie zu öffnen. Es war der Hotelbesitzer persönlich, der eine Tragetasche vom Sainsbury's Supermarkt in der Hand hatte.

«Mrs. Hardinge möchte Ihnen dieses geben, Mr. Morse. Ich habe schon vorher versucht, Sie zu finden, aber Sie waren weggefahren, und sie bestand darauf, daß ich es Ihnen persönlich übergebe.»

Wie klang das Morse in den Ohren? Wie Musik, Musik, himmlische Musik!

In der Tragetasche befand sich der begehrte *Times*-Artikel, zusammen mit einem Bay Hotel-Umschlag, in dem eine kurze Mitteilung auf einem Bay Hotel-Bogen steckte:

> Für 27 von 14. Ich habe ein Taschenbuch mit dem Titel *The Bitch* von einer der Collins-Schwestern gesehen. Ich habe es nicht gelesen, aber ich glaube, es muß sich um mich handeln, meinen Sie nicht auch? Wenn ich zum Dinner noch nicht zurück bin, komme ich wahrscheinlich bald danach, und wenn Sie noch da sind, dürfen Sie mir einen Brandy spendieren. Schließlich kosten diese Zeitungen ehrlich verdientes Geld!

Für Morse war diese unschuldige Botschaft Balsam auf die Seele. Es war, als habe er auf einer Dinner-Party versucht, die Aufmerksamkeit eines hinreißenden Mädchens auf sich zu lenken, das ihn offensichtlich nicht beachtete, sich dann aber plötzlich vorbeugte und die Lippen in einem mehr als flüchtigen Kuß an seine Wange preßte.

Merkwürdigerweise jedoch nahm Morse den Hörer vom Telefon neben seinem Bett auf und wählte das Polizeipräsidium in Kidlington, bevor er den Artikel in der *Times* las.

# Kapitel sieben

Ich bin ein leidenschaftlicher Zeitungsleser. Zeitungen sind für mich die einzige Form von fortlaufender Dichtung

(Aneurin Bevan im *Observer* vom 3. April 1960)

## Polizei reicht unheimliche Verse an Literaturkritiker der *Times* weiter

Der Literaturkritiker der *Times*, Mr. Howard Phillipson, ist von der Oxfordshire Police gebeten worden, bei der Lösung eines komplizierten Rate-mal-Rätsels zu helfen. Von der Lösung verspricht man sich einen Hinweis auf die Stelle, wo vielleicht die Leiche einer jungen Frau vergraben worden ist.

Das Rätsel wurde in Form eines fünfstrophigen Gedichts anonym von einer Person geschickt, die (so vermutet die Polizei) den Schlüssel zu einem Verbrechen hat, das seit zwölf Monaten zu den ungelösten Fällen des Thames Valley Polizeipräsidiums in Kidlington, Oxfordshire, gehört.

«Es ist ein faszinierendes Gedicht», sagte Mr. Phillipson, «und ich werde versuchen, mich während des Wochenendes ernsthaft damit zu beschäftigen. Nach einem kurzen Überfliegen des Textes halte ich es fast für denkbar, daß die innere Logik des Rätsels es möglich machen müßte, es aus seinem eigenen Kontext heraus zu lösen. Aber man muß abwarten.»

Nach Angaben von Detective Chief Inspector Harold Johnson vom Thames Valley CID scheint das Gedicht mit ziemlicher Wahrscheinlichkeit auf das Verschwinden einer schwedischen Studentin hinzuweisen, deren Rucksack auf einem Parkplatz an der nach Norden führenden Fahrbahn der A 3400 etwa eine Meile südlich von Woodstock im Juli 1991 gefunden wurde. Mit Hilfe von Papieren in den Seitentaschen des Rucksacks konnte dessen Besitzerin als Karin Eriksson identifiziert werden, eine Studentin aus Uppsala, die vermutlich per Anhalter von London nach Oxford gefahren war, einen oder zwei Tage in der Universitätsstadt verbrachte – und dann? Wer weiß?

«Der Fall war von Anfang an vertrackt», gab DCI Johnson zu. «Es wurde nie eine Leiche gefunden, keine verdächtigen Umstände wurden aufgedeckt. Es ist nicht ungewöhnlich, daß Studenten bestohlen werden oder ihre Sachen verlieren. Und es gibt natürlich auch welche, die türmen. Aber wir haben diesen Fall immer als potentiellen Mordfall betrachtet.»

Zum Zeitpunkt ihres Verschwindens hatte Miss Erikssons Mutter der Polizei mitgeteilt, daß Karin sie vor etwa einer Woche aus London angerufen und sich munter und unternehmungslustig angehört habe, wenn sie auch etwas knapp bei Kasse gewesen sei. Und die Leiterin der Sekretärinnenschule, auf der Karin Kurse belegt hatte, beschrieb sie als eine ‹attraktive, tüchtige und sportliche junge Dame›. Seit Auffinden des Rucksacks fehlt jede Spur, aber ranghohe Polizeibeamte vertraten gestern abend die Ansicht, daß diese neue Entwicklung ein oder zwei Anhaltspunkte aus der ersten Untersuchung in einem anderen Licht erscheinen lassen könnten.

Das ganze Gedicht lautet wie folgt:

Findet mich, findet das Schwedenkind –
  Taut meine eisige Welt!
Trocknet das azurblaue Wasser,
  Öffnet mein ewiges Zelt.

Wer fand, wer fand den schrecklichen Ort?
O findet mich, findet des Försters Kind!
Fragt den Bach: Gib doch endlich Wort,
Die Wahrheit, du kennst sie – den tragischen Mord?

Fragt den Tiger, fragt die Sonne
  Wohin es geht, warum meine Not
Bis der Tag vergangen ist,
  Bis die Nacht brennet so rot.

Thymian sah ich, als ich auf der Pirsch,
  Ein weißes Wesen in einer Falle,
Keuchend wie ein gejagter Hirsch,
  Noch leckend die blutende Kralle.

Mit Spuren, die führen wundersam weit,
  Jagt den Grund unter Eurem Fuß!
Findet mich, findet jetzt Eure Maid,
  Ich küß Euch, wenn wir uns sehn.

A. Austin (1853–87)

*Find me, find the Swedish daughter –*
  *Thaw my frosted tegument!*
*Dry the azured skylit water,*
  *Sky my everlasting tent.*

*Who spied, who spied that awful spot?*
*O find me! Find the woodman's daughter!*
*Ask the stream: ‹Why tell'st me not*
*The truth thou know'st – the tragic slaughter?›*

*Ask the tiger, ask the sun*
*Whither riding, what my plight?*
*Till the given day be run,*
*Till the burning of the night.*

*Thyme, I saw Thyme flow'ring here*
*A creature white trapped in a gin,*
*Panting like a hunted deer*
*Licking still the bloodied skin.*

*With clues surveyed so wondrous laden,*
*Hunt the ground beneath thy feet!*
*Find me, find me now, thy maiden,*
*I will kiss thee when we meet.*

*A. Austin (1853–87)*

Der Text war auf einer ziemlich altmodischen Schreibmaschine geschrieben, und die Polizei hofft, daß Sachverständigen-Untersuchungen zu weiteren Hinweisen führen. Die einzigen sofort feststellbaren Eigenarten der benutzten Schreibmaschine sind die abgenutzte obere Hälfte des kleinen ‹e› und der leicht verkürzte Querstrich des kleinen ‹t›.

«Um die Wahrheit zu sagen», gab Chief Inspector Johnson zu, «nur wenige meiner Kollegen haben ein Händchen für Gedichte, darum hoffen wir, daß die *Times* uns vielleicht helfen kann. Es wäre eine Art poetische Gerechtigkeit, wenn sie es könnte.» Ein abschließendes Wort von Mr. Phillipson: «Vielleicht handelt es sich um einen grausamen Schabernack, und der Zusammenhang mit dem früheren Fall scheint wirklich recht dünn. Aber bei der Polizei scheint man anzunehmen, daß etwas dran ist, und das tue ich auch!»

Morse las den Artikel auf seine Weise, und dann ein zweites Mal, wesentlich schneller. Danach blieb er mehrere Minuten still sitzen, mit ruhigem Blick und ausdruckslosem Gesicht; dann schlug er die Rückseite der *Times* auf und las den Hinweis, den er am Abend vorher nicht richtig hatte sehen können:

‹Arbeit ohne Hoffnung schöpft Nektar in einem ...› *(Coleridge)* (4).

Na ja! Wenn das Gedicht ein ‹Rätsel› war, die Antwort war es auch! Ein Zitat von Coleridge auch noch! Halb lächelnd setzte er sich in seinem Stuhl zurück und wunderte sich wieder einmal über das häufige Vorkommen jenes alltäglichen Phänomens, das man ‹Zufall› nennt.

Er wußte nicht, daß sich am vergangenen Abend ein viel größerer Zufall ereignet hatte, als er (doch sicher rein zufällig?) in den Speisesaal geführt worden war, um einen Tisch mit der reizenden Dame aus Zimmer 14 zu teilen. Aber vorläufig konnte er so etwas noch nicht wissen; er nahm seinen silbernen Parker-Kugelschreiber aus der Tasche und schrieb ein ‹I› und ein ‹E› in die von ihr offengelassenen Felder von S–B, bevor er wieder nach dem Telefon griff.

«Nein, Sir – Superintendent Strange antwortet noch immer nicht. Kann jemand anders Ihnen helfen?»

«Ja, vielleicht», sagte Morse. «Verbinden Sie mich bitte mit der Verkehrskontrolle.»

## Kapitel acht

Auszug aus einem Tagebuch vom 2. Juli 1992 (einen Tag bevor Morse in Lyme Regis eintraf)

Ich muß meinem abschließenden Werk über Pornografie ein Kapitel über ‹Stufenweises Fortschreiten› hinzufügen, denn es ist die *stufenweise* Natur des erotischen Prozesses, die am allerwichtigsten ist, was zu sehen selbst der alte Faschist Plato genug Verstand hatte. Doch ist dies ein Faktor, der in zunehmendem Maß von den Autoren und den Regisseuren und den Videoherstellern vergessen wird. Wenn sie es je gewußt haben. ‹Prozeß› ist das Wort, um das es gehen sollte. Der Prozeß, der versinnbildlicht wird durch das Anheben eines langen Rockes bis zu einer Stelle eben über der Fessel oder das erste Aufmachen eines Knopfes an einer Bluse! Drücke ich mich verständlich aus? Ohne den Rock – welcher Mann wird über die Fessel frohlocken? Ohne die Bluse – welcher Mann wird über den bloßen Knopf in Erregung geraten? Nacktheit allein ist nichts: Es ist die Absicht von Nacktheit, die volle Inanspruchnahme garantiert. Nie hat Nacktheit allein mir viel bedeutet, selbst als ich ein Junge war. Nie habe ich mich für all jene italienischen Bilder von nackten Frauen interessiert. Ebenso scheinen mir nur wenige unserer lasterhaften und wahllos liebenden jungen Leute übermäßig viel Notiz zu nehmen von den Frauen, die ihre Körper täglich in der Boulevardpresse zur Schau stellen. Diese jungen Männer interessieren sich mehr für Fußballgeschichten auf der letzten Seite. Gibt es hier eine Moral?

Ich habe gerade all die Scheiße, die ich eben geschrieben habe, durchgelesen und finde, ich höre mich fast normal an. Beinahe so, als würde ich hell auflachen, wenn irgendein Quacksalber mir vorschlüge, ich sollte doch mal mit jemandem *sprechen*. Aber in Wahrheit gibt's nicht viel zu lachen über das Wrack, zu dem ich geworden bin – das ich vielleicht schon immer war. Die anderen haben verdammtes Glück gehabt. Lieber Gott, was für ein Glück! Sie haben ihre erotischen Phantasien und Vorstellungen aus widerlichen Magazinen und Pornofilmen und zwanglosem Sex. Aber ich! Ich studiere in der anspruchsvollen Presse die Artikel über Statistiken der Wirkung von Pornografie auf Sexualverbrechen. Das tun zivilisierte Sex-Besessene. Hat Pornografie überhaupt die Wirkung, die man ihr nachsagt? Ich bezweifle es. Doch ich wünschte, es wäre so. Ja! Dann würde fast jeder Tag für Tag irgendein schreckliches Sexualverbrechen begehen. Ich weiß – natürlich weiß ich es –, daß ein solcher Zustand nicht ganz so verdammt großartig für die tugendhaften Mädchen wäre, die ihre Jungfräulichkeit verteidigt haben. Aber wenigstens *ich* wäre normal. *Ich wäre normal.*

Mach schon, Zeit! Beeil dich! Morgen werde ich sie sehen, und ich kann kaum zuschauen, wie die Stunden vorbeischleichen. Warum warte ich? Weil ich, obwohl ich meine Frau nie wirklich geliebt habe (und meine Kinder auch nicht besonders), fast alles in meinem Leben dafür geben würde, wenn ich ihr die ausweglose Erniedrigung ersparen könnte, von meiner Schande zu erfahren.

(Später) Im Dozentenzimmer nahm ich den *Guardian* in die Hand und las von einem Japs, der ein Modell ermordet hatte und vierzehn Tage von ihrem Fleisch lebte. Sie behielten ihn nicht lange im Gefängnis, weil er offenkundig verrückt war. Aber als sie ihn in ein Irrenhaus einwiesen, schlug er solchen Krach, daß sie ihn dort auch nicht lange behielten. Warum? Weil die Sachverständigen zu der Überzeugung kamen, daß er normal sei. Nachdem sie ihn entlassen hatten, sagte er zu einem Presseberichterstatter: «Mein Aufenthalt in der geschlossenen Abteilung war die Hölle. Alle anderen dort waren echt bekloppt, aber die Ärzte erkannten, daß ich nicht wie die übrigen war. Sie sahen, daß ich normal war. Darum ließen sich mich gehen.» Ich war nicht so sehr bestürzt über das, was dieser Irre sagte. Was mich wirklich erschütterte, war, was der *Reporter* sagte. Er sagte, das Bedrückendste an diesem sonderbaren und einsamen Kannibalen sei die Tatsache, daß er sich wirklich für normal hielt! Verstehen Sie nicht, was ich meine?

## Kapitel neun

Und ich frage mich, wie sie zusammenkommen konnten

(T. S. Eliot, *La Figlia Che Piange*)

Er ging vom Speisesaal zur Bar. Das Dinner war eine einsame Angelegenheit gewesen, aber Morse machte sich nie große Gedanken, wenn er gelegentlich allein war, und er hatte nie verstanden, warum einige Leute einen Unterschied zwischen Einsamkeit und Alleinsein machten. Jedenfalls hatte es ihm geschmeckt. Es hatte Wildbret gegeben! Jetzt bestellte er eine Halbe vom besten Bitter und setzte sich mit dem Rücken zum Meer, die letzte Ausgabe der *Times* vor sich. Er schaute auf seine Armbanduhr, notierte sich die Zeit (20.21) auf dem kleinen Freiraum neben dem Kreuzworträtsel und begann.

Um 20.35 Uhr, als er sich noch mit den beiden letzten Lösungsworten abmühte, hörte er ihre Stimme:

«Noch nicht fertig?»

Morse fühlte sich plötzlich froh.

«Darf ich mich zu Ihnen setzen?» Sie setzte sich rechts von ihm auf die gepolsterte Bank in der Fensternische. «Ich habe mir Kaffee bestellt. Wollen Sie auch welchen?»

«Äh, nein. Kaffee hat in meinem Leben nie eine besonders große Rolle gespielt.»

«Wasser auch nicht, wie die Dinge aussehen.»

Morse wandte sich zu ihr und sah, daß sie lächelte. «Wasser ist ganz in Ordnung», räumte er ein. «Wenn man Maß hält.»

«Nicht von Ihnen!»

«Nein, Mark Twain.»

Ein junger Kellner im Frack hatte den Kaffee gebracht, und sie schenkte sich eine fast volle Tasse ein und fügte dann ein wenig sehr dicke Sahne hinzu. Morse schaute hinunter auf ihre schlanken Finger, die in langsamer, beinahe sinnlicher Bewegung den Löffel kreisen ließen.

«Sie haben die Zeitung bekommen?»

Morse nickte. «Ja. Danke.»

«Ich sage Ihnen etwas – ich werde Sie nicht einmal fragen, warum Sie die Zeitung unbedingt haben wollten.»

«Warum nicht?»

«Nun, einmal, weil Sie es mir in Ihrem Brief gesagt haben.»

«Und zum anderen?»

Sie zögerte und sah ihn an. «Warum bieten Sie mir nicht eine Zigarette an?»

Morses Heiterkeit erreichte einen neuen Gipfel.

«Wie heißen Sie?» fragte sie.

«Morse. Man, äh, nennt mich Morse.»

«Merkwürdiger Name. Wie heißen Sie mit Nachnamen?»

«Das *ist* mein Nachname.»

«Wie ist Ihr Vorname? Sie heißen Morse Morse? Wie der eine Mann in *Catch* 22 Major Major Major.»

«Hatte er nicht vier Majors?»

«Sie lesen viel?»

«Genug.»

«Kannten Sie das Coleridge-Zitat? Ich habe gestern abend gesehen, wie Sie das Kreuzworträtsel betrachteten.»

«War nicht die Zeitung zwischen Ihnen und mir?»

«Ich habe Röntgen-Augen.»

Morse musterte ihre Augen und sah für einen Moment tief *in* ihre Augen, die von einem gleichmäßigen Braungrün waren, jetzt ohne blutunterlaufene Stellen. «Ja, zufällig kannte ich das Zitat.»

«Und das lautet?»

«Die Antwort war ‹Sieb›.»

«Und wie lautet die Zeile?»

«Es sind zwei Zeilen, wenn es einen Sinn machen soll:

‹Arbeit ohne Hoffnung schöpft Nektar in ein Sieb,
Und Hoffnung ohne Ziel kann nicht leben.›»

«Sie lesen wirklich viel.»

«Wie heißen Sie?»

«Louisa.»

«Und was machen Sie, Louisa?»

«Ich arbeite für eine Modell-Agentur. Nein, das stimmt nicht. Ich *bin* eine Modell-Agentur.»

«Woher kommen Sie?»

«Aus einem kleinen Dorf südlich von Salisbury, am Chalke Valley.»

Morse nickte unbestimmt. «Durch die Gegend bin ich ein- oder zweimal gefahren. Combe Bissett? Ist das in der Nähe?»

«Ziemlich nahe, ja. Aber was ist mit Ihnen? Was machen *Sie*?»

«Ich bin eine Art hochgejubelter Schreiber, genaugenommen. Ich arbeite in einem Büro – von neun bis fünf.»

«Und wo ungefähr ist das?»

«In Oxford.»

«Wunderschöne Stadt!»

«Sie kennen Oxford?»

«Warum holen Sie mir nicht einen großen Brandy?» flüsterte sie ihm leise ins Ohr.

Morse ließ die Drinks auf seine Zimmerrechnung setzen und kam mit einem doppelten Brandy und einem doppelten Malt Scotch zurück. Mehrere andere Paare widmeten sich in der vortrefflich eingerichteten Bar Lounge ihren Drinks, und Morse sah aus dem Fenster hinaus auf die ständig weißer werdenden Wellen, bevor er die Drinks nebeneinander auf den Tisch stellte.

«Cheers!»

«Cheers!»

«Sie sind ein Lügner», sagte sie.

Die vier Wörter trafen Morse wie ein Kinnhaken, und er hatte keine Zeit, die Fassung wiederzugewinnen, bevor sie erbarmungslos fortfuhr:

«Sie sind ein Bulle. Sie sind ein Chief Inspector. Und nach der Menge Alkohol zu urteilen, die Sie sich durch die Kehle jagen, sind Sie vermutlich nur selten in Ihrem Büro zu finden, nachdem die Bars aufgemacht haben.»

«Ist es so offensichtlich – daß ich ein Bulle bin, meine ich?»

«O nein! Keineswegs. Ich habe nur zufällig Ihren Namen und Ihre Anschrift im Gästebuch gesehen, und mein Mann... nun, er hat von Ihnen gehört. Er sagt, sie sollen so eine Art Wunderkind in der Welt der Verbrechen sein. Das ist alles.»

«Kenne ich Ihren Mann?»

«Das bezweifle ich sehr.»

«Er ist nicht hier...»

«Was tun *Sie* in Lyme?»

«Ich? Weiß nicht. Vielleicht suche ich eine entzückende, einsame Dame, die mich nicht einen Lügner nennen würde, selbst wenn sie mich für einen hielte.»

«Sie bestreiten es? Sie bestreiten, daß Sie ein Bulle sind?»

Morse schüttelte den Kopf. «Nein. Nur, wenn man Urlaub macht, na ja, manchmal möchte man seine Arbeit vergessen – und manchmal lügt man auch mal, nehme ich an. Jeder lügt dann und wann.»

«Tatsächlich?»

«O ja.»

«Jeder?»

Morse nickte. «Sie eingeschlossen.» Er wandte sich wieder zu ihr, fand sich aber nicht fähig, die einander widersprechenden Botschaften in ihren Augen zu deuten.

«Reden Sie weiter», sagte sie leise.

«Ich glaube, daß Sie eine geschiedene Frau sind, die eine Affäre mit einem verheirateten Mann aus Oxford hat. Ich glaube, daß Sie beide manchmal die Möglichkeit haben, ein Wochenende zusammen zu verbringen. Ich glaube, wenn Sie das tun, brauchen Sie eine Deckadresse, und daß Sie Ihre eigene Adresse benutzen, und die lautet nicht Chalke Valley, sondern Cathedral Close in Salisbury. Ich glaube, daß Sie am Freitag nachmittag per Bus hier angekommen sind und daß Ihr Partner, der vermutlich auf irgendeiner Konferenz hier in der Gegend war, zur gleichen Zeit wie Sie eintreffen sollte. Aber er ist nicht erschienen. Und da Sie Ihr Doppelzimmer schon gebucht hatten, haben Sie sich angemeldet und Ihre Sachen hinauf in Ihr Zimmer schaffen lassen, einschließlich eines Koffers mit den Initialen ‹C S O›. Sie hatten den Verdacht, daß etwas sehr schiefgelaufen war, aber Sie wagten nicht zu telefonieren, um das herauszufinden. Sie hatten keine andere Wahl als zu warten. Ich glaube, daß schließlich ein Anruf für Sie kam, der die Situation klärte, und Sie waren zutiefst enttäuscht und bestürzt – bestürzt genug, um ein paar Tränen zu vergießen. Heute morgen nahmen Sie ein Taxi, um sich mit diesem Burschen zu treffen, der Sie im Stich gelassen hat, und ich glaube, daß Sie irgendwo den Tag zusammen verbracht haben. Sie sind jetzt wieder hier, weil Sie das Wochenende ohnehin gebucht hatten, und Ihr Partner hat Ihnen wahrscheinlich einen Scheck gegeben, um die Rechnung zu begleichen. Sie werden morgen früh abreisen und hoffen, daß Sie das nächste Mal mehr Glück haben.»

Morse war fertig, und es entstand ein langes Schweigen zwischen ihnen, während dessen er sein Whiskyglas leerte, sie ihr Brandyglas.

«Noch einen?» fragte Morse.

«Ja. Aber ich hole sie. Der Scheck, den er mir gab, war mehr als großzügig.» Ihre Stimme war nüchtern, härter jetzt, und Morse wußte, daß der wunderschöne Zauber verblaßt war. Als sie mit den Drinks zurückkam, wechselte sie den Platz und saß ihm steif gegenüber.

«Würden Sie mir glauben, wenn ich sagte, daß der Koffer meiner Mutter gehört, die Cassandra Samantha Osborne heißt?»

«Nein», sagte Morse. Für wenige Sekunden glaubte er, einen Ausdruck sanfter Belustigung in ihren Augen wahrzunehmen, aber das war bald vorüber.

«Was ist mit diesem … diesem ‹verheirateten Mann, der in Oxford lebt›?»

«Oh, ich weiß alles über ihn.»

«Sie *was*?» Unwillkürlich erhob ihre Stimme sich zu einem quiekenden Falsett, und zwei oder drei Köpfe drehten sich in ihre Richtung.

«Ich habe die Thames Valley Police angerufen. Wenn man irgendein Autokennzeichen durch den Computer dort…»

«…erhalten Sie Namen und Anschrift des Besitzers in etwa zehn Sekunden.»

«In etwa *zwei* Sekunden», verbesserte Morse.

«Und *das* haben Sie getan?»

«Das habe ich getan.»

«Lieber Gott. Sie sind ein echter Scheißkerl, was?» Ihre Augen funkelten jetzt vor Zorn.

«Es ist komisch», sagte Morse und ignorierte die verletzenden Wörter. «Ich kenne *seinen* Namen – aber Ihren kenne ich noch immer nicht.»

«Louisa, habe ich Ihnen doch gesagt.»

«Nein. Glaube ich nicht. Nachdem Sie einmal angefangen hatten, die Rolle von Mrs. Irgendwie Hardinge zu spielen, gefiel Ihnen ‹Louisa›. Sie wissen vielleicht nicht allzuviel über Coleridge. Aber über Hardy? Das ist etwas anderes. Sie erinnerten sich daran, daß Hardy sich als junger Mann in ein Mädchen verliebte, das nach Klasse, Vermögen und Privilegien etwas höher als er stand, und daß er versuchte, sie zu vergessen. Tatsächlich verbrachte er den Rest seines Lebens mit dem Versuch, sie zu vergessen.»

Sie schaute auf den Tisch hinunter, während Morse sanft fortfuhr. «Hardy hat nie mit ihr gesprochen. Aber als er ein alter Mann war, ging er manchmal auf den Kirchhof von Stinsford und stand vor ihrem nicht markierten Grab.»

Jetzt war es Morse, der hinunter auf den Tisch schaute. «Hätten Sie gern noch etwas Kaffee, Madame?» Der Kellner lächelte höflich. Aber ‹Madame› schüttelte den Kopf, erhob sich und sagte, schon im Begriff zu gehen:

«Claire – Claire Osborne – so heiße ich.»

«Nun, noch einmal vielen Dank – für die Zeitung, Claire.»

«Nicht der Rede wert.» Ihre Stimme zitterte ein wenig, und ihre Augen waren plötzlich tränenfeucht.

«Sehen wir uns beim Frühstück?» fragte Morse.
«Nein. Ich reise früh ab.»
«Wie heute morgen?»
«Wie heute morgen.»
«Ich verstehe», sagte Morse.
«Vielleicht verstehen Sie zuviel.»
«Vielleicht verstehe ich nicht genug.»
«Gute Nacht – Morse.»
«Gute Nacht. Gute Nacht, Claire.»

Als Morse eine Stunde und mehrere Drinks später endlich beschloß, sich zurückzuziehen, fand er es schwierig, sich auf mehr als eine leicht schwankende Stufe zur Zeit zu konzentrieren. In der zweiten Etage sah er sich auf dem Treppenabsatz Zimmer 14 gegenüber, und wenn sich unter der Tür nur ein Lichtstreifen gezeigt hätte, so sagte er sich, hätte er vielleicht leise geklopft und sich dem Zorn, der ihn erwartete, gestellt.

Aber er sah kein Licht.

Claire Osborne lag bis in die frühen Morgenstunden wach, die Daunendecke beiseite geschoben, die Hände hinter dem Kopf, und versuchte, ihre ruhelosen Blicke zu konzentrieren, versuchte, sie auf einen angenommenen Punkt etwa sechs Zoll vor ihrer Nase zu fixieren. Mit einem Teil ihrer Gedanken war sie noch bei dem eingebildeten, kultivierten, unbarmherzigen, sanften, versoffenen, sensiblen Mann, mit dem sie die frühen Stunden dieses Abends verbracht hatte, während sie mit dem anderen Teil bei Alan Hardinge war, Dr. Alan Hardinge, Fellow des Lonsdale College, Oxford, dessen Tochter, Sarah, am Tag vorher von einem Sattelschlepper überfahren worden war, als sie auf dem Weg zur Schule den Cumnor Hill hinunterradelte.

# Kapitel zehn

> Mrs. Kidgerbury war die älteste Bewohnerin von Kentish Town, glaube ich, die putzen ging, doch zu schwach war, ihre Vorstellungen von dieser Kunst in die Tat umzusetzen
>
> (Charles Dickens, *David Copperfield*)

Mit einer Art spuckendem ‹Puh›, gefolgt von einem kissengedämpften ‹Flop› pflanzte Chief Superintendent Strange seine umfangreiche Person auf einen Stuhl gegenüber Chief Inspector Harold Johnson. Es machte Strange nicht gerade Freude, Treppen zu steigen; seine Fähigkeit, sich solchen Strapazen anzupassen, war nicht sehr ausgeprägt. Er hatte nur seiner sehr schlanken und sehr fürsorglichen Ehefrau versprochen, sich im Büro soviel körperliche Bewegung wie möglich zu verschaffen. Das Problem war, daß er gewöhnlich zu schwach in Körper und Geist war, um solche Vorsätze in die Tat umzusetzen. Doch nicht so am Morgen von Dienstag, dem 30. Juni 1992, vier Tage, bevor Morse sich im Gästebuch des Bay Hotel eintrug...

Der Chief Constable war am Tag zuvor von einem vierzehntägigen Urlaub zurückgekehrt und hatte als erstes den Teil der Post durchgesehen, den seine sehr tüchtige Sekretärin nicht hatte bearbeiten können. Der Brief mit dem ‹Schwedenmädchen›-Gedicht hatte etwa eine Woche in dem Ablagekörbchen für Eingänge gelegen (glaubte sie jedenfalls). Er war (meinte sie sich zu erinnern) in einem billigen braunen Umschlag gekommen, der (da war sie fast sicher) an ‹Chief Constable Smith (?)› gerichtet war, aber den Umschlag hatte man fortgeworfen – tut mir leid! – und die Strophen selbst hatten dort bis Montag, den 29., herumgelegen.

Der Chief Constable fühlte sich nicht berufen, Tadel zu erteilen: fünf Strophen von einem unbedeutenden Dichter waren nicht eben Grund, den nationalen Notstand auszurufen, oder? Doch das ‹Schweden-› in der ersten Zeile in Verbindung mit der ‹Maid› in der vorletzten hatte etwas klingeln lassen, und so rief er Strange an, der seinerseits den CC daran erinnerte, daß es DCI Johnson gewesen war, der für die früheren Ermittlungen die Verantwortung getragen hatte – und noch immer trug.

Eine Fotokopie von dem Gedicht wartete auf seinem Schreibtisch, als Johnson an diesem Tag vom Lunch zurückkehrte.

Doch erst am nächsten Vormittag begann wirklich etwas zu geschehen. Diesmal *war* es ein billiger brauner Umschlag, gerichtet an ‹Chief Constable Smith (?), Polizei, Kidlington› (mehr stand nicht auf dem Umschlag), der im Postzimmer des Präsidiums eintraf und ordnungsgemäß zur übrigen Post des CC gelegt wurde. Der Brief trug eine in Woodstock gestempelte Briefmarke mit verschmiertem Datum und war sehr kurz:

*Warum unternehmen Sie nichts wegen meines Briefes?*
*Karin Eriksson*

Das Schreibpapier war eindeutig von der gleichen Sorte wie die für den ersten Brief benutzte: ‹Recycled – OXFAM – Oxford – Britain› stand unten auf dem Bogen. Es deutete auch alles darauf hin, daß der Brief auf derselben Schreibmaschine getippt worden war, da die Buchstaben ‹e› und ‹t› die gleichen Mängel aufwiesen wie die, die man in dem ‹Schwedenmädchen›-Gedicht festgestellt hatte.

Diesmal rief der CC Strange sofort zu sich.

«Fingerabdrücke?» fragte Strange und sah von dem Umschlag und dem Blatt Papier vor ihm auf.

«Verdammte Zeitverschwendung! Der Umschlag? Der Postbote, der ihn aus dem Briefkasten geholt hat – der Sortierer – der Postbote, der ihn zugestellt hat – die Leute aus dem Postzimmer – das Mädchen, das ihn herbrachte – meine Sekretärin ...»

«*Sie*, Sir?»

«Und ich, ja.»

«Was ist mit dem Brief selbst?»

«Sie können Ihr Glück versuchen, wenn Sie wollen.»

«Ich werde Johnson darauf ansetzen ...»

«Ich will Johnson nicht. Er ist beschissen bei solchem Fall. Ich will, daß Morse den Fall übernimmt.»

«Er hat Urlaub.»

«Das hat man mir nicht gesagt!»

«Sie haben Urlaub gehabt, Sir.»

«Dann muß es wohl Johnson machen. Aber sagen Sie ihm um Himmels willen, daß er sein Hinterteil bewegen und wirklich etwas *tun* soll.»

Eine Weile saß Strange stumm und nachdenklich da. Dann sagte er: «Ich habe da so eine kleine Idee. Erinnern Sie sich an die Leserzuschriften in der *Times* vor etwa einem Jahr?»

«Die irische Sache, ja.»

«Ich dachte gerade – dachte laut, Sir –, wenn Sie die *Times* anrufen würden...»

«Ich? Was spricht dagegen, daß *Sie* es tun?»

Strange antwortete nicht.

«Hören Sie! Es ist mir egal, was wir tun, solange wir überhaupt etwas tun – schnell!»

Strange erhob sich ächzend von seinem Stuhl.

«Wie kommt Morse mit Johnson aus?» fragte der CC.

«Überhaupt nicht.»

«Wo verbringt Morse eigentlich seinen Urlaub?»

«Lyme Regis – Sie wissen schon, wo ein Teil von *Persuasion* spielt.»

«Ah.» Der CC sah angemessen verständnislos aus, während der Chief Superintendent zur Tür stampfte.

«Das wär's also», sagte Strange. «Das, schätze ich, sollten wir tun. Was meinen Sie? Wird ein bißchen Aufsehen erregen, was? Ein bißchen Interesse?»

Johnson nichte. «Gefällt mir. Rufen *Sie* bei der *Times* an, Sir?»

«Was spricht dagegen, daß *Sie* es tun?»

«Wissen Sie zufällig...?»

«Sie – können – bei – der – Auskunft – anrufen», intonierte Strange sarkastisch, «indem Sie eins-neun-zwei wählen.»

Johnson preßte die Lippen zusammen, als Strange fortfuhr: «Und während ich hier bin, können Sie mich auch gleich über den Fall informieren. Okay?»

Und so informierte Johnson ihn über den Fall und nahm dabei die Fäden der Geschichte mit wesentlich mehr Geschick auf, als Strange ihm zugetraut hatte.

# Kapitel elf

Nec scit qua sit iter
*(Er weiß nicht, welchen Weg er einschlagen soll)*

(Ovid, *Metamorphosen II*)

Karin Eriksson hatte vor einem Jahr als ‹vermißte Person› gegolten, nachdem man ihren Rucksack gefunden hatte, und sie galt auch jetzt als ‹vermißte Person›. Ihr Fall war nicht Gegenstand einer Untersuchung wegen Mordes, weil es äußerst ungewöhnlich war – und außerordentlich heikel –, eine Untersuchung wegen Mordes anzusetzen ohne Verdacht auf ein Gewaltverbrechen, ohne daß ein Motiv bekannt war, und vor allem ohne *Leiche*.

Was wußte man denn über Miss Eriksson?

Ihre Mutter hatte eine kleine Pension in Uppsala betrieben, war aber bald nach dem Verschwinden ihrer Tochter in ihre Heimat zurückgekehrt – in die Umgebung Stockholms. Karin, die mittlere von drei Töchtern, hatte gerade einen Sekretärinnenkurs abgeschlossen und das Abschlußexamen zwar nicht mit Auszeichnung bestanden, aber doch mit der Aussicht, einen annehmbaren Job an Land zu ziehen. Sie war ein klassischer nordischer Typ, mit langem blondem Haar und einem Busen, der die Aufmerksamkeit der meisten Männer fesselte, wenn sie ihr zum erstenmal begegneten. Im Sommer 1990 war sie ins Heilige Land gereist, ohne viel Geld, doch offensichtlich auch ohne größere Schwierigkeiten, bis sie ihren Bestimmungsort erreichte, wo sie das Opfer einer versuchten Vergewaltigung durch einen israelischen Soldaten gewesen sein mag oder auch nicht. 1991 hatte sie beschlossen, eine weitere Reise nach Übersee zu machen, hatte, nach allem, was man hörte, auch beschlossen, einen weiten Bogen um alles Militär zu machen, wohin sie auch ging. Sie hatte in Uppsala außerdem einen dreimonatigen Kurs in asiatischen Kampfsportarten besucht, wobei sie eine Befähigung und Ausdauer zeigte, wie sie in ihrer Sekretärinnenschule nicht immer augenscheinlich gewesen waren. Jedenfalls war sie eine ziemlich große (1,74 Meter), sportliche junge Dame mit kräftigen Knochen, die ganz gut auf sich aufpassen konnte.

Aus den Unterlagen ging hervor, daß Karin am Mittwoch, dem 3. Juli 1991, nach Heathrow geflogen war, mit knapp 200 Pfund in der Tasche, einer vielseitigen Wanderausrüstung und mit der Adresse der Leiterin einer YWCA-Herberge in der Nähe des King's Cross-Bahnhofs. Einige Tage in London hatten offensichtlich einen großen Teil ihres englischen Geldes dahinschwinden lassen, und ziemlich früh morgens am Sonntag, dem 7. Juli, hatte sie die Untergrundbahn nach (vielleicht) Paddington genommen und sich von dort (vielleicht) auf den Weg zur A 40/M 40 in Richtung Oxford gemacht. Die YWCA-Leiterin hatte sehr bestimmt die Meinung vertreten, daß aus Karins Worten hervorgegangen sei, sie würde am Ende eine entfernte Verwandte aufsuchen, die in Mittelwales lebte (Name und Adresse wurden später von Karins Mutter zur Verfügung gestellt).

Sehr wahrscheinlich muß Karin gegen 10 Uhr vormittags an jenem Tag an einer der Zubringerstraßen zur A 40 gesehen worden sein. Sie war eine auffällige Erscheinung: langes, strohfarbenes Haar, verwaschene Blue Jeans, wie allgemein üblich an den Knien aufgerissen. Aber besonders bemerkenswert – und das hatten mehrere Zeugen bestätigt – muß die gelbblaue schwedische Flagge gewesen sein, etwa 9 mal 6 Zoll, die an die große Hintertasche des Rucksacks geheftet war; und um den Hals trug sie (immer) einen seidenen Schal mit Fransen in denselben schwedischen Nationalfarben – Sonnenscheingelb und Himmelblau.

Zwei Zeugen meldeten sich, die ziemlich sicher waren, gesehen zu haben, wie eine Frau, die Karins Beschreibung entsprach, versucht hatte, zwischen dem Headington und dem Banbury Road-Kreisverkehr in Oxford mitgenommen zu werden. Und ein weiterer Zeuge, ein junger Mann, der am oberen Ende der Banbury Road in Oxford auf den Bus gewartet hatte, glaubte, sich zu erinnern, sie an jenem Tag recht zielbewußt in Richtung Stadtzentrum Oxford marschieren gesehen zu haben. Die Zeit? Etwa mittags – sicher mittags! –, denn er war gerade auf dem Weg zu einem Drink im Eagle and Child in St. Giles'. Aber glaubwürdiger war zu der Zeit ein letzter Zeuge erschienen, ein Anwalt, der auf dem Weg zu seiner invaliden Mutter in Yarnton gewesen war, und der meinte, er habe Karin die Sunderland Avenue entlanggehen sehen, die von Hainbuchen gesäumte Straße, die die Kreisverkehre von der Banbury Road und der Woodstock Road miteinander verbindet.

An dieser Stelle warf Johnson einen Blick auf seine Unterlagen, zog eine dilettantische Zeichnung hervor und reichte sie Strange.

«Das hätte sie vor sich gesehen, Sir – wenn wir davon ausgehen können, daß sie überhaupt bis zum Woodstock Road-Kreisverkehr gekommen ist.»

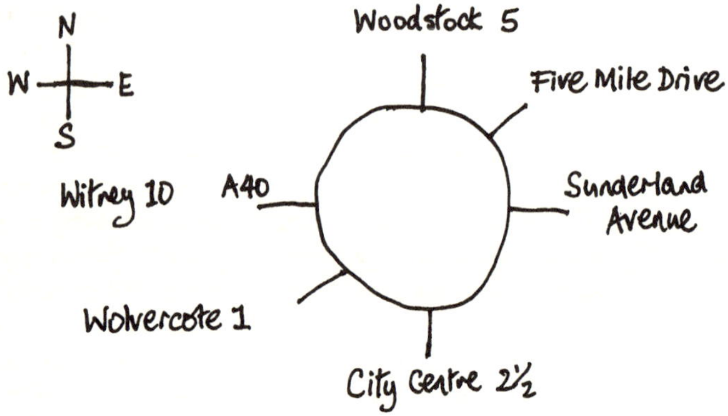


Ohne große Begeisterung sah Strange sich die Zeichnung an, und Johnson nahm seine Geschichte wieder auf.

Karin hätte natürlich direkt zum Kreisverkehr gehen können – entlang der A 40, einer Straße, auf der es für einen Anhalter viel leichter gewesen wäre, mitgenommen zu werden, als an den Autobahnen und den Schnellstraßen, die sie bereits erfolgreich hinter sich gebracht hatte. Außerdem würde die A 40 sie ziemlich direkt zu ihrer Cousine dritten Grades oder was auch immer in der Nähe von Llandovery führen. Aber den Kriminalpolizisten, die die Angelegenheit erörterten, war es nicht wahrscheinlich erschienen, daß sie die Straße nach Witney oder die nach Wolvercote oder die zum Stadtzentrum nahm; sie vermuteten, daß sie sich in Richtung Woodstock bewegt hatte…

# Kapitel zwölf

Beseufze eine erbärmliche Geschichte,
Erzählt vor langer Zeit, und schlecht erzählt

(John Ford, *The Lover's Melancholy*)

Um etwa 7.15 Uhr (fuhr Johnson fort) am sonnigen Morgen von Dienstag, dem 9. Juli 1991, nahm George Daley, 2 Blenheim Villas, Begbroke, Oxon, seinen acht Jahre alten King Charles Spaniel mit auf einen Morgenspaziergang entlang der Zubringerstraße und vorbei am Royal Sun, einem Bierlokal am nördlichen Teil der A 3400, etwa eine Meile von der Oxfordseite von Woodstock entfernt. Am Fuß einer Weißdornhecke, fast völlig verborgen unter üppig wachsendem Kerbel, entdeckte Daley – wie er behauptete – etwas Buntes, und als er sich vorsichtig hinunter- und näher heran beugte, wäre er fast auf einen Fotoapparat getreten, bevor er den scharlachroten Rucksack entdeckte.

Zu diesem Zeitpunkt gab es natürlich noch keinen Hinweis auf ein Verbrechen – den gab es noch immer nicht –, und es war der Fotoapparat, auf den sich Daleys Aufmerksamkeit konzentrierte. Er hatte seinem Sohn Philip einen Fotoapparat versprochen – er wurde demnächst sechzehn –, und der Apparat, den er gefunden hatte, eine schwere, vornehm aussehende Angelegenheit, war eine etwas zu große Versuchung. Er hatte sowohl den Rucksack als auch den Fotoapparat mit nach Hause genommen, wo er und seine Frau Margaret am Vormittag kurz, am Abend ausführlicher über die Sache sprachen.

‹Wer etwas findet, der darf es behalten›; damit waren sie aufgewachsen. Und, na ja, der Rucksack gehörte eindeutig und definitiv jemand anderem – aber auf dem Fotoapparat stand kein Name, oder? Soweit sie wußten, bestand überhaupt keine Verbindung zu dem Rucksack. Darum hatten sie den Film herausgenommen, der ohnehin fast voll schien, und ihn ins Feuer geworfen. Kein Verbrechen, oder? Manchmal, meinte Daley, war selbst die Polizei nicht ganz sicher, was als Straftat galt. Wenn ein Fahrrad gestohlen wurde, war es eine Straftat. Aber wenn man den Besitzer überzeugen konnte, daß das Fahrrad nicht wirklich gestohlen worden war – nur versehentlich... sagen wir mal ‹verlorengegangen›, dann galt es doch nicht als Straftat, nicht?

«War er ein Ex-Bulle, dieser Daley?» fragte Strange und zeigte durch ein Nicken, daß er die Argumentation zu würdigen wußte.

Johnson grinste, schüttelte aber den Kopf und fuhr fort.

Die Ehefrau, Margaret Daley, hatte ein schlechtes Gewissen wegen des Rucksacks und überredete Daley, ihn am nächsten Tag, am Mittwoch, in Kidlington abzugeben und zu behaupten, er habe ihn am Morgen des gleichen Tages gefunden. Aber er bekam die Geschichte nicht richtig zusammen, und es wurde bald klar, daß der Mann nicht gut lügen konnte, und es dauerte nicht lange, bevor er etwas anderes erzählte.

Der Rucksack selbst? Abgesehen von den etwas verrosteten Knöpfen der Taschen schien er einigermaßen neu und enthielt vermutlich alles, was die junge Frau auf die Reise mitgenommen hatte, einschließlich einem Reisepaß, der seine Besitzerin als eine gewisse Karin Eriksson identifizierte, mit einer Adresse in Uppsala, Schweden. An nichts, so schien es, hatten sich die Daleys besonders zu schaffen gemacht, aber der Inhalt hatte sich als nur mäßig interessant erwiesen: die üblichen weiblichen Toilettenartikel einschließlich Zahnpasta, Tampax, Lippenstift, Lidschatten, Rouge, Kamm, Nagelfeile, Pinzette und weiße Papiertücher, außerdem eine fast volle Schachtel Marlboro und ein billiges Wegwerffeuerzeug, ein Brief, in schwedisch, von einem Freund, vor zwei Monaten abgestempelt, in dem der Freund (wie später aus der Übersetzung hervorging) eine Liebe erklärte, die so groß sei, daß sie bis in alle Ewigkeit warten, doch ein etwas früheres Rendezvous durchaus begrüßen würde, eine dünne Brieftasche, die weder Kreditkarten noch Travellerschecks enthielt, lediglich fünf Zehnpfundscheine (ziemlich neu, aber nicht durchgehend numeriert), ein kleines Buch mit englischen Inlandspost-Briefmarken, eine graue, sorgfältig gefaltete Nylon-Regenhaut, eine zerdrückte Postkarte, die auf der einen Seite Velasquez' ‹Rokeby-Venus› zeigte, während auf der anderen die Adresse der walisischen Verwandten stand, zwei Paar saubere (verhältnismäßig saubere) Jeans, ein verblichenes blaues Kleid, drei zerknitterte Blusen, schwarz, weiß und dunkelrot...

«Machen wir weiter», murmelte Strange.

Nun, es wurde Verbindung mit Interpol aufgenommen, und natürlich mit der schwedischen Polizei. Karins äußerst beunruhigte Mutter hatte ihnen von Uppsala aus telefonisch mitgeteilt, daß es sehr ungewöhnlich von Karin sei, ihre Familie nicht über ihren Aufenthaltsort und ihre Pläne zu informieren – wie sie es auch in der Woche zuvor von London aus getan hatte.

Ein Plakat (‹Haben Sie diese junge Frau gesehen?›), das eine vergrößerte Kopie des Paßfotos zeigte, war gedruckt und in Oxford und seiner unmittelbaren Umgebung in Bussen, Jugendzentren, Informationsagenturen, Stellenvermittlungsbüros und ähnlichen Institutionen angebracht worden.

«Und daraufhin meldeten sich diese Leute, diese Zeugen?» unterbrach Strange Johnsons Bericht.

«Ja, Sir.»

«Und der Bursche, dem Sie glaubten, war der, der meinte, sie in der Sunderland Avenue gesehen zu haben?»

«Er war ein sehr guter Zeuge. Sehr gut.»

«Hm! Ich weiß nicht. Eine hübsche langbeine Blondine – gebräunt, gut sichtbar, wie, Johnson? Steht im Grünstreifen und schaut auf den Verkehr... etwas merkwürdig, nicht? Man sollte annehmen, daß der Mann sich *deutlich* erinnerte – das ist meine Meinung. Einige von uns haben noch erotische Tagträume, wissen Sie.»

«Das hat Morse auch gesagt.»

«Ach, wirklich?»

«Er sagte, selbst wenn die meisten von uns nur nach Woodstock wollten, hätten wir sie bis nach Stratford gebracht, wenn sie dorthin wollte.»

«*Er* hätte sie bis nach Aberdeen gebracht», brummte Strange.

Das nächste (setzte Johnson seinen Bericht fort) war, im hohen Gras etwa zwanzig Meter von der Stelle entfernt, wo der Rucksack gefunden worden war, die Entdeckung eines dünnen Büchleins mit dem Titel *Kleiner Vogelführer*, wahrscheinlich aus einer der Taschen gefallen. In dem Buch lag ein Bogen weißes Papier, senkrecht gefaltet und offenbar als Lesezeichen benutzt, auf dem in sauberen Großbuchstaben die Namen von zehn Vögeln standen, von denen sieben mit Bleistift abgehakt waren:

**BAUMFALK**
**ROTER MILAN**
**KLEINSPECHT**
**BARTMEISE**
**GRAUAMMER**
**BAUMPIEPER**
**GARTENROTSCHWANZ**
**NACHTIGALL**
**FELDSCHWIRL**
**KLEIBER**

Die Schrift paßte zu den wenigen Schriftproben, die man in den anderen Unterlagen gefunden hatte, und die einfache Folgerung war, daß Karin Eriksson als begeisterte Ornithologin das Buch wahrscheinlich nach ihrer Ankunft in London gekauft hatte und dann versuchte, ihre Liste durch einige der selteneren im englischen Sommer zu beobachtenden Arten zu ergänzen. Noch interessanter aber war die zweite Einlage zwischen den Seiten des Buches gewesen: ein dünner gelber Handzettel, der ein Popkonzert in den Anlagen des Blenheim Palace am Montag, dem 8. Juli, ankündigte, dem Tag, bevor der Rucksack gefunden wurde: 20 bis 23.30 Uhr, Eintritt (nur mit Karten) 4.50 Pfund.

Das war alles. Sonst gab es eigentlich nichts. Zeugenaussagen aufgenommen – Erkundigungen eingezogen – Suchtrupps hatten Grund und Boden vom Blenheim Palace durchkämmt – aber…

«Was hat Morse mit der ganzen Geschichte zu tun?» fragte Strange stirnrunzelnd.

Johnson hätte wissen können, daß er diese Frage stellen würde, und er wußte, daß er Strange genausogut die Wahrheit sagen konnte.

## Kapitel dreizehn

> Wer liest und nicht klüger wird, argwöhnt selten seine eigene Unzulänglichkeit, sondern beklagt sich über schwierige Wörter und verworrene Sätze und fragt, warum Bücher geschrieben werden, die niemand versteht
>
> (Samuel Johnson, *The Idler*)

Tatsächlich hatte Morse während der ersten Tage des Falls überhaupt keine Rolle gespielt – weil es kein Mordfall war und (so ist zu hoffen) noch immer nicht war. Doch die weiteren Ermittlungen waren beunruhigend gewesen, besonders natürlich die sich ständig verstärkende Erkenntnis, daß Karin Eriksson eine verantwortungsbewußte junge Frau gewesen war, die nie etwas mit der Alkohol-Drogen-Sex-Szene zu tun gehabt hatte.

Erst als die Fährte schon etwas kalt geworden war, hatte Morse an einem Nachmittag in jenem Spätjuli vor jetzt etwa einem Jahr ein paar Stunden mit Johnson verbracht – bevor er in eine jämmerliche Mord-Affäre draußen in der Cowley Road abberufen wurde.

«Ich schätze, er hielt alles für eine Art... eine Art Scherz, Sir, ganz ehrlich.»

«Scherz? *Scherz?* Dies ist kein gottverdammter Scherz, Johnson! Höchstpersönlich werden wir in der Telefonzentrale ein paar Extraanschlüsse kriegen, wenn die verdammten Zeitungen erst mal Lunte riechen. Es wird aussehen wie bei einer Flugzeugkatastrophe! Und wenn die Öffentlichkeit noch ein paar gescheitere Ideen als die Polizei hat...»

Johnson erinnerte Strange mild: «Aber es war *Ihre* Idee, Sir – die Briefe an die *Times* zu schicken.»

«Was haben Sie gemeint – wegen Morse?» fragte Strange, Johnsons Kritik ignorierend.

«Was ich meinte, Sir, ist, daß er, na ja, er überflog nur die Einzelheiten mit mir und sagte einfach das erste, was ihm in den Kopf kam. Ich glaube nicht, daß er genug Zeit hatte, über alles nachzudenken.»

«Aber er hatte doch sicher Ideen? Morse hat immer Ideen. Auch wenn er einen Fall erst seit ein paar Minuten bearbeitet. Gewöhnlich natürlich die falschen Ideen, aber…»

«Ich wollte nur sagen, daß er den Fall gar nicht richtig ernst zu nehmen schien. Er war irgendwie *albern*, wirklich…»

Stranges Stimme erhob sich plötzlich zu einem Donnern:

«Hören Sie, Johnson, Morse mag ein Idiot sein, da haben Sie recht. Aber er war noch nie ein Dummkopf. Das wollen wir doch mal klarstellen!»

Die Unterscheidung zwischen zwei Worten, die er bisher praktisch als Synonyme betrachtet hatte – ‹Idiot› und ‹Dummkopf› – überstieg eindeutig Johnsons etymologische Fähigkeiten, und er runzelte die Stirn in zurückhaltender Verwirrung, während sein Vorgesetzter fortfuhr:

«Einige Leute haben gelegentlich recht aus den falschen Gründen. Aber Morse? Er hat häufiger unrecht aus den richtigen Gründen. Den *richtigen* Gründen… Sie verstehen? Selbst wenn er manchmal zuviel trinkt…»

Johnson schaute hinunter auf den Ordner vor ihm: Er wußte, leider, nur zu genau, was Strange sagen wollte. «Wäre es Ihnen lieber, wenn Morse den Fall übernehmen würde, Sir?»

«Ja, ich denke ja», sagte Strange. «Und der CC auch, wenn Sie es wissen wollen», fügte er gefühllos hinzu.

«Wenn er also aus dem Urlaub zurückkommt…?»

Strange gab einen tiefen Seufzer von sich. «Das ist zu spät. Sehen wir mal, was bei dieser Zeitungsmasche herauskommt.»

«Er wird es sicher lesen – wenn sie es abdrucken.»

«Was? Morse? Unsinn! Ich habe ihn noch nie irgend etwas lesen sehen. Er verbringt nur eine halbe Stunde mit dem Kreuzworträtsel, das ist alles.»

«Zehn Minuten, als ich ihm das letzte Mal zusah», sagte Johnson ehrlich, wenn auch etwas mißgünstig.

«Hat sein Leben vergeudet, Morse», vertraute Strange Johnson nach einer Pause an.

«Sie meinen, er hätte heiraten sollen?»

Strange begann, sich aus seinem Stuhl zu hieven. «So weit würde ich nicht gehen. Absurde Institution, die Ehe! Finden Sie nicht?»

Johnson, selbst erst seit sechs Monaten verheiratet, enthielt sich jeder direkten Antwort, und Strange hatte seine Wirbelsäule endlich in die Vertikale gebracht und schaute hinunter auf die Papiere, die Johnson zu Rate gezogen hatte.

«Ist das nicht Morses Schrift?» fragte er, weitsichtig wie er war.

Ja, es war Morses Schrift, und zweifellos wäre es Johnson lieber gewesen, wenn Strange das nicht entdeckt hätte. Aber zumindest würde es beweisen, daß er recht hatte. Er nahm also den Bogen und reichte ihn Strange.

«Hm.» Chief Superintendent Strange hielt das Blatt auf Armeslänge und überflog den Inhalt. Anders als Morse, war er ein außerordentlich schneller Leser, und nach nur etwa zehn Sekunden gab er Johnson das Blatt zurück: «Verstehe, was Sie meinen!»

Johnson schaute seinerseits noch einmal auf das Blatt Papier, das Morse ihm dagelassen hatte – das Blatt, das er an jenem Morgen vor einem Jahr auf seinem Schreibtisch gefunden hatte, als Morse zu offenbar dringenderen Ermittlungen herangezogen worden war:

> Wie Sie wissen, hatte ich keine Gelegenheit, mich mit dem Fall zu beschäftigen, aber ich hätte gern Antworten auf die folgenden fünf Fragen gehabt:
> (a) Besaßen Daley oder seine Angetraute jemals selbst einen Fotoapparat?
> (b) Wie war das Wetter am Dienstag, dem 9. Juli?
> (c) Wo kommt der Dendrocopus minor vor?
> (d) Welches Bier schenken sie im Royal Sun aus (*oder* im White Hart!)?
> (e) Wie heißt der Hund?

Strange bewegte sich schwerfällig auf die Tür zu. «Ignorieren Sie diesen verdammten Unsinn nicht, Johnson. Hören Sie auf meinen Rat. Beachten Sie ihn nicht *zu* sehr, aber *ignorieren* Sie ihn nicht, klar?»

Zum zweitenmal in kurzer Zeit leuchtete der etymologische Unterschied zwischen zwei eindeutigen Synonymen Johnsons angemessen raschem, aber doch begrenztem Auffassungsvermögen nicht ein.

«Wie Sie meinen, Sir.»

«Und, äh, noch eine andere Sache... Meine Frau hat gerade einen neuen Hund gekauft – einen kleinen King Charles Spaniel, nettes Kerlchen. Zweihundert Pfund hat er gekostet. Pißt natürlich alles voll – und Schlimmeres! Aber er, wissen Sie, er freut sich immer, einen zu sehen. Mehr als meine Frau manchmal! Aber wir haben das verdammte Viech erst vierzehn Tage, und wir haben ihm noch keinen Namen gegeben.»

«Der Hund hieß ‹Mycroft›. Hübscher Name – wäre auch ein hübscher Name für *Ihren* Hund, Sir.»

«Einfallsreich, ja! Werde ich, äh, meiner Frau sagen, Johnson. Da gibt es nur ein kleines Problem...»

Johnson hob seine buschigen Augenbrauen.

«Ja. Es ist eine *sie*, Johnson!»

«Oh.»

«Hat Morse sonst noch was gesagt?» fragte Strange.

«Nun, ja. Er, äh, dachte... er sagte, er habe so ein Gefühl in den Eingeweiden...»

«Wie?»

«...daß wir am falschen Platz nach einer Leiche gesucht haben.»

«In Blenheim, meinen Sie?»

Johnson nickte. «Er sagte, wir hätten im Wald von Wytham suchen sollen.»

«Ja. Ich erinnere mich, daß er das sagte.»

«Aber erst, als wir in Blenheim kein Glück hatten.»

«Besser, hinterher gut reden haben als nie.»

Ach, halt doch den Mund! Johnson hatte die Anzüglichkeiten allmählich satt: «Wenn Sie sich erinnern, Sir, war es nicht nur Morse, der sich für eine größere Operation aussprach. Aber wir hatten nicht die erforderlichen Leute für ein Durchkämmen des Wytham-Waldes. Sie haben es gesagt. Ich bin selbst zu Ihnen gekommen, um Sie zu fragen.»

Strange fühlte sich zu Vergeltungsmaßnahmen gereizt. «Hören Sie, Johnson! Sie finden eine Leiche für *mich*, und ich werde für *Sie* so viele verdammte Leute auftreiben, wie Sie brauchen, okay?»

Es war wieder einmal die Geschichte vom Huhn und dem Ei, und Johnson hätte das auch gesagt – aber Strange dirigierte seine massige Gestalt schon die Treppen hinunter, mit Hilfe des Geländers an der Wand des Präsidiums.

## Kapitel vierzehn

> Nur der Förster sieht
> Daß, wo das Gurren der Tauben hallt,
> Und der Dachs durchs Unterholz
> zieht,
> Einst ein Weg führte durch den Wald
>
> (Rudyard Kipling, *The Way Through the Woods*)

Es war Morses letztes Frühstück im Bay Hotel, an jenem Montag, dem 6. Juli 1992, sechs Tage nach dem langen Gespräch zwischen Strange und Johnson im Präsidium in Kidlington, Oxfordshire. Morse wäre gern noch ein paar Tage länger geblieben, aber das Hotel war ausgebucht, und er hatte ja schon Glück gehabt, überhaupt unterzukommen.

Während er auf seinen Mixed grill wartete, las er noch einmal den Artikel, wieder an auffallender Stelle auf der ersten Seite – den Artikel, den Howard Phillipson, Literaturkritiker der *Times*, am vergangenen Freitag versprochen hatte:

### **Eine Voruntersuchung**

DAS INTERESSE an den Versen über das ‹Schwedenmädchen›, die in den letzten Wochen in diesen Spalten abdruckt wurden (Freitag, d. 3. Juli), hat die Büros dieser Zeitung überschwemmt, aber ich selbst bin jetzt etwas zurückhaltender, als ich ursprünglich war, hinsichtlich der Lösung des faszinierenden Rate-mal-Rätsels, das in den fünf Strophen dargeboten wird. Ich hatte angenommen, daß in den von der

Thames Valley Police erhaltenen Informationen durchaus genügend ‹innere Logik› vorhanden sein könnte, um zu bestimmten Schlußfolgerungen zu führen. Ich bin nicht mehr so überzeugt davon.

Darum biete ich meine eigene dilettantische Analyse des Rätsels nur sehr zögernd an, ziemlich fest überzeugt, daß die Entschlüsseler, Kabbalisten, Kriminologen und Spinner ihre eigenen, wesentlich subtileren Interpretationen dieser quälenden Strophen liefern werden.

Wenn man mich aber schon fragt – ich schlage vor, daß die Parameter des Problems gegeben sind, wenn auch ziemlich vage. Im modernen Mathematikunterricht (wenn ich das richtig sehe) fragt man die Schüler, bevor sie ein Problem anpacken: «Wie, glaubt ihr, könnte die Antwort aussehen? Was für eine Antwort könnt ihr logischerweise erwarten?» Wenn die Aufgabe zum Beispiel die Geschwindigkeit eines Überschallflugzeugs betrifft, das den Atlantik überquert, ist es unwahrscheinlich, daß die Antwort zehn Meilen per Stunde ist, und jedem Schüler, der zu diesem Ergebnis kommt, wird geraten werden, seine Berechnungen durchzusehen und herauszufinden, wo er ein paar Nullen übersehen haben könnte. Wenn wir herausfinden wollen, wie lange die berühmten Wasserhähne brauchen, um die Familienbadewannen zu füllen, ist die Antwort noch immer eher zehn Minuten als zehn Stunden. Gestatten Sie mir also einige Bemerkungen zu der Art von Lösung, die wir erwarten könnten. (Die Verse sind auf Seite 2 noch einmal abgedruckt.)

Das Gedicht spielt eindeutig in einer ‹waldigen› Umgebung; wir haben ‹Förster›, ‹Bach›, ‹Thymian›, ‹Falle›, ‹gejagten Hirsch› und so weiter. Für eine Analyse solcher Art wird es keine Preise geben, das ist mir klar, aber das Offensichtliche zu vernachlässigen ist immer der Anfang von Unklugheit.

Setzen wir also ein Wald- oder Forststück als bekannte Größe voraus, und mein Vorschlag an das Thames Valley CID wäre darum, sein zweifellos begrenztes Menschenpotential auf zwei Gebiete in der Umgebung zu konzentrieren, die am meisten zu versprechen scheinen: das waldige Gebiet rund um Blenheim Palace und den Wytham-Wald – wobei letzterer zunehmend bekannt wird wegen der dort betriebenen Fuchs- und Dachsforschung.

Wenden wir uns jetzt der konkreteren Bedeutung der Strophen zu. Die Sprecherin des Gedichts, die ‹persona›, ist eindeutig nicht mehr am Leben. Doch ihre dramatische Botschaft ist ganz eindeutig: Sie ist ermordet worden; sie ist ertränkt worden in einem der Seen oder Bäche in einem der Waldstücke (oder einfach hineingeworfen worden); wenn man diese Gewässer durchforscht und absucht, wird man ihre Leiche finden; vielleicht war die Polizei (etwas?) nachlässig, indem sie ihre Ermittlungen nicht mit sehr viel größerer Ausdauer betrieben hat.

Was kann man aus der Art der Verse selbst schließen? Ihr Verfasser ist sicher kein Herrick oder Housman, doch von der Prosodie her ist der Autor mehr als kompetent. Sein Wortschatz (azurblau, wundersam etc.) gemahnt eher an das Dozentenzimmer als an die Saloon Bar, und die Verskunst, Zeichensetzung und die Ausdrucksweise deuten auf einen gebildeten und belesenen Mann (oder eine ebensolche Frau) hin!

Kann etwas Genaueres über den Verfasser gesagt werden? Während ich die Verse immer wieder las, spielte ich eine Zeitlang mit der Idee, daß ihr Autor ein Verwandter des toten Mädchens sein könnte. Der Grund für diese Annahme war die sich durch das ganze Gedicht hinziehende Betonung des ‹Findet mich›-Motivs; es erinnerte mich an die Helden Homers in der Ilias, bei denen der Tod in der Schlacht ein erwartetes und ehrenhaftes Ende war und es nichts Schrecklicheres gab, als unerkannt, unbegraben, *ungefunden* in einem unbekannten und fernen Land zu sterben. Ist das Gedicht dann mehr als alles andere der verzweifelte Schrei nach einer christlichen Beerdigung der Leiche? Das wäre sehr verständlich. Wir haben in jüngster Zeit so viele tragische Beispiele gesehen (im Nahen Osten etwa), wo die einfache Rückgabe eines Toten den Weg für irgendeine Friedensinitiative geebnet hat.

Aber ich glaube nicht mehr, daß das der Fall ist. Ich bin jetzt fest überzeugt, daß die Verse von einer Person ins Polizeipräsidium geschickt worden sind, für die die Zeit – ein Jahr jetzt – zwischen der Ermordung von Karin Eriksson und der Gegenwart zu einer unerträglichen Hölle geworden ist. Einer Person, die kurz vor dem Zusammenbruch steht. Einer Person, die möchte, daß das Verbrechen endlich aufgeklärt wird, und die jetzt bereit ist, dafür zu büßen. Kurz gesagt, der Mörder!

Kann ich es wagen, noch weiter zu gehen? Detective Chief Inspector Johnson hat mich über zwei weitere (bisher unveröffentlichte) Fakten informiert. Erstens, der Briefschreiber war fähig, den nicht so einfachen oder eindeutigen Namen ‹Eriksson› richtig zu schreiben. Und zweitens, der Schreiber wußte den Nachnamen vom Vorgänger unseres Chief Constable, doch nicht den des jetzigen. Nach dem alten Spruch ‹das macht den Kohl auch nicht mehr fett› nehme ich einmal an, daß der Mörder männlich ist, zwischen dreißig und fünfunddreißig, einen akademischen Grad in Englischer Literatur besitzt, bis vor etwa sechs bis neun Monaten in Oxfordshire lebte, während des letzten Monats den Ort seines Verbrechens wieder aufgesucht hat, sagen wir während eines Aufenthalts in einer der anspruchsvolleren Pensionen in Woodstock, Oxon.

Damit schließe ich den Beweisvortrag, M'Lord!

«Hey!» sagte sie. «Darf ich mich zu Ihnen setzen?»

«Ja, gerne», sagte Morse und arrangierte das letzte Stückchen seines Spiegeleis vorsichtig auf dem letzten Stück seines gebratenen Brots.

«Schon mal etwas von Cholesterin gehört?» Ihre Stimme klang sehr gebildet.

Morse schluckte den letzten Mundvoll herunter und musterte die schlanke, teuer gekleidete Frau, die ihm jetzt gegenüber saß und schwarzen Kaffee und ein Croissant bestellte, sonst nichts.

«Man sagt, daß wir alle an irgend etwas sterben müssen.»

Er bemühte sich, es einigermaßen heiter klingen zu lassen.

«Absurde Einstellung!» Ihre mit einem blaßroten Lippenstift geschickt nachgezogenen Lippen sahen streng aus, doch die grauen Augen in dem zarten, ovalen Gesicht schienen ihn fast zu verspotten.

«Vermutlich ist es das», sagte er.

«Sie haben ohnehin Übergewicht, nicht wahr?»

«Vermutlich hab ich das», wiederholte er lahm.

«Mitte fünfzig werden Sie zu hohen Blutdruck haben – oder sind Sie jetzt schon soweit? Dann werden Sie Anfang sechzig wahrscheinlich einen Schlaganfall haben und an einem Herzanfall sterben, bevor Sie siebzig sind.» Sie hatte ihre Tasse schon geleert und winkte der Kellnerin mit anmaßend gehobener, gepflegter Hand. «Was tun Sie beruflich?»

Morse seufzte und betrachtete nachdenklich das letzte Stück Toast in dem Ständer. «Ich bin Polizist, ich komme aus Oxford, und ich mache hier Urlaub bis etwa zehn Uhr heute vormittag. Ich bin ledig, und vielleicht bin ich kein besonders guter Fang, aber wenn ich gewußt hätte, daß ich …»

«… ein so hübsches Mädchen wie mich kennenlernen würde! Sicher können Sie etwas origineller sein?» Ihre Augen verspotteten ihn wieder.

Morse nahm das Stück Toast und begann, es mit Butter zu bestreichen. «Nein, kann ich nicht. Viel origineller kann ich nicht sein.»

«Vielleicht unterschätzen Sie sich.»

«Was ist mit Ihnen? Was tun Sie?»

«Warum erzählen *Sie* das nicht *mir*? Sie sind doch Polizist, sagen Sie?»

Etwa eine halbe Minute lang sah Morse sie an, den Kopf leicht zur rechten Seite gewandt. Dann fällte er sein Urteil. «Sie sind eine Kosmetikerin, Ende zwanzig, und Sie haben eine vornehme Schule in Cheltenham besucht. Sie sind verheiratet, lassen aber manchmal den Ehering weg – wie jetzt. Sie haben Haustiere gern, neigen aber zu der Ansicht, daß Kinder ein etwas übertriebener Zeitvertreib sind. Und wenn Sie mich zu einem Spaziergang auf der Strandpromenade begleiten, werde ich versuchen, unterwegs Fehlendes zu ergänzen.»

«Das gefällt mir viel besser.»

«Nun? Wie war ich?»

Sie lächelte und schüttelte den Kopf. «Heißen Sie Sherlock Holmes?»

«Morse.»

«Bin ich so leicht durchschaubar?»

«Nein. Ich sah Sie gestern abend mit Ihrem Mann hereinkommen – als Sie direkt nach oben gingen und er...»

«Noch in die Bar ging!»

«Wir hatten ein oder zwei Drinks, und ich fragte ihn, wer die schöne Frau sei...»

«Und er sagte: ‹Das ist keine schöne Frau, das ist *meine* Frau!›»

«Etwas in der Art.»

«Und er sprach über mich?»

«Er sprach nett über Sie.»

«Er war betrunken.»

«Schläft er seinen Rausch aus?» Morse deutete auf die Decke.

Sie nickte mit dem dunklen Lockenkopf. «Er wird also nichts dagegen haben, wenn Sie mit mir einen Spaziergang machen, nicht wahr, Mr. Morse? Natürlich erst, wenn Sie mit Ihrem Toast fertig sind.»

## Kapitel fünfzehn

Im kleinsten Räderwerk unseres Denkens können eine Handvoll Fragen die Bank unserer Antworten brechen

(Antonio Machado, *Juan de Mairena*)

Am selben Morgen, an dem Morse seinen einzigen Koffer packte (‹Unsere Gäste werden höflich gebeten, am Tag ihrer Abreise ihre Zimmer bis 10.30 Uhr zu räumen.›), klopfte Sergeant Lewis an Johnsons Tür und saß bald darauf gegenüber dem Chief Inspector und neben Sergeant Wilkins.

«Sehr freundlich, daß Sie ein paar Minuten Zeit für mich haben.»

«Wenn ich irgendwie helfen kann...», sagte Lewis argwöhnisch.

«Sie kennen Morse besser als die meisten von uns.»

«Niemand kennt ihn *so* gut.»

«Aber Sie haben eine ziemlich genaue Vorstellung, wie sein Verstand funktioniert.»

«Er hat einen merkwürdigen Verstand...»

«Nur wenige würden Ihnen widersprechen.»

«In manchen Sachen ist er gut.»

«Zum Beispiel?»

«Fürs erste, er ist nicht schlecht beim Fassen von Mördern.»

«Und Ihnen ist klar, daß wir wahrscheinlich im Begriff sind, jetzt wieder einen Mörder zu fassen, nicht wahr, Sergeant?»

«Wenn es Mord *ist.*»

«Hielt Morse es für Mord?»

«Soweit ich mich erinnere, Sir, hat er den Fall mit Ihnen zusammen nur einen Tag lang oder so bearbeitet.»

«Weniger als das.» (Wilkins hatte seinen ersten Beitrag geliefert.)

«Sie verfolgen diese... diese Zeitungsgeschichte, nehme ich an, Lewis?»

«Alle lesen jetzt die *Times* vor der *Sun.*»

«Was halten Sie hiervon?» Johnson reichte eine Fotokopie von Morses ‹Fünf Fragen› über den Tisch.

Lewis sah hinunter auf die Liste und lächelte. «Kleiner Scherz, einiges davon, oder?»

«Folgen Sie meinem Rat, Lewis, und versuchen Sie nicht, das dem Super zu erzählen!»

«Ich kann keine einzige beantworten», gab Lewis zu, «ausgenommen (d)... nun, 'nen Teil davon. Es ist ein ‹Morrell's› Pub, das Royal Sun. Ich hab 'ne ganz schöne Menge Halbe dort gekauft...»

«Wie, Sie meinen für Morse?»

«Wen sonst?»

«Aber hat er jemals *Ihnen* eine gekauft, Lewis? Das ist doch die wirkliche Frage, was, Wilkins?»

Die beiden Männer lachten hämisch. Und plötzlich haßte Lewis beide.

«Was ist mit dem White Hart?» fuhr Johnson fort.

«Es gibt viele White Harts in der Gegend.»

«Ja, das wissen wir!» Johnson nickte Wilkins zu, und dieser las aus seinen Notizen vor: «Headington, Marston, Wolvercote, Wytham, Minster Lovell, Eynsham...»

«Ich denke, Morse könnte die Liste wahrscheinlich noch erweitern», stichelte Johnson.

Lewis beschloß, von jetzt an so wenig hilfreich wie möglich zu sein, und machte nur eine kurze Bemerkung: «Sie muß weiter als die ersten beiden gekommen sein.»

Johnson nickte. «Was ist mit Eynsham und Minster Lovell? Beide ganz in der Nähe der A40 – das heißt, wenn sie überhaupt die A40 benutzt hat.»

Lewis schwieg.

«Und was ist mit den beiden anderen, Wolvercote und Wytham? Auf welches würden Sie setzen?»

«Vermutlich auf Wytham.»

«Und warum?»

«Der Wald dort – leicht genug, da eine Leiche zu verstecken.»

«Wußten Sie, daß Morse den Chief Super vor einem Jahr um die Genehmigung für eine Suche im Wytham-Wald gebeten hat?»

Lewis wußte es, ja. «Erst als die Suche in Blenheim nichts ergeben hat.»

«Wissen Sie, wie groß der Wytham-Wald ist, Mann?»

Lewis hatte eine ziemlich genaue Vorstellung, ja. Aber er zuckte nur mit den Schultern.

«Warum sollte Morse sich für den Hund interessieren?»

«Weiß ich nicht. Er hat mir mal erzählt, daß er als Junge nie ein Tier gehabt hat.»

«Vielleicht sollte er sich jetzt eins anschaffen. Viele Junggesellen haben Hunde.»

«Sie müßten es ihm einmal vorschlagen, Sir», erwiderte Lewis in vertraulichem Ton, und eine seltsame Heiterkeit durchströmte ihn, denn er merkte plötzlich, daß es Johnson war, der sich hier in der Defensive befand, nicht er, Lewis. Sie versuchten, ihn anzuzapfen, weil sie ihn um sein Verhältnis zu Morse beneideten!

«Was ist mit dem Fotoapparat?» fuhr Johnson fort.

«Sie könnten doch die Daleys fragen, oder? Wenn sie noch dort wohnen.»

«Aber eine sonderbare Frage, finden Sie nicht?»

«Ich weiß es einfach nicht, Sir. Ich meine, Morse hat mir erzählt, daß er einmal eine ‹Brownie› geschenkt bekommen habe, aber er sagte, er habe nie richtig kapiert, wie er damit umgehen sollte.»

Lewis setzte sich fast völlig entspannt zurück und warf noch einmal einen Blick auf die Fragen. «Das müßte sich leicht feststellen lassen, (b), über das Wetter…»

Johnson nickte Wilkins wieder zu, und Wilkins schaute in seine Notizen. «Laut Radio Oxford… am 9. Juli… ‹Trocken, sonnig, Temperaturen von 22 bis 23 Grad, weitere Aussichten beständig, stellenweise über Nacht Aufkommen von Nebel.›»

«Also ein schöner, warmer Tag», sagte Lewis sanft.

«Und was ist mit diesen ‹Dendrocopus minor›?» Johnsons Stimme begann, aufgebracht zu klingen.

«Passe», sagte Lewis mit einem milden Lächeln.

«Himmelherrgott, Mann, bei unseren Ermittlungen handelt es sich vielleicht um einen *Mord*, nicht um ein Quiz in einem verdammten *Pub*! Ist Ihnen das nicht klar? Nebenbei bemerkt, es handelt sich um irgendeinen verdammten Specht!»

«Jeden Tag lernen wir etwas Neues.»

«Ja, das tun wir, Sergeant. Und ich werde Ihnen noch etwas sagen, wenn Sie wollen. Er nistet im Wald oder in Parklandschaften, und mehrere Pärchen leben im Wytham-Wald!»

Lewis' neugewonnenes Selbstvertrauen begann unter Johnsons

aggressiven Blicken wieder zu verebben. «Sie sind nicht gerade versessen darauf, uns zu helfen, Sergeant, was? Lassen Sie mich also erklären, warum ich Sie hergebeten habe. Wie Sie wahrscheinlich wissen, beginnen wir heute, Blenheim noch einmal zu durchsuchen, und wir werden suchen und suchen, bis unsere verdammten Gesichter blau anlaufen, okay? Aber wenn wir immer noch nichts finden, übergeben wir an Morse – und an *Sie,* Sergeant. Ich dachte, Sie würden gern wissen, was uns *allen* bevorsteht, verstehen Sie?»

Lewis fühlte sich in zunehmendem Maße gedemütigt. «Ich... das habe ich nicht gewußt, Sir.»

«Warum sollten Sie auch? Selbst Ihnen erzählen sie nicht alles, oder?»

«Warum sollten sie Ihnen den Fall wohl wegnehmen?» fragte Lewis langsam.

«Sie – ‹sie› nehmen mir den Fall weg, weil sie mich für beschissen halten», sagte Johnson bitter und stand auf. «Darum nehmen sie mir den Fall weg!»

## Kapitel sechzehn

> Zwischen 1871 und 1908 veröffentlichte er zwanzig Bände Gedichte von geringem literarischem Wert.
>
> (Margaret Drabble über Alfred Austin, *The Oxford Companion to English Literature*)

Morse verbrachte die drei letzten Tage seines Urlaubs im Westen Englands in den King's Arms in Dorchester (Dorchester, Dorset). Hier begegnete er weder Modellen noch Kosmetikerinnen, aber immerhin verspürte er allmählich ein gewisses Widerstreben, nach Oxford zurückzukehren. Am Mittwoch hatte er Hardys Dorchester zu Fuß (!) erkundet und den ganzen Nachmittag im Dorset County Museum verbracht. Es war alles sehr nostalgisch. Und als er endlich zu dem ‹Führenden Hotel in Casterbridge› zurückkehrte, saß er vor dem Dinner in der Bar und trank sein Bier und sah aus wie ein Mann, der fast zufrieden mit dem Leben war.

Am Donnerstag morgen fuhr er hinaus durch die ländliche Gegend, die so viel von dem Hintergrund von *Tess of the d'Urbervilles* geliefert hatte, und über die A 352 in das östliche Dorchester, dem Vale of the Great Dairies folgend, vorbei an Max Gate und Talbothays in Richtung Wool. Als er durch Moreton fuhr, fragte er sich, ob es ein Echo auf die Phillipson-Untersuchung gegeben hatte (in den Dienstag- und Mittwochausgaben war sie nicht erwähnt worden), und er hielt und kaufte bei dem Zeitungshändler des Dorfes das letzte *Times*-Exemplar. Die Antwort war ja – ja, es gab ein Echo. Eine Weile saß er im Sonnenschein neben der Mauer vom Friedhof, auf dem sich das Grab von Lawrence of Arabia befand, und las den langen Brief, der (wie auch die nachfolgenden Briefe) jetzt seinen natürlichen Platz in den Spalten ‹Leserzuschriften› gefunden hatte.

*Von Professor (Emeritus) René Gray:*

Sir, seit Ihrer Veröffentlichung (am 3. Juli) des an die Thames Valley Police gerichteten Briefes läßt mich, wie zweifellos viele Ihrer Stammleser, der Gedanke an die Geschichte nicht mehr los. Ich bitte Sie um die Liebenswürdigkeit, ein oder zwei meiner Beobachtungen in Ihrer Spalte aufzunehmen.

Dies ist kein Gedicht von Alfred Austin, wenn auch der Name ‹A. Austin› daruntersteht. Der Name ‹Austin› scheint sich nicht auf die Marke eines Automobils zu beziehen; unter einem ‹A› registrierte Austins stammen aus den Jahren 1983–1984, und es gibt keine Übereinstimmung zwischen diesen Daten und denen, die in Klammern in dem Brief genannt werden. Diese Daten sind nicht die des Dichters Austin. Er wurde 1835 geboren und starb 1913. Es besteht eine geringe Möglichkeit, daß die beiden letzten Ziffern des Geburtsdatums aus irgendeinem Grund vertauscht wurden, aber das Todesdatum ist eindeutig falsch. Er ist 1913 gestorben und war zur Zeit seines Todes 78 Jahre alt. Durch einen merkwürdigen Zufall ergibt die Umstellung dieser beiden Ziffern die Zahl 87, die hier genannt wird. Ich komme zu dem Schluß, daß diese Daten nicht sind, was sie zu sein scheinen, und wahrscheinlich den Schlüssel zu einem chiffrierten Text darstellen.

Die Zahlen scheinen keine geographischen Koordinaten zu sein. Sie passen nicht in die Meßtischblatt-Koordinaten, und es sind keine Breiten- und Längengrade, da Großbritannien zwischen dem 50. und 60. Breitengrad und zwischen dem 2. Grad östlicher und dem 10. Grad westlicher Länge liegt. Wir haben also sechs Ziffern, die irgendwie den Schlüssel zur Interpretation der Botschaft liefern müssen.

Ich war nicht fähig, das Gedicht zu dechiffrieren. Ich habe es mit dem ersten Wort versucht, gefolgt von dem achten, danach das fünfte. Ich habe die einzelnen Ziffern wieder umgestellt, ohne Erfolg. Ich habe es mit Zeilen versucht, ersten Worten von Zeilen, letzten Worten von Zeilen. Ich habe die Ziffern paarweise genommen, d. h. als 18, 53 (oder 35) und 87, wieder ohne Ergebnis. Ich habe abwechselnd die Anfänge und die Enden der Zeilen genommen, und umgekehrt.

Ich habe die Jahreszahlen vereinfacht, indem ich den Bindestrich als Minus-Zeichen aufgefaßt habe. Die Antwort, ‹1766›, bringt auch kein befriedigendes Resultat.

Es gibt eine Vielzahl von anderen Kombinationen und Vertauschungen, aber keine andere Methode, als immer wieder zu versuchen, ob irgendeine einen Sinn macht.

Der größte Vorteil einer mechanischen Methode des Dechiffrierens liegt darin, daß das Gedicht selbst keinen Sinn ergeben muß; eine beliebige Folge von Wörtern würde den gleichen Zweck erfüllen, nämlich die Botschaft zu verstecken. Folglich brauchen merkwürdige Worte wie etwa ‹Tiger› überhaupt nicht in die Kategorie wichtiger Worte zu fallen; an dessen Stelle würden ‹Lehrstuhl› oder ‹Postfach› ebenso genügen; diese Wörter entsprechen den Anforderungen der Metrik, würden aber in der dechiffrierten Botschaft nicht enthalten sein. Die Tatsache, daß das Gedicht an einigen Stellen einen gewissen Sinn ergibt, vergrößert auf diese Weise die Verwirrung nur.

Wenn ich richtig argumentiert habe, spielt es keine Rolle, was das Gedicht aussagt oder was es bedeutet. Was hier gebraucht wird, sind die Dienste eines erfahrenen Entschlüßlers.

*Mit freundlichen Grüßen*
*RENÉ GRAY*
*136 Victoria Park Road,*
*Leicester*

Morse las den Brief nur einmal und beschloß, bis zu seiner Rückkehr ins King's Arms zu warten (wo er die beiden früheren Zeitungsausschnitte hatte), um sich die Analyse des guten Professors und die vorgeschlagene Methodik sorgfältiger anzusehen. Gray hörte sich sympathisch an – besonders die Stelle mit dem ‹Lehrstuhl› und dem ‹Postfach›.

Als er am Nachmittag wieder in Dorchester war, ging Morse in die öffentliche Bücherei und schlug ‹Austin› im *Oxford Companion to English Literature* nach. Er hatte von dem Dichter Austin gehört – *natürlich* hatte er das, aber er hatte nie viel *über* ihn gewußt, und er kannte ganz gewiß kein Gedicht oder auch nur eine Zeile von dem ehemaligen Hofdichter, die Unsterblichkeit verdient hätten.

Von der Bücherei ging Morse weiter zur Post, wo er eine Schwarzweiß-Ansichtskarte von der Dorchester High Street kaufte und übermäßig lange Schlange stand. Er kannte das Porto für eine Postkarte nicht und wollte nicht eine Marke erster Klasse verschwenden, wenn, wie er vermutete, das Porto für Postkarten einige Pence weniger betrug. Es war, so wurde ihm klar, völlig absurd, für eine kleine Einsparung so lange zu warten.

Aber er wartete.

Lewis erhielt die Karte am nächsten Morgen, geschrieben in Morses kleiner, ordentlicher und gelehrtenhafter Schrift:

> Im allgemeinen habe ich mich seit meinem Urlaub im letzten Jahr nicht mehr so jämmerlich gefühlt, aber hier in D. geht es bergauf. Herzliche Grüße an Sie (und an Mrs. Lewis) – doch an *keinen* unserer Kollegen. Haben Sie das schwedische Mädchen weiterverfolgt? Ich denke, *ich* weiß, was das Gedicht bedeutet! Mit Sicherheit am Sa. wieder zu Hause.
>
> M.

Diese Karte mit ihrem griesgrämigen Inhalt wurde dem Polizeipräsidium in Kidlington zugestellt, da Morse sich nicht genau an Lewis' Anschrift in Headington erinnern konnte. Und bis sie in Lewis' Hände gelangte, hatte fast jeder im Gebäude sie gelesen. Es hätte Lewis – das wäre ganz natürlich gewesen – ärgerlich machen können – ein solcher Verstoß gegen das Persönlichkeitsrecht.

Aber es machte ihn nicht ärgerlich. Es freute ihn.

## Kapitel siebzehn

Auszug aus einem Tagebuch
vom Freitag,
dem 10. Juli 1992

Bitte, lieber Gott, laß mich aus diesem Traum erwachen! Bitte, lieber Gott, laß sie nicht tot sein! Jene Worte – die ich vor so kurzer Zeit schrieb – möge man mir diese Worte vergeben! Diese schrecklichen Worte! – mit denen ich meine Liebe zu meinem eigen Fleisch und Blut leugnete, zu meinen eigenen Kindern, zu meiner Tochter. Aber wie kann man mir vergeben? Die Parzen entscheiden anders und haben immer anders entschieden. Die Wörter mögen gelöscht werden, aber sie werden weiterbestehen. Das Papier mag im Ofen verbrannt werden, aber die Wörter werden in Ewigkeit dasein. O Finsternis! O Nacht der Seele! Öffnet das Tor der Hölle weit, teuflische Geister, denn ich bin es, der sich nähert – alle Hoffnung auf Tugend, alle Hoffnung auf Leben dahin! Ich habe das Inferno erreicht und lese jetzt über seinem Portal die schreckliche Verkündung von Verzweiflung.

Ich bin versunken in Elend und in Pein von Geist und Seele. Ich sitze hier an meinem Schreibtisch und vergieße bittere Tränen. Ich rufe Vergib mir! Vergib mir! Und dann rufe ich wieder Vergib mir! Vergebt mir alle! Wenn ich noch an Gott glaubte, würde ich versuchen zu beten. Aber ich kann es nicht. Und selbst jetzt – selbst im Abgrund meiner Verzweiflung – habe ich nicht die Wahrheit gesagt! Jeder soll wissen, daß ich morgen wieder glücklich sein werde – einige der Stunden morgen werden mir das Glück wiederbringen. *Sie* kommt. Sie kommt hierher. Sie selbst hat alles arrangiert und organisiert. Es war ihr Wunsch zu kommen. Ist es mir zuliebe? Ist es meinetwegen – wegen meines Kummers? Doch solche Überlegungen sind von geringerer Bedeutung. Sie kommt – morgen wird sie kommen. Diese Frau bedeutet mir noch mehr als selbst die Mutter, die all die Qual erleidet…

(Später) Ich bin so bedrückt, daß ich wünschte, ich wäre tot. Meine Selbstsucht, mein Selbstmitleid sind so groß, daß ich kein Mitleid für die anderen empfinden kann – die anderen, die so großen Kummer haben. Ich habe gerade wieder eines der Gedichte von Hardy gelesen. Früher konnte ich es auswendig. Doch jetzt nicht mehr, und jetzt folgt mein linker Zeigefinger den Zeilen, während ich es langsam abschreibe:

> Es scheint, ich bin ein toter Mann,
> Der darauf wartet, bald zu sinken,
> Und keiner – nicht einmal ich selbst –
> Hat je vorausgesehn
> Ich würd dran zugrunde gehn.

Ich habe es nie wirklich geschafft, mit dir zu sprechen, meine Tochter. Ich habe es dir nie gesagt, mein Liebling, meine Tochter – und jetzt wirst du nie wissen, warum, und wirst nie verstehen.

Ich bin zu einer Entscheidung gekommen. Dieses Tagebuch wird nicht mehr weitergeführt. Jedesmal wenn ich zurückblicke auf das, was ich geschrieben habe, sehe ich nur Sichgehenlassen, Theatralik, Gefühlsduselei. Es war nie gekünstelt oder unaufrichtig oder scheinheilig. Nein, nie! Aber jetzt ist Schluß.

## Kapitel achtzehn

> Ein ‹seltsamer Zufall›, würde heute jeder sagen,
> Um solche Dinge zu ertragen
>
> (Lord Byron, *Don Juan*)

Claire Osborne bog von der A40 nach rechts direkt in die Banbury Road ein und wußte, daß sie nur noch drei- bis vierhundert Meter zu fahren haben würde, weil sie mit der Post einen genauen Stadtplan erhalten hatte. Sie war ein wenig überrascht – ziemlich überrascht –, als sie zu ihrer Rechten das Cotswold House entdeckte, ein wesentlich eindrucksvolleres und attraktiveres Gebäude, als das Gewäsch von ‹vorstädtisch, modern, alleinstehend› in ihrem *Good Hotel Guide* sie hatte erwarten lassen. Sie spürte ein unerwartetes Entzücken, als sie ihren Metro MG (was für eine Katastrophe, den nicht mit nach Lyme zu nehmen!) in der belaubten Umgebung von Nord-Oxford auf dem rostroten Asphalt vor dem zweigiebligen Gästehaus aus honigfarbenem Cotswolds-Stein parkte.

Sie läutete an der von Blumenkörben umgebenen Vordertür, an der ein weißes Schild verkündete ‹Keine Zimmer frei›. Aber Claire hatte schon früher gebucht, für zwei Personen.

Ein hochgewachsener, schlanker Mann mit dickem grauem Haar, schwarzen Augenbrauen und einem etwas scheuen Lächeln öffnete die Tür und sagte mit weichem irischem Akzent: «Hallo.»

«Hallo. Ich bin Mrs. Hardinge, und Sie werden feststellen, daß ich...»

«Schon festgestellt, Mrs. Hardinge. Und ich bin Jim O'Kane. Kommen Sie doch bitte herein. Und willkommen in Cotswold House.» Und damit nahm er ihren Koffer und führte sie ins Haus, wo Claire sofort zutiefst beeindruckt war.

O'Kane warf einen kurzen Blick auf die Buchungsliste, brachte von irgendwo einen Schlüssel zum Vorschein und ging Clare voran eine halbkreisförmige Treppe hinauf.

«Keine Probleme hierherzufinden, hoffe ich?»

«Nein. Ihr kleiner Stadtplan war sehr nützlich.»

«Hatten Sie eine gute Fahrt?»

«Keine Probleme.»

O'Kane überquerte den Treppenabsatz, schloß die Tür von Zimmer 1 auf und öffnete sie, bat Clare hinein und folgte ihr mit dem Koffer. Dann überreichte er ihr mit einer höflichen, altmodischen Verbeugung einen einzelnen Schlüssel – fast als überreichte er einem schönen Mädchen einen Blumenstrauß.

«Der Schlüssel paßt für Ihr Zimmer *und* für die Eingangstür, Mrs. Hardinge.»

«Sehr schön.»

«Und wenn ich Sie erinnern dürfte», seine Stimme klang beinahe entschuldigend, «in diesem Gästehaus ist Rauchen nicht gestattet... ich habe es erwähnt, als Sie anriefen.»

«Ja.» Aber sie runzelte die Stirn... «Das heißt – überall? Auch in den Schlafzimmern?»

«Besonders in den Schlafzimmern», erwiderte O'Kane schlicht, wenn auch widerstrebend.

Claire schaute auf den einen Schlüssel. «Mein Mann ist in London aufgehalten worden...»

«Kein Problem! Nun, vielleicht *ein* Problem. Wir sind immer etwas knapp mit Parkplätzen – wenn Sie *zwei* Autos haben...?»

«Er wird in seinem Auto kommen, ja. Aber machen Sie sich deswegen keine Gedanken. Es scheint reichlich Platz in den Seitenstraßen zu sein.»

O'Kane schien dankbar für ihr Verständnis und fragte, ob sie sich in Oxford, in Nord-Oxford, auskenne. Und Claire sagte, ja, das tue sie, und ihr Mann kenne die Gegend gut, so daß es da keine Schwierigkeiten gebe.

Mr. O'Kane wünschte Mrs. Hardinge einen angenehmen Aufenthalt und zog sich zurück, und Claire sah sich mit Entzücken in dem perfekt eingerichteten Zimmer um. Mit eigenem Bad und WC auch noch...

O'Kane empfand sich nicht als Richter, und ohnehin war ihm die Moral seiner Gäste bedeutend weniger wichtig als ihr Komfort. Aber die Zeichen waren da: Einmal die Tatsache, daß sie in verschiedenen Autos ankamen; davon abgesehen hatte O'Kane im Lauf der Jahre festgestellt, daß fast jede verheiratete Frau sich zuerst nach den Annehmlichkeiten des Hauses und dergleichen erkundigte. Doch Mrs. Hardinge (?) hatte sich nach nichts Derartigem erkundigt... Wenn man ihn gefragt hätte, hätte er auch der Vermutung Ausdruck gegeben, daß sie die Rechnung möglicherweise mit einem eigenen Scheck begleichen würde, wenn das Paar wieder abreiste – etwa 50 Prozent solcher Damen taten das im allgemeinen. In den frühen Tagen seines Werdegangs hatten O'Kane solche Dinge etwas beunruhigt. Doch jetzt kaum noch. Spielte es eine Rolle? Spielte es wirklich eine Rolle? Sie war eine liebenswürdige, attraktive Frau, und während O'Kane die Treppe hinunterging, hoffte er, daß sie glückliche Stunden haben würde mit jenem anderen Mann, der zweifellos bald eintreffen und vorgeblich das Wochenende ohne seine Frau auf irgendeiner Konferenz in Oxford verbringen würde.

Oxford war voller Konferenzen...

Claire sah sich entzückt um. Die aufeinander abgestimmten Farben von Dekoration und Einrichtung waren eine reine Freude – Weiß, Champagner, Cerise und Mahagoni –, und Reproduktionen spätviktorianischer Bilder schmückten die Wände. Neben den Helpyourself-Einrichtungen fürs Tee- und Kaffeemachen stand ein kleiner Kühlschrank, in dem sie reichlich Milch fand, außerdem zwei Weingläser – und zwei Sektgläser. Eine Weile saß sie auf der geblümten Bettdecke, dann ging sie ans Fenster und schaute über die Blumenkästen mit Fleißigen Lieschen, Geranien und Petunien hinaus auf die Banbury Road unter ihr. Sie stand dort einige Minuten und wußte nicht, ob sie glücklich war oder nicht – versuchte, die Uhr anzuhalten, in der Gegenwart zu leben, den Augenblick zu ergreifen ... und zu halten.

Dann begann ihr Herz plötzlich gegen die Rippen zu hämmern. Ein Mann ging den Gehsteig entlang auf den Kreisverkehr zu. Er trug ein rosa Hemd mit kurzen Ärmeln, und seine Unterarme waren gebräunt – als habe er vor kurzem vielleicht ein paar Tage am Meer verbracht. In der linken Hand trug er eine Tragetasche mit dem Namen des Spirituosenladens in der Nähe, Oddbins; in der rechten Hand trug er eine Tragetasche mit der gleichen Aufschrift. Er schien tief in Gedanken versunken, während er, ziemlich langsam, Claires Blickfeld durchquerte und weiter auf den Kreisverkehr zuging.

Was für ein erstaunlicher Zufall! hätte der Mann denken können, wenn sie das bleigefaßte Fenster aufgestoßen und gerufen hätte: «Hey! Kennen Sie mich noch? Lyme Regis? Letzte Woche?» Aber das hätte den Kern der Sache nicht getroffen, denn in Wahrheit war es überhaupt kein Zufall. Claire Osborne hatte es arrangiert.

Es wurde leise an die Tür geklopft, und O'Kane fragte, ob sie – ob einer von ihnen am nächsten Morgen gern eine Zeitung hätte; es gehöre zum Service. Claire lächelte. Der Mann gefiel ihr. Sie bat um die *Sunday Times*. Dann, nachdem er gegangen war, fragte sie sich für einen Augenblick, warum sie so traurig war.

Dr. Alan Hardinge traf erst kurz vor 21 Uhr ein, erklärte, entschuldigte sich, war aber ebenso verletzbar, so liebevoll wie immer. Und er hatte – der Gute – eine Flasche Brut Imperial *und* eine Flasche Skye Talisker Malt mitgebracht. Und beinahe, beinahe (wie sie sich später sagte) genoß sie die paar Stunden, die sie in jener Nacht zwischen den makellosen Bettlaken von Zimmer 1 in Cotswold House in Nord-Oxford verbrachten.

Morse war am selben Tag um 14.30 Uhr zu Hause angekommen. Niemand (außer Lewis) wußte, seines Wissens, daß er zurückgekehrt war, doch um 16 Uhr hatte Strange angerufen. Würde Morse bereit sein, den Fall zu übernehmen? Nun, ob Morse bereit war oder nicht – er *würde* den Fall übernehmen.

«Welchen Fall?» hatte Morse hinterhältig gefragt.

Um 17 Uhr war er hinunter nach Summertown gegangen und hatte acht Halbe-Liter-Dosen eines neu entwickelten ‹Biers vom Faß› gekauft, das den Geschmack eines handgezapften, im Faß gelagerten Ale versprach, und zwei Flaschen seines Lieblings-Rotweins. Morse, der noch immer nicht ganz fit war, trug schwer an der Last, und vor dem Radio Oxford-Gebäude machte er eine Pause und sah sich um, in der Hoffnung, einen der roten Doppeldecker-Busse aus dem Stadtzentrum kommen zu sehen. Aber es war kein Bus in Sicht, und so ging er weiter. Als er am Cotswold House vorbeikam, sah er unter anderem das vertraute weiße Schild ‹Keine Zimmer frei› an der Tür. Es überraschte ihn nicht. Er hatte viel Gutes über das Gästehaus gehört. Er hätte nichts dagegen, selbst dort abzusteigen.

Besonders wegen des Frühstücks.

## Kapitel neunzehn

> Ich habe die Dinge lieber angedeutet als weitschweifig ausgeführt. Wenn jede Einzelheit erzählt wird, ruht der Verstand, und die Phantasie hat nicht mehr den Wunsch, die eigenen Flügel zu benutzen
>
> (Thomas Aldrich,
> *Leaves from a Notebook*)

Strange war eigentlich ganz zufrieden mit all der Publizität. Selten hatte es soviel öffentliches Interesse an einem rein theoretischen Mordfall gegeben, und der außergewöhnliche, obgleich vielleicht nicht ganz gerechtfertigte Einfallsreichtum, mit dem die Leserschaft sich bereits den abgedruckten Versen gewidmet hatte, war sehr erfreulich – wenn auch vorläufig noch ohne viel greifbaren Wert. In der *Times* vom Sonnabend, dem 11. Juli, hatte es zwei weitere Leserzuschriften gegeben:

*Von Gillian Richard*

Sir, Professor Gray (9. Juli) scheint mir zu leicht über einen Tatbestand im Schwedenmädchen-Fall hinwegzugehen. Das Mädchen ist, nach meiner Ansicht, gewiß noch am Leben, wird aber offensichtlich zwischen dem Wunsch zu leben und dem Wunsch zu sterben hin- und hergerissen. Sie hat wahrscheinlich nie in ihrem Leben einen Gedicht-Wettbewerb gewonnen, und ich bezweifle, daß man sie aufgrund ihrer Naturbeschreibung findet. Aber sie ist dort draußen, in der freien Natur, und möglicherweise geht es ihr dreckig, doch sie ist sicherlich nicht in einem Gebäude. Ich möchte eine Vermutung wagen, nämlich daß sie sich, was von Professor Gray zurückgewiesen wird, irgendwo in einem Auto aufhält, und hier kann uns der vermeintliche Name des Autors (A. Austin, 1853–87) einen wesentlichen Hinweis geben. Wie wäre es mit einem Austin mit einer A-Zulassung? Es müßte ein 1983er Modell sein, ja, und können wir die Zulassungsnummer nicht auch erraten? Ich schlage vor A 185 – dann drei Buchstaben. Wenn wir 3 = C, 8 = H und 7 = G (der dritte, der achte und der siebente Buchstabe des Alphabets) annehmen, haben wir A 185 CGH. Vielleicht siecht unsere junge Dame also in einem ältlichen Metro dahin? Und wenn das so wäre, Sir, müssen wir eine Frage stellen: Wer ist die Besitzerin dieses Autos? Findet sie!

*Mit freundlichen Grüßen*
*GILLIAN RICHARD*
*26 Hayward Road*
*Oxford*

*Von Miss Polly Rayner*

Sir, ich entnehme Ihrem Bericht über das Verschwinden einer schwedischen Studentin vor einem Jahr, daß ihr Rucksack in der Nähe des Dorfes Begbroke in Oxfordshire gefunden wurde. Es mag sein, daß ich Ihren eigenen Kreuzworträtseln zu sehr verfallen bin, aber sicher ist es doch gerechtfertigt, hier ein paar ‹Hinweise› zu entdecken? Das ‹-broke› im Namen des Dorfes geht auf das angelsächsische Wort ‹brok› zurück, was ‹fließendes Wasser› oder ‹Bach› bedeutet. Und da ‹beg› ein Synonym von ‹ask› (fragen) ist – wie sonst sollen wir die drei ersten Wörter in Zeile 7 deuten: ‹Fragt den Bach›? Tatsächlich wird dieser Hinweis fast umgehend zwei Zeilen weiter bestätigt mit der Aufforderung ‹fragt die Sonne›. Als die ‹Sonne› bezeichnen die Bewohner von Begbroke ihr Wirtshaus, und auf dieses Wirtshaus und seine Umgebung sollte meiner Meinung nach die Polizei ihre Untersuchungen konzentrieren.

*Mit freundlichen Grüßen*
*POLLY RAYNER*
*Vorsitzende*
*Woodstock Local History Society*
*Woodstock*
*Oxon.*

Das war schon besser! Strange hatte früher am Tag die vorgeschlagene Zulassungsnummer durch den Verkehrscomputer des Präsidiums gejagt. Kein Glück! Doch dies war genau die Art von närrischer, einfallsreicher Idee, die das Geheimnis lüften und zusätzlich noch mehr Ideen dieser Art anregen könnte. Als er (er hatte auch die Postkarte gelesen!) Morse am gleichen Sonnabend nachmittag anrief, war er nicht im geringsten erstaunt über Morses scheinbaren (doch sicher nur scheinbar?) Mangel an Begeisterung, den Fall sofort zu übernehmen. Ja, Morse hatte noch ein paar Tage Urlaub übrig – aber nur bis Freitag! –, doch wirklich, dieser Fall lag genau auf der Linie des alten Knaben! Wie zugeschnitten für Morse, dieser Fall Schwedenmädchen …

Strange beschloß jedoch, die Dinge für eine Weile ruhen zu lassen – nun ja, bis zum nächsten Tag. Er hatte im Augenblick genug am Hals. Der vergangene Abend war übel gewesen, Stadt- und Grafschaftspolizei voll im Einsatz bei dem (tatsächlich!) Aufruhr in der Broadmoor Lea-Siedlung: Autodiebstahl, Spritztouren, Rammereien, Steinewerfen … Und Samstag und Sonntag abend standen noch bevor! Betrübt dachte er nach über den beginnenden Zusammenbruch von Recht und Ordnung, die Mißachtung von Autorität – Polizei, Kirche, Eltern, Schule … Doch in einer lästigen, unerforschten kleinen Ecke seiner Erinnerungen wußte er, daß er *beinahe* etwas von all dem verstehen konnte – einen winzigen Bruchteil. Er erinnerte sich, daß er als Junge – und als ziemlich privilegierter Junge obendrein – den geheimen Wunsch gehegt hatte, einen kompakten Ziegelstein durch das Fenster eines besonders wohlausgestatteten Hauses zu werfen …

Aber ja – ganz eindeutig ja! – er würde sehr erleichtert sein, wenn Morse die Verantwortung für den Fall übernehmen und ihn, Strange, entlasten würde.

So kam es, daß Strange Morse an jenem Sonnabend nachmittag angerufen hatte.

«*Welchen* Fall?» hatte Morse gefragt.

«Sie wissen verdammt gut …»

«Ich habe noch Urlaub, Sir. Ich versuche, meine Wohnung auf Vordermann zu bringen.»

«Haben Sie getrunken, Morse?»

«Fange gerade an, Sir.»

«Was dagegen, wenn ich komme und Ihnen Gesellschaft leiste?»

«Nicht heute nachmittag, Sir. Ich habe gerade ein wunderschönes – das ist wirklich merkwürdig! – ein wunderschönes Mädchen aus Schweden hier bei mir.»

«Oh!»

«Hören Sie», sagte Morse langsam, «wenn es einen Durchbruch in dem Fall gibt. Wenn es irgendeinen Grund gibt …»

«Sie haben die Leserzuschriften gesehen?»

«Lieber würde ich auf meine Lieblingssendung im Radio verzichten, *Die Archers!*»

«Halten Sie das Ganze für einen Schwindel?»

Strange hörte Morse tief Luft holen. «Nein! Nein, das tue ich nicht. Ich denke nur, daß wir eine Menge falsche Hinweise und falsche Geständnisse bekommen werden – Sie kennen das ja. Bekommen wir immer. Das Problem ist – wie stehen wir denn da, wenn wir alles *zu* ernst nehmen?»

Ja, Strange war genau der gleichen Meinung. «Hören Sie, Morse, kann ich Sie morgen anrufen? Wir müssen diese verdammten Rabauken in Broadmoor Lea zur Schnecke machen...»

«Ja, ich habe davon gelesen, als ich weg war.»

«Hatten Sie einen schönen Urlaub – in Lyme?»

«Nicht besonders.»

«Nun, ich überlasse Sie jetzt wohl besser Ihrem... Ihrem ‹wunderschönen Mädchen aus Schweden›, was?»

«Ja, das wäre nett.»

Nachdem Morse den Hörer aufgelegt hatte, schaltete er seinen CD-Spieler wieder ein, um die Opfer-Szene aus Wagners *Götterdämmerung* zu hören, und bald ertönte die reine und klare Stimme der schwedischen Sopranistin Birgit Nilsson in der Wohnung des Chief Inspector.

## Kapitel zwanzig

> Als ich mich beklagte, daß ich an einem prächtigen Tisch gegessen hätte, ohne einen einzigen Satz zu hören, an den zu erinnern sich lohne, sagte er (Dr. Johnson): «Eine solche Konversation ist selten.»
>
> (James Boswell,
> *Das Leben des Samuel Johnson*)

Am Sonntag, dem 12. Juli, lag Claire Osborne in den frühen Morgenstunden noch immer wach im Bett und fragte sich wieder einmal, was eigentlich sie vom Leben erwartete. Es war in Ordnung gewesen – es war gewöhnlich ‹in Ordnung›. Alan war physisch auf der Höhe – und so liebevoll. Sie mochte ihn sehr gern, aber sie könnte ihn niemals lieben. Sie hatte ihm so viel von sich selbst gegeben, wie sie konnte, aber was, so fragte sie sich, machte das alles erinnerungswürdig? Wo blieb die andauernde Freude an einer weiteren ihrer kurzen, verbotenen, etwas beunruhigenden Begegnungen?

«Zum Teufel mit all diesem Sex-Quatsch, Claire!» hatte ihre beste Freundin in Salisbury gesagt. «Finde einen Mann, der interessant ist, das ist meine Meinung. Wie Johnson. *Das* war ein interessanter Mann!»

«*Doktor* Johnson? Er war ein großer fetter gewöhnlicher Kerl, der sich immer die Suppe über die Weste tropfen ließ, und er roch streng und wechselte nie die Unterhosen!»

«Nie?»

«Du weißt, was ich meine.»

«Aber alle wollten ihn reden hören, nicht wahr? Das ist es, was ich meine.»

«Ja. Ich weiß, was du meinst.»

«Na also!»

Und die beiden Frauen hatten zusammen gelacht – wenn auch wenig überzeugt.

Alan Hardinge hatte vorher wenig über den schrecklichen Unfall gesagt: Ein paar Einzelheiten über die Beerdigung, mit steinerner Stimme hervorgebracht, über den kleinen Gottesdienst, den sie in der Schule abhalten würden, über die unerwartete Hilfsbereitschaft der Polizei, der Behörden, der Nachbarn und Verwandten. Aber Claire hatte ihn nicht nach seinem eigenen Kummer gefragt. Sie würde damit, das wußte sie, Territorium betreten, das ihr nicht gehörte und nie gehören würde...

Es war 3.30 Uhr, als sie endlich in einen unruhigen Schlaf fiel.

Am Frühstückstisch am nächsten Morgen erklärte sie kurz, daß ihr Mann abgerufen worden sei und nur sie frühstücken würde: Kaffee und Toast bitte, sonst nichts. Etwa ein Dutzend Zeitungen, in der rechten oberen Ecke mit den Zimmernummern versehen, lagen in einem Stapel auf einem Tisch gleich neben der Tür zum Frühstückszimmer. Die *Sunday Times* war nicht darunter.

Jim O'Kane interessierte sich nie besonders für die Titelseiten der Sonntagsblätter, aber zehn Minuten bevor Claire auftauchte, fiel sein Blick auf das Foto. Sicherlich hatte er das junge Mädchen doch schon einmal gesehen! Er nahm die *Sunday Times* mit in die Küche, wo seine Frau auf den verschiedenen Grillgeräten das Garen von Speck, Eiern, Tomaten, Champignons und Bratwürsten überwachte. Er zeigte auf das Schwarzweißfoto auf der Titelseite:

«Erkennst du sie?»

Anne O'Kane musterte das Foto ein paar Sekunden lang, drehte den Kopf nachdenklich erst zur einen, dann zur anderen Seite und versuchte eine Ähnlichkeit zu irgendeinem ihr bekannten jungen Mädchen festzustellen. «Sollte ich sie kennen?»

«Ich glaube, ich *kann* mich an sie erinnern. Erinnerst du dich an das blonde junge Mädchen, das eines Sonntags – vor etwa einem Jahr – fragte, ob wir ein Zimmer frei hätten, und das dann später noch einmal kam – als wir kein freies Zimmer mehr hatten?»

«Ja, ich erinnere mich tatsächlich», sagte Anne langsam, «ich glaube jedenfalls, daß ich es tue.» Sie hatte rasch den Artikel unter dem Foto überflogen und sah jetzt zu ihrem Ehemann auf, während sie gleichzeitig ein halbes Dutzend Scheiben Speck umdrehte. «Du meinst doch nicht...?»

Aber Jim O'Kane meinte.

Claire war bei ihrem letzten Stück Toast, als sie ihre Gastgeberin mit der Zeitung in der Hand neben sich fand. «Wir haben uns die Zeitung für einen Moment ausgeliehen – ich hoffe, Sie haben nichts dagegen?»

«Aber nein.»

«Es ist nur» – Anne zeigte auf das Bild – «nun, es sieht so ähnlich aus wie ein junges Mädchen, das einmal zu uns an die Tür kam. Ein junges Mädchen, das vor etwa einem Jahr verschwunden ist.»

«Eine lange Zeit, ein Jahr.»

«Ja. Aber Jim – mein Mann – vergißt selten ein Gesicht. Und ich glaube, er hat recht.»

Claire schaute hinunter auf das Foto und den Artikel und ließ sich (hoffte sie) ihre Erregung nicht anmerken. «Das sollten Sie ihnen – der Polizei – wohl lieber mitteilen, oder?»

«Ja, das sollten wir wohl. Es ist nur, Jim hat vor kurzem auf einer Wohltätigkeitsveranstaltung mit einem der Männer vom CID gesprochen, und dieser Mann sagte, eines der größten Probleme bei Morden seien all die falschen Geständnisse und Falschmeldungen, die sie immer bekommen.»

«Aber wenn Sie sie wirklich erkennen?»

«Nicht hundertprozentig. Eigentlich nicht. Woran ich mich genau erinnere, ist, daß dieses Mädchen, das ich meine, an die Tür kam und fragte, ob wir ein Zimmer hätten, und als sie hörte, was es kosten würde, machte sie irgendwie den Eindruck... nun, ich glaube, sie konnte es sich nicht leisten. Dann kam sie später noch einmal, dasselbe Mädchen...»

«Und Sie waren ausgebucht?»

Anne O'Kane nickte traurig, und Claire aß ihren letzten Bissen Toast. «Nicht immer leicht zu wissen, was das beste ist.»

«Nein.»

«Aber wenn Ihr Mann diesen Mann vom CID kennt, könnte er es einfach, na ja, inoffiziell erwähnen, nicht wahr?»

«Ja-a. Könnte nicht schaden. Sie haben recht. Und er wohnt nur ein Stück weiter die Straße hinauf. In einer dieser Junggesellenwohnungen.»

«Wie heißt er? Lord Peter Wimsey?»

«Morse. Chief Inspector Morse.»

Claire schaute hinunter auf ihren leeren Teller und faltete ihre weiße Leinenserviette zusammen.

«Noch etwas Toast?» fragte Anne O'Kane.

Claire schüttelte den Kopf, und ihre makellos nachgezogenen Lippen zeigten weder Interesse noch Überraschung.

## Kapitel einundzwanzig

Nur die erste Flasche ist teuer

*(Französisches Sprichwort)*

Claire Osborne hatte noch am gleichen Vormittag gefunden, was sie suchte. Aber erst am nächsten Vormittag, am 13. Juli (den Sonntag hatte sie mit Alan Hardinge verbracht), unternahm sie etwas hinsichtlich des Ergebnisses ihrer Nachforschungen. Es war schrecklich einfach gewesen – nur ein rasches Blättern im zwei Zoll dicken Telefonbuch von Oxford und Umgebung, das neben dem Münzfernsprecher lag: mehrere Morses, doch nur ein ‹Morse, E.› – und die Telefonnummer obendrein! Leys Close, stellte sie auf dem Stadtplan von Oxford an der Wand der Halle fest, schien kaum mehr als 200 Meter entfernt zu sein. Sie hätte natürlich die O'Kanes fragen können… aber es war aufregender, es nicht zu tun.

Es war wieder ein schöner, sonniger Vormittag, und nachdem sie ihren Koffer gepackt und im Kofferraum ihres Metro verstaut hatte, und mit der Erlaubnis, den Wagen auf dem Parkplatz stehenzulassen («sollte nicht allzulange dauern», erklärte sie), ging Claire langsam auf den Kreisverkehr zu und kam bald zu dem Schild: ‹Privat. Kein Durchgangsverkehr›. Sie wandte sich nach links und durchquerte einen Hof, bis sie an eine Reihe von zweistöckigen Häusern aus gelbem Backstein mit einheitlich weiß gestrichenem Holzwerk gelangte. Die Nummer, die sie suchte, war die erste, die sie sah.

Nachdem sie leise geklopft hatte, sah sie durch das Fenster links von ihr die weißen Regale einer Küche und eine große Plastikflasche

Persil auf dem Abtropfbrett. Sie sah auch, daß das Fenster direkt über ihr weit geöffnet war, und wußte, daß er zu Hause sein mußte, noch bevor sie die verschwommene Silhouette hinter dem Milchglas sah.

«Was zum Teufel tun Sie hier?» war die Begrüßung, die Claire erwartet hatte. Aber er sagte nichts, als er die Tür öffnete, bückte sich, um eine Flasche halbfetter Milch mit rotem Verschluß aufzuheben, und bat sie mit einer altmodischen Geste der Gastlichkeit ins Haus. Sie fand sich in einem großen Wohnzimmer, in dem zwei Sitzbänke einander gegenüberstanden, die eine, auf die Morse zeigte, links von ihr, in hellem, honigfarbenem Leder, wunderbar weich und bequem, wie sie feststellte, als sie sich setzte. Musik spielte – etwas Schwermütiges, Trauriges, das sie fast zu erkennen glaubte. Spätes neunzehntes Jahrhundert? Wagner? Mahler? Sehr eindringlich und schön. Aber Morse drückte einen Knopf in einer hochmodernen Schaltanlage in den Regalen hinter der zweiten Sitzbank, die kleiner und mit schwarzem Leder bezogen war, und dort ließ er sich nieder und schaute zu ihr hinüber, eine Spur von Belustigung in den blauen Augen, doch keine Überraschung.

«Für mich brauchen Sie es nicht abzustellen.»

«Natürlich nicht. Ich habe es für *mich* abgestellt. Ich kann nie zwei Dinge auf einmal tun.»

Mit einem Blick auf das fast leere Rotweinglas auf dem niedrigen Tisch neben ihm wagte Claire, an der buchstäblichen Wahrheit seiner Worte zu zweifeln.

«Es war Wagner, nicht wahr?»

Morses Augen zeigten einen Funken von Interesse. «Es weist einige der harmonischen und melodischen Merkmale Wagners auf, zugegeben.»

Was für ein Haufen Mist, der aufgeblasene Esel! Zum Teufel mit ihm! Warum *sagte* er es ihr nicht einfach? Sie zeigte auf die Flasche Quercy. «Ich dachte, Sie können nicht zwei Dinge auf einmal bewältigen?»

«Oh! Aber Trinken ist fast wie Atmen. Man braucht nicht darüber nachzudenken, oder? Und es tut einem gut – wußten Sie das? Es gibt diesen neuen Bericht, in dem steht, daß ein regelmäßig eingenommener Tropfen außerordentlich gut für das Herz ist.»

«Aber nicht ganz so gut für die Leber.»

«Nein.» Er lächelte sie jetzt an, auf der Sitzbank zurückgelehnt und die Arme auf der Rückenlehne ausgestreckt. Er trug dasselbe kurzärmelige rosa Hemd, in dem sie ihn am vergangenen Sonnabend gesehen hatte. Wahrscheinlich fehlte eine Frau im Haus.

«Ich dachte, man soll warten, bis die Sonne tiefer als die Rahe gesunken ist oder so ähnlich.»

«Das ist ein seltsamer Zufall!» Morse zeigte auf die *Times* auf dem niedrigen Tisch. «Das kam heute morgen im Kreuzworträtsel: ‹Rahe›.»

«Was genau ist eine Rahe?»

Morse schüttelte den Kopf. «Ich bin an Booten und so was nicht interessiert.»

Ihr Exemplar der letzten *Sunday Times* und die heutige *Times* noch immer fest in der Hand, sah Claire sich um, sah die Bücherregale an den Wänden, die Stapel von Schallplatten überall, die Bilder (eines oder zwei ein klein wenig schief). Besonders gut gefiel ihr das Aquarell über Morses Kopf, das in bläulich-purpurnen Farbtönen die Skyline von Oxford zeigte. Allmählich fand sie Gefallen an dem Wortgeplänkel, das gab sie vor sich zu, aber irgend etwas an dem Mann *irritierte* sie dennoch. Zum erstenmal sah sie ihn direkt an.

«Sie spielen mir etwas vor, nicht wahr?»

«Pardon?»

«Sie geben vor, daß es Sie nicht überrascht, mich zu sehen.»

«Das bin ich auch nicht. Ich habe Sie gestern vor dem Cotswold House sitzen sehen; Sie rauchten eine Zigarette. Ich war auf dem Weg nach Cutteslowe, um mir eine Zeitung zu holen.»

«Haben Sie etwas dagegen, wenn ich jetzt rauche?»

«Nein, überhaupt nicht. Ich, äh, ich habe aufgehört.»

«Seit wann?»

«Seit heute morgen.»

«Wollen Sie eine?»

«Ja, bitte.»

Claire inhalierte tief, schlug die Beine übereinander und zupfte ihren Jaeger-Rock ein Stückchen über die Knie.

«Warum haben Sie nicht hallo gesagt?» fragte sie.
«Ich war auf der anderen Straßenseite.»
«Nicht sehr nett, nicht?»
«Warum haben Sie nicht hallo zu mir gesagt?»
«Ich habe Sie nicht gesehen.»
«Ich denke, doch.» Seine Stimme klang plötzlich sanft, und sie hatte das Gefühl, er wisse viel mehr über sie, als er wissen sollte. «Ich glaube, daß Sie mich auch spät am Samstag nachmittag gesehen haben – kurz nach Ihrer Ankunft.»
«Sie haben mich *gesehen*? Sie haben mich gesehen, als Sie mit Ihrem Schnaps vorbeimarschierten?»
Morse nickte.
Der Teufel soll ihn holen! Der Teufel soll ihn holen!
«Vermutlich glauben Sie, daß Sie wissen, warum ich jetzt zu Ihnen gekommen bin.»
Morse nickte wieder. «Aber nicht, weil ich ein Hellseher bin. Nur, gestern hat mich Jim, Mr. O'Kane, angerufen...»
«Wegen dieser Geschichte?» Sie hielt die Zeitungen hoch.
«Wegen des Mädchens, das vielleicht dort nach einem Zimmer gefragt hat, ja. Sehr interessant, und vielleicht auch ein wertvoller Hinweis – ich weiß es nicht. Sie wollen eine Erklärung abgeben. Aber nicht bei mir; ich habe noch Urlaub, erinnern Sie sich?»
«Dann habe ich die Reise wohl umsonst gemacht. Ich wollte Ihnen mitteilen...»
«Nicht umsonst – sagen Sie doch nicht so etwas!»
«Ich... ich mußte immer an das Mädchen denken, den ganzen Tag gestern... na ja, ziemlich oft gestern... ich meine, daß sie dort nach einem Zimmer gefragt hat und dann vielleicht nicht genug Geld hatte, und dann...»
«Wieviel kostet jetzt ein Einzelzimmer dort?»
«Ich weiß es nicht genau. Und Sie spielen mir wieder etwas vor! Sie wissen genau, daß ich ein Doppelzimmer bestellt habe, nicht wahr? Ein Doppelzimmer für zwei Nächte. Sie haben O'Kane gefragt – Sie verdammter Schnüffler!»
Ein paar Sekunden lang schien Morse sie mit gleichbleibender Intensität zu mustern. «Sie haben wundervoll elegante Beine»,

sagte er einfach, aber sie spürte, daß ihre Antwort ihn verletzt haben mochte. Und plötzlich wünschte sie unsinnigerweise, daß er durch das Zimmer zu ihr käme und ihre Hand ergriffe. Aber er tat es nicht.

«Kaffee?» fragte er statt dessen. «Ich fürchte allerdings, ich habe nur Pulverkaffee.»

«Einige Leute ziehen Pulverkaffee vor.»

«Sie auch?»

«Nein.»

«Ich darf Ihnen wohl nicht, äh, ein Glas Wein einschenken?»

«Warum um alles in der Welt nicht?»

«Sehr gut», sagte sie ein oder zwei Minuten später.

«Nicht schlecht, nicht? Aber man braucht eine Menge davon. In kleinen Mengen taugt er nichts.»

Sie lächelte ihr attraktives Lächeln. «Wie ich sehe, haben Sie das Kreuzworträtsel schon gelöst.»

«Ja. Montags ist es immer leicht, wußten Sie das? Sie gehen davon aus, daß Montag morgens jedermann ein bißchen angeschlagen ist.»

«Viele Leute kaufen die *Times* nur wegen des Kreuzworträtsels.»

«Ja.»

«Und wegen der Briefe natürlich.»

Morse beobachtete sie genau. «Und wegen der Briefe», wiederholte er langsam.

Claire schlug ihr eigenes Exemplar der *Times* vom 13. Juli auf und las aus einem Artikel auf der Titelseite laut vor:

## Hinweise auf die verschwundene Studentin

Die *Times* wie auch die Thames Valley Police erhalten noch immer täglich jeder etwa ein Dutzend Briefe (und etwa genauso viele Telefonanrufe) als Antwort auf die Bitte um Informationen in Zusammenhang mit dem vor einem Jahr erfolgten Verschwinden der schwedischen Studentin Karin Eriksson, von der angenommen wird, daß sie

Gegenstand der anonymen Verse ist, die die Polizei erhielt und die in dieser Zeitung abgedruckt wurden (3. Juli). Chief Superintendent Strange vom Thames Valley CID selbst glaubt, daß die scharfsinnigen Vorschläge in einem der letzten Briefe (siehe Leserzuschriften, Seite 15) die interessantesten und möglicherweise bisher bedeutsamsten sind.

«Das müssen Sie doch gelesen haben?»

«Ja. Das Problem ist, genau wie Mr. und Mrs. O'Kane sagten, daß man nicht jedem Hinweis folgen kann. Nicht einmal einem Zehntel der Sachen, die hereinkommen. Glücklicherweise sind viele von ihnen so bescheuert...» Er nahm seine eigene *Times* auf, schlug Seite 15 auf und schaute (noch einmal) auf die ‹scharfsinnigen Vorschläge›.

«Gescheit – gescheite Analyse», sagte er.

«Offensichtlich ein gescheiter Bursche – der das geschrieben hat.»

«Wie bitte?» sagte Morse.

«Der Bursche, der den Brief geschrieben hat.»

Morse las den Namen laut vor: «Mr. Lionel Regis? Kenne den Burschen nicht.»

«Vielleicht kennt niemand ihn.»

«Wie bitte?»

«Haben Sie die Anschrift gesehen?»

Morse schaute wieder in die Zeitung und schüttelte den Kopf. «Kenne Salisbury nicht besonders gut.»

«Es ist *meine* Anschrift.»

«Tatsächlich? Wollen Sie – wollen Sie damit sagen, *Sie* hätten das geschrieben?»

«Hören Sie auf!» Ihre Stimme klang fast wie ein Kreischen. «*Sie* haben das geschrieben! Sie haben meine Anschrift im Gästebuch in Lyme Regis gesehen, und Sie brauchten einen Absender für diesen Brief, denn sonst würden Ihre ‹scharfsinnigen Vorschläge› nicht akzeptiert werden. Habe ich recht?»

Morse schwieg.

«Sie *haben* den Brief geschrieben, nicht wahr? *Bitte* sagen Sie es mir!»

«Ja.»

«Warum? Warum dies alberne Geschwätz?»

«Ich habe nur... ich habe nur jemanden gewählt, der in meinen Gedanken ganz oben stand. Und da waren Sie, Claire. Ganz oben.»

Er hatte ganz schlicht gesprochen, und seine Blicke wanderten von ihren Beinen zu ihrem Gesicht. Frustration und Zorn verließen sie plötzlich, und ihre Schultern waren herrlich entspannt, als sie sich gegen die weiche Rückenlehne der Sitzbank lehnte.

Lange Zeit sprachen sie beide nicht. Dann setzte Claire sich vor, leerte ihr Glas und stand auf.

«Müssen Sie gehen?» fragte Morse leise.

«Demnächst.»

«Ich habe noch eine Flasche.»

«Nur wenn Sie mir versprechen, nett zu mir zu sein.»

«Wenn ich Ihnen noch einmal sage, was für wunderschöne Beine Sie haben?»

«*Und* wenn Sie noch einmal die Platte auflegen.»

«Tatsächlich ist es eine CD. Bruckners Achte.»

«Das also war es. Dann lag ich doch gar nicht so falsch, oder?»

«Sogar sehr nahe dran», sagte Morse. Und dann zu sich selbst: für ein oder zwei Minuten sogar sehr, sehr nahe.

Auf halber Höhe des zweiten Satzes, und nachdem die zweite Flasche zu drei Vierteln geleert war, klingelte es an der Haustür.

«Ich kann Sie im Augenblick nicht hereinbitten, fürchte ich, Sir.»

Strange schnupperte, und seine kleinen Augen waren mißtrauisch.

«Tatsächlich? Das überrascht mich ein wenig, Morse. Tatsächlich überrascht es mich, daß Sie nicht *zwei* von mir nicht hereinbitten können!»

## Kapitel zweiundzwanzig

In einem Definitionen- und Buchstaben-Rätsel besteht jeder Hinweis aus einem Satz, der eine Definition der Antwort und eine Mischung der Buchstaben enthält

(Don Manley,
*Chambers Crossword Manual*)

Am nächsten Morgen, Dienstag, dem 14. Juli, waren nur Strange und Lewis in Stranges Büro.

Strange war nicht wenig überrascht gewesen, als Morse es ganz eindeutig abgelehnt hatte, den Rest seines Urlaubs zu verschieben und sofort zum Präsidium zurückzukehren, um den Fall offiziell zu übernehmen, besonders angesichts des letzten Briefes – doch sicherlich der Durchbruch, auf den sie alle gehofft hatten. Andererseits gab es mehr Dinge im Leben als ein blondes Mädel, das vor einem Jahr ermordet worden war oder auch nicht. Diese verdammten Spritztouren zum Beispiel, die jetzt bis in die offiziellen Nachrichten und die Schlagzeilen in den Zeitungen vorgedrungen waren. Aber es diente alles dazu, die Dinge wieder ein wenig in die richtige Perspektive zu rücken – wie der Brief, den er selbst (‹Streng Vertraulich›) an diesem Morgen mit der Post erhalten hatte:

*Chief Superintendent Strange*
*Polizeipräsidium*
*Kidlington*

*Dear Sir,*
es ist völlig in Ordnung, wenn unsere hervorragenden Krimiautoren vorgeben, daß der Durchschnittskriminelle im UK sich bei der Durchführung seiner Verbrechen eines ganz außergewöhnlichen Scharfsinns rühmen kann. Aber jene von uns, die (wie Sie) ihr Le-

ben der Aufdeckung solcher Verbrechen gewidmet haben, sollten in diesem Augenblick jedermann daran erinnern, daß die überwältigende Mehrheit der Kriminellen nicht mit den hervorragenden Geisteskräften ausgestattet ist (glücklicherweise!), die man allgemein voraussetzt.

Es liegt natürlich auf der Hand, daß wir alle außerordentlich dankbar wären, wenn *irgendein* Verbrecher als Folge der Leserkorrespondenz etc. in der nationalen Presse zur Rechenschaft gezogen werden kann. Aber ich selbst halte ein solches Ergebnis für sehr bedenklich, und in einem weiteren Sinn bin ich sehr besorgt über den zur Diskussion stehenden Präzedenzfall. Wir haben alle von Gerichtsverhandlungen im Fernsehen gehört, und jetzt scheinen wir uns Ermittlungen per Leserzuschriften zu nähern. Das ist einfach absurd. Wie ich die Dinge sehe, ist diese Geschichte ohnehin mit ziemlicher Sicherheit ein Schabernack, bei dem der Initiator (oder die Initiatorin?) sich köstlich amüsiert, während verschiedene Briefschreiber miteinander wetteifern, immer höhere Gipfel einer scharfsinnigen Auslegung der Ereignisse zu erklimmen. Wenn es *nicht* um einen Schabernack geht, muß ich darauf bestehen, daß jede Erkenntnis in der Sache *zuerst* an die zuständigen Stellen der Polizei weitergeleitet wird, und ganz gewiß nicht an den Rundfunk, das Fernsehen oder die Zeitungen, so daß der Fall auf dem üblichen Weg durch die Kriminalpolizei gelöst werden kann.
*Mit freundlichen Grüßen*
*Peter Armitage*
*(ehemaliger Assistant Commissioner, New Scotland Yard)*

PS: Ich bin sicher, ich brauche nicht zu erwähnen, daß dieser Brief in keinerlei Weise zur Veröffentlichung bestimmt ist.

Aber dieser Brief mußte höchstwahrscheinlich geschrieben worden sein, bevor sein Verfasser das neueste Kommuniqué von dem bisher unerschrockensten Gipfelstürmer gelesen hatte, von dem Autor des ganz ungewöhnlichen Briefes, der am Tag vorher in den Spalten für Leserzuschriften in der *Times* erschienen war.

Strange wandte sich an Lewis: «Ihnen ist doch klar, daß das den Durchbruch bedeutet?»

Lewis hatte, wie jeder andere Polizist im Präsidium, den Brief gelesen, und ja, er hielt es auch für den Durchbruch. Wie könnte es anders sein? Aber er verstand nicht, warum Strange ihn – *ihn* – an diesem Morgen zu sich gebeten hatte. Er war sowieso sehr müde und sollte von Rechts wegen im Bett liegen. Samstag wie auch Sonntag nacht hatte er, wie die meisten Polizisten aus der Gegend, seine Zeit fast bis zur Morgendämmerung hinter einem Schutzschild verbracht, einem Hagel von Ziegelsteinen ausgesetzt, und Beschimpfungen von einer Bande von Rowdies, die die Kunstfertigkeiten im Schleudern von gestohlenen Autos von anderen Jugendlichen beklatschten – unter denen (wenn Lewis es nur gewußt hätte) ein siebzehnjähriger Schuljunge war, der später den Schlüssel zum Geheimnis des Schwedenmädchens liefern sollte.

«Lewis! Sie hören mir doch zu?»

«Verzeihung, Sir?»

«Sie erinnern sich, wie Morse genörgelt hat, man solle die Suche von Blenheim nach Wytham verlegen?»

«Ja, Sir. Aber er hat den Fall nicht länger als einen Tag oder so bearbeitet.»

«Das weiß ich», schnauzte Strange. «Aber er muß doch einen *Grund* gehabt haben?»

«Ich konnte einigen seiner Gründe nie ganz folgen.»

«Wissen Sie, wieviel einige dieser verdammten Suchen kosten?»

«Nein, Sir.»

Vielleicht wußte Strange es auch nicht, denn er wechselte sofort das Thema: «Glauben Sie, daß Morse recht hatte?»

«Keine Ahnung, Sir. Ich meine, er ist große Klasse, aber manchmal liegt er furchtbar schief, nicht wahr?»

«Und öfter hat er verdammt recht!» sagte Strange heftig.

Es war ein merkwürdiger Rollentausch, und Lewis beeilte sich, die Dinge wieder klarzustellen. «Ich selber glaube, Sir, daß...»

«Ich gebe keinen Pfifferling für das, was Sie denken, Sergeant! Wenn ich den Wytham-Wald durchsuchen will, werde ich ihn verdammt noch mal durchsuchen bis Freitag in einem Jahr, falls ich – *falls* ich – es für der Mühe wert halte. Klar?»

Lewis nickte wortlos und beobachtete, wie dem Super die Zornesröte ins Gesicht stieg.

«Ich weiß nicht so recht, was ich mit all dem zu tun habe...» setzte er an.

«Nun, das werde ich Ihnen sagen! Es gibt nur eines, was Sie tun können, Sergeant, und ich nicht, nämlich den mürrischen alten Scheißkerl zurück zur Arbeit bringen – mit Fingerspitzengefühl. Ich stehe von allen möglichen Seiten verdammt unter Druck...»

«Aber er hat Urlaub, Sir.»

«Ich *weiß*, daß er seinen verdammten Urlaub nimmt. Ich hab ihn gestern gesehen; er trank Schampus und hörte Schubert mit irgendeiner Nutte.»

«Sind Sie sicher, daß es *Champagner* war, Sir?»

Aber Strange appellierte jetzt leise, fast rührend, an Lewis: «Der Himmel mag wissen, warum, Lewis, aber er ist immer bereit, Ihretwegen gewisse Umstände auf sich zu nehmen. War Ihnen das klar?»

Er telefonierte von Morses eigenem (leeren) Büro aus.

«Ich bin es, Sir. Lewis.»

«Ich habe Urlaub.»

«Der Super hat gerade mit mir gesprochen...»

«Freitag, habe ich gesagt.»

«Haben Sie den Brief über Wytham gelesen, Sir?»

«Im Gegensatz zu Ihnen und Ihren spießbürgerlichen Kumpanen umfaßt meine tägliche Lektüre die königlichen Rundschreiben in der *Times*, die Leitartikel...»

«Was sage ich dem Super, Sir? Er möchte, daß wir – Sie und ich – sofort übernehmen.»

«Sagen Sie ihm, ich werde mich melden – morgen.»

«Ich soll ihm sagen, daß Sie anrufen werden?»

«Nein. Sagen Sie ihm, daß ich morgen den Dienst wieder aufnehme. Sagen Sie ihm, irgendwann nach sieben bin ich in meinem Büro.»

«Da wird er noch nicht wach sein, Sir.»

«Seien Sie nicht zu streng mit ihm, Lewis. Er wird alt – und ich glaube, er hat zu hohen Blutdruck.»

Als Lewis höchst zufrieden den Hörer auflegte, wußte er, daß

Strange recht gehabt hatte – was Morse und ihn selbst betraf, und ihm wurde klar, daß im Fall des Schwedenmädchens sie beide wieder zusammenarbeiten würden – mit Wirkung vom nächsten Tag.

In seinem Büro nahm Strange wieder den Ausschnitt von der *Times* in die Hand und las den Brief noch einmal. Wirklich erstaunlich!

*Von Mr. Lionel Regis*

Sir, wie die meisten der Leser, die Ihnen geschrieben haben, muß ich davon ausgehen, daß die ‹Schwedenmädchen›-Verse von der Person stammen, die verantwortlich für die Ermordung der unglückseligen jungen Dame ist. Es ist natürlich möglich, daß es sich um einen Schabernack handelt, aber diese Ansicht teile ich nicht. Meiner Meinung nach ist es weitaus wahrscheinlicher, daß der Schreiber wütend ist über die Unfähigkeit der Polizei, auch nur die Leiche zu finden, von einer Festnahme des Mörders ganz zu schweigen. Die Verse, wie ich sie lese, sind ein Schrei des Mörders – nicht des Opfers – nach irgendeiner Art von Enthüllung, einer Absolution, einer Entlastung von schlaflosen, qualvollen Nächten.

Aber ich hätte Ihnen nicht geschrieben, Sir, nur um vage und zweifelhafte Gemeinplätze zur Sprache zu bringen. Ich schreibe, weil ich Kreuzworträtsel fabriziere, und als ich die Verse zum erstenmal studierte, hatte ich gerade ein Rätsel fertiggestellt, in dem jede Antwort angedeutet wurde durch eine Definition des einzutragenden Wortes, außerdem durch ein *Anagramm* desselben Wortes. Darum war mein Interesse beträchtlich – und mit einem gerüttelt Maß an Ungläubigkeit gemischt –, als mir nach und nach klar wurde, daß das Wort Wytham, in Form eines Anagramms, in jeder der fünf Strophen auftaucht. Also : THAW MY (Strophe 1); (stre) AM WHY T(ell'st) (Strophe 2); WHAT MY (Strophe 3); (S)AW THYM(e) (Strophe 4) und (no)W THY MA(iden) (Strophe 5).

*Fünf* Fälle dieser Art gehen sicherlich weit über die Grenzen des bloßen Zufalls hinaus. (Ich habe mit meinen Mathematiker-Freunden über diese Sache gesprochen.) ‹Wytham›, so habe ich erfahren (ich habe nicht in Oxford studiert), ist der Name eines Waldes im Westen von Oxford. Wenn das Gedicht uns also etwas sagen will, dann sicher dieses: daß die gesuchte Leiche im Wytham-Wald zu finden ist, und mein bescheidener Vorschlag ist, daß alle weiteren Suchaktionen dort vorgenommen werden sollten.

*Mit freundlichen Grüßen*
*LIONEL REGIS*
*16 Cathedral Mews,*
*Salisbury*

Wie Lewis erinnerte auch Strange sich genau an den Wortlaut der Postkarte von Morse: ‹Ich denke, *ich* weiß, was das Gedicht bedeutet!›, und er schob die Zeitung zur Seite und schaute hinaus über den Parkplatz.

«Lionel Regis, du kannst mich mal!» sagte er leise zu sich.

# Kapitel dreiundzwanzig

> Bei anderer Gelegenheit dachte er darüber nach, wie er den Postboten am besten begrüßen sollte, denn er brachte Nachrichten von einer Welt außerhalb unserer selbst. Ich und er kamen überein, zur üblichen Zeit hinter der Haustür zu warten und ihm bestimmte Fragen zu stellen. An jenem Tag aber kam der Postbote nicht
>
> (Peter Champkin,
> *The Sleeping Life of Aspern Williams*)

Mittwoch, der 15. Juli, sollte kein besonders denkwürdiger Tag werden. Kein Prophet mit feurigem Gesicht brachte Nachricht von der Botschaft oder dem Namen des Einzigen Wahren Gottes. Einfach ein ziemlich normaler Übergangstag, an dem sich die Dinge getrennt voneinander und nur halb folgerichtig zu ereignen schienen, an dem einige der Hauptfiguren im Fall Schwedenmädchen auf dem Schachbrett auf ihre neuen Positionen bewegt wurden, doch bevor das Spiel noch begonnen hatte.

Auf einer leicht unterkühlten Besprechung um 10.30 Uhr im Büro des Assistant Chief Constable wurde der Fall Schwedenmädchen im Detail neu aufgerollt vom ACC selbst, Chief Superintendent Strange und den Detective Chief Inspectors Johnson und Morse. Man stimmte allgemein überein (mit nur einer abweichenden Stimme), daß eine Verlängerung des ausgedehnten und kostspieligen Suchprogramms auf dem Blenheim-Besitz jetzt wenig bringen würde. Es wurde auch berichtet über die Entscheidung von ‹höherer Stelle›, daß Morse jetzt die Untersuchung leiten würde und Johnson darum seinen Sommerurlaub wie vorgesehen nehmen könne. Offizielle Äußerungen dieser Art würden natürlich niemanden täuschen – aber sie waren möglicherweise besser als gar nichts.

Unter den Punkten, die noch einmal zur Sprache kamen, befand sich auch ein weiterer Brief, der an diesem Tag in der *Times* abgedruckt war:

*Von Mr. John C. Chavasse*

Sir, der Wytham-Wald ist mir außerordentlich vertraut, und ich vermute, fast allen Generationen junger Studenten, die ihre akademischen Grade an der Universität Oxford erworben haben. Wie gut erinnere ich mich an die Sommer-Wochenenden in den späten vierziger Jahren, als ich zusammen mit vielen meiner Kommilitonen durch Lower Wolvercote hinauf nach Wytham radelte.

In den Zeilen 14 und 15 der (inzwischen allbekannten!) Verse finden wir ‹Ein weißes Wesen *(sic)* und ‹Keuchend wie ein gejagter Hirsch› *(sic)*. Wenn das nicht ein verborgener Hinweis auf das prächtige alte Wirtshaus in Wytham, den Weißen Hirsch, ist, Sir, laß ich mich hängen! Aber ich bin überzeugt, daß ein solcher Hinweis nur dienen kann, Mr. Lionel Regis' brillante Analyse der Verse (Leserzuschriften, 13. Juli) zu erhärten.

*Mit freundlichen Grüßen*
*JOHN C. CHAVASSE*
*21 Hayward Road*
*Bishop Auckland*

‹Mr. Lionel Regis› an der anderen Seite des Tisches sah etwas verlegen aus, aber nicht lange, und inzwischen war es ohnehin alles ein offenes Geheimnis. Ihm wurde klar, daß er für einen Tag oder so wenig tun konnte – außer noch einmal alle Unterlagen durchzusehen, die sich aus früheren Ermittlungen angesammelt hatten, abzuwarten, Lewis auf die Verwaltung anzusetzen und vielleicht zu versuchen, etwas intensiver über seine eigene, nicht ganz verständliche Überzeugung nachzudenken, daß die Leiche der jungen Studentin gefunden werden *würde*, und zwar im Wytham-Wald. Es gab schließlich auch etwas neues Beweismaterial – den Anruf von den O'Kanes. Denn wenn sie sich richtig erinnerten, war Karin Eriksson zu irgendeinem Zeitpunkt die Banbury Road vom Kreisverkehr her *hinuntergegangen*; das war eine Bestätigung der Aussage des Mannes, der an jenem Sonntag zur Mittagszeit dort auf einen Bus gewartet hatte. Dieser Aussage hätte man glauben sollen – nicht der des Mannes, der die Sunderland Avenue entlanggefahren war.

Solchen und ähnlichen Gedanken ging Morse gemeinsam mit Sergeant Lewis am frühen Nachmittag nach. Es waren bereits Vorbereitungen im Gange, etwa zwanzig weitere Männer von verschiedenen örtlichen Dienststellen bereitzustellen, zur Ergänzung der dreißig Männer, die sofort von Blenheim abgezogen werden sollten. Allerdings gab es eine kleine Verzögerung. Der Oberförster von Wytham, Mr. David Michaels, nahm an diesem Tag an einer Konferenz des National Trust in Durham teil. Aber sie erwarte ihn später am Abend, sagte seine Frau, und er würde höchstwahrscheinlich am nächsten Morgen zur Verfügung stehen.

Die Dinge *gerieten* in Bewegung an diesem Nachmittag. Aber langsam. Und Morse war ruhelos und ungeduldig. Er ging um 16.00 Uhr nach Hause und machte sich daran, eine Liste von Schallplatten aufzustellen... Bevor sie ihn am letzten Montag verließ, eine Viertelstunde nach Stranges lästiger Störung, hatte Claire Osborne ihn gebeten, ihr eine Liste seiner acht Desert Island-Platten zu schikken, und all seine Versionen von Mozarts *Requiem*. Es sei höchste Zeit, daß sie etwas für ihre Bildung tue, hatte sie gesagt, und ob Morse ihr verspreche, ihr dabei zu helfen...? Also hatte Morse es versprochen und sein Versprechen wiederholt, als er sie zum Abschied kurz, zärtlich und voll auf die Lippen küßte.

«Meine Adresse kennst du doch, denke ich?» hatte sie von der Pforte her gerufen.

Morse war immer noch nicht ganz sicher, was Nummer sieben und acht betraf, als er spät am Nachmittag vor seiner Schreibmaschine saß und langsam die Liste tippte.

Etwa eine Viertelstunde bevor Morse mit seinem Liebesdienst begonnen hatte, stolzierte Philip Daley prahlerisch aus seinem Klassenzimmer in der Cherwell School an der Marston Ferry Road im Norden Oxfords. Nur noch zwei Tage! Wenn es doch schon soweit wäre! Die Schule würde am 17. aufhören, und er konnte es nicht erwarten, sie los zu sein. Sie ein für allemal los zu sein! Seinem Dad (in den eigenen Worten seines Dads) war es scheißegal, aber seine Mum (wie er sehr gut wußte) hätte es gern gesehen, wenn er sich an seine Aufgaben gesetzt hätte und in der sechsten Klasse geblieben wäre und vielleicht später einen anständigen Job an Land gezogen hätte und all der Scheißkram. Aber andere Gedanken herrschten vor in seinem zutiefst unzufriedenen Gemüt, als er an diesem Nachmittag die Banbury Road hinaufging. In der Lunchpause hatte er ein Mädchen aus seiner Klasse, die mit der vollen Bluse, gefragt, ob sie mit ihm zur Trimester-Abschlußfeier in die Disko gehen würde, und sie hatte gesagt, das soll wohl ein Witz sein, und außerdem habe sie schon 'nen Typen, oder nicht? Blöder Arsch! Als er zu den Läden kam, schlug er mit der Faust gegen irgendwelche alten Zäune: Verdammt, verdammt, *verdammt*! Aber wartet nur bis Freitag. Er würde es dem ganzen beschissenen Haufen zeigen.

Um 19.15 Uhr, zwölf Stunden nachdem er früher am Tag das Präsidium betreten hatte, setzte Lewis sich zu Hause an seine geliebten Eier mit Chips.

Der Teufel soll ihn holen! dachte Claire, als sie sich in jener Nacht in ihrem Bett von einer Seite auf die andere drehte. Sie verstand nicht, warum er ihre Gedanken so mit Beschlag belegte, aber er tat es. Und zum Teufel mit dem anderen Bullen – dem Fettsack, der auf der Türschwelle gestanden und fast eine Viertelstunde mit ihm geredet hatte. Sie hätte ihn ohnehin bald verlassen müssen, das war ihr klar. Aber es hatte bedeutet, daß keine Zeit mehr gewesen war, den kurzen Augenblick von Vertrautheit zwischen ihnen wachsen zu lassen... und jetzt und wieder und wieder ging der Gedanke an ihn ihr durch den Kopf. Verdammte Plage, das alles! Es war nur vorübergehend, so hoffte sie, diese Unfähigkeit zu schlafen, diese Unfähigkeit, ihn aus ihren Gedanken zu verbannen. Sie hoffte nur, daß sie mit der *nächsten* Post einen Brief bekam. Er hatte gesagt, daß er schreiben würde, er hatte es versprochen, und sie hatte ungeduldig Ausschau nach dem Postboten gehalten.

An jenem Tag jedoch kam der Postbote nicht.

# Kapitel vierundzwanzig

> Es wird sorgfältig darauf geachtet werden, daß der Wald in seiner jetzigen natürlichen Schönheit erhalten bleibt, und die Universität wird alle angemessenen Schritte unternehmen, das Waldgebiet instand zu halten, es für die Ausbildung geeigneter Studenten zu benutzen und Einrichtungen für Forschungsarbeit zur Verfügung zu stellen
>
> (Auszug aus der Urkunde, in der 1943 Col. ffennells Schenkung des Wytham-Waldes an die Universität von Oxford besiegelt wird.)

Für viele Oxforder ist ‹Wytham› das Dorf am Weg zum Wald. Für Morse aber war der Ort das Dorf am Rand des Waldes, in dem das White Hart Inn stand, und als Lewis sie beide am nächsten Morgen zu ihrem Treffen mit dem Oberförster fuhr, zeigte Morse liebevoll auf das Wirtshaus.

«Wußten Sie», fragte Morse und blätterte in seiner Broschüre, «daß in der Gemeinde Wytham, die zum großen Teil aus Wald besteht, der Boden von den Ufern der Themse – oder ‹Isis› – bis zum Wytham Hill, dem Mittelpunkt der alten Gemeinde, zu einer Höhe von 170 Metern ansteigt?»

«Nein, Sir», erwiderte Lewis und bog kurz nach dem Pub rechts ab, in eine schmaler werdende Straße, an der bald das Schild auftauchte: ‹Privatbesitz – Universität Oxford›.

«Das scheint Sie nicht besonders zu interessieren…»

«Sehen Sie nur!» brüllte Lewis. «Haben Sie *das* gesehen?»

«Nein!» In seiner Jugend war Morse in einer Gruppe fast ausnahmslos der Junge gewesen, der nie etwas sah; während seine Mitschüler ständig Vogeleier entdeckten, das blaue Aufblitzen von Eisvögeln oder rötliche Füchse, die für einen Augenblick regungslos am Rand eines Kornfeldes verharrten, hatte der junge Morse selten etwas gesehen. Der alte Morse hatte jetzt auch nichts gesehen.

«Warum die ganze Aufregung, Lewis?»

«Rehe, Sir. Ich glaube Ricken. Zwei, gerade hinter...»

«Unterscheiden sie sich von anderen Rehen?»

«Ich glaube nicht, daß Sie in dieser Ecke des Waldes eine große Hilfe sein werden, Sir.»

Morse äußerte sich nicht zu dieser Bemerkung, und Lewis fuhr etwa eine halbe Meile weiter, vorbei an einem ziemlich dichten Waldgebiet zu ihrer Linken, bis er an einen halbkreisförmigen Parkplatz kam, ebenfalls an der linken Seite. ‹Pkw müssen auf einem der beiden auf dem Plan eingezeichneten Parkplätze zurückgelassen werden›, stand auf der Karte, und ohnehin machte eine geschlossene Schranke quer zur Straße für Kraftfahrzeuge ein Weiterfahren unmöglich. Lewis parkte den Polizeiwagen neben einem uralten rostigen Ford.

«Schön, wenn man sieht, daß einige Leute sich Gedanken machen, Sir», bemerkte Lewis und zeigte auf den Aufkleber eines Tierschutzvereins auf dem einen Seitenfenster, und auf einen größeren ‹Rettet den Wal› auf dem anderen.

«Sind wahrscheinlich hier, um unter Ahornbäumen ein bißchen zu knutschen», erwiderte Morse vergnügt.

Ein niedriges Haus aus Stein stand etwa dreißig Meter entfernt an der anderen Seite des Weges. «Dort muß Mr. Michaels wohnen, Sir. Hübscher Ausblick – bis hinüber nach Eynsham!»

«Kommen Sie schon», sagte Morse.

Durch ein kleines Schwingtor gelangten sie durch die Barriere und stießen zu ihrer Linken auf eine große Lichtung, etwa 100 Meter im Quadrat, deren umzäunter Rand mit Tannenschößlingen bepflanzt war. Innerhalb des Zaunes stand ein ganzer Komplex von Stallungen und Scheunen aus waagerecht übereinander angebrachten Brettern, in deren Nähe sich Tannen- und Fichtenholzstapel und mehrere Traktoren und Geräte für das Fällen von Bäumen befanden.

Von dem am weitesten entfernten Stall kam eine Gestalt den Hang herunter, um sie zu begrüßen, ein Mann von etwa fünfzig Jahren, mit blauen Augen, einem kurzgehaltenen Bart, etwa 1,80 Meter groß, und stellte sich als Oberförster David Michaels vor. Sie schüttelten ihm die Hand, und Morse hielt sich vorsichtig leicht hinter Lewis, als ein schwarzweißer Hund, der seinem Herrchen nachgesprungen war, versuchte, sich auch vorzustellen.

In der Hütte des Försters erklärte Michaels ihnen kurz die Anlage des Waldes und verwies dabei wiederholt auf die vier Meßtischblätter, die an der Wand zu einem großen Rechteck zusammengepinnt worden waren und das Gebiet zeigten, für das der Förster verantwortlich war. Es gab ein Universitätskomitee, erfuhren die Polizisten, das den Wytham-Wald verwaltete und demgegenüber er (Michaels) persönlich verantwortlich war, wobei ein Grundstücksverwalter der Universität als Verwaltungsbeamter fungierte, und dieser war es, an den die Polizei sich offiziell wenden müßte. Genehmigung, durch den Wald zu gehen, wurde auf Wunsch allen ortsansässigen Lehrern und Verwaltungsbeamten der Universität erteilt, und natürlich jedem anderen Bürger, Stadt oder Universität, der auf angemessene Weise begründen konnte, warum er das Gebiet aufsuchen wollte.

Morses Interesse nahm zu, als Michaels näher an die Karten trat und sich über die Hauptanziehungspunkte des Waldes ausbreitete, wobei er mit dem rechten Zeigefinger eine Route einschlug, die für Morse wie ein äußerst attraktiver Katalog klang: Duck Pond, The Follies, Bowling Alley, Cowlease Copse, Froghole Cottage, Hatchett Lane, Marley Wood, Pasticks, Singing Way, Sparrow Lane… fast selbst wie die Melodie des Waldes und der Vögel.

Doch während er zuschaute und zuhörte, verließ Morse ein wenig von seiner Zuversicht. Es war ein ausgedehntes Waldgebiet, und selbst Michaels, der jetzt seit fünfzehn Jahren hier war, gab zu, daß es einige Gebiete gab, die er nie betreten hatte – und wahrscheinlich nie betreten würde; Gebiete, die nur die Dachse und die Füchse und die Rehe und die Spechtfamilien kannten. Doch aus irgendeinem Grund schien die Erwähnung der Spechte Morses Selbstvertrauen wiederherzustellen, und er nahm das Angebot des Försters, sie durch den Wald zu führen, dankbar an.

Lewis saß auf dem Boden im hinteren Teil des stabilen, unsagbar unbequemen und schlecht gefederten Landrover, zusammen mit Bobbie, dem einzigen Hund, der in den Wald durfte. Morse saß vorn, mit Michaels, der die nächsten neunzig Minuten damit verbrachte, den schmalen Wegen und Pfaden und Schneisen zu folgen, die die vorher von ihm aufgezählten Namen miteinander verbanden.

Eine Weile lang spielte Morse mit der Idee, vielleicht das Militär hinzuzuziehen – und ein paar tausend Mann von Einheiten in der Umgebung, unter dem Kommando eines pedantischen Brigadegenerals, der in Cäsars Zelt saß und die Quadratmeter einen nach dem anderen abhakte. Dann sprach er diesen Gedanken aus.

«Wissen Sie, allmählich glaube ich, eine Armee würde ein paar Monate brauchen, um das alles zu durchkämmen.»

«Oh, ich weiß nicht», sagte Michaels. Überraschend?

«Nein?»

Geduldig erklärte der Förster, daß während der Sommermonate Dutzende von Naturfreunden regelmäßig die Zahlen von Eiern und das Gewicht von flügge gewordenen Vögeln überprüften; die nachts im Hinterhalt lagen, um das Treiben der Dachse zu beobachten; die Fuchsjunge markierten und mit Abhörvorrichtungen versahen, und so viele andere, die während des ganzen Jahres das ökologische Muster überwachten, das die Natur dem Wytham-Wald auferlegt hatte. Dann gab es die Leute, die ständig mit ihren Vogelführern und ihren Ferngläsern umherwanderten oder Ausschau nach Waldorchideen hielten oder nur den Frieden und die Schönheit rundherum genossen...

Morse nickte während großer Teile des Vortrags automatisch, und er verstand vollkommen, was Michaels meinte; ähnliches hatte er sich schon gedacht, aber jetzt stand ihm alles klarer vor Augen.

«Sie meinen, einen großen Teil des Waldes können wir wahrscheinlich vergessen...»

«Genau. Und einen großen Teil wiederum nicht.»

«Wir müssen also Prioritäten setzen», murmelte Lewis von hinten.

«Das war die, äh, allgemeine Schlußfolgerung, zu der Mr. Michaels und ich gerade gekommen waren, Lewis.»

«Vor achtzehn Monaten war all das, sagten Sie?» fragte Michaels.

«Genaugenommen zwölf.»

«Wenn sie also... wenn man sie... einfach dort liegengelassen hat, ich meine, ohne zu versuchen, sie zu verstecken oder so...?»

«O ja, dann wäre wahrscheinlich nicht mehr allzuviel von ihr da – Sie werden das besser wissen als die meisten. Aber häufiger heißt es ‹dicht unter der Oberfläche gefunden›, nicht wahr? Es ist natürlich verständlich, daß Mörder ihre Verbrechen verbergen wollen; oft graben sie ein bißchen und legen dann Zweige und Blätter und dergleichen über... obendrauf. Aber dafür braucht man einen Spaten. Im Sommer würde man einen *scharfen* Spaten brauchen – und viel Zeit, und etwas Tageslicht, und ziemlich gute Nerven... Ich habe gehört, daß zwei Totengräber an die acht Stunden brauchen, um ein anständiges Grab auszuheben.»

Vielleicht war es das Barbarische und Grausame der soeben heraufbeschworenen Szene, das sie jetzt in eine düstere Stimmung versetzte; jedenfalls sprachen sie nicht mehr über den Mord bis ans Ende der holprigen Fahrt. Nur über Vögel. Morse fragte nach Spechten, und Michaels wußte eine Menge über Spechte: den Grünspecht, den Buntspecht, den Kleinspecht – alle waren in dem Wald zu Hause, und alle waren von besonderem Interesse für die Vogelbeobachter.

«Interessiert an Spechten, Inspector?»

«Prächtige Vögel», murmelte Morse vage.

Als sie wieder in der Hütte waren, wies Morse auf die Grenzen seiner Möglichkeiten hin und auf die daraus resultierende Notwendigkeit, eine gewisse Auswahl zu treffen. «Was ich gern wüßte, ist folgendes – seien Sie bitte nicht beleidigt, Mr. Michaels: Wenn *Sie* in diesem Wald eine Leiche verstecken wollten, an welche Plätze würden Sie zuerst denken?»

Michaels sagte es ihnen, und Lewis machte sich Notizen, wobei er nicht ganz sicher war, wie einige der Namen, die Morse vorher so bemerkenswert gefunden hatte, sich schrieben.

Zwanzig Minuten später, als die drei zum Polizeiwagen gingen, hörten sie den scharfen Knall eines Gewehrs.

«Einer der Bauern», erklärte Michaels. «Versucht wahrscheinlich sein Glück mit ein paar Tauben.»

«In Ihrem Büro habe ich keine Gewehre gesehen», bemerkte Lewis.

«Oh, ich könnte sie nicht *dort* aufbewahren! Wäre gegen das Gesetz, Sergeant.»

«Aber Sie brauchen doch sicher ein Gewehr – in Ihrem Beruf, Sir?»

«O ja! Ohne ginge es nicht. In einem Stahlschrank da drinnen –» Michaels zeigte auf das niedrige Haus. «Gut und sicher verwahrt, glauben Sie mir! Tatsächlich bin ich im Begriff, jetzt ein wenig zu schießen.»

«Um das Waldgebiet instand zu halten und einige der lokalen Arten zu beschützen, Mr. Michaels?»

Aber der Spott hinter Morses Frage kam bei dem bärtigen Förster offensichtlich nicht gut an; er erwiderte ausgesprochen kühl: «Manchmal – ziemlich häufig – ist es in *jedem* Ökosystem erforderlich, eine gewisse Stabilität aufrechtzuerhalten; wenn Sie wollen, werde ich Ihnen ein paar Daten über die Vermehrungsrate von ein oder zwei Arten unseres geileren Rehwilds geben. Wenn es nach mir ginge, Inspector, würde ich sie alle mit freien Kondomen aus diesem weißen Apparat in ‹Herren› im White Hart versorgen. Aber sie würden nicht viel Notiz von mir nehmen, was?» Einige Sekunden lang glitzerte in Michaels' Augen der unterdrückte Zorn eines Mannes vom Fach, dem ein ignoranter Amateur Anweisungen gibt, wie er seinen Job zu machen hat.

Morse reagierte schnell. «Es tut mir leid! Wirklich. Es ist nur so, daß ich, je älter ich werde, um so weniger an das Töten von Wesen denken mag. Noch vor ein paar Jahren hätte ich auf eine Spinne getreten, ohne einen Gedanken daran zu verschwenden, aber heute... ich weiß nicht, warum... ich fühle mich fast schuldig, wenn ich einen Daddy-long-legs totschlage.»

«*Mich* würden Sie nicht dabei erwischen, daß ich einen Daddy-long-legs töte!» sagte Michaels; seine Augen waren noch immer hart, als er ungerührt in Morses Augen starrte, Blau gegen Blau, und Morse fragte sich, was genau Michaels töten *würde*... und jetzt töten würde.

# Kapitel fünfundzwanzig

Wo aber ein Aas ist, da sammeln sich die Adler

(*Ev. Matthäi*, Kap. 24, Vers 28)

Regis' (Morses) Knacken der Schwedenmädchen-Verse hatte eine ganze Serie von Briefen über den großen Wald bei Wytham ausgelöst. Aber nur einem dieser Briefe war es vergönnt, in dieser Woche von der *Times* abgedruckt zu werden; tatsächlich sollte er eine der letzten der Zuschriften sein, die fast eine Woche lang so viele Leser dieser Tageszeitung in Atem gehalten hatten.

*Von Stephen Wallhead, RA*

Sir, ich habe mit Interesse die doch sicherlich letzte Analyse des Falles Schwedenmädchen gelesen. Ich selbst war natürlich nicht einmal in die Nähe der außerordentlich scharfsinnigen Deutung der Vorfälle (Leserzuschriften vom 13. Juli) gekommen, in der auf den Wytham-Wald hingewiesen – sicherlich *mehr* als nur hingewiesen – wird als Ruhestätte des unglückseligen Mädchens. Mein Brief kann nur ein kleiner Nachtrag sein, doch ich hoffe, ein interessanter, da die Aufforderung ‹Findet des Försters Kind› (Zeile 6 des Gedichtes) jetzt möglicherweise von entscheidender Bedeutung sein könnte.

John Everett Millais arbeitete 1850/51 an einem Ölgemälde *Die Försterstochter*. Es stellt den jungen Sohn eines Gutsherrn dar, der der jungen Tochter eines Försters eine Handvoll Erdbeeren anbietet. Millais war (wie immer) peinlich genau mit seiner Arbeit, und er hat für das ganze Bild minuziös recherchiert; wir wissen zum Beispiel von dem Künstler Arthur Hughes, daß die Erdbeeren in den Händen des Jungen im März 1851 in Covent Garden gekauft wurden!

Der Hintergrund dieses Bildes zeigt ein Waldgebiet mit klarer

Perspektive und deutlicher Anordnung von Bäumen, und ich halte es zumindest für möglich, daß selbst nach Jahrzehnten von Fällen von Bäumen und Neubepflanzung die ursprüngliche Stelle ermittelt werden könnte. Aber dies ist die Pointe, Sir! Aus den Tagebüchern von einer Freundin des Künstlers, Mrs. Joanna Matthews, RA, erfahren wir folgendes: ‹Im *Wytham-Wald* arbeitet Millais nach der Natur hart an dem Hintergrund seines Bildes› (die Kursivschrift ist von mir). Könnte ein solcher Hintergrund nicht zu der Stelle führen, wo die Leiche versteckt ist? Und können wir nicht weiter folgern, daß unser Mörder nicht nur sehr vertraut mit dem Wald ist, sondern auch mit den präraffaelitischen Malern?

*Mit freundlichen Grüßen*
*STEPHEN WALLHEAD*
*Wymondham Cottage*
*Helpston, Lincs*

Früh am Freitag, dem 17. Juli, hatten Strange, Morse, Lewis und die meisten diensthabenden Angestellten vom Thames Valley-Präsidium diesen Brief gesehen. Aber nicht alle.

«Erklär mir doch bitte mal, was zum Teufel wir eigentlich suchen sollen!» beschwerte sich Constable Jimmy Watt bei seinem Kollegen, Constable Sid Berridge, als die beiden zwischen dem Marley-Wald zu ihrer Rechten und Pasticks zu ihrer Linken eine Pause einlegten.

Sie waren zu siebzehnt und arbeiteten sich fast wissenschaftlich durch dieses besondere Gebiet. Watt war erst an diesem Tag vom Verkehrsdienst abkommandiert worden (und durchaus mit seinem Einverständnis), während Berridge den ersten Teil der Woche in Blenheim verbracht hatte. Und um die Wahrheit zu sagen: Ihre gegenwärtige Aufgabe kam ihnen beiden nicht unwillkommen; es war schon morgens angenehm warm und der Himmel von einem fast wolkenlosen Hellblau.

«Wir suchen nach einem Kondom, Jimmy – vorzugsweise eins mit einer Handvoll Fingerabdrücken...»

«Was? Das liegt doch ein verdammtes Jahr zurück!»

«...damit Morse weiß, mit welcher Hand er's übergestreift hat.»

«Zu meiner Zeit nannte man sie ‹Pariser›», sagte Watt, mit einer Spur von Sehnsucht in der Stimme.

«Ja. Die Dinge verändern sich eben.»

«Ja. Ein paar von uns haben 'ne Menge nicht mitgekriegt, meinst du nicht? Wie die Jungs es heute...»

«Ja.»

«Aber mit wem hättest du schon Lust, *da* reinzugehn?» Watt zeigte nach links, auf ein dichtes Untergehölz.

Berridge stellte sich der Herausforderung. «Brigitte Bardot? Liz Taylor? Joan Collins? Madonna? Der Frau von meinem Nachbarn...»

«Aber *da* drinnen?»

Berridge beschloß, seine Ansprüche herunterzuschrauben.

«Vielleicht nicht... vielleicht nur mit der Frau von nebenan.»

Eine Stunde früher, um 8.30 Uhr, hatte ein Mitglied der Wytham-Stiftung ihre Gruppe angesprochen und erklärt, warum Pasticks ein einigermaßen sicherer Tip für eine Stelle sei, wo eine Leiche ziemlich lange unentdeckt hätte liegen können. Warum? Nun, die meisten Leute würden annehmen, daß das Fällen von Bäumen und der Verkauf des Holzes an Großhändler ein einträgliches Geschäft sei. Doch das war es nicht! Die Kosten für die Männer, die die Bäume fällten, die gefällten Stämme zurechtschnitten, sie transportierten und bearbeiteten und schließlich das Holz an Möbelhändler und Zaunhersteller und den ganzen Rest verkauften – diese Kosten würden immer beträchtlich bleiben. Und die Stiftung war schon vor langem übereingekommen, daß sie am besten fahren würden, wenn sie die ganze Angelegenheit des Lichtens des Baumbestandes etc. als, nun, als Wie-du-mir-so-ich-dir-Geschäft betrachten würden: *Sie* würden für das Zurückschneiden des vielen Unterholzes und der Dickichte nichts bezahlen, und die Holzfäller und Fuhrunternehmer ihrerseits erhielten den Erlös aus dem Verkauf von den Zehntausenden von verschiedenen Baumstämmen, die jährlich den

Wytham-Wald verließen. Aber gelegentlich funktionierte das System nicht so recht – wenn etwa einige der Aufforstungsareale noch nicht bereit für eine Dezimierung waren, oder wenn das Lichten eines bestimmten Gebietes, aus welchen Gründen auch immer, für ein paar Jahre zurückgestellt werden mußte.

Eine solche Situation hatte sich im Vorjahr bei der letzten Bepflanzung (1958–62) ergeben – eine gemischte Bepflanzung von Rottanne, Eiche, Buche, Virginischem Wacholder –, in dem Gebiet, das Pasticks genannt wurde. Und das wäre kein schlechter Platz für eine Leiche! Die Bäume dort ließen nur wenig Licht durch, und mittendrin gab es drei oder vier alte Dickichte, die schon vor der Zeit der Stiftungsurkunde existiert hatten. Dichte Stellen. Doppeldicht.

Berridge und Watt fanden ihre Aufgabe jedenfalls sehr wenig einladend. Nach zwei oder drei Metern im Wald schien überall ein Vorhang vor ihnen herunterzufallen und jede weitere Suche unmöglich zu machen, wobei die waagerechten und senkrechten, blattlosen Äste eine Art verschleierndes, verworrenes, braunes Netz bildeten, das ihnen die Sicht nahm.

Ziemlich viele Stunden später, um 15.55 Uhr, hörten die beiden zutiefst pessimistischen und fortschreitend pessimistischeren Constables irgendwo links von ihnen einen triumphierenden Schrei. Man hatte eine Leiche gefunden, und sehr bald hatten die einzelnen Flügel der Suchmannschaft den Fundort umschlossen wie die Flügel einer Vogelmutter, die ihre Jungen beschützt.

Die Füchse waren schon dagewesen – wie es aussah, recht oft –, und die Dachse und die Vögel… denn die Knochen von offenbar einem einzigen Menschen waren auseinandergezerrt – und in einigen Fällen augenscheinlich entfernt worden. Doch nicht so weit entfernt, daß das ursprüngliche Muster nicht mehr zu erkennen gewesen wäre. Ein Oberschenkelknochen befand sich noch immer in annähernd normaler Lage zum Becken; einige Rippen in etwa paralleler Anordnung darüber; ein Schulterknochen lag ungefähr richtig zur Wirbelsäule, und die Wirbel selbst waren zwei oder drei Fuß entfernt von einem verhältnismäßig kleinen und schlimm zugerichteten Schädel. Nicht weit entfernt von dem Schädel fand sich ein verblichenes Halstuch mit Fransen; man konnte die ursprünglichen Farben noch erkennen – die stolzen Farben der schwedischen Nationalflagge.

## Kapitel sechsundzwanzig

Wissenschaft ist Spektralanalyse;
Kunst ist Photosynthese

*(Karl Kraus)*

Es sprach sich schnell herum, und überall hörte man das gleiche: Das war wieder mal typisch für ihn, erst zwei Tage ermittelt, erst einen Tag den Wald durchkämmt, und heureka! Gescheiter Bursche, der Morse! Vielleicht auch ein bißchen Glück dabei. Hätte noch eine Woche dauern können, wenn sie an der anderen, der westlichen Seite des Waldes angefangen hätten.

«Nichts berühren!», «Abstand halten!» war befohlen worden, und eine ziemlich unordentliche Absperrung war um ein ungestörtes, unbetretenes Gebiet von vier oder fünf Quadratmetern teppichartigen dunkelbraunen Waldbodens gezogen worden.

Morse traf innerhalb von zwanzig Minuten ein; er stand jetzt schweigend da und machte keinen Versuch, über das hüfthohe, rotweiße Band zu gelangen; seine Augen registrierten das, was er vor sich sah. Er sah die auseinandergezerrten Knochen, die noch übriggebliebenen zerstreuten Kleidungsstücke, und im besonderen sah er das Halstuch mit Fransen neben dem schrecklich zugerichteten Kopf. Es erinnerte ihn an etwas aus einem Do-it-yourself-Handbuch, wo verschiedene Pfeile von den äußeren Teilen auf eine angenommene Mitte zeigen und Anweisungen für den Zusammenbau des erworbenen Gegenstandes erteilen: ‹Fügen Sie dieses Teil *dort* ein, befestigen Sie dieses Teil *dort*, verbinden Sie *hier*, es wird sich alles zusammenfügen, wenn Sie sich genug Zeit nehmen, die Anweisungen sorgfältig lesen und wissen, daß Sie auf dem falschen Weg sind, wenn mehr als sanfter Druck für den Zusammenbau erforderlich ist.›

Gelegentlich verlagerte Morse sein Gewicht ein wenig auf den dicht aufeinandergepreßten Zweigen und dem Laub unter seinen Füßen, aber er sagte noch immer nichts. Und die anderen, die dort standen, schwiegen auch, wie linkische Trauergäste bei einer Beerdigung.

Lewis war an diesem Nachmittag damit beschäftigt, mit den Universitätsbehörden zu verhandeln, und würde nicht kommen. Aber keiner von ihnen, weder Morse noch Lewis, würde zu diesem Zeitpunkt viel tun können. Max würde die Hauptperson sein, und Max war bereits unterrichtet worden und schon auf dem Weg, Max, der zehn Minuten später schwerfällig über den knisternden Farn stampfte und keuchend neben Morse stehenblieb.

Stumm, genauso wie Morse vorher, betrachtete der Arzt den traurigen Anblick am Fuß eines immergrünen Baumes, dessen untere Äste blattlos, zerbrechlich, tot waren. Wenn ein Versuch gemacht worden war, die Leiche zu verstecken, war das jetzt nicht mehr zu sehen, und es war beunruhigend, daß einige der größeren Knochen fehlten, so der ganze linke Unterarm. Es sah so aus, als seien die Kleider etwas besser erhalten als der Körper: mehrere Fetzen eines fleckig weißen Stoffes und wesentliche Teile von etwas, das wie Blue Jeans aussah, vielleicht, und etwas gelbliches, strohfarbenes Haar klebte grausigerweise noch an dem Schädel.

Aber Morse hatte nicht lange auf den Schädel geschaut…

«Ist es das, was Sie gesucht haben, Morse?»

«Ja. Ich glaube, das ist sie.»

«Sie?»

«Ich bin überzeugt, daß es eine ‹sie› ist», sagte Morse bestimmt.

«Wissen Sie, was die letzten Worte meiner alten Mutter waren? Sie hatte vorher am Tag, dem Tag, an dem sie starb, gebacken. Dann mußte sie sich ins Bett legen, aber sie wollte trotzdem wissen, was aus dem Kuchen geworden war. Und der Kuchen war flach. Das verdammte Ding hatte vergessen *aufzugehen*, Morse! Und sie sagte: ‹Weißt du, das Leben ist voller Ungewißheiten.› Dann schloß sie die Augen – und starb.»

«Es ist das Mädchen», wiederholte Morse.

Max gab keinen weiteren Kommentar von sich und sah zurückhaltend zu, als Morse dem Tatort-Beamten und dem Polizeifotografen zunickte, die beide schon einige Zeit gewartet hatten. Wenn noch etwas von Bedeutung dort lag, was Morse hätte auffallen müssen, so wußte er es nicht, aber er war noch immer nervös wegen des Bodens innerhalb der Absperrung und gab den beiden Anweisung, sich so weit wie möglich von dem schrecklichen Fund fernzuhalten. Nachdem der Fotograf einige Minuten mit Blitzlicht gearbeitet hatte, betrat Max etwas zaghaft das abgesperrte Gebiet, hakte sich eine uralte Brille hinter die großen Ohren, sah hinunter auf die Reste des Skeletts und nahm einen Knochen in die Hand.

«Femur, Morse. *Femur, femoris*, neutrum. Der Oberschenkelknochen.»

«Und?»

Max legte den Knochen vorsichtig wieder hin und wandte sich an Morse. «Hören Sie, alter Freund, ich bitte Sie nicht oft um forensische Belehrung, aber geben Sie mir ausnahmsweise einen Rat? Was zum Teufel soll ich mit diesem verdammten Haufen Knochen?»

Morse schüttelte den Kopf. «Ich bin mir nicht sicher.» Aber plötzlich glühten seine Augen, als ob in ihm ein innerer Strom eingeschaltet worden wäre. «Ich wußte, daß sie hier sein würde, Max», sagte er langsam. «Irgendwie *wußte* ich es. Und ich werde herausfinden, wer unser Schwedenmädchen ermordet hat. Und ich möchte, daß Sie mir helfen, Max! Helfen Sie mir, ein Bild zu malen von dem, was an diesem Ort vor sich gegangen ist.»

Die beinahe messianische Heftigkeit, mit der Morse diese Worte gesprochen hatte, hätte die meisten Menschen bewegt. Doch nicht Max.

«Sie sind der Künstler, mein lieber Junge. Ich bin nur ein bescheidener Wissenschaftler.»

«Wie lange brauchen Sie?»

«Mir die Knochen anzusehen, meinen Sie?»

«Und die Kleider ... und die Unterwäsche.»

«Ah, ja! Ich erinnere mich. Sie haben sich immer für Unterwäsche interessiert.» Er schaute auf seine Uhr. «Die Pubs machen um sechs auf? Ich werde mich in der Bar im ersten Stock im White Hart mit Ihnen ...»

«Geht nicht. Ich habe um halb sieben eine Besprechung im Präsidium.»

«Tatsächlich? Ich dachte, *Sie* hätten diesen Fall übernommen, Morse.»

Es waren wieder die vier zusammen: der ACC, Strange, Johnson und Morse, und Morse wurde natürlich großzügig gratuliert. Johnsons Gefühle jedoch waren sehr gemischt: Morse hatte die Leiche des Mädchens in wenigen Tagen gefunden, während er selbst in zwölf Monaten nichts erreicht hatte. Und das war die simple Wahrheit. Es war natürlich gut für den *Fall*, aber nicht so gut für seine eigene Arbeitsmoral oder seine Stellung unter seinen Kollegen oder für seine Frau... und schon gar nicht für seine jüngst erworbene Schwiegermutter. Aber als eine Stunde später die Besprechung abgebrochen wurde, schüttelte er Morse die Hand und wünschte ihm alles Gute und meinte es fast ehrlich.

Nachdem der ACC und Johnson gegangen waren, wünschte Strange seinerseits Morse anhaltenden Erfolg und bemerkte dabei, daß jetzt, da Morse eine Leiche gefunden hatte, er nur noch einen Mörder herbeizuschaffen brauchte, so daß er, Strange, einen hübschen kleinen Bericht für den DPP (Director of Public Prosecutions) erhalten würde. Keine Probleme! Dann würden sie den Klugscheißern von Verteidigern in den Hintern treten und den Scheißkerl, der es getan hatte, für den Rest seiner Tage einlochen. Ihm einen Strick um den verdammten Hals legen, wenn es nach *ihm*, Strange, ginge.

«Vielleicht besser, daß wir die sechs aus Birmingham nicht gehängt haben», sagte Morse leise.

# Kapitel siebenundzwanzig

> Es war eine Maxime Foxeys – unseres verehrten Vaters, meine Herren –, ‹Verdächtige immer jedermann›
>
> (Charles Dickens, *The Old Curiosity Shop*)

Am Morgen des nächsten Tages, Sonnabend, dem 18. Juli, schien Morse, wie Lewis es sah, etwas zurückhaltend, etwas reserviert. Es war üblich für den Chief, einen neuen Fall mit einem Übermaß an Selbstvertrauen und Eifer zu beginnen (wenn auch nicht immer fortzuführen), und zweifellos würde das auch bald wieder so sein, nur im Augenblick war es das nicht.

«Allzu viele Anhaltspunkte gibt es da nicht, Sir.» Lewis wies mit dem Kopf auf die beiden roten Aktenordner auf dem Tisch.

«Ich habe meine Hausaufgaben auch gemacht, müssen Sie wissen.»

«Wo fangen wir an?»

«Schwer zu sagen. Wir sollten eigentlich warten, bis wir von Max hören, bevor wir zuviel unternehmen.»

«All das DNA-Zeug, meinen Sie?»

«DNA? Er weiß nicht, was das bedeutet!»

«Wann ist sein Bericht fällig?»

«Heute im Lauf des Tages, sagte er.»

«Und was heißt das?»

«Heute abend?» Morse zuckte mit den Schultern. Aber er beugte sich plötzlich vor aus dem schwarzen Lederstuhl, schien munter zu werden, zog seinen silbernen Parker-Kugelschreiber hervor und machte ein paar winzige Notizen, während er sprach:

«Es gibt mehrere Leute, die wir ziemlich bald sprechen müssen.»

«An wen denken Sie, Sir?»

«An wen ich denke? Nun, Nummer eins, da wäre der Bursche, der den Rucksack gefunden hat – Daley. Wir werden seine Aussage mit einem Läusekamm durchgehen. Er hat mir von Anfang an nicht gefallen.»

«Sie haben ihn nie gesehen, oder?»

«Nummer zwei. Da ist die Frau vom YWCA, die mit Karin sprach, bevor diese sich auf den Weg nach Oxford machte. Sie hört sich nett an.»

«Aber Sie haben sie nie...»

«Ich habe mit ihr telefoniert, Lewis, wenn Sie es genau wissen wollen. Sie hört sich nett an – mehr habe ich nicht gesagt. Sie haben doch nichts *dagegen*?»

Lewis lächelte. Es tat gut, wieder im gewohnten Trott zu sein.

«Nummer drei.» Morse nahm den Faden wieder auf. «Wir müssen uns ausführlich mit dem Typ aus Wytham unterhalten – dem einsamen Ranger, oder wie er sich nennt.»

«Oberförster, Sir.»

«Genau.»

«Hat *er* Ihnen gefallen?»

Morse betrachtete die tintenbeschmierten Finger seiner rechten Hand. «Er hat uns praktisch erzählt, wo sie lag, nicht wahr? Hat uns gesagt, wo *er* eine Leiche verstecken würde, wenn er es müßte...»

«Nicht sehr wahrscheinlich, daß er es uns gesagt hätte, wenn er selbst sie dort hingelegt hat, oder? Selbstbelastung wäre das!»

Morse schwieg.

«Die Zeugen, die sagten, sie hätten sie gesehen, Sir – hat es Sinn, wenn wir sie uns noch einmal vornehmen?»

«Ich bezweifle es, aber... Also, schreiben wir sie auf, Nummer vier. Und Nummer fünf, die Eltern...»

«Nur die Mutter, Sir.»

«...in Uppsala...»

«In Stockholm jetzt.»

«Ja. Wir werden noch einmal mit ihr sprechen müssen.»

«Zuerst müssen wir es ihr doch sicher sagen.»

«Wenn es Karin *ist*, meinen Sie?»

«Sie haben keine großen Zweifel, nicht wahr, Sir?»

«Nein!»

«Ich nehme an, Sie werden selbst hinfliegen? Nach Stockholm, meine ich.»

Morse sah auf, offensichtlich ziemlich überrascht. «Oder Sie, Lewis. Oder Sie!»

«Sehr freundlich von Ihnen, Sir.»

«Keineswegs. Nur daß ich einen Horror vorm Fliegen habe – das wissen Sie ja.» Aber seine Stimme klang wieder etwas traurig.

«Alles in Ordnung?» fragte Lewis leise.

«Wird's bald wieder sein – machen Sie sich keine Gedanken. Und jetzt frage ich mich, ob Mr. Daley noch immer auf dem Blenheim-Besitz arbeitet.»

«Aber heute ist Sonnabend. Wahrscheinlich hat er frei.»

«Ja... Und sein Sohn... Philip, glaube ich?... der Junge, der kurzfristig einen Fotoapparat besaß, Karin Erikssons Apparat. Er ging im letzten Jahr noch zur Schule.»

«Tut er wahrscheinlich noch immer.»

«Nein, das ist nicht ganz korrekt, Lewis. Die staatlichen Schulen in Oxfordshire haben gestern, am 17., geschlossen.»

«Wie haben Sie das herausgefunden?»

«Ich habe angerufen und gefragt. So habe ich es herausgefunden.»

«Sie haben sich ja mächtig ins Zeug gelegt am Telefon!» sagte Lewis fröhlich, stand auf und ging das Auto holen.

Während er über die A3400 nach Begbroke fuhr, wanderten Lewis' Blicke kurz und nicht besonders neugierig nach links, als Morse einen Umschlag öffnete, einen einzelnen handbeschriebenen DIN-A4-Bogen herausnahm und las (tatsächlich nicht zum ersten-, nicht einmal zum viertenmal):

Lieber Chief Inspector,

S h D f I B und für die interessante Plattenauswahl. Es würde ein gutes Thema für eine Debatte in der Oxford Union abgeben – ‹Dieses Haus ist der Ansicht, daß bei Fragen der Untreue Offenheit dem Betrug vorzuziehen ist.› Aber lassen Sie mich sagen, was Sie wissen möchten. Ich habe 1976 geheiratet, wurde 1982 geschieden, habe 1984 wieder geheiratet und lebe seit 1988 getrennt. Ein Kind, eine Tochter, die jetzt zwanzig ist. Nun rechnen Sie sich das aus, Schlaumeier! Wie Sie wissen, treffe ich mich ziemlich regelmäßig mit einem verheirateten Mann aus Oxford, und weniger regelmäßig mit anderen. Fertig! Und jetzt, lieber Gott, kommen *Sie* daher, und ich hasse Sie deswegen, weil Sie meine Gedanken beherrschen, und das zu einem Zeitpunkt, als ich mir gesagt hatte, daß ich all diesen Unsinn hinter mir habe.

Ich schreibe aus zwei Gründen. Erstens, um zu sagen, daß ich eine Vorstellung habe, wie das junge Mädchen, das *Ihre* Gedanken beherrscht, an etwas Bargeld herangekommen sein könnte. (Genauso wie ich!) Zweitens, um zu sagen, daß Sie ein aroganter Kerl sind! Sie schreiben mir, als hielten Sie mich für ein ahnungsloses kleines Schulmädchen. Lassen Sie mich Ihnen sagen, daß Sie nicht die einzige sensible Pflanze im ganzen verdammten Universum sind. Sie zitieren diese Dichter, als glaubten Sie, Sie seien mit ihnen allen durch eine direkte persönliche Leitung verbunden. Nun, Sie irren sich. Es gibt Hunderte von Nebenanschlüssen, wie in dem Büro, in dem ich einmal gearbeitet habe. Also bitte!

Bitte schreiben Sie wieder.

Darf ich es wagen, Ihnen ein wenig von meiner Liebe zu schikken? C.

Morse hatte den Rechtschreibfehler vorher nicht bemerkt, und während er den Brief wegsteckte, versprach er sich selbst, ihn nicht zu erwähnen... wenn er zurückschrieb.

«Mir ist noch immer nicht ganz klar, warum wir mit Mr. Daley sprechen wollen, Sir.»

«Er verheimlicht uns etwas, darum.»

«Aber Sie können nicht behaupten...»

«Hören Sie, Lewis, wenn er nichts verheimlicht, gibt es keinen Grund für uns, mit ihm zu sprechen, stimmt's?»

Lewis war, nicht ungewohnt, verwirrt über diese närrische Logik und beließ es dabei.

Jedenfalls hörte Morse sich plötzlich erstaunlich heiter an.

## Kapitel achtundzwanzig

> Sei es noch so bescheiden – es gibt keinen besser geeigneten Ort als zu Hause, um einen langsam verrückt zu machen
>
> (Diogenes Small, *Obiter Dicta)*

George Daley machte Überstunden und pflanzte Blumen im Garden Centre von Blenheim, als er aufschaute und zwei Männer vor sich sah, von denen der kleinere ihm kurz einen Ausweis vor die Nase hielt. Er wußte natürlich, worum es ging. Die *Oxford Mail* hatte lebhaftes Interesse an dem wiedererwachten Fall gezeigt, und Daley wußte, daß es nur eine Frage der Zeit war, bis die Polizei wieder auftauchte.

«Mr. Daley? Chief Inspector Morse. Und das ist Sergeant Lewis.»

Daley nickte, drückte mit gespreizten Fingern eine Ringelblume fest und erhob sich. Er war ein Mann Mitte vierzig, von schlanker Gestalt, und er trug einen schäbigen khakigrünen Filzhut, den er jetzt etwas zurückschob und damit eine rote Linie auf seiner schweißnassen Stirn enthüllte.

«Es geht um das Ding, was ich gefunden habe, nehm ich an?»

«Um die Dinge, ja», sagte Morse bedacht.

«Ich kann Ihnen nur das sagen, was ich denen schon damals gesagt habe. Ich hab eine Aussage gemacht und sie unterschrieben. Mehr kann ich nicht tun.»

Morse nahm ein gefaltetes DIN-A4-Blatt aus seiner Tasche, entfaltete es und reichte es Daley. «Ich hätte es nur gern, wenn Sie sich das durchlesen würden und sich vergewisserten, daß es… nun, Sie wissen schon, ob Sie nicht noch etwas hinzufügen können.»

«Ich habe Ihnen doch gesagt, daß das alles ist.» Daley fuhr sich mit der Hand über die unrasierte Wange und erzeugte ein Geräusch wie Sandpapier auf Holz.

«Ich hätte es nur gern, wenn Sie sich das *noch einmal* durchlesen würden», sagte Morse. «Mehr will ich ja gar nicht.»

«Dazu brauch ich meine Brille. Sie ist im Schuppen…»

«Machen Sie sich deswegen jetzt keine Gedanken. Besser, wenn Sie sich etwas Zeit lassen. Nur keine Hast. Wie ich sagte, ich möchte nur, daß Sie sich überzeugen, daß alles genauso ist, wie Sie sagten, daß nichts vergessen worden ist. Wissen Sie, manchmal sind es die Kleinigkeiten, die etwas völlig verändern können.»

«Wenn da noch was andres wäre, hätte ich es wohl dem anderen Inspector gesagt, oder?»

Bildete Lewis es sich ein, oder stand für einen Augenblick ein besorgter Ausdruck in den blassen Augen des Gärtners?

«Sind Sie heute abend zu Hause, Mr. Daley?» fragte Morse.

«Was... am Sonnabend? Am Wochenende gehe ich gewöhnlich rüber ins Pub, ein oder zwei Bierchen trinken, aber...»

«Wenn ich gegen... sagen wir sieben bei Ihnen wäre?»

George Daley stand regungslos da und sah mit zusammengekniffenen, unbewegten Augen den beiden Polizisten nach, wie sie unter dem Torbogen hindurch zum Parkplatz für Besucher gingen. Dann fiel sein Blick wieder auf seine fotokopierte Aussage. Da war nur die eine Sache, die ihm Sorgen machte, ja. Es war sein verdammter Sohn, der alles versaut hatte. Brachten mehr Ärger, als sie wert waren, Kinder. Besonders *er*! Wurde zu einem richtigen Unruhestifter, kam nach Hause, wann es ihm paßte – wie letzte Nacht. Verdammte 3.30 Uhr. War zusammen mit seinen Kumpels, sagte er – nach der Sause zum Ende vom Trimester. Er hatte natürlich einen Schlüssel, aber seine Mutter konnte nie schlafen, bevor er nach Hause kam. Alberne Gans!

«Wohin, Sir?» fragte Lewis.

«Ich denke, wir werden Mrs. Daley kurz besuchen.»

«Was halten Sie von Mr. Daley?»

«Ein bißchen nervös.»

«Die meisten Leute reagieren etwas nervös auf die Polizei.»

«Mit gutem Grund, einige von ihnen», sagte Morse.

Lewis hatte Margaret Daley früher am Tag angerufen und gefragt, wo ihr Ehemann sei, und die Frau, die ihnen die Tür von Blenheim Villas Nr. 2 öffnete, zeigte keine Überraschung. Sie schien, nach dem ersten Eindruck, auf einer höheren Stufe zu stehen als ihr Gärtner-Gemahl: adrett gekleidet, mit angenehmer Stimme, gepflegt, das hellbraune Haar kunstfertig von blonden und grauen Strähnen durchzogen.

Morse entschuldigte sich für die Störung, sah sich in dem neutapezierten, nett eingerichteten, sich von vorne bis nach hinten erstreckenden Wohnzimmer um, machte ein paar Komplimente von der Art ‹hübsch haben Sie's hier› und erklärte ihr, warum sie gekommen seien und um sieben Uhr abends wiederkommen würden – jedenfalls einer von ihnen.

«Sie waren es, Mrs. Daley, nicht wahr, die Ihren Mann dazu veranlaßte, den Rucksack abzugeben?»

«Ja, aber er hätte es auch von sich aus getan, etwas später, das weiß ich.»

Die Regale an den Wänden waren gefüllt mit Porzellanfiguren aller Formen und Größen; Morse ging hinüber zu dem Bord über dem elektrischen Kaminfeuer, nahm vorsichtig die Figur eines kleinen Hundes herunter und betrachtete sie kurz, bevor er sie wieder an ihren Platz zurückstellte.

«King Charles?»

Margaret Daley nickte. «Cavalier King Charles. Wir hatten einen – bis zum vergangenen Februar. Mycroft. Lieber kleiner Hund! Liebes Gesicht! Wir haben alle geweint, als der Tierarzt ihn einschläfern mußte. Leider keine sehr widerstandsfähige Züchtung.»

«Die Leute nebenan von uns haben einen», warf Lewis kühn ein. «Immer beim Tierarzt. Hat eine Krankengeschichte so lang wie mein Arm.»

«Danke, Lewis. Ich denke, Mrs. Daley ist nicht besonders erpicht darauf, an einen schmerzlichen Verlust erinnert zu werden...»

«Oh, das ist schon in Ordnung. Eigentlich spreche ich gern über ihn. Wir alle – Philip und George auch – hatten ihn ins Herz geschlossen. Er war so etwa das einzige, was Philip manchmal aus den Federn brachte.»

Aber Morses Aufmerksamkeit schien nicht mehr Hunden zu gelten; er schaute durch die Terrassentür, und seine Augen waren offenbar auf einen Punkt am Ende des Gartens gerichtet – ein Garten, der etwa die Breite des Hauses hatte und sich über rund 15 Meter bis zu einem Drahtzaun erstreckte, hinter dem die freien Felder begannen. Es war hier wie auch bei dem Stück Garten vor dem Haus: George Daley, mußte man annehmen, war der Ansicht, er mache genug Gartenarbeit, wenn er sein tägliches Brot in Blenheim verdiene, und brachte wenig, wenn überhaupt etwas von seinem gärtnerischen Fachwissen zu dem ziemlich vernachlässigten Rasen, der den unmittelbaren Hintergrund von Nr. 2 bildete.

«Nicht zu glauben!» sagte Morse. «Sind das nicht *Asphodela lutea*?»

Mrs. Daley ging zur Terrassentür.

«Dort!» Morse zeigte die Richtung. «Die gelben Dinger, gleich hinter dem Zaun.»

«Butterblumen!» sagte Lewis.

«Sie haben nicht, äh, ein Fernglas zur Hand, Mrs. Daley?»

«Nein... ich... haben wir nicht, fürchte ich.»

«Haben Sie etwas dagegen, wenn wir mal einen Blick darauf werfen?» sagte Morse. «Muß mir immer widersprechen, mein Sergeant!»

Zu dritt gingen sie durch die Küchentür und durch die (offene) Tür des Nebengebäudes weiter zu dem Rasen hinter dem Haus, wo Gänseblümchen, Löwenzahn und Wegerich sich großzügig hatten ausbreiten dürfen. Morse trat an den Zaun und musterte den Boden um ihn herum; dann warf er einen flüchtigen Blick auf die gelben Blüten, die er vorher entdeckt hatte, und gab zu, daß es sich tatsächlich um nichts anderes als Butterblumen handelte. Mrs. Daley lächelte Lewis vage an, doch Lewis hörte jetzt mit weit größerem Interesse auf Morses scheinbar zielloses Geschwätz.

«Kein Komposthaufen?»

«Nein. George kümmert sich nicht viel um den Garten hier, wie Sie sehen. Er sagt, es reicht ihm, wissen Sie...» Sie zeigte unbestimmt in Richtung Blenheim und ging ihnen voran wieder ins Haus.

«Wie werden Sie Ihren Abfall dann los?»

«Manchmal bringen wir ihn zur Müllkippe. Man kann auch diese Beutel bei der Gemeindeverwaltung kaufen. Früher haben wir ihn verbrannt, aber vor ein paar Jahren haben unsere Nachbarn sich aufgeregt, Ascheflocken auf der Wäsche, Sie wissen schon, und...»

«Wahrscheinlich auch gegen die Gemeindesatzung», fügte Lewis hinzu, und ausnahmsweise schien Morse den Zusatz zu billigen.

Lewis entdeckte auch, als sie sich verabschiedeten, zwischen den Regenschirmen, den Spazierstöcken und dem verzogenen Squash-Schläger das Gewehr in dem Ständer direkt hinter der Eingangstür.

«Geht Ihr Mann gelegentlich auf die Jagd?»

«Ach, *das*! Ja, George, manchmal... ja...»

Freundlich erinnerte Lewis sie zum zweitenmal an die Vorschriften der Gesetze: «Sollte unter Verschluß sein, das da. Vielleicht würden Sie Ihren Mann daran erinnern, Mrs. Daley.»

Margaret Daley beobachtete sie durch das Fenster, als sie zu ihrem Auto gingen. Etwas hartnäckig, der Sergeant, was ihre Bürgerpflichten betraf. Der Inspector dagegen... nun, er schien viel netter zu sein, mit seinem Interesse für Hunde und Blumen und die Dekoration des Wohnzimmers – *ihre* Dekoration. Doch während der letzten Minuten hatte sie ihre Beurteilung etwas in Frage gestellt, und sie hatte das Gefühl, daß es wahrscheinlich Morse sein würde, der am Abend noch einmal kam. Nicht daß es wirklich etwas gab, worüber man sich Sorgen machen müßte. Na ja, die eine Sache vielleicht.

Obwohl es ein Sonnabend war – und der erste Ferientag –, war Mrs. Julie Ireson, Berufsberaterin an der Cherwell School, Oxford, durchaus bereit gewesen, gleich nach dem Lunch mit Lewis zu sprechen. Lewis war daran gelegen, das Treffen so bald wie möglich hinter sich zu bringen, weil er völlig übermüdet war und Morses strikte Anweisung, eine lange Ruhepause einzulegen – ganz gewiß für den Rest des Tages, und vielleicht auch für den nächsten Tag, Sonntag, falls sich keine dramatische Entwicklung ergab –, gern akzeptiert hatte.

Sie wartete auf dem verlassenen Parkplatz, als Lewis eintraf, und führte ihn sofort hinauf in ihr Arbeitszimmer im ersten Stock, wo die Regale an den Wänden übersät waren mit Literatur über Pflegeberufe, Sekretärinnen-Kurse, Lehrlingsausbildung, Gewerbeschulen, polytechnische Schulen, Universitäten... Für Lewis (dessen einzige Berufsberatung der Rat seines Vaters gewesen war, er könne

Schlimmeres tun, als meistens die Klappe zu halten und immer auf regelmäßigen Stuhlgang zu achten) war eine schuleigene Berufsberatung für abgehende Schüler eine interessante Neuheit.

Ein lederfarbener Ordner, der Berichte über die Leistungen von Philip Daley enthielt, lag auf dem Tisch für Lewis bereit. Nicht-Leistungen eher. Philip war jetzt gerade siebzehn Jahre alt und hatte jede weitere Ausbildung mit Wirkung vom 17. Juli, dem Vortag, offiziell abgelehnt. Die Schule war nicht völlig pessimistisch über einige kleinere Erfolge in den fünf GCSE-Fächern (General Certificate of Secondary Education – etwa: Mittlere Reife), in denen er während des vergangenen Trimesters versucht hatte (wenn auch offensichtlich nicht sehr intensiv), seine Prüfer zu befriedigen: Englisch, Technisches Zeichnen, Geographie, Allgemeine Naturwissenschaften und Kommunikation. Über die Jahre jedoch hatten seine Zeugnisse selbst in den nichtakademischen Fächern einen bemerkenswerten Mangel an Begeisterung und an Fortschritt gezeigt. Doch bis vor verhältnismäßig kurzer Zeit schien er kein übermäßig großes Problem in der Schulgemeinschaft dargestellt zu haben: eindeutig begrenzt in intellektuellem Vermögen, begrenzt auch in den meisten technischen Fähigkeiten; im allgemeinen etwa Durchschnitt.

Die im Augenblick herrschende Pädagogik, so erfuhr Lewis, beinhalte ein gewisses Maß an *Selbst*bewertung, und unter anderem befand sich in dem Ordner ein Fragebogen, auf den Philip vor achtzehn Monaten seine sechs Hauptfreizeitinteressen/-beschäftigungen, geordnet nach ihrer Rangstufe, eingetragen hatte. Die Liste sah so aus:

1. **Fußball**
2. **Popmusik**
3. **Fotografieren**
4. **Haustiere**
5. **Motorräder**
6. **Fernsehen**

«Seine Rechtschreibung ist okay», war Lewis' Kommentar.

«Keine besonders schwierigen Wörter, Sergeant.»

«Nun – ‹Fotografieren›...»

«Mußte er wahrscheinlich nachschlagen.»

«Sie mochten ihn nicht?» fragte Lewis langsam.

«Nein. Ich fürchte, nein. Ich bin froh, daß er abgegangen ist, wenn Sie es wissen wollen.» Sie war jünger, als Lewis erwartet hatte: vielleicht auch leichter verwundbar?

«Gab es einen besonderen Grund?»

«Eigentlich nur ganz allgemein.»

«Vielen Dank also, Mrs. Ireson. Könnte ich den Ordner mitnehmen?»

«Gibt es einen besonderen Grund, warum Sie sich über ihn informieren wollen?»

«Nein. Eigentlich nur ganz allgemein», sagte auch Lewis.

Er schlief durch von 18.30 Uhr bis fast 10 Uhr am folgenden Morgen. Als er schließlich aufwachte, erfuhr er, daß Morse am vergangenen Abend angerufen habe: Er solle am Sonntag auf keinen Fall ins Präsidium kommen. Aber es wäre gut, wenn er sich vergewissern würde, daß sein Reisepaß in Ordnung sei.

Hm, hm.

## Kapitel neunundzwanzig

Jedes Dach ist dem Auge angenehm, bis es gehoben wird; dann finden wir Tragik und jammernde Frauen und Männer mit harten Augen

(Ralph Waldo Emerson, *Experience*)

Die Uhr auf dem Armaturenbrett des Jaguar zeigte zwei Minuten vor sieben, als Morse auf der Zufahrt zu Blenheim Villas Nr. 2 hielt. Er war jetzt seiner selbst ziemlich sicher, besonders, nachdem er den Ordner, den Lewis ihm überlassen hatte, durchgeblättert hatte. Gewiß war er sich natürlich des elektrischen Feuers im großen Wohnzimmer der Daleys, fast gewiß des Umbaus vom alten Kohlenschuppen in einen Nutzraum, in dem er einen flüchtigen Blick auf Waschmaschine und Wäschetrockner auf neuverlegten Fliesen erhascht hatte; nicht ganz so gewiß jedoch des baumlosen Gartens hinter dem Haus, denn Morse war lächerlich stolz, nie ein Boy Scout gewesen zu sein, und seine Kenntnisse von Lagerfeuern und Kakao-Barbecues waren fast gleich Null.

Ausnahmsweise war er erleichtert, daß er allein war, als er an die Haustür klopfte. Die Polizei als Ganzes erlebte schwere Zeiten im öffentlichen Ansehen: Gerüchte über korrupte Beamte, untergejubeltes Beweismaterial, unvorschriftsmäßiges Vorgehen – derartige Behauptungen hatten zwangsläufig zu Mißtrauen und auch zu Feindseligkeit geführt. Und – ja, Morse wußte es – er geriet selbst gelegentlich in Versuchung, die Grenzen des Vorgehens ein wenig zu überschreiten – wie er es in Kürze wieder tun würde. Es war ein bißchen so, wie wenn ein Darts-Spieler sich beim Werfen ein paar Zentimeter vor das Brett stellt. Und Lewis würde das nicht dulden und ihm das auch sagen.

Im Wohnzimmer saßen in nicht eben gemütlicher Atmosphäre die Daleys nebeneinander auf der Sitzbank, und Morse, im Sessel gegenüber, kam zur Sache.

«Sie haben sich die Aussage noch einmal angesehen, Mr. Daley?»

«Sie haben nichts dagegen, wenn meine Frau dabei ist?»

«Es ist mir eigentlich sogar lieber», sagte Morse mit Unschuldsmiene.

«Wie ich schon sagte, da gibt's nichts, was ich hinzufügen kann.»

«Wunderbar.» Morse griff über den Tisch, nahm die inzwischen ziemlich schmutzig aussehende Fotokopie und las den Text langsam noch einmal durch, bevor er den Blick auf George Daley richtete.

«Lassen Sie mich ehrlich sein, Sir. Es ist diese Geschichte mit dem Fotoapparat, die mir Sorgen macht.»

«Was ist damit?»

Morse ging versteckt zum Angriff über: «Sie sind selbst an Fotografie interessiert?»

«Ich? Nicht besonders, nein.»

«Sie, Mrs. Daley?»

Sie schüttelte den Kopf.

«Aber Ihr Sohn Philip?»

«Ja, na ja, er hat in der letzten Zeit angefangen, sich dafür zu interessieren, hat er doch, Schatz?» Daley wandte sich seiner Frau zu, die unbestimmt nickte, die Augen die ganze Zeit auf Morse gerichtet.

«Bißchen mehr als nur ‹in der letzten Zeit› vielleicht?» schlug Morse vor. «Er hat es im letzten Schuljahr auf seine Liste von Hobbys gesetzt – zu Beginn des letzten Jahres – ein paar Monate bevor Sie den Fotoapparat fanden.»

«Ja, wie ich gesagt hab, wir wollten ihm sowieso einen kaufen, zum Geburtstag. Wollten wir doch, Schatz?» Wieder schien Margaret Daley, von einem kaum erkennbaren Nicken abgesehen, nicht bereit, eine so unschuldige Aussage mit Worten zu bestätigen.

«Aber Sie hatten nie selbst einen Fotoapparat?»

«Stimmt!»

«Woher wußten Sie, daß der Film im Fotoapparat voll war?»

«Na ja, die Nummern, nicht? Daran merkt man, daß man ans Ende gekommen ist.»

«Wenn da zum Beispiel 10 steht, meinen Sie?»

«So ähnlich, ja.»

«Und wenn da zwölf Bilder auf der Rolle sind?»

«Weiß ich nicht.» Daley schien der etwas aggressivere Ton der Frage nicht das geringste auszumachen. «Wahrscheinlich hat Philip so was gesagt.» Er wandte sich wieder an seine Frau. «Hatte er zehn oder zwölf drauf, Schatz? Kannst du dich erinnern?»

Morse stürzte sich auf die Antwort: «Er hatte also schon *vorher* einen Fotoapparat?»

«Ja, nur ein billiges Ding, das wir ihm gekauft haben...»

«In Spanien.» (Mrs. Daley hatte ihr Schweigen gebrochen.)

«Wüßten Sie, wie man einen Film *aus* einem Fotoapparat rausnimmt, Mr. Daley?»

«Na ja, nicht, wenn nicht, wissen Sie...»

«Aber hier steht –» Morse schaute wieder auf die Aussage –, «hier steht, daß Sie den Film verbrannt haben.»

«Ja, das stimmt, nicht, Schatz? Ich weiß, daß wir ihn besser behalten hätten. Na ja, wie ich schon sagte – wir machen alle mal 'n Fehler, oder etwa nicht? Und wir haben schon gesagt, daß es uns alles leid tut, haben wir doch, nicht, Schatz?»

Morse wurde allmählich klar, daß die letzten Worte mit ihren angemessenen Varianten nur ein rhetorischer Refrain waren und keiner besonderen Erwiderung bedurften.

«Wo haben Sie ihn verbrannt?» fragte Morse leise.

«Weiß ich nicht mehr. Kann mich nicht erinnern. Einfach aufs Feuer geschmissen, nehm ich an.» Daley gestikulierte unbestimmt mit seiner rechten Hand.

«*Der* ist elektrisch», sagte Morse und zeigte auf den Kamin.

«Und nebenan haben wir einen Kamin für Kohlefeuer. Zufrieden?» Daleys Stimme zeigte endlich eine gewisse Wut.

«Hatten Sie an dem Tag ein Feuer angemacht?»

«Wie zum Teufel soll ich mich *daran* erinnern?»

«Können *Sie* sich erinnern, Mrs. Daley?»

Sie schüttelte den Kopf. «Vor über einem Jahr, nicht wahr? Könnten *Sie* sich nach so langer Zeit noch erinnern?»

«Ich habe seit fünfzehn Jahren in meiner Wohnung kein Kohlenfeuer mehr gehabt, Mrs. Daley. Darum könnte ich mich erinnern, ja.»

«Es tut mir leid», sagte sie leise. «*Ich* kann es nicht.»

«Wissen Sie, daß die Temperatur in Oxfordshire an jenem Tag 23 Grad Celsius betrug?» (Morse hoffte, daß es einigermaßen stimmte.)

«Was? Um zehn Uhr abends?» Daley verlor offensichtlich seine Gelassenheit, und Morse nutzte das sofort aus.

«Wo *haben* Sie Ihre Kohle? Ihr Kohleschuppen ist in einen Nutzraum umgebaut worden – Ihre Frau zeigte...»

«Wenn es nicht hier gewesen ist... okay, es war nicht *hier* – muß es wohl im Garten gewesen sein, oder?»

«Was verbrennen Sie im Garten?»

«Was ich verbrenne? Was ich *verbrenne*? Ich verbrenne die verdammten Zweige und das Laub und...»

«Sie haben keine Bäume. Und selbst wenn Sie welche hätten – Juli ist ein bißchen früh für Laub.»

«O lieber Gott! Hören Sie...»

«Nein!» Morses Stimme klang plötzlich rauh und herrisch. «*Sie* hören zu, Mr. Daley. Wenn Sie Ihren Abfall draußen im Garten verbrennen, kommen Sie und zeigen mir, wo!» Morse ließ jede Verstellung fallen und fuhr fort: «Und wenn Sie darüber noch mehr Lügen erfinden, lasse ich ein paar Leute vom Gericht kommen und Ihren halben Rasen wegkarren!»

Die beiden Daleys saßen stumm da und sahen einander nicht an.

«Haben Sie den Film entwickeln lassen, Mr. Daley? Oder war es Ihr Sohn?» Morses Stimme war wieder ruhig.

«Es war Philip», sagte Margaret Daley schließlich und übernahm damit die Führung. «Er war in der Schule befreundet mit 'nem Jungen, dessen Vater Fotograf war und eine Dunkelkammer und all das hatte, und sie haben sie da entwickelt, glaub ich.» Ihre Stimme hörte sich für Morse so an, als habe sie plötzlich den Anstrich einer gewissen Feinheit verloren, und er begann, sich zu fragen, wer von den beiden mehr log.

«Sie müssen mir sagen, was auf den Fotos war.» Morse bemühte sich, seine Aufforderung nicht so dringend klingen zu lassen, aber seine Stimme verriet die Furcht, daß alles umsonst gewesen sein könnte.

«Er hat sie nicht aufbewahrt, soviel ich weiß...» begann Daley.

Aber seine Frau unterbrach ihn. «Es waren nur sechs oder sieben von den zwölf, die was geworden sind. Da waren ein paar Fotos von Vögeln – eins war eine Art rosa Vogel mit einem schwarzen Schwanz...»

«Eichelhäher!» sagte Daley.

«...und da waren zwei von einem Mann, ein jüngerer Mann – wahrscheinlich ihr Freund. Aber die anderen, wie ich sagte... Sie verstehen, aus denen ist... einfach nichts geworden.»

«Ich muß sie haben», sagte Morse ruhig, fast unerbittlich.

«Er hat sie bestimmt weggeschmissen», sagte Daley. «Warum zum Teufel sollte er sie behalten?»

«Ich muß sie haben», wiederholte Morse.

«Lieber Gott! Verstehen Sie nicht? Ich hab sie nicht mal *gesehen*!»

«Wo ist Ihr Sohn?»

Ehemann und Ehefrau sahen einander an, und Ehemann antwortete: «Nach Oxford gegangen, denk ich – Samstagabend...»

«Zeigen Sie mir bitte das Zimmer.»

«Das werden wir verdammt noch mal nicht tun!» knurrte Daley. «Wenn Sie sich hier umsehen wollen, Inspector, bringen Sie mir erst einen Haussuchungsbefehl, okay?»

«Ich brauche keinen. Sie haben ein Gewehr hinter der Haustür, Mr. Daley, und es ist ziemlich wahrscheinlich, daß Sie irgendwo eine Schachtel Patronen herumliegen haben. Ich brauche Ihnen lediglich Statutory Instrument 1991 Nr. 1531 zu zitieren – wohlgemerkt, nur *zitieren*. Verstehen Sie? Sie beide? Nur dazu bin *ich* gesetzlich verpflichtet.»

Aber Morse brauchte nicht ungenau aus den kürzlich erlassenen Gesetzen über Sprengstoff zu zitieren. Margaret Daley stand auf und schien im Begriff, das Wohnzimmer zu verlassen.

«Sie werden Philips Zimmer mit *meiner* Genehmigung nicht durchsuchen, Inspector. Aber wenn er diese Fotos behalten hat, könnte ich sie vielleicht...»

Morse hörte sie die Treppe hinaufgehen, und sein Herz klopfte: Bitte! Bitte! Bitte!

Kein Wort wurde zwischen den beiden Männern gewechselt, die einander gegenübersaßen und das Knarren der Dielenbretter in den Zimmern über ihnen hörten. Es wurde auch nicht viel gesagt, als Margaret Daley einige Zeit später mit sieben Farbfotos in der Hand zurückkam. Sie überreichte die Fotos Morse – wortlos.

«Danke. Ist das alles?»

Sie nickte.

Nachdem Morse gegangen war, setzte Margaret Daley in der Küche den Teekessel auf und tat Pulverkaffee in einen Becher.

«Ich nehem an, du gehst saufen», sagte sie tonlos, als ihr Mann in die Küche kam.

«Warum zum Teufel hast du *mir* nichts von den Bildern gesagt?»

«Halt die Klappe!» Sie spuckte die drei Wörter bösartig aus und wandte sich zu ihm.

«Wo zum Teufel hast du sie gefunden, du...»

«Halt die Klappe! Und hör mir zu! Wenn du es wissen mußt, ich hab mich in seinem Zimmer umgesehen, George Daley, weil, wenn wir nicht bald rauskriegen, was vor sich geht, und was dagegen tun, er im verdammten Knast landen wird oder so was, darum! Verstehst du? Da waren zwölf Fotos, fünf vom Mädchen...»

«Du blöde Kuh!»

«Hör mir zu!» kreischte sie. «Ich hab ihm doch nicht *die* gegeben! Ich hab sie versteckt, und jetzt schaff ich sie weg, und ich werd sie dir nicht zeigen! Du kümmerst dich in der letzten Zeit sowieso um nichts!»

Daley ging mit verkniffenem Gesicht zur Tür. «Hör auf mit dem Gejammere, alte Schlampe!»

Seine Frau hatte eine große Küchenschere aus einer Schublade genommen. «Sprich nie wieder so zu mir, George Daley!» Ihre Stimme zitterte vor Wut.

Wenige Minuten nachdem die Haustür hinter ihm zugeschlagen war, ging sie hinauf ins Schlafzimmer und nahm die fünf Fotos aus ihrer Unterwäsche-Schublade. Es waren alles Fotos von Karin Eriksson, nackt oder halbnackt in lüstern provozierenden Stellungen daliegend. Sie konnte nur raten, wie oft ihr Sohn diese und ähnliche Fotos angestarrt hatte, die er in einer Schachtel hinten in seinem Kleiderschrank versteckt hielt und die sie beim Frühjahrsputz im vergangenen April entdeckt hatte. Sie ging mit den fünf Fotos zum Klo, wo sie sich über die Schüssel beugte und Streifen auf Streifen von dem Gesicht, den Schultern, den Brüsten, den Hüften und den Beinen des schönen Mädchens abschnitt und die Zelluloidstücke gelegentlich mit Hilfe der Spülung in die Abwässer von Begbroke beförderte.

## Kapitel dreißig

> Für einen Mann ist sein Bett ein Ruheplatz, doch das Bett einer Frau ist häufig ihre Folterbank
>
> (James Thurber, *Further Fables for Our Time)*

Der Krankenwagen kam mit blinkendem Blaulicht und heulender Sirene um 21.15 Uhr vor der Notaufnahme des John Radcliffe 2 Hospitals endlich zum Stillstand. Das graue Gesicht des Mannes, der auf einer Trage hastig durch die automatischen Türen gebracht wurde – die Stirn schweißfeucht, der Atem flach und mühsam –, hatte der Oberschwester mit dem roten Gürtel genug gesagt; sie rief sofort den diensthabenden Arzt an und half dann einer ihrer Kolleginnen, den Mann zu entkleiden und ein Krankenhaushemd um seinen übergewichtigen Körper zu ziehen. Eine Reihe hastig abgelesener Werte – EKG, Blutdruck, Röntgenbild der Brust – bestätigte bald das ohnehin ziemlich Offensichtliche: eine schwere Koronarthrombose, die beinahe sofort tödlich verlaufen wäre.

Zwei Krankenpfleger schoben die Trage rasch durch die Korridore zur Intensivstation für Herz-Kreislauf-Erkrankungen, wo sie den schweren Mann auf ein Bett hoben. Fünf Leitungen wurden mit der Brust des Mannes verbunden und dann an Monitore angeschlossen, die auf dem Bildschirm neben dem Bett Herzrhythmus, Blutdruck und Pulsschlag aufzeichneten. Eine sehr hübsche, leicht rundliche junge Schwester sah zu, wie der Stationsarzt Morphium injizierte.

«Besteht noch Hoffnung?» fragte sie ein oder zwei Minuten später leise, als sie an dem Mitteltisch standen, wo die VDU-Monitore von jedem der sechs Betten in der kleinen Station aufgestellt waren.

«Man kann nie wissen, aber...»

«Ziemlich bekannter Mann, nicht wahr?»

«Hat mich als Student unterrichtet. Na ja, ich war in seinen Vorlesungen. Blut – das war eigentlich sein Fach, und als Venerologe war er eine weltweit anerkannte Kapazität. Die Polizei zieht ihn auch ständig hinzu; Autopsien und so was.»

Die Schwester schaute auf den Monitor: Die Werte schienen jetzt wesentlich stabiler, und sie stellte fest, daß sie ernsthaft wünschte, der alte Junge würde es überleben.

«Geben Sie ihm Frusemide, Schwester, soviel Sie wollen. All die Flüssigkeit in seiner Lunge gefällt mir nicht.»

Der Stationsarzt beobachtete den Monitor noch einige Minuten länger, dann ging er wieder ans Bett, wo die Schwester gerade einen Krug Wasser und ein Glas auf den Nachttisch gestellt hatte.

Nachdem der Arzt gegangen war, blieb Schwester Shelick neben dem Bett des kranken Mannes und blickte auf ihn hinunter mit der leidenschaftlichen Anteilnahme, die sie jedem ihrer Patienten entgegenbrachte. Obwohl sie noch unter dreißig war, gehörte sie eigentlich zu jener altmodischen Schule, die die Ansicht vertrat, daß, was immer auch die Vorteile einer hochentwickelten Technologie sein mochten, die Vorzüge einer einfachen menschlichen *Pflege* fast ebenso unentbehrlich waren. Sie legte die rechte Hand auf die nasse, kalte Stirn und wischte dann sein Gesicht sanft mit einem warmen, feuchten Waschlappen ab, wobei sie plötzlich bemerkte, daß seine Augen sich geöffnet hatten und auf sie gerichtet waren.

«Schwester?»

«Ich höre Sie – ja?»

«Würden Sie... würden Sie... sich für mich mit jemandem in Verbindung setzen?»

«Natürlich! Natürlich!» Sie beugte ihr rechtes Ohr hinunter zu den purpurroten Lippen, konnte aber nicht ganz verstehen, was er sagte.

«Bitte?»

«Morse!»

«Es tut mir leid. Sagen Sie es bitte noch einmal. Ich bin mir nicht ganz sicher...»

«Morse!»

«Ich habe noch immer... es tut mir leid... bitte.»

Aber die Augen des Mannes, der auf dem Bett lag, hatten sich wieder geschlossen, und es kam keine Antwort auf ihre sanft wiederholten Fragen.

Es war 23.15 Uhr.

Die schöne junge Frau des Oberförsters lag zu dieser Zeit auch im Bett. Auch sie lag auf dem Rücken, und sie lag noch immer auf dem Rücken, wachsam und wartend, bis sie endlich, gegen 23.35 Uhr, hörte, wie die Haustür geöffnet, dann zugeschlossen, dann verriegelt wurde.

Trotz vier Halber und zwei Whisky im White Hart wußte David Michaels, daß er sehr nüchtern war – viel *zu* nüchtern – denn irgend etwas stimmte ganz und gar nicht, wenn ein Mann nicht betrunken werden konnte, das wußte er. Nachdem er sich die Zähne geputzt hatte, ging er ins Schlafzimmer, legte seine Kleider rasch ab und schlüpfte unter das leichte Federbett. Sie schlief immer nackt, und nach ihrer Heirat war er ihrem Beispiel gefolgt und stellte oft fest, daß ihn nicht so sehr die Tatsache oder der Anblick ihrer Nacktheit erotisch erregte, sondern der bloße Gedanke daran. Und als er sich jetzt in dem verdunkelten Raum neben sie legte, wußte er, daß sie plötzlich und wunderbar wieder notwendig für ihn war. Er drehte sich zu ihr, und mit der rechten Hand griff er sanft über sie und streichelte ihre Brust. Aber sie packte mit ihrer rechten Hand sein Handgelenk und schob es mit erstaunlicher Kraft von sich.

«Nein. Nicht heute nacht.»

«Ist etwas nicht in Ordnung?»

«Ich will dich heute nacht einfach nicht – verstehst du das nicht?»

«Ich denke, ich verstehe ganz gut.» Michaels' Stimme war schwerfällig, und er drehte sich auf den Rücken.

«Warum mußtest du es ihnen sagen?» fragte sie heftig.

«Weil ich die verdammte Gegend besser kenne als irgendwer sonst, darum!»

«Aber ist dir nicht klar ...»

«Ich mußte ihnen irgend etwas erzählen. Verstehst du das nicht? Ich wußte es nicht, oder?»

Sie setzte sich im Bett auf, die rechte Hand auf dem Kissen neben seinem Kopf. «Aber sie werden denken, daß *du* es getan hättest, David.»

«Sei nicht dumm. Ich würde ihnen keine Auskünfte geben, wenn *ich* es gewesen wäre. Verstehst du das nicht? Ich bin der allerletzte, den sie verdächtigen werden. Aber wenn ich nicht geholfen hätte ...»

Sie sagte nichts mehr, und er fragte sich eine Weile, ob es sinnvoll wäre, hinunterzugehen und ihnen zwei Tassen siedendheißen Kaffee zu machen und dann vielleicht die Nachttischlampe einzuschalten und seine wunderschöne junge Frau zu betrachten. Aber es war nicht nötig. Offensichtlich hatte Cathy Michaels die Logik seiner Worte akzeptiert und war jetzt entspannter, denn sie legte sich wieder hin und wandte sich zu ihm, und bald spürte er die seidenweiche Liebkosung ihres inneren Oberschenkels an seinem Körper.

## Kapitel einunddreißig

> Der Hintergrund enthüllt das wahre Wesen eines Menschen oder eines Dinges. Wenn ich den Hintergrund nicht kenne, mache ich den Menschen transparent, das Ding transparent
>
> *(Juan Jiménez)*

Es war, als versuche man, die Antwort auf eine knifflige Kreuzworträtsel-Definition zu finden, fand Morse, als er um 23 Uhr in derselben Nacht in seinem Wohnzimmer in Nord-Oxford saß und die bisher genossenen Getränke mit einem Glenfiddich abrundete und noch einmal die Fotos betrachtete, die Margaret Daley ihm gegeben hatte. Je näher er der Definition kam – je näher er den Fotos kam –, um so weniger sah er wirklich. Man mußte zurücktreten, die Dinge perspektivisch sehen, das Problem *synoptisch* betrachten.

Nachdem er sich die Fotos wieder angesehen hatte, war es der Mann, der auf zweien von ihnen auftauchte, der sein Interesse mit Beschlag belegte: klein bis mittelgroß, etwa Ende zwanzig, mit ziemlich langem hellem Haar, in einem weißen T-Shirt und verwaschenen Jeans, sonnengebräunt und mit der Andeutung eines Eintagebarts um das Kinn. Aber die Einzelheiten waren zu undeutlich und zu unscharf und vermittelten kein deutliches Bild, als hätte der Fotograf – oder sehr wahrscheinlich die Fotografin – nicht die erforderliche Erfahrung, um mit den Problemen des hellen Sonnenlichts fertig zu werden, das so offensichtlich über dem Garten lag, in dem die Aufnahmen gemacht worden waren. Aber obwohl Morse wenig (nun – nichts) von Fotografie verstand, begann er allmählich den Verdacht zu hegen, daß vielleicht etwas mehr Fähigkeit in der Anordnung des ‹Objekts› im Verhältnis zum ‹Hintergrund› bestand, als er ursprünglich vermutet hatte.

Der Mann war in einem spitzen Winkel über den Garten hinweg aufgenommen worden; links von der Gestalt war deutlich ein Haus zu sehen: ein drei Stockwerke hohes Haus aus rosenroten Backsteinen mit einer Terrassentür im Erdgeschoß, die halb geöffnet war, und einem Fenster direkt darüber, und einem weiteren über dem, alle weiß gestrichen, und mit einem schwarzen Abflußrohr, das bis zum Boden führte. Rechts von der Gestalt stand ein ziemlich kleiner Baum mit großen gekräuselten Blättern, nicht zu identifizieren für Morse, der wenig (nun – nichts) von diesen Dingen verstand. Aber es gab noch mehr zu erfahren. Der Fotograf hatte sich eindeutig niedergekniet oder hingesetzt, um die Aufnahmen zu machen, denn der Kopf des Mannes überragte um ein gutes Stück die Gartenmauer, die sich deutlich hinter Gebüsch und Laubwerk abzeichnete. Und es gab noch mehr zu erfahren! – entschied Morse, als er den Hintergrund noch einmal studierte. Die Dachlinie des Hauses erstreckte sich in einer leicht konvexen Kurve (so schien es) über dem Kopf des Mannes und war dann am oberen Ende des Fotos in der Mitte abgeschnitten, aber es sah so aus, als könnte das Haus eines in einer Häuserreihe sein.

Es war verblüffend, dachte Morse, wieviel er übersehen hatte, als er die Fotos zum erstenmal betrachtete, und auf sonderbare Weise überzeugt, daß es am Ende eine Lösung des Geheimnisses gäbe, wenn er nur lange genug schaute, starrte und starrte er, bis es ihm vorkam, als sähe er zwei Häuser statt des einen. Na, wenn schon? Wenn es wirklich Teil einer Häuserreihe wäre? Es gab Myriaden von dreistöckigen Reihenhäusern aus rotem Backstein in Großbritannien; allein in Oxford mußten es... Morse schüttelte den Kopf und schüttelte seine Gedanken. Nein. Es war fast unmöglich, das Haus und den Garten ausfindig zu machen; so blieb eigentlich nur das Gesicht des Mannes übrig.

Oder?

Plötzlich kam ihm ein erregender Gedanke. Eine gerade Linie konnte als Kurve gesehen werden, hatte er angenommen, weil entweder der Fotoapparat sie auf eine besondere Weise aufgenommen hatte, oder weil bei einem größeren Ausschnitt die Linie sich in einer Art abgerundeten Perspektive krümmte. Aber solche Erklärungen waren sicherlich weit weniger wahrscheinlich als die absolut offensichtliche Tatsache, die ihm buchstäblich ins Gesicht *starrte*: die Tatsache, daß die Dachlinie der Häuserreihe, die den Hintergrund des Fotos bildete, sich aus einem äußerst einfachen und völlig hinreichenden Grund konvex krümmte: sie war konvex!

Konnte es sein...? Konnte es sein...? Glaubte Morse, in diesem Augenblick, daß er *wußte*, wo es war? Er spürte das alte vertraute Prickeln auf den Schultern, und die Haare in seinem Nacken stellten sich plötzlich auf. Er erhob sich aus seinem Armsessel und ging hinüber zu den Bücherregalen, wo er den dicken Penguin-Band *Oxfordshire* in der ‹Buildings of England›-Reihe hervorzog, und seine rechte Hand zitterte etwas, als er im Index ‹Park Town› nachschlug – Seite 320. Dort las er:

> 1853–55 angelegt, war dies das erste Entwicklungsgebiet in Nord-Oxford, auf Grund und Boden gebaut, der ursprünglich für ein Armenhaus bestimmt war. Der für den Ausbau gebildete Trust versprach elegante, in (Morses Herz machte einen Satz bei dem nächsten Wort) Terrassen angelegte Villen. Was daraus wurde, ist dieses: zwei halbmondförmige Straßen (das Blut prickelte wieder) nördlich und südlich eines den Mittelpunkt bildenden elliptischen Parks, mit spätklassizistischen Vorderfronten und Backsteinmauern nach hinten hinaus (!), und mit reizvollen Terrassentüren (!), die zu kleinen, ummauerten (!) Gärten führen.

Lieber Gott!

Verdammt noch mal!

Wenn ihm der Sinn danach stünde (das wußte Morse), könnte er jetzt hingehen und das Haus sofort identifizieren! Es mußte im südlichen Crescent (Halbmond) sein – das Sonnenlicht schloß Crescent N aus. Und mit dem Baum mit seinen großen, pelzigen, gespreizten (hübsch!) Blättern, dem Abflußrohr, den Fenstern, der Mauer und dem Rasen...

Als er sich wieder in den schwarzen Ledersessel setzte, zeigte sein Gesicht einen hohen Grad von Genugtuung – da klingelte das Telefon. Es war jetzt Viertel vor zwölf, und die Stimme war die einer Frau – rauh, etwas schüchtern, aus dem Norden Englands.

Sie sagte, sie sei Dr. Laura Hobson, eine der neuen Frauen im Laboratorium der Pathologie, und gehöre zu Max' Schützlingen. Sie hätte noch spät mit Max zusammen gearbeitet – an Morses Knochen –, als sie ihn kurz vor 21 Uhr auf dem Boden des Labors gefunden habe. Herzanfall – schwerer Herzanfall. Er sei die meiste Zeit bewußtlos gewesen, seit sie ihn ins Krankenhaus gebracht hatten... aber die Schwester habe sie – Dr. Hobson – angerufen, und es bestehe die Möglichkeit, daß er – Max – versucht habe, nach ihm – Morse – zu fragen... wenn er – Morse – wisse, was sie – Dr. Hobson – sagen wolle...

Oje!

«Auf welcher Station liegt er?»

«Intensivstation Herz-Kreislauf-Erkrankungen...»

«Ja. Aber *wo*?»

«Das JR2. Aber es hat keinen Sinn zu versuchen, ihn jetzt zu sehen. Die Schwester sagt...»

«Wollen Sie verdammt noch mal *wetten*?» bellte Morse.

«Bitte! Da ist noch etwas, Inspector. Er hat den ganzen Tag an den Knochen gearbeitet und...»

«Vergessen Sie die Scheißknochen!»

«Aber...»

«Hören Sie. Ich bin Ihnen außerordentlich dankbar, Dr. äh...»

«Hobson.»

«...aber bitte verzeihen Sie, wenn ich auflege. Wissen Sie», plötzlich war Morses Stimme kontrollierter, sanfter, «Max und ich... nun, wir... sagen wir, wir haben beide nicht allzu viele Freunde, und... ich möchte den alten Jungen noch einmal sehen, wenn er im Sterben liegt.»

Aber Morse hatte den Hörer schon aufgelegt, und Dr. Hobson hörte die fünf letzten Worte nicht mehr. Auch sie war sehr traurig.

Sie kannte Max erst seit sechs Wochen. Aber es war etwas Grundgütiges an dem Mann, und erst vor einer Woche hatte sie einen leicht erotischen Traum von dem häßlichen, barschen, arroganten Pathologen gehabt.

Zumindest im Augenblick jedoch schien der Pathologe sich bemerkenswert gut erholt zu haben; er unterhielt sich völlig klar, wenn auch langsam und leise, mit Schwester Shelick, als er von seinem Besucher hörte, und er drohte, dem Stationsarzt die Berufserlaubnis entziehen zu lassen, wenn Morse (denn um diesen handelte es sich) nicht unverzüglich Eintritt gewährt werden würde.

Aber eine Patientin, die gerade ins JR2 eingeliefert worden war, erholte sich in dieser Nacht nicht. Marion Bridewell, ein achtjähriges kleines Mädchen aus Westindien, war in der Broadmoor Lea-Siedlung an diesem Abend um 19 Uhr von einem gestohlenen Auto überfahren und sehr schwer verletzt worden.

Sie starb kurz nach Mitternacht.

## Kapitel zweiunddreißig

Und Apollo vertraute Sarpedon zur Führung den beiden stürmenden Boten Schlaf und Tod, den Zwillingsbrüdern; die setzten im Fluge
Nieder ihn bald im blühenden Reiche des Lykiervolkes.

(Homer, *Ilias*, Gesang XVI)

«Wie geht es Ihnen, alter Freund?» fragte Morse mit aufgesetzter Heiterkeit.

«Ich sterbe.»

«Sie haben einmal zu mir gesagt, daß wir uns alle auf den Tod zubewegen, mit einer Durchschnittsgeschwindigkeit von vierundzwanzig Stunden *per diem*.»

«Ich war immer exakt, Morse. Nicht sehr phantasiereich, zugegeben, aber immer exakt.»

«Sie haben mir immer noch nicht gesagt, wie...»

«Jemand hat gesagt... jemand hat gesagt: ‹Nichts ist besonders wichtig... und am Ende ist überhaupt nichts wichtig›.»

«Lord Balfour.»

«Sie waren immer sehr kenntnisreich.»

«Dr. Hobson hat mich angerufen...»

«Ah. Die schöne Laura. Weiß nicht, wie die Männer es schaffen, die Hände von ihr zu lassen.»

«Vielleicht schaffen sie es auch nicht.»

«Ich habe gerade eben an sie gedacht... Haben Sie noch erotische Tagträume, Morse?»

«Fast ständig.»

«Wäre nett... wäre nett, wenn sie an mich gedacht hätte.»

«Das kann man nie wissen.»

Max lächelte sein unbeholfenes, melancholisches Lächeln, aber sein Gesicht sah müde und aschfahl aus. «Sie haben recht. Das Leben ist voller Ungewißheit. Habe ich Ihnen das schon einmal gesagt?»

«Viele Male.»

«Ich habe mich immer... ich habe mich immer für den Tod interessiert, müssen Sie wissen. War eigentlich eine Art Hobby von mir. Schon als ich noch ein junger Bursche war...»

«Ich weiß. Hören Sie, Max, sie haben mir gesagt, sie würden mich nur zu Ihnen lassen, wenn...»

«Kein Schlüpfer – wußten Sie das?»

«Bitte? Bitte, Max?»

«Die Knochen, Morse.»

«Was ist mit den Knochen?»

«Glauben Sie an Gott?»

«Hm. Die meisten Bischöfe glauben nicht an Gott.»

«Und Sie haben *mir* immer vorgeworfen, daß ich keine Fragen beantworte!»

Morse zögerte. Dann schaute er hinunter auf seinen alten Freund und sagte: «Nein.»

Paradoxerweise vielleicht schien die Aufrichtigkeit der einen

Silbe den Polizeiarzt zu trösten, aber seine Gedanken stotterten jetzt über eine unterbrochene Bahn.

«*Überrascht*, Morse?»

«Bitte?»

«Sie *waren* überrascht, nicht wahr? Geben Sie es zu!»

«Überrascht?»

«Die Knochen! Nicht die Knochen einer *Frau*, oder?»

Morse fühlte, wie sein Herz beharrlich klopfte, irgendwo – überall in seinem Körper, fühlte, wie sein Blut von den Schultern nach unten strömte, vorbei am Herzen, vorbei an den Lenden. *Nicht die Knochen einer Frau* – war es das, was Max eben gesagt hatte?

Der bucklige Arzt hatte einige Zeit gebraucht, um das zu sagen, was er zu sagen hatte. Morse spürte ein Klopfen auf seiner Schulter und drehte sich um und sah Schwester Shelick hinter ihm stehen. «Bitte!» formten ihre Lippen, nachdem sie einen besorgten Blick auf die müden und immer wieder zufallenden Augen ihres Patienten geworfen hatte.

Aber bevor er ging, beugte Morse sich vor und flüsterte dem sterbenden Mann ins Ohr: «Morgen bringe ich eine Flasche Malt Whisky mit, Max, und wir werden einen winzigen Tropfen trinken, mein lieber Freund. Nehmen Sie sich also zusammen... nehmen Sie sich bitte zusammen!... Nur für mich!»

Es wäre eine Freude für Morse gewesen, das flüchtige Aufglitzern in Max' Augen zu sehen. Aber Max hatte das Gesicht von ihm abgewandt, zur vor kurzem gestrichenen blaßgrünen Wand der Intensivstation hin. Und er schien zu schlafen.

Zwei Stunden nachdem Chief Inspector Morse ihn verlassen hatte, überließ sich Maximilian Theodore Siegfried de Bryn (seine zweiten Vornamen waren selbst für seine wenigen Freunde eine Überraschung) einer fast willkommenen Mattigkeit und verlor kurz nach drei Uhr morgens endgültig den Halt. Seine sterblichen Überreste hatte er der Medical Research Foundation des JR2 vermacht. Er hatte ernsthaft den Wunsch gehabt, dies zu tun. Und man würde Gebrauch von dem Angebot machen.

Viele hatten Max gekannt, wenn auch nur wenige seine seltsame Art verstanden hatten. Und viele verspürten eine flüchtige Trauer, als er starb. Aber er hatte (wie wir gesehen haben) nur wenige Freunde. Und es gab nur einen Mann, der still geweint hatte, als er am Sonntag, dem 19. Juli 1992, um 9 Uhr in seinem Büro im Thames Valley-Polizeipräsidium in Kidlington die Nachricht erhielt.

## Kapitel dreiunddreißig

> Was ist ein Komitee? Eine Gruppe von Unwilligen, ausgewählt unter den Unfähigen, um Unnötiges zu tun
>
> (Richard Harkness, *New York Herald Tribune*, 15. Juni 1960)

Sonntag ist kein guter Tag, um zu arbeiten. Oder um von anderen zu erwarten, daß sie arbeiten – oder auch nur aufgestanden sind. Doch Dr. Laura Hobson war an diesem Tag ziemlich früh aus dem Bett und erwartete Morse um 9.30 Uhr in der (verlassenen) William Dunn School of Pathology.

«Hallo.»

«Hallo.»

«Sie sind Inspector Morse?»

«Chief Inspector Morse.»

«Tut mir leid.»

«Und Sie sind Dr. Hobson, meine Liebe?»

«Das bin ich. Und ich bin nicht Ihre ‹Liebe›. Sie müssen meine Unhöflichkeit verzeihen, aber ich bin niemands ‹Schatz› oder ‹Liebe› oder ‹Darling› oder ‹Herzchen›. Ich habe einen Namen. Bei der Arbeit ziehe ich es vor, Dr. Hobson genannt zu werden. Und wenn ich bei einem Drink meine Haare herunterlasse, habe ich auch einen Vornamen: Laura. Das war meine kleine Rede, Chief Inspector. Sie sind nicht der erste, der sie zu hören bekommt.» Aber sie lächelte, während sie sprach, und zeigt dabei kleine, sehr weiße Zähne – eine Frau Anfang dreißig, mit heller Haut, einer unproportioniert großen Brille auf der hübschen Nase – eine kleine Person, etwa 1,60 Meter. Aber ihre Stimme interessierte Morse am meisten; der nordenglische Tonfall mit den breiten Vokalen – und die vielleicht nicht unangenehme Aussicht, sich irgendwann zu einem Drink zu treffen, wenn sie die Haare heruntergelassen hatte…

Sie saßen auf zwei hohen Hockern, in einem Raum, der Morse an das verabscheute Physiklabor in seiner Schule erinnerte, und sie berichtete ihm über die einfachen, aber erstaunlichen Erkenntnisse. Der Bericht, an dem Max gearbeitet hatte, war zwar unvollständig, doch unanfechtbar: die Knochen aus dem Wytham-Wald waren die eines erwachsenen Mannes, weiß, etwa 1,67 Meter groß, schlank, kurzköpfig, helles Haar…

Aber Morses Gedanken waren schon ein ganzes Stück vorausgelaufen. Er war sich sicher gewesen, daß es sich um Karin Erikssons Knochen handelte. Okay, er hatte sich geirrt. Aber jetzt wußte er, wessen Knochen es waren – denn das Gesicht des Mannes auf dem Foto starrte ihn an, unmißverständlich. Er bat nur um eine Fotokopie von Dr. Hobsons kurzem, vorläufigem Bericht und stand auf, um zu gehen.

Sie gingen schweigend zur verschlossenen Außentür; der Tod von Max bedrückte auch sie.

«Sie kannten ihn gut, nicht wahr?»

Morse nickte.

«Ich bin so traurig», sagte sie.

Morse nickte wieder. «Der Wagen ist zu Stücken zerbrochen, der holprige Weg ist jetzt zu End.»

Sie schaute ihm nach, dem schon etwas kahl werdenden, grauhaarigen Mann, wie er für einen Moment neben seinem Jaguar stand. Er hielt den fotokopierten Bericht in der linken Hand und hob sie kurz zum Gruß. Dr. Hobson schloß die Tür wieder ab und ging nachdenklich zurück zum Labor.

Morse überlegte, ob er zum JR2 fahren sollte, entschied sich aber dagegen. Die Zeit drängte ohnehin. Für elf Uhr war im Präsidium eine eilige Besprechung für höhere Polizeibeamte angesetzt worden, und für Max konnte er sowieso nichts mehr tun. Er fuhr über die

Parks Road, vorbei am Keble College und dann nach rechts in die Banbury Road. Er hatte noch ein paar Minuten Zeit, und er bog bei der zweiten Straße nach rechts ab und fuhr dann langsam weiter in Park Town hinein, folgte im Uhrzeigersinn der North Crescent, dann der South Crescent... Aber die Aussicht, an diesem Tag etwas zu verrichten, war gering, und in jedem Fall wäre es besser, die Dinge für vierundzwanzig Stunden oder so aufzuschieben.

Höhere Polizeibeamte aus der Stadt wie auch aus der Grafschaft trafen sich zu einer Zeit, da es in der Öffentlichkeit beträchtliche Unruhe gab – und auch Kritik. Bisher hatte allgemein der Eindruck geherrscht, daß der Polizei bekannte Bandenführer ihre Spritztouren und Ladeneinbrüche fast ungestraft begehen konnten, und daß die Polizei wenig unternahm, um die jugendlichen Rabauken in Schach zu halten, die viele Teile der Broadmoor Lea-Siedlung in Angst und Schrecken versetzten. Diese Meinung war kaum berechtigt, da die Polizei sich ständig behindert fand durch die Weigerung der Anwohner, Namen zu nennen und mitzuwirken bei dem Bemühen, die Gegend von Übergriffen und Verbrechen zu säubern. Aber der Tod von Marion Bridewell hatte all das geändert.

Während dieses Sonntags, dem 19. Juli, wurden größere Entscheidungen gefällt und ihre sofortige Durchführung geplant: Am folgenden Morgen würde in einer koordinierten Razzia eine Reihe von Festnahmen vorgenommen werden, und für die folgenden zwei Abende waren Sondersitzungen für die erstinstanzlichen Gerichte vorgesehen. Städtische Arbeiter würden während der nächsten Tage abgestellt, Sperrpfosten aufzurichten und über einige ausgewählte Straßen Stolperschwellen zu bauen. Während der nächsten Woche würde der Einsatz von Polizisten in der Siedlung verdoppelt, und ein aus Polizeibeamten, lokalen Schulleitern, Sozialarbeitern und Geistlichen bestehender Ausschuß würde sofort gegründet werden. Es war eine lange Sitzung mit zeitweilig übelgelaunten Teilnehmern, und Morse trug wenig von Bedeutung zu den Beratungen bei, denn seine Gedanken waren weit weg, und nur einmal wurde sein Interesse voll in Anspruch genommen. Es war eine von Stranges unverbesserlich zynischen Bemerkungen über Ausschüsse gewesen, die die kleine Ablenkung hervorgerufen hatte: «Noch eine oder zwei Wochen weiter so», brummte Strange, «und wir haben einen ständigen Ausschuß, einen Ausschuß für die Tagesordnung, einen Sonderausschuß – was Sie wollen. Was wir tun sollten, ist, sie treffen, wo es weh tut. Sie Strafe zahlen lassen. Ihre Dads Strafe zahlen lassen. Es vom Lohn ihrer Dads abziehen. Das ist meine Meinung.»

Der Chief Constable hatte leise zugestimmt. «Großartige Idee – und die neuen Gesetze werden uns eine große Hilfe sein, denke ich. Nur hat die Sache einen Haken, nicht wahr? Viele von diesen jungen Burschen *haben* nämlich gar keinen Vater, Superintendent.»

Strange hatte etwas verlegen ausgesehen.

Und Morse hatte zum zweitenmal an diesem Tag gelächelt.

## Kapitel vierunddreißig

> Der Neuzugezogene in Nord-Oxford wird wahrscheinlich feststellen, daß sein Nachbar nebenan, obwohl er einen hohen akademischen Grad an einer renommierten Universität erworben hat, nicht ganz so schlau wie seine Frau ist
>
> (*Country Living*, Januar 1992)

Morse war allein, als er endlich, am Vormittag des nächsten Tages, hinunter nach Park Town und wieder langsam durch die beiden Crescents fuhr, die den elliptischen, großzügig mit Bäumen und blühenden Büschen bepflanzten Park begrenzten. Es gab reichlich Parkplätze, und nach seiner zweiten Runde ließ er den Jaguar an der südlichen Seite stehen und ging zu Fuß an den zwölf Häusern mit den italienisch wirkenden Fassaden vorbei, aus denen die terrassenartig angelegte Häuserreihe bestand. Am östlichen Ende folgte er einer schmalen Gasse und bog dann in den etwa drei Meter breiten Weg ein, der hinter den Grundstücken entlangführte. Die durchgehende Backsteinmauer rechts von ihm, die die kleinen Gärten hinter den Häusern abschirmte, war nur etwa eineinhalb Meter hoch, und er sah, daß er nicht einmal einen der Gärten betreten mußte, um zu finden, was er suchte. Es war alles kinderleicht – kein messerscharfer Verstand wie der eines Sherlock Holmes war hier erforderlich; ein kurzes Auskundschaften in der Art Watsons würde fast umgehend zu der Stelle führen. So lehnte Morse sich nur wenige Minuten später über die Mauer des am weitesten nach Westen liegenden Grundstücks und fand die Einzelheiten von seinen Fotos spielend leicht wieder: die schwarzen Abflußrohre, die waagerechte Fernsehantenne, und dann, entscheidend, den Baum, an dessen niedrigstem Ast jetzt die rote Schaukel eines Kindes befestigt war. An der von Morse aus gesehen linken Seite des Gartens stand ein Gartenstuhl aus Holz, der sich fast in seine Bestandteile aufgelöst hatte, und er spürte mit erregender Gewißheit, daß von diesem Stuhl aus, in diesem Garten, irgend jemand – und sehr wahrscheinlich Karin Eriksson selbst – die beiden Fotos von dem hellhaarigen, kurzköpfigen, schlanken... was hatte Dr. Hobson noch gesagt? Er konnte sich nicht mehr erinnern. Und es spielte keine Rolle. Überhaupt keine Rolle.

Er ging zu der imposanten Eingangstür des Anwesens am Ende der Häuserreihe, das sich auf einem kleinen Schild rechts von der Pforte ‹Seckham Villa› nannte; darunter befanden sich drei Klingeln: zweiter Stock: Dr. S. Levi; erster Stock: Ms. Jennifer Coombs; Erdgeschoß: Ph. D. Alasdair McBryde. Eindeutig eine Gegend, wo Dr. phil. und Ph.D. nur so aus dem Boden hervorschossen. Er drückte auf den untersten Knopf.

Ein ziemlich großer Mann, etwa Mitte dreißig, mit einem dichten Bart, öffnete die Tür und studierte Morses Ausweis sorgfältig, bevor er Fragen beantwortete. Er komme aus Ostreilia (sagte er), zusammen mit seiner Frau, und habe einen Forschungsauftrag in Mikrobiologie; sie wohnten seit letztem August hier und würden in zwei Wochen nach Hause zurückkehren; er habe über einen Freund im Mansfield College von dieser Wohnung gehört, nachdem dieser sich im vergangenen Sommer nach einer geeigneten Unterkunft umgesehen habe.

Seit letztem August...

Sollte dies Morses Glückstag werden?

«Kannten Sie die Leute – sind sie Ihnen begegnet –, die vor Ihnen hier gewohnt haben?»

«Fürchte nein», sagte der Australier.

«Darf ich mich kurz drinnen umsehen?»

Offensichtlich ohne große Begeisterung führte McBryde Morse in das Wohnzimmer, einen großzügig angelegten Raum mit einer hohen Decke, und während Morse sich umsah, versuchte er, seine Sinne auf die leisesten Vibrationen einzustimmen. Ohne Erfolg. Erst als er durch die Terrassentür auf den sonnenbeschienenen Streifen Rasen schaute, spürte er einen leichten Schauer der Erregung: ein dunkelhaariges kleines Mädchen in einem rosa Kleid schaukelte müßig unter dem Baum hin und her; ihre in weißen Söckchen stekkenden Füße erreichten gerade den Boden.

«Ihre Tochter, Sir?»

«Ja. Haben Sie auch Kinder, Inspector?»

Morse schüttelte den Kopf. «Nur noch eine Sache, Sir. Haben Sie Ihr Buch, Sie wissen schon, Ihr Mietbuch oder wie man das nennt, zur Hand? Ich muß unbedingt Verbindung aufnehmen zu den, äh, Leuten, die im letzten Jahr vor Ihnen hier gewohnt haben...»

McBryde trat an einen Sekretär neben der Terrassentür und holte sein Mietbuch hervor; auf dem Deckel stand: ‹Finders Keepers›.

«Ich bin nicht im Rückstand», sagte McBryde, mit der ersten Andeutung eines Lächelns.

«Das sehe ich. Und ich bin kein Gerichtsvollzieher, Sir», sagte Morse und reichte das Buch zurück.

Die beiden Männer gingen wieder zur Eingangstür, und McBryde klopfte sehr leise an die Tür rechts von ihm und legte das Ohr an die Füllung.

«Darling? Darling?»

Aber es kam keine Antwort.

An der Wohnungstür stellte Morse seine letzte Frage:

«Finders Keepers – das ist das Büro an der Banbury Road, nicht wahr?»

«Ja. Wollen Sie jetzt dahin?»

«Ja, ich denke, ich werde gleich hingehen.»

«Haben Sie Ihren Wagen hier geparkt?»

Morse zeigte auf den Jaguar.

«Nun, an Ihrer Stelle würde ich ihn hierlassen. Sind nur fünf Minuten zu gehen, wenn nicht weniger – und an der North Parade finden Sie nie einen Parkplatz.»

Morse nickte. Gute Idee. Und das Rose and Crown war auch in der North Parade.

Bevor er jedoch Park Town verließ, schlenderte Morse hinüber in den ovalen Park, der die beiden Crescents voneinander trennte, und las den einzigen Hinweis, den er finden konnte, am Stamm einer Zeder befestigt:

DIESER PARK, ETWA 1850 ANGELEGT, WIRD VON DEN ANLIEGERN UNTERHALTEN FÜR ERHOLUNG UND RUHE. BITTE RESPEKTIEREN SIE DAS, WAS ER ZU BIETEN HAT. KEINE HUNDE, FAHRRÄDER, BALLSPIELE ODER TRANSISTORGERÄTE.

Für ein paar Minuten setzte Morse sich auf eine der Holzbänke, wo irgend jemand offensichtlich keinen Respekt gezeigt hatte, denn ein längliches Schild, das zweifellos den Namen eines früheren Anliegers getragen hatte, war vor kurzem aus der Rückseite herausgestemmt worden. Aber es war ein friedlicher Ort, und Morse ging jetzt langsam um das Oval herum, mit einem Teil seiner Gedanken bei Max' Tod, einem anderen Teil bei den im zum Erdgeschoß gehörenden Garten der Seckham Villa gemachten Fotos. Als er sich am westlichen Rand des Parks umwandte, wurde ihm klar, daß ebendiese Seckham Villa genau gegenüber von ihm auf der anderen Seite der Straße lag; sein brauner Jaguar war links von ihr geparkt. Und als er noch einmal die hübschen Fassaden bewunderte, hatte er flüchtig den Verdacht, daß ein bärtiges Gesicht sich sehr plötzlich hinter die ziemlich schäbigen Gardinen des Vorderzimmers im Erdgeschoß der Seckham Villa zurückgezogen hatte, wo Mrs. Sowieso McBryde lag und an Gott weiß was litt. War ihr Ehemann etwas neugieriger, als er zu sein schien? Oder war es der Jaguar, der häufig interessierte Blicke auf sich zog?

Nachdenklich verließ Morse Park Town und wandte sich nach links in die Banbury Road. Finders Keepers war ganz in der Nähe. Das war die North Parade ebenfalls. Und das Rose and Crown auch.

## Kapitel fünfunddreißig

> Geschäfte zu machen, ohne zu werben, ist wie einem Mädchen im Dunkeln zuzublinzeln. Du weißt, was du tust, aber niemand sonst weiß es
>
> (Steuart Henderson Britt, *New York Herald Tribune*, 30. Oktober 1956)

Nach zwei Halben Bier vom Faß im Rose and Crown ging Morse das kurze Stück zum Finders Keepers-Büro, wo er kurze Zeit später durch das Vorzimmer, vorbei an zwei mit ihren Computern beschäftigten jungen Damen, in das Privatzimmer von Mr. Martin Buckby, dem dunklen, modisch gekleideten Manager der Property Letting Services, geführt wurde. Es war fast Lunchzeit, aber Mr. Buckby sei nur zu gern bereit zu helfen – natürlich.

Ja, seine Geschäfsstelle vermiete ziemlich viele der Anwesen in Park Town, von denen die meisten aus Einfamilienhäusern in zwei, manchmal drei Wohnungen umgebaut worden waren, die meistens an Akademiker vermietet wurden, gelegentlich auch an Studenten. Die Einrichtung der Wohnungen war natürlich unterschiedlich, aber einige, besonders die im Erdgeschoß – oder im ersten Stock, wie einige es nannten – waren geräumig, elegant und gut ausgestattet. Das Mietjahr bestand im allgemeinen aus zwei Abschnitten: Oktober bis Juni, was dem akademischen Jahr an der Universität Oxford entsprach, und Juni/Juli bis Ende September, in welcher Zeit sehr häufig Besucher aus Übersee an kurzfristigen Mietverträgen interessiert waren. Anzeigen über die Verfügbarkeit solcher Wohnungen wurden regelmäßig in die *Oxford Times* gesetzt, und manchmal in die *Property Weekly*. Aber nur einmal, denn die Wohnungen gingen gewöhnlich weg wie warme Semmeln. Diese Anzeigen gaben eine kurze Beschreibung der zu vermietenden Wohnung und nannten die Miete: etwa 200 bis 250 Pfund die Woche für eine kurzfristige Vermietung (zur Zeit), und etwas weniger (im angemessenen Verhältnis) für eine längerfristige. Das Geschäft wickle sich zuerst gewöhnlich telefonisch ab, oft über Makler, und jemand –

entweder der Interessent selbst oder ein Vertreter des Maklers – würde vorbeikommen und sich die Wohnung ansehen («Sehr wichtig, Inspector!»), bevor die Schreibarbeit erledigt wurde, entweder in den Büros der Firma hier am Ort, oder, in zunehmendem Maß jetzt, direkt über Telefax. Eine Anzahlung werde hinterlegt, ein Mietvertrag unterschrieben, eine Referenz genannt – so funktioniere das. Natürlich gab es keine *Garantie*, und gewöhnlich mußte man sich auf sein Gefühl verlassen, aber sie hätten eigentlich selten Probleme. Wenn der neue Mieter erwartet wurde, würde ein Vertreter der Firma mitgehen, die Wohnung aufschließen, die Schlüssel übergeben und das Funktionieren von Gas, Strom, Absperrhähnen, Zentralheizung, Sicherungen, Thermostaten – von allem erklären und dem Mieter ein vollständiges Inhaltsverzeichnis der Wohnung übergeben. Dieses Verzeichnis mußte vom Mieter überprüft und innerhalb von sieben Tagen zurückgegeben werden, so daß es später keine Auseinandersetzungen über fehlende Fischmesser oder Federkissen gab. Das System funktionierte gut. Der einzige Fall merkwürdigen Verhaltens im vergangen Jahr zum Beispiel war das plötzliche Verschwinden über Nacht eines Herrn aus Südamerika gewesen, der seine Schlüssel mitgenommen hatte – und absolut nichts sonst. Und da, wie bei allen kurzfristigen Vermietungen, die ganze Miete im voraus bezahlt worden war wie auch eine Einlage von 500 Pfund, war kein Schaden entstanden – abgesehen von der Notwendigkeit, das Schloß an der Haustür auszuwechseln und neue Schlüssel anfertigen zu lassen.

«Haben Sie das der Polizei mitgeteilt, Sir?»

«Nein. Hätte ich das tun sollen?»

Morse zuckte mit den Schultern.

Er hatte jetzt eine gute Vorstellung, wie das Vermieten funktionierte (erklärte er), doch sei ihm immer wohler, wenn ihm typische Fälle geschildert würden. Wäre es zum Beispiel in Ordnung, wenn er frage, was Dr. McBryde für die Erdgeschoßwohnung in der Seckham Villa zahle?

Buckby nahm einen grünen Ordner aus dem Aktenschrank hinter ihm und durchblätterte ihn rasch. «Dreizehnhundert Pfund im Monat.»

«Puh! Ziemlich gepfeffert, oder?»

«Es ist der übliche Preis – und es ist eine hübsche Wohnung, nicht wahr? Eine der schönsten im ganzen Crescent.» Buckby nahm ein Blatt aus dem Ordner und las die Einzelangaben vor.

Aber Morse hörte ihm nur oberflächlich zu. Das war ja schließlich der Job eines Managers. Das meiste aus dem zu machen, was Morse mit eigenen Augen als eine ziemlich begrenzte Wohnfläche gesehen hatte, besonders für ein Ehepaar mit einem Kind – mindestens *einem* Kind.

«Haben Sie nicht eben gesagt, daß das Maximum für eine kurzfristige Vermietung 250 Pfund die Woche sei?»

Buckby grinste. «Nicht für *das* Haus – na ja, Sie haben es gesehen. Und was veranlaßt Sie zu der Annahme, daß es sich um eine kurzfristige Vermietung handelt, Inspector?»

Es prickelte wieder in Morses Nacken, und unterschwellig kamen ihm einige der von Buckby vorgelesenen Einzelheiten zu Bewußtsein. Er griff über den Tisch und nahm das Blatt auf.

> Diele, Wohnzimmer, Eßzimmer, gutausgestattete Küche, zwei Schlafzimmer, Atelier/Arbeitszimmer, Badezimmer, überall Gas-Zentralheizung, kleiner ummauerter Garten.

Zwei Schlafzimmer... in einem von ihnen eine kranke Frau... Atelier... und ein kleines Mädchen auf einer Schaukel... lieber Gott! Morse schüttelte den Kopf über seine eigene Begriffsstutzigkeit.

«Eigentlich bin ich gekommen, um Sie zu fragen, Sir, ob Sie irgendwelche Unterlagen darüber hätten, wer im Juli vergangenen Jahres in der Wohnung gelebt hat. Aber ich glaube – ich glaube –, Sie werden mir sagen, daß es Dr. Alasdair McBryde war, daß er keine Frau hat, daß die Leute, die oben wohnen, ein kleines schwarzhaariges Mädchen haben, daß der Bursche vermutlich von Malta stammt...»

«Gibraltar, in Wirklichkeit.»

«Haben Sie Ersatzschlüssel, Sir?» fragte Morse, fast verzweifelt.

Vor der Seckham Villa stand der Jaguar unberührt, aber in der Wohnung war kein Dr. McBryde mehr zu sehen. Doch das kleine Mädchen saß noch immer auf der Schaukel und streichelte sanft das

Haar seiner Puppe. Morse schloß die Terrassentür auf und ging über den Rasen zu dem Kind.

«Wie heißt du?»

«Ich heiße Lucy, und meine Puppe heißt Amanda.»

«Wohnst du hier, Lucy?»

«Ja. Mummy und Daddy wohnen da oben.» Ihre strahlenden Augen richteten sich auf das oberste Fenster.

«Hübsche Puppe», sagte Morse.

«Würden Sie sie gern halten?»

«Das würde ich sehr gern, aber im Augenblick habe ich gerade eine Menge zu tun.»

In Gedanken hörte er eine Stimme brüllen: «Hilfe, Lewis!», und er wandte sich wieder zum Haus und fragte sich, wo in aller Welt er anfangen sollte.

## Kapitel sechsunddreißig

> Neun Zehntel des Reizes der Pornographie sind den unsauberen Gefühlen in sexueller Hinsicht zuzuschreiben, die der Jugend von Moralpredigern eingetrichtert werden. Das andere Zehntel ist physiologisch bedingt und wird auf diese oder jene Weise in Erscheinung treten, gleichgültig, wie die Gesetzeslage ist.
>
> (Bertrand Russell, *Ehe und Moral*)

Lewis traf um 14.15 Uhr in der Seckham Villa ein und brachte die Frühausgabe der *Oxford Mail* mit, in der viele Spaltenzentimeter der Welle von Autoverbrechen gewidmet waren, die Oxfordshire geißelten – und die auch mit zunehmender Regelmäßigkeit die nationale Presse geißelten. Jeder und alles wurde abwechselnd verantwortlich gemacht: die Polizei, die Eltern, die Lehrer, die Kirche, die Rezession, die Arbeitslosigkeit, der Mangel an Jugendzentren, die Autohersteller, das Wetter, das Fernsehen, die Brauer, die linken

Sozialarbeiter, die rechten Sozialarbeiter, und selbst der Teufel blieb nicht verschont. Paradoxerweise schien die Polizei mehr auf der Anklagebank zu sitzen als die Täter, die die zunehmend bösartigen Verbrechen begingen. Aber wenigstens der Einsatz an diesem Vormittag war erfolgreich gewesen, berichtete Lewis; das einzige Problem sei, daß weitere Polizeiaktivitäten im Wytham-Wald drastisch eingeschränkt worden waren – vier Männer nur noch, von denen einer in dem abgesperrten Gebiet in Pasticks Wache stand.

Der vorübergehend deprimierte Morse nahm die Nachricht ohne große Überraschung entgegen und brachte Lewis kurz auf das laufende hinsichtlich seiner eigenen ambivalenten Errungenschaften des Vormittags: daß er den Garten entdeckt hatte, wo Karin Eriksson aller Wahrscheinlichkeit nach einige Zeit verbrachte, bevor sie verschwand, und die Leichtgläubigkeit, mit der er McBryde – mit ziemlicher Gewißheit eine Schlüsselfigur in dem Drama – mehr als genug Zeit zugebilligt hatte, sich eilig aus dem Staub zu machen.

Am äußeren Ende des Korridors vor dem Eingang zur Wohnung führte eine ziemlich steile Treppe in einem Bogen zum Kellergeschoß der Seckham Villa, und hier machten sie die erste Entdekkung. Der Keller bestand aus einer großen, modernisierten Küche nach vorn und dahinter, durch einen Bogengang zu erreichen, einem großen Aufenthaltsraum mit Sesseln, einer Polsterbank, niedrigen Tischen, Bücherborden, TV, HiFi-Anlage – und einem Doppelbett aus Mahagoni, abgezogen und mit einer hellblauen Matratze. Neben dem Bett war eine Reihe von vier miteinander verbundenen, rechteckigen Holzbrettern angebracht, an denen entlang zwei Stahlschienen liefen – Schienen, so wurde sofort angenommen, auf denen vor kurzem und wahrscheinlich häufig eine Filmkamera hin und her bewegt worden war.

Morse verbrachte (mit Lewis und einem der DCs) den größten Teil des Nachmittags hier, nachdem die Männer für Fingerabdrücke, der ranghöchste Tatortbeamte und der Fotograf ihre üblichen Aufgaben abgeschlossen hatten. Deutliche Fingerabdrücke an dem (nicht abgewaschenen) Kochtopf und den Bestecken im Spülstein würden zweifellos mit den unzähligen anderen, die man in der ganzen Wohnung gefunden hatte, übereinstimmen, würden zweifellos McBrydes sein und würden (wie Morse das sah) zweifellos die Ermittlung kein bißchen weiterbringen. Keine Kleidungsstücke, abgesehen von zwei Paar schmutzigen beigefarbenen Socken in einem der Schlafzimmer, keine Toilettenartikel auf den Ablagen im Badezimmer, keine Videokassetten, keine Briefe, keine zerrissenen Papiere in den beiden Papierkörben oder in dem Mülleimer neben der Hintertür. Alles in allem schien es ziemlich eindeutig, daß die Wohnung ‹entrümpelt› worden war – vielleicht erst vor kurzem? – für den Fall einer schnellen Flucht. Doch es gab Dinge, die nicht zusammengepackt und in den weißen Lieferwagen gestopft worden waren, den McBryde (wie schnell ermittelt wurde) für Reisen benutzt hatte, und Schränke im Erdgeschoß wie auch im Keller enthielten Federbetten, Bettlaken, Kopfkissenbezüge, Dekken, Handtücher und Tischdecken – zweifellos Dinge, die auf dem Inventarverzeichnis der Wohnung standen, und die Vorratskammer war angemessen gefüllt mit Konservendosen – Bohnen, Obst, Lachs, Spaghetti, Thunfisch und ähnlichem.

Aber es waren natürlich die Schienen neben dem Doppelbett im Keller, die das größte Interesse erregten, manches Hochziehen der Augenbrauen und viele schlüpfrige Randbemerkungen unter jenen Untersuchungsbeamten, deren detektivische Fähigkeiten, zumindest in diesem Fall, denen des Chief Inspector entsprachen. Es hätte in der Tat ein besonders schafsköpfiger Mann sein müssen, der sich nicht vorstellen konnte, wie Kamera und Mikrofon sich langsam neben der Matratze entlangbewegten, um die verschiedenartigsten Akte der Unzucht auf dem quietschenden Bett aufzunehmen. Morse selbst hatte versucht, seiner Phantasie nicht zu freien Lauf zu lassen. Manchmal tauchten im Präsidium pornografische Videofilme auf, die bei einer Razzia oder beim illegalen Handel konfisziert worden waren. Oft hätte er sich gern einige der primitiven, verdorbenen, verführerischen Streifen angesehen, doch ebensooft hatte er seine Kollegen wissen lassen, daß *er* zumindest nicht das geringste Interesse an diesen Dingen habe.

In einer Ecke in der Küche lagen, sauber gebündelt wie für eine bevorstehende Sammlung der Freunde der Erde, Stapel von alten Zeitungen, hauptsächlich die *Daily Mail*, und verschiedene Zeitschriften, darunter *Oxford Today, Oxcom, TV Times*, zwei Vogelschützer-Journale und die Angebote vom letzten Weihnachten von der Spastic Society. Morse hatte den Stapel flüchtig durchblättert, vielleicht in der Hoffnung, ein verbotenes Titten-und-Po-Magazin zu finden, aber außer einigen Bildern von Lachmöwen auf dem Loch Kinnordy, die er über eine Minute lang betrachtete, fand er nichts, was ihn interessierte.

Lewis fand sie schließlich, in eine der kostenlosen Lokalzeitungen gefaltet, den *Star*. Vierzehn DIN-A4-Bögen, aufeinandergestapelt, offensichtlich fotokopiert (und schlecht fotokopiert) von einer ausführlicheren Veröffentlichung auf Glanzpapier. Auf jedem Bogen waren mehrere Fotos desselben Mädchens abgebildet, in verschiedenen Entkleidungsstadien, und am Fuß eines jeden Bogens standen ein Vorname und Einzelheiten über Größe, Brustumfang, Taille, Hüften, Kleider-, Schuh- und Handschuhgröße und Farbe von Haar und Augen. In beinahe jedem Fall zeigte das Bild links unten das Modell völlig nackt, und in drei oder vier Fällen nahm es eine sexuell aufreizende Stellung ein. Die Namen stammten aus der glitzernden Welt der Revuegirls: Jayne, Kelly, Lindy-Lu, Mandy ... und die meisten schienen (denn das Alter wurde nicht genannt) Mitte zwanzig zu sein. Aber vier der Bögen zeigten ältere Frauen, deren Namen möglicherweise gewählt worden waren, um auf ihre Reife hinzuweisen: Elaine, Dorothy, Mary, Louisa ... Die einzige andere Information (Adressen gab es nicht) war ein (1.), (2.), (3.), entsprechend dem Vorrang in den ‹Dienstleistungen›, und Lewis, selbst durchaus nicht uninteressiert, las amüsiert ein paar Stichproben der angebotenen Dienste: Sportkanonen, Begleiterinnen, Unterwäsche, Strümpfe, Leder, Badekleidung, Sommerkleider, BHs, Aktmodellieren, Frisuren, Handschuhe. Doch sicher nichts, was gegen das Gesetz verstieß. Aber drei der Mädchen waren wesentlich deutlicher in der Beschreibung ihrer Spezialitäten; Mandy nannte (1.) häusliche Videos, (2.) pornografische Filme und (3.) Über-Nacht-Begleiterin, und Lindy-Lu, abgebildet in Lederstiefeln, die bis zu den Oberschenkeln reichten, verkündete eine ausgesprochene Fertigkeit im Verhauen.

Und dann, während Morse und Lewis noch über diese Dinge nachdachten, wurde ein großer Fund gemacht. Einer der beiden DCs, der den Auftrag hatte, den Hauptwohnraum oben zu durchsuchen, hatte, eingeklemmt in die oberste Schublade des Sekretärs, eine Liste von Namen und Adressen gefunden: doch sicherlich eine Kundenliste! Kunden, die ihre pornografischen Unterlagen vermutlich in einfachen braunen Umschlägen erhielten, mit festgeklebter Klappe. Und auf der Liste, an vierter Stelle von oben, stand der Name, auf den sich das Interesse von Morse und Lewis sofort konzentrierte: George Daley, 2 Blenheim Villas, Begbroke, Oxon.

Morse war entzückt über den Fund gewesen – natürlich! Und er hatte den DC verschwenderisch gelobt, vielleicht (in Lewis' Augen) etwas übertrieben dabei. Aber als er jetzt auf der Polsterbank saß und wieder die geöffneten Reißverschlüsse und Knopfleisten der Modelle betrachtete und die Namensliste noch einmal durchlas, schien er Lewis in Gedanken verloren und traurig.

«Alles in Ordnung, Sir?»

«Was? O ja. Bestens. Wir kommen großartig voran. Machen wir weiter so!»

Aber Morse selbst trug wenig zu ihrem Weiterkommen bei, und nachdem er etwa zehn Minuten lang planlos umhergewandert war, setzte er sich noch einmal hin und nahm das Blatt mit den Adressen in die Hand. Er müßte Lewis informieren, entschied er – nicht gerade jetzt, aber... Er warf wieder einen Blick auf den siebzehnten Namen auf der Liste, denn er würde wahrscheinlich nie den Namen vergessen, den das Präsidium in Kidlington ihm nannte, als er von Lyme Regis aus die Zulassungsstelle für Fahrzeuge angerufen hatte: H 35 LWL:

Dr. Alan Hardinge.

Er nahm die Bilder von den Modellen in die Hand und sah sich noch einmal ihre Namen und ihre Körpermaße und ihre besonderen Fertigkeiten an. Im besonderen sah er sich noch einmal eines der reiferen Modelle an, das Modell, das sich ‹Louisa› nannte, das Modell, mit dem er soviel Spaß über ihren Namen gehabt hatte im Bay Hotel in Lyme Regis, die Frau, die hier abgebildet war, völlig nackt und unsagbar begehrenswert.

Claire Osborne.

«Schade, daß wir keine Adresse haben für... nun, es muß wohl eine Art Modell-Agentur sein, oder?»

«Kein Problem, Lewis. Wir können einfach einen von diesen Typen auf der Liste anrufen.»

«Vielleicht wissen *sie* es auch nicht.»

«Ich besorge Ihnen die Adresse in zehn Minuten, wenn Sie sie wirklich haben wollen.»

«Ich will sie nicht für mich selbst, wissen Sie.»

«Natürlich nicht!»

Morse entschied, daß seine Anwesenheit in der Seckham Villa nicht länger erforderlich war, nahm seine Papiere an sich, wies Lewis an, noch ein oder zwei Stunden zu bleiben, und kehrte zum Präsidium zurück, wo er ihre Telefonnummer wählte.

Sie war zu Hause.

«Claire?»

«Morse!» (Sie hatte seine Stimme erkannt!)

«Sie hätten mir sagen können, daß Sie in einer Modell-Agentur arbeiten!»

«Warum?»

Morse fiel keine Antwort ein.

«Sie hielten mich für verdorben, aber nicht für *so* verdorben?»

«Vermutlich.»

«Warum setzen Sie sich nicht in ihr Auto und kommen heute abend rüber? Ich würde mich freuen.»

Morse seufzte. «Sie sagten, Sie hätten eine Tochter...»

«Und?»

«Stehen Sie noch in Verbindung mit dem Vater?»

«Mit dem Vater? Großer Gott, vergessen Sie es. Ich könnte Ihnen nicht sagen, wer der Vater *ist*!»

Wie der Vorhang im Tempel zerriß Morses Herz plötzlich in zwei Stücke, und nachdem er sie noch nach Namen und Adresse der Modell-Agentur gefragt hatte (sie lehnte es ab, ihm die zu nennen), legte er auf.

Zehn Minuten später läutete das Telefon auf Morses Schreibtisch, und Claire war am Apparat – wenn er auch nicht wußte, wie sie an seine Nummer gekommen war. Sie sprach nur etwa dreißig Sekunden und ignorierte Morses Unterbrechungen.

«Halt die Klappe, du Scheißkerl! Ist dir nicht klar, daß ich all den lüsternen Typen, die ich jemals hatte, deinetwegen den Laufpaß gegeben habe – und anstatt zu versuchen zu verstehen, fragst du mich nur – lieber Gott! – wer der Vater...»

«Hör zu, Claire...»

«Nein! Du hörst verdammt noch mal zu. Wenn du nicht akzeptieren kannst, was dir eine Frau über sich selbst erzählt, und in der Vergangenheit herumstochern mußt und verdammt überflüssige Fragen stellen, warum, und wer er war, und...» Aber die Stimme versagte ihr jetzt völlig.

«Hör mir bitte zu!»

«Nein! Zieh einfach Leine, Morse, Scheißkerl, und ruf mich nicht noch mal an, weil ich wahrscheinlich gerade mit jemandem vögel und nicht gestört werden will...»

«Claire!»

Aber sie hatte aufgelegt.

Während der nächsten Stunde wählte Morse ihre Nummer alle fünf Minuten und ließ es jedesmal dreißigmal summen. Aber niemand nahm auf.

Lewis hatte nichts Neues in der Seckham Villa gefunden, und um 18 Uhr rief er im Präsidium an, wie Morse es gewünscht hatte.

«In Ordnung. Gehen Sie heute früh nach Hause, Lewis. Und sehen Sie zu, daß Sie genug Schlaf kriegen. Und viel Glück für morgen!»

Lewis sollte am nächsten Tag den 7.30-Uhr-Flug nach Stockholm nehmen.

## Kapitel siebenunddreißig

> Lebend begraben zu werden ist fraglos der schrecklichste aller Schrecken, die je zum Los bloßer Sterblicher wurden
>
> (Edgar Allan Poe, *Tales of Mystery and Imagination*)

Der Tod von Max umhüllte Morse noch immer wie ein Mantel aus Trübsinn, als er am nächsten Morgen in seinem Büro saß. Während der vergangenen Nacht hatte er sich in Gedanken viel mit dem Tod beschäftigt, und diese Stimmung hielt noch an. Als Junge hatten ihn die Worte des sterbenden Sokrates bewegt, die besagten, wenn der Tod nur ein einziger langer, ungebrochener, traumloser Schlaf sei, könne der Menschheit kaum ein größerer Segen gewährt werden. Aber was war mit dem Körper? Die Seele war vielleicht fähig, für sich selbst zu sorgen, aber was war mit dem sinnlich wahrnehmbaren Körper? In Morses Lieblingsgeschichte aus der *Ilias* hatten die Brüder und Verwandten von Sarpedon seinen Körper begraben, mit Erdhügel und Säule, in dem reichen, weiten Land Lykien. Ja! Es war schicklich, einen Grabstein zu haben, mit einem Namen darauf. Aber es gab all diese furchteinflößenden Geschichten – Geschichten über Menschen, die verfrüht begraben worden waren und in ungeheurem Entsetzen erzitternd aufwachten, den unbeweglichen Deckel des Sarges nur wenige Zoll über ihnen. Nein! Verbrennen war gewiß besser als Begraben... Morse hatte keine Ahnung, was geschah, wenn die Vorhänge sich über den leichten Holzsärgen in den Krematorien schlossen... wie die Vorhänge am Ende der *Götterdämmerung*, vom Klatschen natürlich abgesehen. Alles schnell erledigt, und wenn jemand deine vergängliche Asche über der Gedächtnisstätte ausstreuen wollte – nun, das tat vielleicht auch den Rosen gut. Er hätte auch nichts gegen ein oder zwei Hymnen. ‹The day thou gavest› vielleicht. Eine schöne Melodie. Solange es keine Gebete gab und keine Abweichung von der Bibelübersetzung von 1611... Vielleicht hatte Max es richtig gemacht, die Wahl zwischen Beerdigung und Verbrennung geschickt umgangen: Der clevere alte Junge hatte seinen Körper dem Krankenhaus vermacht, und die Chancen waren groß, daß das eine oder das andere seiner Organe ihnen reichlich zu denken gab. Haha!

Morse lächelte in sich hinein, und als er plötzlich aufsah, stand Strange in der Tür.

«Privater Witz, Morse?»

«Oh, es ist nichts, Sir.»

«Kommen Sie schon. Das Leben ist hart genug.»

«Ich dachte gerade an Max' Leber...»

«Kein schöner Anblick!»

«Nein.»

«Sie nehmen es sich ein bißchen sehr zu Herzen, nicht wahr? Das mit Max, meine ich.»

«Ein bißchen, vielleicht.»

«Haben Sie schon das Neueste gesehen?»

Strange schob ein Exemplar der *Times* über den Tisch, mit einer kurzen Notiz auf der Titelseite, die die Leser informierte, daß ‹die im Wytham-Wald gefundenen Knochen mit Sicherheit nicht die der schwedischen Studentin seien, deren Verschwinden Ursache der Verse und der folgenden Analyse in dieser Zeitung war (siehe Leserzuschriften, Seite 13)›.

«Irgend etwas, was uns weiterhilft?» fragte Morse zweifelnd und schlug die Zeitung auf.

«Kaum der Rede wert, wenn Sie mich fragen», erwiderte Strange.

Morse sah hinunter auf Seite 13:

*Von Mr. Anthony Beaulah*

Sir, wie bei dem Text eines frühgriechischen Liebesgedichts hat man bei den Versen über die schwedische Studentin den Eindruck, es sei so erschöpfend über sie nachgedacht worden, daß vielleicht nicht mehr viel zu sagen bleibt. Und vielleicht ist die Suche bereits beendet. Aber es gibt noch einen wichtigen (doch sicherlich?) Aspekt der Verse, der bisher nur wenig Beachtung gefunden hat. Die Verbindung von dem ‹Tiger› mit der ‹brennenden Nacht› (Zeilen 9 und 12) ist zwar erwähnt worden, aber in nicht-spezifischem Zusammenhang. Nach meiner Ansicht, Sir, sollte man den Tiger (die Katze) vielleicht interpretieren als auf Autofahrer in der Dunkelheit zurückstarrend. Und die brillant einfache Erfindung, die schon seit langem den von der Dunkelheit überraschten Fahrer durch den oft zitierten Wald der Nacht (William Blake) gesteuert hat? Katzenaugen! (Leuchtnägel)

Ich selbst lebe zu weit entfernt von Oxford, als daß ich eine solche These überprüfen könnte. Aber könnte die Polizei dies nicht als echten Hinweis betrachten und nach einem Stück Straße suchen (in oder bei Wytham?), wo vor kurzem Leuchtnägel angebracht worden sind?

*Mit freundlichen Grüßen*
*ANTHONY BEAULAH*
*Felsted School*
*Essex*

«Hat es Sinn, Lewis darauf anzusetzen?» fragte Strange, als Morse den Brief gelesen hatte.

«Nicht heute vormittag, Sir. Wenn Sie sich erinnern, er, äh, macht Ferien.» Morse warf einen Blick auf seine Uhr. «In diesem Augenblick sieht er wahrscheinlich auf Jütland hinunter.»

«Warum sind *Sie* nicht geflogen, Morse? All die schwedischen blonden Mädchen und so...»

«Ich dachte, es sei eine gute Erfahrung für ihn.»

«Hm.»

Eine Weile schwiegen sie beide. Dann nahm Strange seine Zeitung an sich und stand auf.

«Haben Sie schon ein Testament gemacht, Morse?»

«Ich habe nicht viel zu vererben, eigentlich.»

«All Ihre Platten zum Beispiel?»

«Etwas überholt, fürchte ich. Wir kaufen heute alle CDs.»

«Vielleicht sind *die* auch bald überholt.»

Morse nickte. Strange machte selten so scharfsinnige Bemerkungen.

# Kapitel achtunddreißig

> Es macht die Menschen stärker, wenn sie erkennen, daß die helfende Hand, die sie brauchen, sich am Ende ihres eigenen rechten Arms befindet
>
> (Sidney J. Phillips, Rede im Juli 1953)

Auf der zwanzig Kilometer langen Busfahrt vom Arlanda-Flughafen nach Süden in Richtung Stockholm genoß Lewis den für ihn ziemlich seltenen Anblick eines anderen Landes. Nach einer Weile gingen die ausgedehnten Kiefern- und Tannenwälder in kleinere Gehölze und offene Felder über, dann kamen Bauernhöfe, rot, mit Scheunen, die ebenfalls rot waren, und einige wenige gelbe Herrenhäuser aus Holz, kurz vor dem Stadtrand von Stockholm mit seinen Fabriken und ordentlichen, noch neuen Gebäuden – und alles so außerordentlich sauber und ohne jeden Abfall. In kleinen Waldgebieten in der Stadt selbst standen drei- und vierstöckige Wohnblöcke, und schließlich kam das Ende der Fahrt, der Zentrale Omnibusbahnhof.

Lewis hatte auf der Schule nie Sprachen gelernt, und seine Reisen ins Ausland hatten sich bisher beschränkt auf drei Wochen in Australien, zwei Wochen in Italien und einen Nachmittag auf einem Supermarkt in Calais. Daß er keine Schwierigkeiten hatte, ein Taxi herbeizurufen, lag allein an dem hervorragenden Englisch des jungen Fahrers, der Lewis bald in den Vorort Bromma und dann zu einem achtstöckigen weißen Wohnblock in Bergsvägen brachte.

Das CID von Stockholm hatte angeboten, einen Mann zu schikken, der ihn abholte, aber Lewis hatte keinen Gebrauch von dem Angebot gemacht, als er am Tag zuvor die Einzelheiten seines Besuchs plante. Es war selten, daß er unabhängig entscheiden konnte, und hier war seine Chance.

Die Eingangshalle war in poliertem rosa Granit, und ein Schild mit den Namen der Mieter hing an einer Wand:

| | |
|---|---|
| ANDREASSON | 8A |
| ENGSTRÖM | 8B |

| | |
|---|---|
| FASTEN | 7A |
| OLSSON | 7B |
| KRAFT | 6A |
| ERIKSSON | 6B |

Sechster Stock!

Lewis war aufgeregt, als er den Namen sah; es war fast, als ob... als ob er im Begriff sei, eine bedeutsame Entdeckung zu machen.

Die Tür mit dem Namensschild ERIKSSON wurde von einer Frau Mitte vierzig geöffnet, mittelgroß, mollig, mit hellbraunen Augen und kurzem, bräunlichblondem Haar.

«Mrs. Eriksson?»

«Irma Eriksson», sagte sie, gab ihm die Hand und bat ihn in die Wohnung.

An den Wänden der kleinen Diele standen Schränke, an einer hing ein großer Spiegel, an einer anderen ein Wandteppich, der selbstgewebt aussah. Durch die offene Tür an seiner rechten Seite sah Lewis eine wunderschön eingerichtete Küche, frisch und glänzend vor Sauberkeit, mit einem Kupferkessel auf dem Herd und alten Tellern an den Wänden.

«Hier hinein, Mr. Lewis.» Sie zeigte lächelnd nach links und ging ihm voran.

Ihr Englisch war sehr gut, fließend und korrekt, mit nur einer Spur von ausländischem Akzent, wahrnehmbar vielleicht allein in der Dehnung des kurzen ‹i› (‹Miester Lewis›).

Die ganze Wohnung war so *sauber*, und der Parkettboden im besonderen war so peinlich sauber, daß Lewis sich fragte, ob er anbieten sollte, seine Schuhe auszuziehen, denn sie selbst stand in Strümpfen da: Mit einer freundlichen Geste bot sie ihm einen Platz auf einem braungestreiften Sofa an.

Als Lewis später versuchte, Morse die Einrichtung zu beschreiben, war ihm mehr als alles andere die große Menge von Dingen bewußt, die in dieses Wohnzimmer gepackt worden waren: zwei Couchtische aus massivem, dunklem Holz, eine große Anzahl von Zimmerpflanzen, Gruppenbilder und Fotos überall, Dutzende von

Kerzenhaltern, ein großes Fernsehgerät, hübsche Kissen, wo man nur hinschaute, Vasen mit Blumen, eine Gruppe Dala-Pferde, zwei Cruzifixe und, wie Lewis später erfuhr, ein Satz Carl Larsson-Drucke über dem Backstein-Kamin. Doch trotz all der Fülle war das ganze Zimmer hell und luftig: die dünnen Gardinen waren von dem nach Süden gehenden Fenster zurückgezogen.

Die Unterhaltung war mühelos und, für Lewis, interessant. Er erfuhr etwas vom Wohnen der Mittelklasse in schwedischen Städten, hörte, wie und warum die Erikssons von Uppsala nach Bergsvägen gezogen waren, fast ein Jahr, nachdem... nachdem Karin zugestoßen war, was ihr zugestoßen war. Während Lewis kurz die Aussage durchging, die sie vor einem Jahr gemacht hatte, beobachtete Irma Eriksson ihn wachsam (wie er sehen konnte), nickte hier und da und schaute ein- oder zweimal traurig hinunter auf einen kleinen Orientteppich vor ihren Füßen. Aber ja, es war alles da, und nein, sie konnte nichts hinzufügen. Von jenem Tag bis zu diesem hatte sie keine weiteren Nachrichten von ihrer Tochter erhalten – keine einzige. Zuerst, gab sie zu, hatte sie gehofft und gehofft und nicht glauben können, daß Karin tot sei. Aber nach und nach war ihr nichts anderes übriggeblieben als diese Schlußfolgerung, und es war wirklich besser so – die absolute Gewißheit zu akzeptieren, daß Karin ermordet worden war. Sie war der englischen Polizei dankbar – wie sollte sie es nicht sein? – für ihre erneuten Bemühungen – noch einmal! – und sie hatte natürlich die Leserzuschriften gelesen, die sie regelmäßig von einer englischen Freundin erhielt.

«Darf ich Ihnen einen Kaffee anbieten? Und einen kleinen schwedischen Schnapps vielleicht?»

Als sie hinaus in die Küche ging, konnte Lewis kaum glauben, daß er es gewesen war, der «ja» zum ersten und «ja» zum zweiten Angebot gesagt hatte. Es war ihm in seiner Laufbahn als Polizist oft geschehen, daß er darum gebetet hatte, Morse wäre in der Nähe, um ihm zu helfen, doch nicht jetzt. Er stand auf und ging langsam durch das Zimmer und musterte längere Zeit einige der Fotos, im besonderen eines von ihnen: drei junge Damen in schwedischer Nationaltracht.

«Ah! Ich sehe, Sie haben meine schöne Tochter gefunden.»

Mrs. Eriksson war leise hereingekommen und stand jetzt neben ihm, zehn bis fünfzehn Zentimeter kleiner als der über 1,80 Meter große Sergeant. Er konnte die süße sommerliche Frische ihres Körpers wahrnehmen, und er fühlte ein unvertrautes Zucken in seiner rechten Schläfe.

«Katarina, Karin, Kristina.» Sie zeigte nacheinander auf jede der drei. «Und alle hübscher als ihre Momma, nicht?»

Lewis antwortete nicht direkt und hielt noch immer das eingerahmte Foto in der Hand. Die drei sahen sich so ähnlich; alle hatten langes, glattes, goldblondes Haar, alle hatten reine Haut und hohe Backenknochen.

«Das in der Mitte ist Karin, sagen Sie?» Lewis betrachtete es noch einmal, das Mädchen, das vielleicht ein wenig ernsthafter als die beiden anderen aussah.

Momma nickte, dann nahm sie – überraschend – Lewis das Foto aus der Hand und stellte es wieder auf seinen Platz, ohne ihr etwas schroffes Verhalten zu erklären.

«Wie kann ich Ihnen sonst noch helfen?» Sie saß mit übereinandergeschlagenen Beinen Lewis gegenüber in einem Sessel und stürzte den Schnapps aus dem kleinen, dickwandigen Glas hinunter, bevor sie einen Schluck von dem heißen, starken Kaffee trank.

Lewis stellte ihr eine Reihe von Fragen und machte sich bald ein sehr viel deutlicheres Bild von der Tochter, von der die Mutter jetzt so liebevoll sprach.

Karin war ein gescheites Mädchen gewesen, wenn auch manchmal etwas zur Faulheit neigend. Sie hatte mit achtzehn die höhere Schule in Uppsala verlassen, mit guten Zukunftsaussichten; sie war attraktiv, war eine *sehr* gute Schwimmerin und Tennisspielerin und hatte eine größere Anzahl von Auszeichnungen von Arbeitsgemeinschaften in der Schule und bei den Pfadfinderinnen erworben, für Vogelbeobachtung, Landkartenlesen, Felsenklettern, Judo, Sticken und Amateur-Musicals. Kurz nachdem Karin die Schule verlassen hatte, war Irmas Ehemann, Staffan Eriksson, mit einer geheimnisvoll verführerischen Brünetten eingezogen, die er auf einer Geschäftsreise nach Norwegen kennengelernt hatte, und, nun, das war es in etwa. Irma Eriksson stellte die Beine nebeneinander und lächelte Lewis sanft an.

«Noch einen Schnapps?»

«Warum nicht», sagte Mr. Lewis.

Katarina (so fuhr Irma Eriksson fort), ihre älteste Tochter, war verheiratet und arbeitete als Dolmetscherin bei der Europäischen Kommission in Straßburg, die jüngste Tochter, Kristina, erst achtzehn, war in ihrem letzten Schuljahr und wollte Sozialwissenschaft studieren. Sie wohnte zu Hause, hier in der Wohnung, und wenn Mr. Lewis gern mit ihr sprechen würde...? Wenn Mr. Lewis länger in Stockholm bliebe?

Es zuckte wieder in Lewis' Schläfe, und er lenkte die Unterhaltung zurück auf Karin.

Wie *war* Karin – als Person? Nun, ihre Mutter nahm an, man könnte sie ‹unabhängig› nennen – ja, das vor allem anderen. Im Sommer bevor sie nach England ging, hatte sie zwei Monate in einem Kibbuz in der Nähe von Tel Aviv verbracht, und im Jahr davor hatte sie sich einer Gruppe von Umweltschützern im Arctic Circle angeschlossen. Aber sie war nie (zum erstenmal schien Irma Eriksson Schwierigkeiten mit ihrem englischen Wortschatz zu haben) ein ‹leichtes› Mädchen gewesen. Nein! Das war es nicht, was sie meinte! Sie war nie eines von den Mädchen gewesen, die ins Bett gingen mit... Sie wissen...?

«War sie... glauben Sie, daß sie noch Jungfrau war, Mrs. Eriksson?»

«‹Irma›, bitte!»

«Soweit Sie wissen... Irma?»

«Ich bin mir nicht sicher. Abgesehen von dem Ärger in Israel – wenn sie Sex mit irgendwem hatte, wäre es jemand gewesen, den sie mochte. Sie wissen, wie ich das meine, nicht wahr?»

«Sie hat gern Vögel beobachtet, sagten Sie?» Lewis verlor den Faden. Oder nicht?

«O ja! Nie ging sie auf Urlaub oder machte einen Spaziergang, ohne ihr Fernglas mitzunehmen.» (Das korrekte Englisch bröckelte ab, ein ganz klein wenig.)

Es gab jetzt nur noch einen Punkt, den zu bestätigen Morse ihn gebeten hatte: die Paß- und Arbeitserlaubnisbestimmungen für eine junge Dame wie Karin.

Kein Problem. Zum erstenmal glaubte Lewis, Kummer in den traurigen Augen zu sehen, während Irma Eriksson erklärte, da

Schweden nicht zur EG gehöre, müßten alle schwedischen Staatsbürger Antrag auf Arbeitserlaubnis stellen, falls sie die Absicht hätten, für längere Zeit im UK zu bleiben, und daß es selbst für Arbeit als Au-pair-Mädchen ratsam sei, dies zu tun. Aber Karin hatte einen solchen Antrag nicht gestellt; sie wollte nicht länger als drei Wochen im UK bleiben, und dafür hätte ihr für zehn Jahre gültiger schwedischer Paß genügt.

Lewis spürte plötzlich, daß, *falls* Mrs. Eriksson sich bisher etwas kokett verhalten hatte, die Situation jetzt verändert war.

«Sie haben Karins Paß behalten, nicht wahr?» fragte sie leise.

Lewis nickte. Als sie sein Stirnrunzeln sah, erklärte sie rasch:

«Sehen Sie, ich nehme an, wir hofften, sie könnte – wenn sie noch lebte – sie könnte einen neuen Paß beantragen, falls sie den alten *verloren* hätte. Verstehen Sie?»

Lewis nickte wieder.

«Und das hat sie nicht, nicht wahr, Mr. Lewis?» Sie stand auf und schlüpfte in schwarze, halbhohe Schuhe. «Also!»

«Ich fürchte, ich kann Ihnen keine Hoffnungen machen – leider nicht», sagte Lewis und stand auf.

«Das wußte ich eigentlich von Anfang an. Es ist nur...»

«Ich weiß. Und ich danke Ihnen. Sie haben uns sehr geholfen. Nur eine Sache noch – könnten Sie mir ein Foto von den drei Mädchen leihen, nur *leihen*...?»

Als sie in der Diele standen, wagte Lewis ein ehrlich gemeintes Kompliment:

«Wissen Sie, ich beneide Menschen wie Sie immer, Mrs.... Irma... Sie wissen, Menschen, die andere Sprachen sprechen.»

«Mit Englisch fangen wir auch früh an. In der vierten Klasse, mit zehn Jahren. Na ja, ich selbst war zwölf, aber meine Töchter haben alle mit zehn angefangen.»

Sie gaben sich die Hand, und Lewis ging hinunter ins Erdgeschoß. Dann stand er mehrere Minuten vor einem Spielplatz, der von einer niedrigen Palisade aus dunkelbraunen Pfählen umgeben war. Es war jetzt früher Nachmittag an einem schönen Sommertag, mit einem wolkenlos blauen Himmel und einer gelben Sonne – wie die Farben der Flagge auf dem Rucksack, den man in Begbroke, Oxfordshire, gefunden hatte.

Von ihrem Balkon hoch oben schaute Irma Eriksson ihm nach, als er ging. Sobald er in der Hauptverkehrsstraße verschwunden war, kehrte sie zurück in ihre Wohnung und betrat das hintere Schlafzimmer, wo sich auf schwedisch folgende Unterhaltung entspann:

«War er intelligent?»

«Nicht besonders. Aber sehr nett – *sehr* nett.»

«Hast du ihn aufgefordert, mit dir zu schlafen?»

«Ich hätte es vielleicht getan, wenn *du* nicht hier gewesen wärest.»

«Glaubst du, daß er Verdacht geschöpft hat?»

«Nein.»

«Aber du bist froh, daß er wieder weg ist?»

Irma Eriksson nickte. «Soll ich dir Kaffee holen?»

«Ja, bitte!»

Als ihre Mutter gegangen war, musterte die junge Dame sich im dämmerigen Zimmer in dem hohen Wandspiegel und entschied, daß sie müde aussah und dunkle Schatten um die Augen hatte. Doch wenn Lewis sie an dem Nachmittag gesehen hätte, wäre er beeindruckt gewesen von ihrer blassen und eleganten Schönheit, auch wäre ihm sofort die große Ähnlichkeit mit dem Paßfoto der Studentin aufgefallen, das in dem Rucksack bei Begbroke in Oxfordshire gefunden worden war.

# Kapitel neununddreißig

> In einer Welt, in der Pflicht und Selbstdisziplin Hedonismus und Selbstzufriedenheit unterlegen sind, gibt es nichts Besseres, als die Augen zu schließen und sich von der Strömung tragen zu lassen. Wenigstens in der Phantasie findet von da an alles ein glückliches Ende
>
> (Edwina Currie,
> *Observer*, 23. Februar 1992)

Alan Hardinge hatte in Cambridge beide Abschlußprüfungen in den naturwissenschaftlichen Fächern mit Auszeichnung bestanden, war an dieser Universität geblieben, um seinen Dr. phil. zu machen, war dann zwei Jahre lang an der Harvard-Universität in der Forschung tätig gewesen, bis er schließlich an der ‹anderen› Universität zum Fellow gewählt worden war. Ein Jahr später hatte er sich in eine Bibliothekarin von der Bodleian verliebt, sie sechs Monate später geheiratet, in der Folge zwei Kinder gezeugt, beides Mädchen. Die eine studierte jetzt Psychologie an der Universität von Durham, die andere war tot, vor neunzehn Tagen überfahren worden, als sie den Cumnor Hill hinunter nach Oxford hineingeradelt war.

Er war nicht völlig überrascht gewesen, als er am Dienstag, dem 21. Juli, vormittags den Anruf von Chief Inspector Morse erhielt, und man einigte sich auf ein Treffen am gleichen Tag um 14 Uhr in Hardinges Zimmern im Lonsdale College. «Was weiß Ihre Frau über Ihre Interessen in der Seckham Villa?»

«Nichts. Absolut gar nichts. Können wir Lynne, meine Frau, also *bitte* raushalten? Sie ist noch immer schrecklich durcheinander und nervös... Gott weiß, was...»

Dr. Hardinge sprach in abgehackten Sätzen, die von mündlichen Gedankenstrichen unterbrochen wurden. Er war ziemlich klein, hatte krauses graues Haar und trug einen dunklen Anzug, jetzt, im Hochsommer, da viele seiner Kollegen in T-Shirts und Trainingshosen durch die High Street gingen.

«Das kann ich natürlich nicht versprechen...»

«Verstehen Sie nicht? Ich würde alles tun – wirklich alles –, damit Lynne nicht leidet. Ich weiß, daß sich das schwächlich anhört – es *ist* schwächlich – es ist das, was alle sagen – ich weiß –, aber es ist wahr.» Zwischen den hochgezogenen Schultern beugte Hardinges Kopf sich vor wie der einer ernsthaften Schildkröte.

«Kennen Sie diesen Mann?» Morse reichte ihm eines von den im Garten der Seckham Villa gemachten Fotos…

Hardinge nahm eine Halbbrille aus ihrem Etui, schien sie aber gar nicht zu benötigen; er schaute nur ein oder zwei Sekunden auf das Foto und gab es Morse wieder zurück.

«James – oder Jamie? – Myton. Ja, ich kenne ihn – kannte ihn – eine Art Hansdampf in allen Gassen.»

«Wie haben Sie ihn kennengelernt?»

«Hören Sie – ich glaube, es wäre besser, wenn ich es Ihnen erzähle – von mir – ich denke, es wäre wirklich besser.»

Morse lauschte mit Interesse, und ohne moralische Empörung, als Hardinge seine Apologie für ein lebenslanges sexuelles Abenteurertum vorbrachte.

Als er noch ein Junge war, hatte sich regelmäßig eine Reihe von älteren Frauen in seine Träume gedrängt, und er hatte sich bereitwillig, *beinahe* ohne Schuldgefühle, den sexuellen Phantasien hingegeben, die er so leicht hervorzaubern konnte – Phantasien, bei denen es keine Konsequenzen gab, keine Enttäuschungen. Als er in den Zwanzigern war, hätte er es vorgezogen – *zog* er es vor – sich die pornografischen Filme und Videos anzusehen, an die man damals so leicht rankam. Dann hatte er Lynne kennengelernt – lieb, anständig, vertrauensvoll –, die völlig entsetzt und so verletzt sein, sich schämen würde, wenn sie auch nur einen Bruchteil der Wahrheit argwöhnte. Aber nach seiner Heirat bestanden seine Phantasien weiter, nahmen sogar noch zu. Er sehnte sich nach einer immer größeren Abwechslung in seiner sexuellen Befriedigung, und dies hatte nach und nach zu einer Reihe von ziemlich erbärmlichen Beziehungen geführt: private Filmclubs, importierte Videos und Magazine, Live Sex-Shows, ‹Hostess›-Parties – für alle war er ein eifriger Stammkunde geworden. Die *Erwartung* solcher Ereignisse! Die außerordentlich erregenden Worte, die zum Sesam öffne dich für derartige erotische Unterhaltung wurden: «Ist jedermann bekannt?»

«Und das spielte sich regelmäßig in der Seckham Villa ab?»

«Ziemlich regelmäßig, selten mehr als fünf oder sechs Teilnehmer, gewöhnlich Leute, die wir ein- oder zweimal vorher gesehen hatten.»

Morse beobachtete den adretten Betrüger, der sich die ganze Zeit vorbeugte, ein Mann in den mittleren Jahren, mit jüdischem Gesichtsschnitt, blasser Hautfarbe, etwas pedantischer Ausdrucksweise. Er hatte das Gefühl, er sollte den Mann wenigstens ein wenig verachten, aber er konnte es nicht. Wenn Hardinge leicht pervers war, so war er es auf eine außerordentlich ehrliche Weise, und seine verblaßten, wäßrigen Augen ließen ihn müde und etwas verloren aussehen, schwach, ohne Stärke vorzutäuschen.

«Sie sind kein ‹medizinischer› Doktor, Sir?» fragte Morse, als die Konfession der fleischlichen Begierden abgeschlossen war.

«Nein. Meine Doktorarbeit beschäftigte sich mit...»

«Mit?»

«Sie versprechen, daß Sie nicht lachen?»

«Machen Sie einen Versuch.»

«Das Körpergewicht der Kohlmeise (great tit) im Verhältnis zu ihren verschiedenen Vorkommen in Nordeuropa.»

Morse lachte nicht. Vögel! So viele Leute in diesem Fall schienen sich für Vögel zu interessieren...

«Das war echte *Forschungs*arbeit?»

«Es gibt keine andere, soviel ich weiß.»

«Und Sie wurden darüber *geprüft*?»

«Anders können Sie die Doktorwürde nicht erwerben.»

«Aber derjenige, der Sie prüfte – er konnte doch nicht soviel wissen wie *Sie*, oder?»

«Tatsächlich war es eine sie. Es geht um – nun, das wird behauptet – um die Forschungsarbeit, die Art, wie Sie beobachten, wie Sie Dinge aufzeichnen, nach Kategorien ordnen und dann zu einer Schlußfolgerung kommen. Ein bißchen wie Ihr Job, Inspector.»

«Ich dachte nur, Sir, daß es vielleicht nicht schwer gewesen wäre, einige der Fakten zu erfinden...»

Hardinge runzelte die Stirn und beugte den Kopf wieder vor. «Ich habe nichts über die Seckham Villa erfunden, Inspector, wenn es das ist, worauf Sie hinauswollen.»

«Und dort haben Sie Claire Osborne kennengelernt?»
«Sie hat Ihnen gesagt, daß das ihr Name sei?»
«Sie nannte sich auch ‹Louisa Hardinge›.»
Hardinge lächelte traurig. «Der erste und einzige Tribut, den sie mir gezollt hat! Aber sie liebt es, den Namen zu wechseln – ständig –, sie weiß gar nicht wirklich, wer sie ist – oder was sie will, Inspector. Sie ist so etwas wie ein Chamäleon, nehme ich an. Aber das wissen Sie wahrscheinlich? Wie ich höre, haben Sie sie kennengelernt.»
«Wie heißt sie wirklich?»
«Der Name auf ihrer Geburtsurkunde? Ich habe keine Ahnung.»
Morse schüttelte den Kopf. Gab es in diesem Fall *irgend jemanden*, der ihm die Wahrheit sagte?
«Sie ist nie selbst in der Seckham Villa gewesen, soweit ich weiß», fuhr Hardinge fort. «Ich habe sie über eine Agentur kennengelernt. McBryde – Sie haben mit ihm gesprochen? – über McBryde. Sie geben einem Fotos – Interessen – Sie wissen, was ich meine.»
«Maße?»
«Maße.»
«Und Sie sind auf sie geflogen?»
Hardinge nickte. «Fällt einem nicht schwer, oder?»
«Sie lieben sie noch immer?»
«Ja.»
«Und sie liebt Sie auch?»
«Nein.»
«Sie werden mir die Adresse der Agentur geben müssen.»
«Das habe ich vermutet.»
«Wie kommen Sie an all das Zeug ran, ohne daß Ihre Frau etwas merkt?»
«Unauffällige Umschläge – Päckchen – hierher – ins College. Ich bekomme eine Menge wissenschaftliche Unterlagen hierher – kein Problem.»
«Kein Problem», wiederholte Morse leise, endlich mit einem gewissen Widerwillen in der Stimme, während die Autorität auf dem Gebiet der Kohlmeisen eine kurze Adresse notierte.

Hardinge beobachtete von seinem Fenster aus, wie der Chief Inspector auf die Pförtnerloge neben dem gut gewässerten, unkrautfreien Rasen des vorderen Innenhofes zuging. Er schien Verständnis zu haben, und vermutlich sollte er, Hardinge, dankbar dafür sein. Aber wenn Morse etwas intelligenter wäre, hätte er vielleicht ein oder zwei scharfsinnigere Fragen zu Myton gestellt. Hardinge jedenfalls kannte unter anderem die Fernsehgesellschaft, für die gearbeitet zu haben der lüsterne Kameramann behauptete. Doch merkwürdigerweise schien der Chief Inspector sich wesentlich mehr für Claire Osborne zu interessieren als für den widerlichsten Menschen, dem zu begegnen Hardinge je das Pech gehabt hatte.

## Kapitel vierzig

Dann lernte der kleine Hiawatha
Von jedem Vogel seine Sprache,
Seinen Namen und all seine
Geheimnisse

(Henry Wadsworth Longfellow,
*The Song of Hiawatha*)

An jenem Nachmittag hatte PC Pollard ‹die Schnauze voll› vom Leben, wie er seine Gemütsverfassung seinen Kollegen in Kidlington später schilderte. Er hatte über zwei Stunden mit niemandem gesprochen, seit die beiden Burschen vom Pathologie-Labor dagewesen waren, um das abgeriegelte Gebiet zu durchsuchen und aus der bräunlichen Erddecke, wo die Knochen gelegen hatten, mehrere Spatenstiche herauszuheben und sie in durchsichtigen Plastiktüten abzutransportieren. Nicht daß sie viel zu ihm gesagt hätten, als sie kurz nach der Lunchpause gekommen waren: die Art von Männern (Pollard zweifelte kaum daran) mit akademischen Graden in den Naturwissenschaften und Biochemie und all dem Quatsch. Er sah natürlich ein, daß solche Leute nötig waren, obwohl er fand, daß die Polizei allmählich zu viele von diesen Klugscheißern von den Universitäten einstellte. Er sah ein, daß es wichtig war, die Neugierigen vom Tatort fernzuhalten – wenn es ein Verbrechen *war*. Wer genau diese Leute eigentlich waren, wußte er nicht so recht. Ein Pärchen mußte einen Zeltboden für ein bißchen heimlichen Sex ganz schön weit tragen, und sicher würden sie doch nicht *dorthin* gehen? Er hatte auf dem Weg ein paar Vogelbeobachter gesehen, aber auch nicht *dort*. Es war zu dunkel, und die Vögel konnten nirgends hineinfliegen; es wäre, als versuchten Flugzeuge, zwischen den Seilen von Sperrballons hindurchzufliegen.

Der Nachmittag hatte sich müde dahingeschleppt, und zum x-tenmal warf Pollard einen Blick auf seine Uhr: 16.25 Uhr. Für 17 Uhr war ein Polizeiwagen am Singing Way versprochen, mit weiteren Instruktionen und – hoffentlich – mit einer Ablösung. Wenn sie nicht beschlossen, die ganze Sache zu streichen, nachdem der Boden durchkämmt worden und die erste Aufregung erloschen war.

16.45 Uhr.

16.55 Uhr.

Pollard faltete sein Exemplar der *Sun* zusammen und nahm die Feldflasche, die sie ihm gegeben hatten, vom Boden auf. Er setzte sich die schwarzweiß karierte Mütze auf und folgte langsam dem Waldweg, ohne einen winzigen Waldbaumläufer zu bemerken, der in Spiralen an einer Buche links von Pollard hinauflief, noch einen Kleinspecht, der ein Stück weiter plötzlich sehr still auf einem kurzen Eichenast verharrte, als die knirschenden Schritte sich vorbeibewegten.

Auch ein anderes Augenpaar beobachtete den Rücken des hemdsärmeligen Constable, wie er sich immer weiter entfernte; die Augen eines Mannes, der sich nicht rührte, bis es wieder vollkommen still im Wald war, mit nur gelegentlichen Vogelrufen – dem dünnen ‹Ziet-ziet› des Waldbaumläufers und nach einer Weile dem hohen ‹Ki-ki› des Spechts, das durch den späten, stillen Sommernachmittag tönte. Denn im Gegensatz zu Constable Pollard wußte dieser Mann viel über den Wald und über die Vögel.

Der Mann bahnte sich einen Weg zu dem Waldstück hinter dem abgesperrten Gebiet, beugte sich vor und begann mit unablässig auf den Boden gehefteten Blicken so langsam, wie das Gelände es gestattete, das Terrain zu sondieren, etwa zwanzig Meter weit, bevor er kehrtmachte und seine Schritte etwa eineinhalb Meter tiefer in den Wald zurückverfolgte. Er wiederholte diesen Vorgang immer wieder, bis er eine Fläche von an die fünfzehn Quadratmeter abgeschritten hatte. Ein- oder zweimal hob er irgendeinen Gegenstand von dem dicht bewachsenen Boden auf, nur um ihn umgehend wieder fortzuwerfen. Das gleiche wiederholte er in dem links von dem abgesperrten Gebiet liegenden Gelände – das selbst er kein einziges Mal betrat – und arbeitete sich langsam vor, ständig wachsam, ständig auf der Hut und manchmal zur Regungslosigkeit erstarrend. Auf diese Weise betätigte er sich über eine Stunde, wie ein Ochse, der die Pflugschar bis zum Ende des Feldes zieht, dann kehrtmacht und eine parallele Furche gräbt, von rechts nach links... links nach rechts. Bustrophedon – Furchenschrift.

Kurz nach 18 Uhr fand er es. *Beinahe* hätte er es übersehen; nur die Spitze des schwarzen Griffes schaute heraus. Seine Augen glitzerten mit der Hochstimmung des Jägers, der sich auf sein Opfer stürzt, doch noch als er seinen Fund in die Tasche steckte, erstarrte sein Körper von neuem. Ein Rascheln... in der Nähe. Sehr nahe. Dann fühlte er, ebenso plötzlich, wie seine Schultermuskeln sich entspannten, sich auf wunderbare Art entspannten. Der Fuchs stand nur drei Meter entfernt von ihm, die Ohren gespitzt, und starrte ihm frech in die Augen, bevor er sich umdrehte und ins Unterholz trottete, als ob er beschlossen hätte, daß dieser Eindringling jedenfalls kaum sein altehrwürdiges Territorium molestieren würde.

Der Polizeiwagen kam sehr spät (‹Verkehr!› sagte der Fahrer), und sie könnten alle vier – die drei an den Fahrzeugzugängen zu dem Wald und Pollard selbst – leider erst um 19 Uhr abgelöst werden. Priorität hatten noch immer die Jugendlichen mit ihren Spritztouren in gestohlenen Autos, und ohnehin schien niemand zu wissen, *wer* eigentlich dort verantwortlich war: Sergeant Lewis war zu einem Ski-Urlaub nach Schweden abgehauen – lieber Gott!'–, und Chief Inspector Morse, zur Hölle mit ihm!, war vorübergehend ‹nicht verfügbar›. Wahrscheinlich hockte er in einem Pub. Eine Schande, daß das Funksprechgerät nicht etwas besser funktionierte, wahrscheinlich all die verdammten Bäume, was?

Der Waldbaumläufer war verschwunden, und der Kleinspecht ebenfalls, als Pollard widerwillig zu seinem Posten zurückkehrte.

Und etwas anderes war auch verschwunden.

## Kapitel einundvierzig

Nach und nach haben die Agenten die Welt übernommen. Sie tun nichts, sie machen nichts – sie stehen nur da und nehmen sich ihren Anteil

(Jean Giradoux, *Die Irre von Chaillot*)

Ob die Agentur sehr beschäftigt war, oder ob das Telefon kaputt war, oder ob irgend jemand einfach nicht mit ihm sprechen wollte – Morse hatte keine Ahnung. Aber es war 16.30 Uhr, bevor er endlich durchkam, und 17 Uhr, bevor er, im Verkehrsgewühl kriechend, schließlich auf dem kleinen betonierten Parkplatz der Elite Booking Services in der Abingdon Road hielt. Das Unternehmen, so schien es Morse, hätte eigentlich ein glitzerndes Gebäude aus Marmor und Glas sein sollen, mit einer verführerischen und wahrscheinlich oben-ohne Brünetten am Empfang, die nachdenklich ihre langen scharlachroten Fingernägel betrachtete. Aber so war es nicht.

Das vordere Zimmer der etwas schäbigen Doppelhaushälfte war so vollgestopft mit Aktenordnern und Pappkartons, daß nur Platz da war für zwei geradlehnige Stühle – für die beiden Geschäftsinhaberinnen: Eine davon war sehr umfangreich und gewiß schlecht beraten, einen karmesinroten Hosenrock zu tragen; die andere war ziemlich klein und flachbrüstig und trug schwarze Strümpfe und einen mini Minirock. Beide rauchten Mentholzigaretten, und nach den übervollen Aschenbechern im Zimmer zu urteilen, rauchten beide ununterbrochen Mentholzigaretten. Morse hatte instinktiv das Gefühl, daß die Dünne der Boss sei – wenn es überhaupt einen gab. Aber es war die umfangreiche Frau (Ende zwanzig?), die zuerst sprach:

«Das ist Selina, meine Assistentin. Ich bin Michelle – Michelle Thompson. Was kann ich für Sie tun?»

Ihr Lächeln mit den Grübchen in den runden Wangen schien warm, sogar attraktiv, und Morse akzeptierte – unwillig – Selinas Stuhl, stellte seine Fragen und erhielt seine Antworten.

Die Agentur empfing, verglich und verteilte ‹Informationen› aus allen Teilen des Landes, die nützlich und von Interesse sein könnten für verschiedenartige Unternehmen von Fernsehanstalten zu Filmproduzenten, Modedesignern, Magazinherausgebern und, nun, Händlern mit etwas anrüchigeren Produkten. In ihren Verträgen distanzierte die Agentur sich offiziell, legal und ausdrücklich von irgendwelchen Verpflichtungen im Fall von *Mißbrauch* ihrer Leistungen. Wenn ein bestimmter Kunde ein bestimmtes Modell buchte, wurde eine solche Buchung abgeschlossen mit dem strikten Vorbehalt, daß jeder Mißbrauch der vertraglichen Vereinbarungen zwischen Modell und Kunden zu regeln sei – nie zwischen Modell und Agentur. Aber Schwierigkeiten dieser Art waren selten – sehr selten. McBryde war seit etwa zwei Jahren Kunde: ein sehr guter Kunde, wenn vollständige und prompte Zahlung der Maßstab waren – 80 Prozent des ausgehandelten Honorars an das Modell, 20 Prozent an die Agentur.

Jedes Jahr im Frühling wurde ein Modell-Jahresbuch herausgebracht; es gab natürlich immer neue Modelle und immer neue Kunden mit neuen, unterschiedlichen Interessen. Aber eine der Vertragsbedingungen war es («Schrecklich wichtig, Inspector!»), daß jede ursprünglich der Agentur preisgegebene Information hinsichtlich bestimmter Modelle und jede in der Folge von der Agentur erhaltene Information über Aktivitäten von Kunden oder Modellen immer streng vertraulich behandelt würde. Und das müsse auch so bleiben, außer, na ja... Aber zumindest könne der Inspector doch verstehen – wenn das Vertrauen erst dahin sei...

«Und darum haben Sie sich nie mit der Polizei in Verbindung gesetzt?»

«Genau», erklärte Ms. Thompson.

Die Verbindung zur YWCA in London sei sehr einfach. Die Frau, die von der Polizei befragt worden sei, Mrs. Audrey Morris, war Ms. Thompsons Schwester. Am Freitag bevor Karin per Anhalter nach Oxford gefahren war, hatte Audrey angerufen und gesagt, daß sie eine junge schwedische Studentin bei sich hätten, die nur noch ein paar Pence besitze, daß die YWCA ihr eine Zehnpfundnote aus ihrem Hilfsfonds gegeben hätte, daß Audrey ihr Namen, Anschrift und Telefonnummer der Elite-Agentur aufgeschrieben habe, und sie hätte Michelle versichert, daß die junge Dame wohlgeformt, *sehr* fotogen und wahrscheinlich erfahren genug sei, um zu wissen, daß eine Sitzung mit einem Fotografen bei einer leeren Tasche Wunder wirken könne.

«Sie arbeiten sonntags?»

«Sonntag ist ein guter Tag für die Sünde, Inspector. Und wir hatten einen Kunden, der bereit war und wartete – falls sie kommen sollte.»

«Und sie ist gekommen?»

«Sie rief von einer Telefonzelle an der Wentworth Road in Nord-Oxford an, und Selina fuhr in ihrem Mini dorthin, um sie abzuholen...»

Morse konnte sich nicht länger beherrschen. «Verdammte Scheiße! Ist Ihnen klar, wieviel Zeit und Mühe Sie uns hätten ersparen können? Kein Wunder, daß wir so viele nicht aufgeklärte Verbrechen haben, wenn...»

«Über welches *Verbrechen* sprechen wir eigentlich, Inspector?»

Morse ließ das Thema fallen und bat sie fortzufahren.

Aber eigentlich war es das auch schon gewesen – es gab nicht mehr viel zu sagen. Selina hatte das Mädchen zur Abingdon Road gebracht: attraktiv, braungebrannt, blond, kurvenreich, spärlich bekleidet; mit einem Rucksack, ja, einem roten Rucksack, und sehr wenig sonst. Der Kunde aus der Seckham Villa hatte nach solchem und ähnlichem Ausschau gehalten. Ein Anruf. Eine telefonische Vereinbarung: 100 Pfund für eine Sitzung von einer Stunde – 80 Pfund für das Mädchen, 20 Pfund für die Agentur.

«Wie kam sie zur Park Town?»

«Keine Ahnung. Sie sagte, sie würde ins Zentrum laufen – das waren nur fünf Minuten – und eine Kleinigkeit essen. Schien keine Hilfe zu wollen. Selbständige Person.»

Das war's also. Jedenfalls für den Augenblick.

Bevor Morse ging, bat er, einen Blick in das laufende Modell-Jahrbuch werfen zu dürfen, eine dicke, in Schwarz gebundene Broschüre, aus der, ziemlich sicher, die Auswahl von Fotokopien in der Seckham Villa zusammengestellt worden war. Die Fotos waren alle in Schwarzweiß, aber in dieser Ausgabe fand Morse weder Claire noch Louisa unter den eleganten Damen in ihren halbaufgeknöpften Blusen und den an Strumpfhaltern befestigten Strümpfen. Es war auch keine Karin unter den Ks: nur Katie und Kelly und Kimberly und Kylie…

«Wenn ich das mitnehmen dürfte?»

«Natürlich.»

«Und ich fürchte, ich muß Sie noch einmal belästigen – mit meinem Sergeant. Wahrscheinlich morgen. In Ordnung?»

Als Morse im Begriff war zu gehen, läutete das Telefon, und Selina machte Anstalten, den Anruf entgegenzunehmen. Aber Michelle nahm den Hörer auf, legte die Hand über die Sprechmuschel und sagte ihrem Besucher auf Wiedersehen. So war es die schweigsame Selina, die den Chief Inspector an die Tür begleitete und, ein wenig zu Morses Überraschung, mit ihm zum Jaguar ging.

«Es gibt etwas, was Sie wissen sollten», sagte sie. «Es ist nicht wichtig, ich weiß, aber…»

Im Gegensatz zu den Anklängen an Cockney in der Sprache ihrer Partnerin waren ihre Vokale merkwürdig gerollt: die Vokale von Oxfordshire und Gloucestershire.

«Ich habe sie mitgenommen, verstehen Sie. Sie war ein entzückendes Mädchen.»

«Ja?»

«Verstehen Sie nicht? Ich *wollte* sie, Inspector. Ich fragte sie, ob sie zu mir kommen würde, danach. Ich habe eine Menge Geld, und sie hatte… sie hatte nichts.» Eine Träne, die bald langsam über die magere Wange rollen würde, hatte sich in Selinas rechtem Auge gebildet.

Morse sagte nichts und vertraute darauf, daß sein Instinkt ihn ausnahmsweise das Richtige tun ließ.

«Sie hat ‹nein› gesagt», fuhr die Frau schlicht fort. «Das ist es, was ich Ihnen eigentlich sagen sollte: sie hätte… *einige* Dinge nicht getan. Sie wollte es einfach nicht. Sie war nicht käuflich – nicht wie die meisten von ihnen.»

Morse legte ihr die Hand auf die knochige Schulter und lächelte sie verständnisvoll an und hoffte, daß er aufgenommen hatte, was immer sie ihm hatte mitteilen wollen. Er dachte, daß er es getan hatte.

Als Morse fortfuhr, sah er die überdimensionale Michelle noch immer eifrig beschäftigt mit den Wünschen eines anderen Kunden. Sie war mit Sicherheit der dominierende Partner im Geschäft, aber er fragte sich, wer der dominierende Partner im Bett sein mochte.

Er kam erst Viertel vor sieben ins Präsidium in Kidlington zurück, wo er erfuhr, daß man Anweisungen brauchte – möglichst bald! – wegen der Männer im Wytham-Wald. Sollte der Polizeitrupp dort aufgelöst werden? Im großen und ganzen hielt Morse es für Zeitverschwendung, dort weiter eine Wache aufrechtzuerhalten. Aber Logik hatte manchmal weniger Gewicht in Morses Vorstellungen als Gefühle und Eingebungen, und so entschied er, daß er vielleicht doch weitermachen würde mit der Wache.

Er fuhr vom Parkplatz des Präsidiums hinunter und stellte das Radio ein, aber er hatte es gerade verpaßt – verdammt! – und hörte nur noch die ausklingende Kennmelodie der *Archers*, während er in Richtung Oxford fuhr und sich fragte, was sonst noch er an diesem Tag verpaßt haben mochte.

Am Banbury Road-Kreisverkehr bog er nach rechts ab, fuhr hinunter nach Wolvercote und kehrte im Trout ein, wo er über eine Stunde auf der gepflasterten Terrasse zwischen den Sandsteinmauern des Gasthofs und dem niedrigen Geländer saß und über den Fluß schaute; er trank und dachte nach – dachte nach über die merkwürdig quälenden neuen Fakten, die er über den Tod des schwedischen Mädchens erfahren hatte.

Lewis rief um 22.15 Uhr an. Er sei zurück. Seine Reise sei einigermaßen erfolgreich gewesen, glaubte er. Wollte Morse ihn sofort sprechen?

«Nur wenn Sie von ganz außergewöhnlichen Enthüllungen zu berichten haben.»

«Ganz so weit würde ich nicht gehen.»

«Dann warten Sie damit bis morgen früh», entschied Morse.

Nicht daß irgendeine Entscheidung, die Morse in jener Nacht traf, besonders relevant war, da die tägliche Routine von praktisch jeder Abteilung im Polizeipräsidium für die nächsten drei oder vier Tage unterbrochen war. Es hatte wieder Ärger in Broadmoor Lea gegeben, wo die Hälfte der Bewohner sich bitter über zuwenig Polizeischutz beklagte und die andere Hälfte heftig gegen Überreaktionen der Polizei protestierte. Städtische Arbeiter wurden eingeschüchtert; nachahmende Kriminalität wurde aus dem benachbarten Buckinghamshire und aus Berkshire gemeldet; eine weitere Besprechung auf höchster Ebene war für Donnerstag und Freitag angesetzt worden; der Innenminister hatte sich eingeschaltet und einen umfassenden Bericht verlangt, und die Ermittlungen in einem möglichen Verbrechen, das vielleicht vor einem Jahr in Blenheim Park oder im Wytham-Wald oder wo zum Teufel auch immer (wie der ACC es am folgenden Morgen ausdrückte) begangen worden war, hatten keine Priorität in einer Gemeinschaft, in der die Durchsetzung von Recht und Ordnung jetzt wirklich in Gefahr war.

## Kapitel zweiundvierzig

> In geringem Grade machten diese griechischen Philosophen Gebrauch von ihrem Beobachtungsvermögen, doch nur vereinzelt, bis zur Zeit des Aristoteles. Ihr Vermächtnis liegt woanders: in ihrer erstaunlichen Fähigkeit, deduktiv und induktiv zu denken
>
> (W. K. C. Guthrie, *The Greek Philosophers*)

Lewis' Bericht aus Schweden war sehr viel interessanter, sehr viel anregender gewesen, als Morse hätte erwarten können. Es kam wieder Fleisch auf die Knochen, sozusagen, wenn auch nicht auf jene besonderen Knochen, die in Pasticks entdeckt worden waren. Auch die Gedanken von anderen schienen sich von dem Ort, wo man am besten nach dem Schwedenmädchen graben sollte, abzuwenden und auf den Mörder, der das Loch überhaupt gegraben hatte (sicherlich war es doch ein ‹er›?), zu richten, auf seine Interessen, seine besonderen Merkmale, sein psychologisches Phantombild gewissermaßen. Besonders die im letzten Brief an die *Times* vom Freitag, dem 31. Juli, zum Ausdruck gebrachten Gedanken interessierten Morse nicht unbeträchtlich.

*Von Reverend David M. Sturdy*

Sir, wie so viele, die Ihre Zeitung regelmäßig lesen, war ich tief beeindruckt von dem Einfallsreichtum in den Zuschriften zu den inzwischen allbekannten Schwedenmädchen-Versen. Wir alle hatten gehofft, daß solche Mühe schließlich ihre Belohnung finden würde – ganz besonders die absolut brillante Analyse (13. Juli), die zu der ‹Wytham-Hypothese› führte. Darum lasen wir mit großer Enttäuschung von dem Befund des Polizei-Pathologen in Oxford (Dienstag, d. 21. Juli).

Ich selbst kann nicht hoffen, die deduktive Logik früherer Briefschreiber zu erreichen. Aber würde es sich nicht lohnen, sich ein Beispiel an Aristoteles zu nehmen und sich jetzt nach einer *induktiven* Hypothese umzusehen? Anstatt zu fragen, was der Autor der Verse als Hinweise verstanden wissen wollte, sollten wir vielleicht eine ganz andere Frage stellen, nämlich: Was sagen uns die Verse über die Person, die sie schrieb, besonders wenn diese Person versuchte, fast ebensoviel zu verbergen, als zu enthüllen sie bereit war.

Zwei Dinge fallen dem Leser vielleicht sofort auf. Erstens die veralteten Ausdrücke, die in den Versen so häufig vorkommen (‹tell'st›, ‹know'st›, ‹Wither›, ‹thy›, ‹thee› etc.) und die nachdrücklich suggerieren, daß der Verfasser durchdrungen ist von der Sprache der Heiligen Schrift. Zweitens das häufige Zurückgreifen auf Worte aus Kirchenliedern: ‹The day thou gavest, Lord, is ended› Z. 11); ‹As pants the hart for cooling streams› (Z. 15); ‹When I survey the wondrous cross› (Z. 17) – das alles scheint die Vermutung zu bestätigen, daß der Autor ein Mann ist, der *ständig* linguistischen Einflüssen dieser Art ausgesetzt ist.

Darf ich daraus den Schluß ziehen, daß es sich nicht um einen Mörder, sondern um einen Diener der Kirche Gottes handelt? Darf ich noch weiter gehen? Und einen katholischen Geistlichen vorschlagen, für den die Beichte etwas Alltägliches ist und der in seltenen Fällen in eine schlimme Zwangslage geraten mag – etwa die Situation, wenn ein Sünder ein schreckliches Verbrechen gesteht und der Priester in Versuchung kommen mag, das Beichtgeheimnis aufs Spiel zu setzen, um die Gesellschaft vor einem Psychopathen zu warnen, besonders dann, wenn der Psychopath selbst den Wunsch nach einem solchen Vorgehen geäußert hat.

Könnte es also für das Thames Valley CID nicht der Mühe wert sein, diskrete Erkundigungen unter den katholischen Geistlichen einzuziehen, in einem Radius von, sagen wir, zehn Meilen von Carfax aus?

*Mit freundlichen Grüßen*
*DAVID M. STURDY*
*St. Andrew's Vicarage*
*Norwich*

Dieser Brief wurde auch von Inspector Harold Johnson gelesen, der sich mit seiner Frau auf Urlaub auf der Lleyn Peninsula in Nordwales befand. In dem kleinen Dorfladen war es nicht üblich, die *Times* zu führen, aber an diesem Morgen hatte er bei einem Einkaufsbummel durch das benachbarte Pwllheli ein Exemplar erstanden. Der Hinweis auf den ‹Befund des Polizei-Pathologen in Oxford› hatte ihn verwirrt. Und nicht nur verwirrt, sondern auch mächtig gefreut, wenn er ehrlich sein wollte. Es war nicht sehr deutlich ausgedrückt, aber es mußte doch sicherlich bedeuten, daß das Mädchen noch immer nicht gefunden worden war. Sie hatten irgendeinen *anderen* armen Kerl gefunden. Ha! Das mußte den verdammten Morse getroffen haben. Ihn in den Hintern getroffen haben, wenn Strange die Finger am Drücker gehabt hatte. Er las den Brief rasch ein zweites

Mal, während seine Frau die Tragetaschen vom Supermarkt im Kofferraum des Maestro verstaute.

«Worüber lächelst du, Darling?» fragte sie.

In Broadmoor Lea hatte die Errichtung von Sperrpfosten und Betonklötzen, der Bau von Stolperschwellen quer über die Straße und die einfachere Maßnahme, mehrere Löcher von einigen Fuß Tiefe zu graben – hatten diese Aktivitäten weiteren Spritztouren ein Ende gesetzt. Alles etwas behelfsmäßig, aber durchaus wirkungsvoll. Mit dem Tod des jungen Mädchens hatte es einen Umschwung gegeben und mehr Unterstützung durch die Bewohner. Die Polizei war der Gewinner. So sah es jedenfalls aus. Marion Bridewell war von einem Auto überfahren worden (einem funkelnagelneuen BMW, in High Wycombe gestohlen), in dem vier junge Leute saßen. Das Auto war in der benachbarten Blackbird Leys-Siedlung abgestellt worden, aber eine ganze Anzahl der Bewohner in der Umgebung kannten den einen oder anderen von ihnen, und einige wenige Zuschauer (und in der Tat einige wenige von denen, die vorher die Geschicklichkeit der Teenager mit Beifall bedacht hatten) waren jetzt halb bereit, über Namen und Vorfälle auszusagen. Früher in der Woche waren vierzehn Jugendliche und zwei Männer von Mitte zwanzig in der Siedlung festgenommen worden. Ihnen wurde eine Reihe von Verkehrsdelikten vorgeworfen; sechs von ihnen saßen noch in den Zellen. Sehr bald würden vier weitere hinzukommen – die vier aus dem BMW, und aus der Sicht der Polizei aus Stadt und Grafschaft schien es ziemlich sicher, daß fast sofort wieder normaler Polizeidienst aufgenommen werden könnte.

Am nächsten Tag, Sonnabend, dem 25. Juli, war Philip Daley mit dem 11-Uhr-Bus nach Oxford gefahren, und seine Mutter hatte ihm nachgeschaut, bis er in der Hauptstraße verschwunden war, bevor sie sich leise und furchtsam mit dem Hoover in sein Zimmer wagte. Der rote Taschenkalender, den sie ihm zu Weihnachten geschenkt hatte, hatte bis Anfang dieses Monats unbenutzt in der Schublade gelegen, bis die Eintragungen begannen. Die erste stammte von Sonnabend, dem 4.; die Schrift war zusammengedrückt und paßte kaum in den schmalen für einen Tag vorgesehenen Raum:

> Heute abend wieder. Toll!!! Was fürn Heuler was für ne Schönheit. Ich war noch nie so aufgeregt.

Und dann die letzte Eintragung, vierzehn Tage später:

> Ende Aus Vorbei! Wir haben es nicht gewollt, keiner von uns nicht. Die Schreie hörten sich an wie die Reifen aber wir haben es nicht gewollt.

Margaret Daley schaute noch einmal auf das Datum, Sonnabend, 18. Juli. Das Herz wurde ihr wieder schwer, und in ihrem Elend wünschte sie, daß sie tot wäre.

## Kapitel dreiundvierzig

> Es sind nicht die kriminellen Dinge, die am schwersten zu beichten sind, sondern jene Dinge, deren wir uns schämen
>
> (Rousseau, *Bekenntnisse*)

Mrs. Margaret Daley parkte ihren weißen Mini auf dem Macadamplatz (‹Nur für Kirchenbesucher›) eben oberhalb von St. Michael and All Angels am nördlichen Ende der Woodstock Road in Oxford, einem weißen, mit Kieselsteinen gesprenkelten Gebäude mit einem spitzwinkligen Dach, dessen höchste Stelle von einem kleinen Steinkreuz überragt wurde. Obwohl sie nicht regelmäßig zur Kirche ging – etwa einmal im Monat und gelegentlich zum Oster-, Pfingst- oder Weihnachtsgottesdienst –, war Margarets Gesicht hier nicht unbekannt, und am Morgen von Sonntag, dem 26. Juli, wechselte sie halblächelnd ein paar Grüße, jedoch nur wenige, denn die Gemeinde war für das erste Hochamt um 8 Uhr dünn vertreten.

Das Auto gehörte eigentlich George, aber er benutzte so oft den Kombiwagen von Blenheim, daß sie den Wagen fast immer benutzen konnte, und besonders an Sonntagvormittagen. Es waren nur sehr wenige Autos unterwegs gewesen, als sie die Schnellstraße zum

Pear Tree-Kreisverkehr hinunterfuhr, zutiefst von quälenden Gedanken in Anspruch genommen.

Es hatte vor zwei Jahren begonnen, als George das Videogerät gekauft hatte, überraschend, weil er kein besonderer Fernseh-Fan war und an den meisten Abenden eine Halbe in der Sonne der Seifenoper vorzog. Aber er hatte ein Videogerät gekauft und dann ein paar Videobänder – die Höhepunkte großer Sportereignisse hauptsächlich: Englands Sieg im World-Cup 1966, Bothams Wundertaten gegen die Australier – solche Sachen. Das Gerät war recht kompliziert, und von Anfang an war es für jedermann streng verboten, es ohne seiner Lordschaft Genehmigung und Überwachung zu bedienen. Es war *sein* Spielzeug. Diese Besitzgier hatte den jungen Philip geärgert, aber das Problem löste sich zufriedenstellend, als der Junge zu seinem fünfzehnten Geburtstag ein kleines eigenes tragbares Fernsehgerät bekam. Doch trotz seiner wachsenden Sammlung von Bändern sah ihr Ehemann diese selten an. Das dachte sie jedenfalls. Nach und nach war ihr jedoch klargeworden, daß er sich die Bänder schon ansah – wenn sie nicht zu Hause war, und im besonderen bei den zwei Abenden in der Woche, an denen sie regelmäßig wegging: Aerobics dienstags und Women's Institute donnerstags. An einem Dienstagabend hatte sie sich unwohl und fiebrig gefühlt und den Kursus vorzeitig verlassen, und als sie nach Hause kam, sprang ihr Ehemann hastig von seinem Platz auf dem Boden neben dem Bildschirm auf, stellte das Videogerät ab und das ITV-Programm ein und nahm das Band heraus. Am nächsten Tag, als er arbeitete, brachte sie es fertig, zum erstenmal, das elende Ding in Betrieb zu setzen, und sah einige Minuten lang eindeutige und (für sie) scheußliche, abstoßende Pornographie. Aber sie hatte nichts gesagt, hatte noch immer nichts gesagt.

Andere Dinge fügten sich ein. Etwa einmal alle drei Wochen befand sich ein einfacher brauner DIN-A4-Umschlag unter Georges begrenzter Post, der, wie sie vermutete, irgendein Magazin von dreißig bis vierzig Seiten enthielt. Häufig kam die Post, bevor George zur Arbeit ging, aber als sie sich einmal verspätete, benutzte Margaret die Gelegenheit, die Briefklappe über Dampf zu öffnen, und sie entdeckte mehr als genug, um ihren Verdacht zu bestätigen. Aber wieder sagte sie nichts, hatte noch immer nichts gesagt und würde auch nichts sagen. Denn obwohl es die Hälfte ihrer Probleme war, war es die Hälfte, die sie leichter ertragen konnte…

Vielleicht war alles etwas leichter, als sie an jenem frühen Sonntagmorgen der Ordnung der Messe folgte und sich dabei nach den vertrauten Kreuzwegstationen umsah, während sie in einer der hinteren Bänke saß. Sie selbst konnte kaum Latein – nur was sie als junges Mädchen in den katholischen Gottesdiensten in der Douay Martyrs' Secondary School in Solihull gelernt hatte. Und besonders hatte ihr der Klang von einigen langen Worten gefallen, die sie alle gesungen hatten: Worte wie ‹immolatum› aus dem *Ave Verum Corpus* – ein ernsthaftes Wort, hatte sie immer gedacht, irgendwie eindrucksvoll und traurig und melodisch mit all den ‹m›s. Obwohl sie nie erfuhr, was es bedeutete, war sie betrübt, daß man das meiste Latein abgeschafft und in den Gottesdiensten eine dünne Art von Englisch eingeführt hatte; sie spürte diese Betrübnis auch jetzt wieder, als der Zelebrant sie entließ:

«Die Messe ist beendet. Gehet hin in Frieden.»

«Danket dem Herrn», erwiderte sie und wartete an ihrem Platz, bis nur noch eine andere einsame Gestalt in der Kirche verweilte, noch kniend und mit gebeugtem Kopf, in einer der Seitenbänke.

Nachdem er am Portal seiner Gemeinde einige milde Ermahnungen mit auf den Weg gegeben hatte, betrat Father Richards die Kirche wieder, und Margaret Daley stand auf und sprach ihn an; sie bat um die Abnahme der Beichte zu einer der vorgesehenen Zeiten: sonnabends von 11 bis 12 Uhr und von 17.30 bis 18.15 Uhr. Vielleicht war es ihr großer Ernst, vielleicht waren es ihre feuchten Augen, die Tränen andeuteten, vielleicht ihre Stimme – unglücklich, zögernd, zitternd… Doch was es auch war, es spielte keine Rolle. Father Richards ergriff ihren Arm sanft und sagte leise zu ihr:

«Wenn es eine Hilfe ist, meine Tochter, komme jetzt! Lasse Christus, durch Sein Kreuz und Seine Auferstehung, dich von allen Sünden lossprechen!»

Es war nicht im normalen Beichtstuhl, sondern in einem kleinen Arbeitszimmer in dem Pfarrhaus hinter der Kirche, wo Father Richards soviel hörte, wie Margaret Daley bereit war, ihm mitzuteilen. Und selbst dabei log sie – log, als sie sagte, sie sei ins Zimmer ihres Sohnes gegangen, um seine schmutzige Wäsche zusammenzusuchen, log über ihre tiefsten und verborgensten Ängste.

Zweimal schaute Father Richards verstohlen auf seine Armbanduhr, während er zuhörte. Aber er unterbrach sie nicht, bis sie ihm genug erzählt hatte, bis er glaubte, er habe genug verstanden. Die Last ihrer Sünde war schwer; doch noch schwerer (er spürte es) fühlte sie sich schuldig wegen ihres Herumschnüffelns in den Angelegenheiten anderer, ihrer Angstvorstellung, daß es gerade *wegen* ihres Herumschnüffelns, *wegen* ihrer Einmischung in die Angelegenheiten anderer solche schrecklichen Geheimnisse zu entdecken gegeben hatte. Hätte sie das nicht getan… *hätten die Geheimnisse selbst vielleicht gar nicht bestanden.* Das war ihre Strafe. O Gott, was sollte sie tun?

Für eine Weile bot Father Richards keine Worte des Trostes an; er wußte, wie wichtig es war, die Zisterne vom vergifteten Wasser zu befreien. Aber bald – bald würde er mit ihr sprechen. Und so saß er und wartete und hörte zu, bis ihre Augen wieder trocken waren, bis ihre Schuldgefühle und ihre Demütigung und ihre Selbstbemitleidung für den Augenblick verbraucht waren. Sie mochte ihm viel oder wenig erzählt haben, sie war sich nicht sicher, aber sie hatte ihm genug erzählt, und jetzt war er an der Reihe.

«Du mußt mit deinem Sohn sprechen, meine Tochter, und du mußt fühlen, daß du fähig bist, ihm zu vergeben, und du mußt zu Gott beten und ihn um Anleitung und Kraft bitten. Und das verspreche ich dir… daß auch ich zu Gott beten werde für dich.» Für einen Moment glitzerte es in den Augen des alten Priesters. «Weißt du, wenn zwei von uns für das gleiche beten, würde er vielleicht ein klein wenig besser zuhören.»

«Danke, Father», flüsterte Margaret.

Der Priester legte seine Hand auf die ihre und schloß die Augen, während er ihr die Absolution erteilte: «Möge Gott der Allmächtige Erbarmen mit dir haben, dir deine Sünden vergeben und dich auf den Pfad der Rechtschaffenheit führen.»

Ein ‹Amen› wäre angebracht gewesen, aber Margaret Daley war nicht fähig, ein einziges Wort zu sprechen. Sie verließ das Pfarrhaus und fischte in ihrer Handtasche nach den Autoschlüsseln. Der Mini stand als einziger Wagen noch auf dem Parkplatz, aber eine Person hing dort herum, wartete wahrscheinlich darauf, mitgenommen zu werden; die Person, die noch in der Kirche gekniet hatte, als alle anderen schon gegangen waren, eine Person, die sich jetzt umdrehte und Margaret ins Gesicht sah – dann an ihrem Gesicht vorbeischaute, ohne sie zu erkennen, und sich abwandte. Der Blick hatte nur eine Sekunde lang gedauert, doch in dieser Sekunde hatte eine plötzliche Angst Margaret Daley erschauern lassen.

## Kapitel vierundvierzig

> Es mag Impressionen geben, die mit Bindegliedern ausgestattet sind und die einander erfassen können und eine Art von Vereinigung möglich machen
>
> (John Livingstone Lowes, *The Road to Xanadu*)

Am Montagmorgen, dem 27. Juli, waren Morse und Lewis wieder im Präsidium in Kidlington: Lewis nahm sich (auf Morses Beharren) seine Reise nach Schweden noch einmal bis ins kleinste Detail vor – besonders die Einrichtung und die Fotos in Irma Erikssons Wohnzimmer, und Morse versuchte (wie immer), sich davon zu überzeugen, daß es wahrscheinlich einen wesentlichen Hinweis gab, den er bereits übersehen hatte, oder, wenn nicht gerade *übersehen*, einen Hinweis, dessen wahre Bedeutung ihm bisher entgangen war. Seit dem frühen Morgen hatte er, sozusagen, die Atome in der Bratpfanne seitlich geschüttelt und gehofft, daß ein paar Haken und Ösen sich miteinander verbinden und eine neue Gedankenkette formen würden, einen neuen Gedanken*gang*... Gang in den Wald... Vögel beobachten... Vögel... Ja, Vögel hatten (wie auch Hunde!) bis jetzt überall eine Rolle gespielt, besonders der Kleinspecht – aber noch immer fehlte das Verbindungsglied. Er dachte noch einmal über Karins Liste von bald zu identifizierenden Vögeln in Großbritannien nach, und ihm fiel ein, daß er bis jetzt noch keinen Kontakt mit der Frau aufgenommen hatte, die unten in der Nähe von Llandovery lebte, der Heimat der Roten Milane... Llandovery, in Wales, über die A40... A40, die dritte der Möglichkeiten... die dritte der Straßen, die vom Woodstock Road-Kreisverkehr wegführten. Inspector Johnson hatte sein Bestes als Fußgänger getan mit der Straße, die zum Blenheim Park führte, und er selbst, Morse, hatte sein Bestes (auch als Fußgänger?) getan mit der Straße hinunter nach Wolvercote und Wytham. Aber wenn sie sich *beide* geirrt hätten? Morse hatte noch einmal die Aussage von Mrs. Dorothy Evans gelesen (offenbar keine Tante, sondern eine Cousine zweiten oder dritten Grades), in der sie schlicht und einfach versicherte, daß Karin Eriksson sie nie besucht habe, sie während der Zeit nicht einmal angerufen hätte, daß sie tatsächlich die ‹kleine Karin› nicht mehr gesehen habe, seit das jetzt ziemlich große Mädchen zehn Jahre alt war. Nein! Die Lösung des Problems war hier in Oxford zu finden, in der Umgebung von Oxford; Morse war überzeugt davon.

Um 10.30 Uhr entschied er, daß er noch einmal mit David Michaels sprechen mußte, dem Mann, der den Weg gezeigt hatte, fast buchstäblich, zu der Leiche in Pasticks: dem Mann, der die Wege im Wytham-Wald besser kannte als beinahe irgendwer sonst.

Von dem Kreisverkehr aus, wo Karin Eriksson ihre verhängnisvolle Entscheidung getroffen haben konnte, fuhr Lewis durch die sich windende Straße von Lower Wolvercote, vorbei am Trout Inn und dann den Hügel hinauf zum Dorf Wytham.

«Was genau ist eigentlich eine Handbremsenwende?» fragte Morse plötzlich.

«Wissen Sie es wirklich nicht?»

«Nun, ich habe natürlich eine vage Vorstellung...»

«Einen Moment, Sir. Warten wir bis zur nächsten Kurve, dann zeig ich's Ihnen.»

«Nein! Ich wollte nicht...»

«Nur ein Scherz, Sir.»

Lewis lachte über das Unbehagen seines Vorgesetzten, und selbst Morse brachte ein gequältes Lächeln zustande.

Der Polizeiwagen fuhr bis zur T-Kreuzung im Dorf Wytham, bog nach links ab, gleich darauf nach rechts, vorbei an dem Taubenschlag auf dem Parkplatz vom White Hart, und dann wieder nach rechts auf den Weg, der zum Wytham-Wald führte. An einem Türpfosten an der rechten Seite war ein Plakat angebracht, schwarze Buchstaben auf verwegenem orangefarbenem Untergrund:

Die Amateuroperngruppe Wytham
zeigt
Der Mikado
von
GILBERT & SULLIVAN
Donnerstag, d. 30. Juli,
Freitag, d. 31. Juli, & Sonnabend, d. 1. August
Eintrittskarten £ 3.50
(Senioren und Kinder £ 2.50)

«Meine Frau mag Gilbert und Sullivan sehr gern. Viel besser als all Ihr Wagner-Zeug, das da», sagte Lewis kühn.

«Wenn Sie meinen, Lewis.»

«Voll von Liedern – Sie wissen, was ich meine?»

«Wir interessieren uns bei Wagner nicht für ‹Lieder›; wir interessieren uns für ‹ununterbrochenen Wohlklang›.»

«Wenn Sie meinen, Sir.»

Sie fuhren zur halbkreisförmigen Lichtung am Rand des großen Waldes.

«Wir haben es in der Schule eingeübt. Ich selbst habe nicht mitgespielt, aber ich kann mich erinnern, alle rausgeputzt in diesen orientalischen Klamotten.»

«Sie meinen den *Mikado*? O ja. Gut gemacht!»

Morse schien fast zu schlafen, als Lewis anhielt und hinüber zum Steincottage schaute, wo Michaels wohnte.

«Wir haben Glück, Sir.» Lewis drehte seine Scheibe hinunter und zeigte auf den Förster, der ein Gewehr unter dem rechten Arm trug, den Lauf in einem Winkel von 45 Grad auf den Boden gerichtet. Der schwarzweiße Bobbie sprang ihm fröhlich schnüffelnd voran.

«Lassen Sie den Motor wieder an, Lewis», sagte Morse sehr leise.

«Wie bitte?»

«Zurück zum Dorf!» zischte Morse.

Als der Wagen an Michaels vorbeifuhr, war es Morse, der seine Scheibe hinunterdrehte.

«Morgen, Mr. Michaels. Herrlicher Tag!»

Aber bevor der Förster antworten konnte, war das Auto schon weitergefahren, und im Rückspiegel sah Lewis Michaels hinter ihnen herstarren, einen ziemlich verwirrten Ausdruck im Gesicht.

Sie waren fast die ersten Kunden im White Hart, und Morse bestellte eine Halbe vom besten Bitter für sich selbst.

«Was würden Sie vorziehen, Sir? Wir haben...»

«Was die Einheimischen trinken.»

«Gerades Glas oder mit Henkel?»

«Gerades. Optische Täuschung, ich weiß, aber es sieht immer so aus, als wäre mehr drin.»

«Beide haben genau...»

Aber Morse hatte sich zu Lewis gewandt: «Sie trinken besser nicht zuviel. Denken Sie dran, daß Sie fahren.»

«Orangensaft, in Ordnung, Sir.»

«Und, äh...» Morse fischte in seinen Hosentaschen. «Ich habe offenbar kein Kleingeld dabei. Ich bin sicher, daß der Wirt nicht schon so früh am Tag eine Zwanzigpfundnote wechseln will.»

«Reichlich Wechselgeld...» setzte der Wirt an, aber Morse hatte sich mit seinem Glas zur Wand begeben und studierte eine mittelalterliche Karte von den alten Gemeinden rund um Wytham...

Zu der Zeit, da Morse seine erste Halbe hob, stand Alasdair McBryde an der Rezeption des Prince William-Hotels in der Spring Street, gerade gegenüber dem Bahnhof Paddington. Nachdem er Oxford verlassen hatte – mit welch einem Ausbruch geistiger und physischer Energie! –, war er mit dem schnell und chaotisch beladenen Lieferwagen über die M20 nach London gefahren, wo er den

Wagen in einer Mietgarage in der Nähe der Seven Sisters Road abgestellt hatte, bevor er mit einem Koffer mit der Untergrundbahn nach Paddington fuhr – ins Prince William. Es hob sein Selbstvertrauen beträchtlich, daß er, falls erforderlich, innerhalb einer Minute nach Verlassen des Hotels vor der Ankunft/Abfahrt-Tafel des Bahnhofs stehen konnte – notfalls auch aus dem Hotel hinaus*springen*, denn das einzige Fenster seines Zimmers *en suite* lag nicht mehr als sechs Fuß über dem Gehweg.

Der Hotelbesitzer war ein kleiner, ständig schlechtrasierter Italiener, der die Hälfte seiner Arbeitszeit an der Rezeption damit verbrachte, die Rennen in der *Sporting Life* zu studieren. Er schaute auf, als McBryde seine Brieftasche hervorholte.

«Sie bleiben noch einen Tag, Mr. Mac?»

«Mc» war das einzige, war er von dem unleserlichen Gekritzel auf der Anmeldung hatte entziffern können. Und es gab keine maschinengeschriebenen Namen auf irgendwelchen Schecks – nur die beiden unzerknitterten Zwanzigpfundscheine, die er jeden Morgen für die folgende Nacht und das Frühstück erhielt, mit der täglich wiederholten Aufforderung: «Geben Sie das Wechselgeld dem Frühstücksmädchen.» Kein besonders großzügiges Trinkgeld; Übernachtung und Frühstück kosteten 39.50 Pfund.

Bald studierte Luigi Bertolese wieder die Namen der Rennpferde, die um 14 Uhr im Sandown Park starteten, und besonders die Angaben zu einem Pferd, das ‹Full English› hieß und ganz gut in Form sein sollte. Er schaute hinunter auf einen der Zwanziger und fragte sich, ob der Allmächtige ihm einen Tip ins Ohr geflüstert hatte.

«Sehen Sie also, alter Freund? *Sehen* Sie?» Morse strahlte über das ganze Gesicht, während er seine zweite Halbe leerte. «Es war alles *Ihnen* zu verdanken. Wieder einmal!»

Lewis sah wirklich; ausnahmsweise sah er völlig klar. Und das war für ihn die Freude, mit dem merkwürdigen Mann, der Morse hieß, zusammenzuarbeiten; einem Mann, der irgendwie fähig war, sich aus den einengenden Umständen eines Verbrechens herauszuwinden und dieses Verbrechen von einem Punkt außerhalb des Geschehens zu betrachten. Es war einfach nicht fair! Aber Lewis war sehr stolz, daß er, mit all seinen Grenzen, manchmal (so wie jetzt) der Katalysator in der seltsamen chemischen Zusammensetzung von Morses Vorstellungen sein konnte.

«Wollen Sie etwas essen, Sir?»

Morse hatte etwa eine halbe Stunde gesprochen, leise, ernsthaft, erregt. Es war jetzt 12.15 Uhr.

«Nein. Heute nehme ich meine Kalorien in flüssiger Form zu mir.»

«Na ja, ich denke, ich hole mir...»

«Hier!» Morse holte die kostbare Zwanzigpfundnote aus seiner Brieftasche. «Aber flippen Sie nicht gleich aus! Holen Sie sich ein Käsebrot oder so etwas – und noch eine Halbe für mich.» Er schob sein Glas über den etwas wackligen Tisch. «Und besorgen Sie einen Bierdeckel oder so was und legen ihn unter eines dieser Beine.»

Während Lewis an der Bar stand, schaute er für Sekunden zurück zu seinem Chief. Mehrere andere Gäste saßen jetzt in dem Pub, und ein junger Mann sah fast peinlich glückselig aus, als er einem Mädchen neben ihm, das eine Brille trug und nicht besonders hübsch war, in die Augen blickte. Er sah, entschied Lewis, fast so glücklich wie Chief Inspector Morse aus.

# Kapitel fünfundvierzig

> Seine Alkoholsucht veranlaßte mich eine Zeitlang, Aspern Williams zu kritisieren, bis ich erkannte, daß Räder Öl brauchen, wenn sie nicht auf Nylonachsen laufen. Er konnte stillstehen und ohne Öl auskommen oder sich bewegen – wenn er den Widerstand überwinden konnte
>
> (Peter Champkin,
> *The Waking Life of Aspern Williams*)

Nachdem Dr. Laura Hobson ihre Untersuchung der Wytham-Knochen wiederaufgenommen hatte, begann sie damit, in ihrem Labor den Bericht zu schreiben. Es war eigentlich keine Wiederaufnahme, denn die Knochen hatten sie über das Wochenende kaum verlassen. Schon sehr früh hatte sie die leichte Furche in der linken unteren Rippe entdeckt. Es konnte sich natürlich um die Kerbe handeln, die der Zahn eines Nagetiers hinterlassen hatte, aber sie sah so charakteristisch aus, die schwach V-förmige Stelle. Es sah fast so aus, als habe jemand absichtlich eine Kerbe in die Rippe gemacht – mit einem Messer oder einem ähnlichen Instrument. Könnte es wichtig sein? Aber nein, das war die falsche Einstellung. Es *könnte* wichtig sein – kein Fragezeichen. Seltsamerweise war Laura sehr bestrebt, bei ihrer ersten selbständigen Untersuchung ein paar Punkte zu sammeln – wie bei den Pfadfindern. Auf jeden Fall würde sie sich gern ein wenig bei dem ungewöhnlichen Polizisten einschmeicheln, der in den letzten Tagen ihre Gedanken beherrscht hatte. Es war merkwürdig, wie man die Gedanken an einen Menschen nicht aus dem Bewußtsein verbannen konnte, wie sehr man sich auch bemühte…

Sie studierte noch einmal die Fotografien vom Tatort, und sie konnte ohne Schwierigkeiten den Knochen erkennen, der sie im Augenblick beschäftigte. Er hatte offensichtlich *in situ* gelegen – war nicht weggeschleppt worden wie so viele andere. Sie war sich ziemlich sicher, daß die Kerbe, die ihre geduldige Untersuchung enthüllt hatte, wahrscheinlich nicht von dem Zahn irgendeines Tiers verursacht worden war, das sich einen Bissen von den noch mit Fleisch bedeckten Knochen gerissen hatte. *Konnte* die Furche von einem Messer hervorgerufen worden sein, fragte sie sich; schließlich ging es um einen *Mord*. Wenn es also nicht die Füchse oder die Dachse oder die Vögel gewesen waren... Wieder stellte sie das scharfe Mikroskop auf die Oberfläche des Rippenknochens ein, aber sie wußte, daß es hier nie *eindeutige* forensische Feststellungen geben konnte. Das Äußerste, was sie in ihrem Bericht sagen würde, war, daß die deutliche schräge Furche auf dem untersten linken Rippenknochen möglicherweise von einem Schneidezahn verursacht worden sei, oder, was wahrscheinlicher war, von einem scharfen Instrument – zum Beispiel einem Messer. Und wenn es ein Messer *war*, von dem der untere Teil der Brust durchstochen wurde, konnte das durchaus die Todesursache sein – war es wahrscheinlich die Todesursache. Es würde viel Blut gelaufen sein; die Kleider (falls es welche gab?) wären von Blut durchtränkt worden, das dann in den Boden unter dem Körper gesickert wäre, und nicht einmal die Wintermonate, nicht einmal das Laub und der Abfall vom Wachstum rundum würden solche Spuren je völlig auslöschen. Diesem Aspekt jedoch wurde in der University Agricultural Research Station nachgegangen (die zufällig in Wytham untergebracht war), und zweifellos würde sie bald von dort hören. Ja und? Selbst wenn dort deutliche Spuren von Blut gefunden würden, hätte bestenfalls *sie* eine Blutgruppe, und *Morse* würde davon ausgehen können, daß das Opfer *in situ* ermordet worden war. Toll.

Morse! Sie hatte gehört, daß er etwas pedantisch sei, was Rechtschreibung und Zeichensetzung betraf, und sie wollte einen möglichst guten Eindruck machen. In der Mitte der ersten Seite ihres Berichts stand ein Wort, bei dem sie Zweifel hatte, und als sie ein *Chambers Dictionary* auf Max' Regalen entdeckte, schlug sie es rasch nach.

Im Thames Valleypräsidium informierte sich an jenem Nachmittag ein anderer Berichtschreiber im *Pocket Oxford Dictionary*. Orthographische Unregelmäßigkeiten waren nicht ungewöhnlich in Lewis' Berichten, aber er machte ständig Fortschritte, und er war (wie sein Chief) sehr zufrieden mit dem Leben, als er die ausführlichen

Notizen, die er bei seinen Recherchen in Schweden gemacht hatte, in Reinschrift übertrug.

Um 16 Uhr klopfte Mrs. Irma Eriksson leicht an die Tür des Zimmers von ihrer Tochter und brachte ein Tablett mit einem gekochten Ei und zwei Scheiben gebutterten Toast hinein. Es war eine schwere Grippe gewesen, aber jetzt fühlte die Patientin sich wesentlich besser und sehr viel entspannter.

Und das tat ihre Mutter auch.

Um 18.45 Uhr fand die erste – jedenfalls die erste ernstzunehmende – Probe für den *Mikado* statt. Es war wirklich erstaunlich, wie viele lokale Talente es immer gab, und noch erstaunlicher, wie bereitwillig, fast eifrig, diese lokalen Talente einen so großen Teil ihrer Zeit dem Amateurtheater widmeten und sich den (in diesem Fall) manchmal recht absurden Forderungen eines Regisseurs aussetzten, der glaubte, er wisse – und tatsächlich wußte –, wie man das Publikum anlockte, lobende Kritiken in der Lokalpresse erwirkte, den talentierteren Sängern die anspruchsvolleren Rollen gab und vor allem die kleinen Kabbeleien und Eifersüchteleien glättete, die beinahe zwangsläufig bei einem solchen Unternehmen entstehen.

Drei Stunden, hatte seine Frau gesagt – etwa drei Stunden, und David Michaels wartete seit 21.30 Uhr vor der Dorfhalle. Es war gar nicht so weit weg von zu Hause – den Weg hinunter, am Pub vorbei und dann wieder hinauf auf der Straße, die in den Wald führte – etwas über eine Meile, genau gesagt, aber jetzt wurde es richtig dunkel, und er würde mit seiner wunderschönen und begabten Frau kein Risiko eingehen. Bei der Revue letzte Weihnacht war sie nur ein Mitglied der Tanzgruppe gewesen, aber alle waren übereingekommen, daß bei der nächsten Vorführung eine größere Rolle absolut gerechtfertigt sei. Man hatte sie also vorsingen lassen, und jetzt war sie eines der drei kleinen japanischen Schulmädchen. Hübsche Rolle. Leicht zu lernen.

Um 22.10 Uhr tauchte sie endlich auf, und Michaels fuhr etwas ungehalten sofort zum White Hart.

«Das Übliche?» fragte er, während sie auf einen Barhocker kletterte.

«Ja, bitte.»

Michaels bestellte also eine Halbe vom besten Bitter für sich und jene Mixtur aus Orangensaft und Limonade, die ‹St. Clements› genannt wird, für seine Frau.

Eine Stunde später, als er den Landrover zurück zum Cottage fuhr, griff er neben dem Schaltknüppel nach der Hand seiner Frau und drückte sie. Aber sie war bisher sehr schweigsam gewesen und blieb es auch jetzt, während sie mit dem Libretto unter dem Arm ausstieg und die Beifahrertür hinter sich abschloß.

«Wird es was werden?» fragte er.

«Wird *was* was werden?»

«Was glaubst du, meine ich? Den *Mickadu*!»

«Ich hoffe es. Du wirst jedenfalls deine Freude an *mir* haben.»

Michaels schloß die Tür an seiner Seite ab. «Ich möchte jetzt meine Freude an dir haben.»

Sie ergriff seine Hand, während sie auf die vordere Veranda zugingen.

«Heute nacht nicht, David. Ich bin so schrecklich müde – versteh das bitte.»

Zu dieser Zeit war auch Morse auf dem Nachhauseweg. Er hatte zuviel Bier getrunken, das war ihm klar, aber zumindest hatte er alles getan, um diesen Tag zu feiern. Das sagte er sich jedenfalls, als er durch die Straßen ging, mit nur gelegentlich leicht wackligen Beinen, wie ein etwas unsicherer Seiltänzer.

Dr. Alan Hardinge beschloß an diesem Montag abend, im College zu bleiben, wo er zu früherer Stunde eine gut einstudierte Vorlesung über ‹Der Mensch und seine natürliche Umwelt› gehalten hatte. Seine weitgehend amerikanische Zuhörerschaft hatte ihn mit großzügigem Beifall bedacht, und er (wie andere an diesem Abend) hatte zuviel getrunken – zuviel Wein getrunken, zu viele Liköre. Als er um 23.30 Uhr seine Frau anrief, um ihr zu sagen, daß es wohl besser sei, wenn er im College übernachten würde, hatte sie nicht das mindeste dagegen gehabt.

Weder Michaels noch Morse noch Hardinge war es bestimmt, jenen langen ungestörten Schlaf zu schlafen, von dem Sokrates einst sprach, denn für jeden der drei gab es, wenn auch aus unterschiedlichen Gründen, vieles, was ihn beschäftigte.

## Kapitel sechsundvierzig

> Ein Dummkopf sieht nicht denselben Baum wie ein Weiser
>
> (William Blake,
> *The Marriage of Heaven and Hell*)

Mittwoch, der 29. Juli, versprach ein geschäftiger Tag zu werden, und als solcher erwies er sich dann auch.

Inspector Johnson, am Tag zuvor aus dem Urlaub zurückgekehrt, war jetzt fast auf dem laufenden mit der Entwicklung im Fall Schwedenmädchen. Um 9.30 Uhr gab er sich einen Ruck – und rief Strange an.

«Sir? Johnson am Apparat.»

«Nun?»

«Ich habe mit Bedauern gelesen, daß die Dinge in Wytham sich nicht...»

«Ja?»

«Es ist nur, wenn Sie mir eine Chance geben würden, wieder ein paar Männer für Blenheim zu bekommen...»

«*Keine* Chance. Ist Ihnen nicht klar, daß wir, während Sie nacktärschig auf dem Strand gelegen haben, all diese verdammten Spritztouren mit gestohlenen Autos hatten...»

«Ich habe alles darüber gelesen, Sir. Ich dachte nur...»

«Vergessen Sie's. Morse leitet jetzt die Untersuchungen, nicht Sie. Schon gut, er macht wahrscheinlich einen verdammten Schlamassel daraus. Haben *Sie* auch getan. Und bis ich mich anders entscheide, behält er die Leitung. Wenn Sie mich also entschuldigen wollen, ich muß einen Zug erwischen.»

Morse mußte auch einen Zug erwischen und fuhr mit dem 10-Uhr-Schnellzug nach London, wo Lewis für ihn ein Treffen mit einem Vertreter der Schwedischen Botschaft (zum Lunch) arrangiert hatte, und ein weiteres mit der Leiterin der King's Cross YWCA (zum Tee).

Für Lewis selbst gab es, nachdem er Morse zum Bahnhof von Oxford gebracht hatte, eine Menge zu tun. Voruntersuchungen am Tag zuvor hatten angedeutet – eigentlich bestätigt –, daß Morses Analyse des Falles (in die Lewis, und bisher allein Lewis, eingeweiht war) in den meisten Aspekten im wesentlichen zutraf. Oft in der Vergangenheit war Morse auf ähnliche Weise dem Feld einige hundert Meter voraus gewesen, nur hatte sich später herausgestellt, daß er auf dem falschen Rennen war. Diesmal aber sah es wirklich so aus, als habe der alte Junge recht, und aus Lewis' Sicht war es, als ob er in der Nacht zuvor vom Gewinner geträumt habe und jetzt auf dem Weg zum Buchmacher war, um ein paar Pfund auf ein Pferd zu setzen, das den Zielpfosten schon passiert hatte.

Zum Glück war der Druck auf Broadmoor Lea vorläufig raus, und Lewis gelang es ohne große Mühe, zusätzlich Männer einzustellen. Zwei DCs wurden ihm für den Rest des Tages zugeteilt, und die beiden waren bald auf dem Weg, sowohl in Oxford als auch in der Grafschaft Berichte über Autodiebstähle, Autoeinbrüche, Autozerstörungen etc. in den Tagen, nachdem das Schwedenmädchen zum letztenmal gesehen worden war, zu überprüfen. Carter und Helpston schienen Lewis fähige Männer zu sein, und das würde sich später an diesem Mittwoch als richtig erweisen.

Im Laufe des Vormittags rief Lewis die *Oxford Mail* an und sprach mit dem Herausgeber. Er würde gern einen Text hinüberfaxen – einen Text, den Morse früher am Tag aufgesetzt hatte – für die Abendausgabe des Blattes. Würde das in Ordnung gehen? Kein Problem offenbar.

## NEUE ENTWICKLUNGEN IM GEHEIMNIS UM DAS SCHWEDENMÄDCHEN

Detective Chief Inspector Morse vom Thames Valley CID ist überzeugt, daß vor kurzem ausfindig gemachtes Beweismaterial ein völlig neues Licht auf den rätselhaften Fall Karin Eriksson wirft, die vor über einem Jahr in Oxford verschwand und deren Rucksack man bald darauf unter einer Hecke in Begbroke fand. Eine Leiche, die bei einer Suchaktion im Wytham-Wald gefunden wurde, war nachweislich nicht die der schwedischen Studentin, und der Chief Inspector erklärte unserem Reporter, daß weitere Suchaktionen in dem Gebiet jetzt abgebrochen wurden. Die Untersuchung des Mordfalles jedoch geht weiter, und wie verlautet, konzentrieren sich die Aktivitäten der Polizei jetzt wieder auf den Blenheim-Besitz in Woodstock – den Ort der ersten intensiven Nachforschungen vor gerade einem Jahr.

Die Polizei bittet auch jeden, der Informationen über Dr. Alasdair McBryde, bis vor kurzem wohnhaft in Seckham Villa, Park Town, Oxford, besitzt, sich zu melden. Rufen Sie 0865/846000 an, oder Ihre nächste Polizeidienststelle.

Im Laufe des Tages würden sowohl Chief Superintendent Strange als auch Inspector Johnson diese Notiz lesen: ersterer in beträchtlicher Verwirrung, letzterer verständlicherweise aufgebracht.

Und noch jemand hatte die Notiz gelesen.

Die schlanke Selina war besorgt gewesen, seit Morse die Agentur aufgesucht hatte. Nicht, weil sie irgendeine Weisung vernachlässigt hätte, sondern weil sie etwas versäumt hatte. Als Morse fragte, ob sie irgend etwas über McBryde wüßte, war sie fast überzeugt, daß es irgendwo ein Foto von McBryde gab. Jedes Jahr an Weihnachten hatte die Agentur ein kleines Fest mit Kanapees und Rotwein gegeben, und später an jenem Nachmittag in der Abingdon Road, und vorübergehend ohne die allmächtige Michelle, hatte sie eine Idee, wo, wenn überhaupt, das Foto sein könnte. Sie schlug die Ordner unter ‹Parties› etc. auf, und da war es: ein schwarzweißes 10 × 15 Foto von etwa einem Dutzend von ihnen, mit Papiermützen auf dem Kopf, die Weingläser hochhaltend – eine fröhliche, großzügig geölte Runde. Und in der Mitte stand der bärtige McBryde, die Arme um zwei weibliche Mitfeiernde gelegt.

Morse hatte ein Exemplar der *Times* am Menzies-Bücherstand im Bahnhof von Oxford gekauft. Für den Fall als Ganzes war die Leserzuschrift, die er kurz nach Didcot las (im Kreuzworträtsel war nur noch eine Frage offen), ohne besondere Bedeutung. Doch für Morse war es ein bemerkenswerter Brief. Er erinnerte ihn an ein Verspaar, das er lange in seinem geistigen Gepäck mit sich herumgetragen hatte.

*Von Mr. Gordon Potter*

Sir, mein Interesse an den Schwedenmädchen-Versen ist minimal; ich bin überzeugt, daß die ganze Geschichte ein zeitraubender Schabernack ist. Aber es wird Zeit, daß jemand eine kurze Anmerkung zu dem großartigen Brief hinzufügt, der am 13. Juli in Ihrer Zeitung abgedruckt wurde. Wenn wir unter Priestern römisch-katholischen Glaubens nach dem Verfasser der Verse suchen sollen, möchte ich vorschlagen, daß er fast mit Sicherheit auch ein Bewunderer des größten Dichters und Gelehrten unseres eigenen Jahrhunderts ist. Ich meine A. E. Housman. Wie sonst können wir Zeile 3 der abgedruckten Verse (‹Dry the azured skylit water›) erklären? Lassen Sie mich Norman Marlow in seinem kritischen Kommentar *A. E. Housman*, Seite 145, zitieren: «Zwei der schönsten Zeilen in Housmans Arbeit sind gewiß folgende:
*And like a skylit water stood*
*The bluebells in the azured wood.*
Hier haben wir wieder eine Wasserspiegelung, und diesmal wird die magische Wirkung erzeugt durch das Wiederholen der Silbe ‹like› im Wort ‹Skylit›, aber umgekehrt, wie auch eine Spiegelung im Wasser umgekehrt ist.»

*Mit freundlichen Grüßen*
*J. GORDON POTTER*
*‹Arlington›*
*Leckhampton Road*
*Cheltenham*
*Glos.*

# Kapitel siebenundvierzig

Zu Hause verändern die Jahreszeiten
Die Wege und Menschen, die dort
schreiten,
Doch hier in London sehe ich nur
Leute in den Straßen – keine Natur

(A. E. Housman, *A Shropshire Lad*)

Morses Tag war zufriedenstellend, doch wenig mehr.

Er kam eine Viertelstunde zu spät in Paddington an. Die Diesel-Lok war die beiden letzten Meilen nach Paddington im Schrittempo dahingehumpelt, aus Gründen (vermutete Morse jedenfalls), die selbst dem Lokführer nicht genau bekannt waren. Doch traf er immer noch rechtzeitig genug in der Schwedischen Botschaft am Montague Place ein für seine Verabredung mit Ingmar Engström, einem schlanken blonden Burschen Mitte vierzig, der eine Art antiseptischer Sauberkeit auszustrahlen schien, sich aber als fähig und hilfreich erwies und bereit war, sofort zu veranlassen, daß in der Angelegenheit, die Morse ihm (mit äußerster Sorgfalt) erklärte, Erkundigungen eingezogen würden.

Der Lunch wurde in Engströms Büro gebracht, und Morse schaute ohne Begeisterung hinunter auf die dünne, blasse Scheibe Pastete, die halbe Pellkartoffel und die große Schüssel mit nicht angemachtem Salat.

«Sehr gut für die Taille», kommentierte der Schwede gutgelaunt. «Und hierdrin ist auch kein Zucker. Garantiert rein!» Und er goß gekühlten Orangensaft in ihre Gläser.

Morse flüchtete vom Montague Place, sobald gute Manieren es gestatteten. Er bedankte sich überschwenglich, lehnte aber weitere Angebote von Quark, fettarmem Joghurt oder frischem Obst ab, und bald darauf konnte man hören, wie er dem Wirt eines Pubs in Holborn Komplimente machte, weil er sein Ruddles Country Bitter so gut in Schuß hielt.

Tee als Mahlzeit hatte selten, Tee als Getränk noch nie einen großen Stellenwert bei Morse eingenommen. Obwohl er daher erleichtert war, daß er nicht zwischen chinesischem und indischem Tee wählen mußte, hätte er auch gut auf den großen Plastikbecher schwach aussehenden, lauwarmen Tees verzichten können, den er sich aus der Gemeinschafts-Teemaschine in der praktisch verlassenen Kantine des YWCA-Gebäudes einschenkte. Eine Weile lang schwatzten sie freundlich, wenn auch ziellos miteinander: Morse fand heraus, daß Mrs. Audrey Morris einen Waliser geheiratet hatte, noch immer mit demselben Waliser verheiratet war, keine Kinder hatte, nur die eine Schwester – die in Oxford – und, nun, das wär's. Sie sei als Sozialarbeiterin im East End ausgebildet worden und hatte die Stelle als Leiterin der YWCA vor vier Jahren angenommen. Ihre Aufgabe gefiel ihr, aber die Situation in London wurde allmählich hoffnungslos. Sicher, die Herberge mochte zwei Stufen besser als die Situation der Pappkarton-Brigade sein, aber all die alten Kategorien verschmolzen jetzt in einer Art Gemeinschaftselend. Frauen, deren Behausungen wieder von den Besitzern beansprucht worden waren, Ehefrauen, die zusammengeschlagen worden waren, junge Mädchen, die arbeitslos oder leichtsinnig gewesen waren oder ohne einen Penny dastanden – gewöhnlich alles auf einmal, Zugvögel, Drogensüchtige, potentielle Selbstmörderinnen, und natürlich ziemlich häufig ausländische Studentinnen, die sich mit ihrem Geld verkalkuliert hatten – Studentinnen wie Miss Karin Eriksson.

Morse ging noch einmal die wichtigsten Punkte ihrer Aussage vom letzten Sommer durch, aber es schien nichts zu geben, was sie hätte hinzufügen können. Wir ihre jüngere Schwester hatte sie beachtliches Übergewicht und ein rundliches, attraktives Gesicht, und ihr Lächeln schien arglos und hilfsbereit. Morse entschied, daß er seine Zeit verschwende, und suchte nach Antworten auf andere Fragen: Fragen, wie Karin *sei*, wie sie sich benommen habe, wie sie mit den anderen ausgekommen wäre.

Hatte Morse eine Litanei über Karins verführerischen Charme erwartet – den Charme einer jungen Dame mit vollen Brüsten unter einer tiefausgeschnittenen Bluse, einem fast unziemlich kurzen, enganliegenden Rock, die langen, gebräunten Beine herausfordernd übereinandergeschlagen, während sie an ihrer Diät-Cola nippte... oder an einem Cognac? Wohl nur halb erwartet, denn sein Wissen über Karin wuchs allmählich an, wuchs jetzt wieder, als Mrs. Morris sich sehr freundlich an ein Mädchen erinnerte, das immer die Blicke der Männer auf sich ziehen würde, das sich seiner Anziehungskraft durchaus bewußt war und das offensichtlich die Aufmerksamkeit genoß, die es immer erregte. Aber ob sie zu jenen jungen Frauen gehörte, die unter Anwendung von ein wenig Druck schnell – oder auch langsam – die Beine öffnen würde – nun, da hatte Audrey wesentlich größere Zweifel. Karin habe den Eindruck erweckt, sie habe sich selbst und andere ganz schön unter Kontrolle. O ja!

«Aber sie könnte – sie könnte Männer vielleicht ein wenig an der Nase herumführen?» fragte Morse.

«Ja.»

«Aber vielleicht...» Morse hatte Schwierigkeiten, sich auszudrücken – «nicht viel weiter gehen?»

«Nicht viel weiter als was?»

«Was ich meine – nun, wir hatten einen Ausdruck für solche Mädchen, als ich zur Schule ging.»

«Ja?»

«Ja.»

«Die Jungs ‹aufgeilen›? Ist das der Ausdruck, nach dem Sie suchen?»

«So ähnlich», sagte Morse und lächelte etwas verlegen, während er aufstand und sich anschickte zu gehen, genauso, wie Karin Eriksson sich erhoben und dieses Gebäude verlassen haben mußte, mit zehn Pfund in der Tasche und der festen Absicht (wenn man Mrs. Morris glauben konnte), per Anhalter nicht nur nach Oxford, sondern viel weiter über die A40 zu fahren, nach Llandovery, der Heimat des roten Milans.

Audrey Morris brachte ihn an die Tür und sah ihm nach, wie er rasch auf die Untergrundbahnstation King's Cross zuging; dann kehrte sie in ihr Büro zurück und rief ihre Schwester in Oxford an.

«Ich hatte gerade deinen Inspector hier!»

«Kein Ärger, hoffe ich?»

«Nein! Ziemlich attraktiv, nicht?»

«Findest du?»

«Nun hör mal! Das hast *du* doch gesagt.»

«Hast du ihm ein Glas von dem Malt angeboten?»

«Was?»

«Du hast ihm keinen Drink angeboten?»

«Es ist doch gerade erst vier.»

«A-u-d-r-e-y!»

«Wie sollte *ich* das wissen?»

«Hast du seinen Atem nicht gerochen?»

«So nahe bin ich ihm nicht gekommen.»

«Du hast das nicht besonders gut hingekriegt, Schwesterchen, oder?»

«Lach bitte nicht, aber… ich habe ihm eine Tasse *Tee* angeboten.»

Trotz der Unterlassungssünde lachte die Senior-Chefin der Elite Booking Services am anderen Ende der Leitung lange und herzlich.

Morse traf um 18.25 Uhr wieder in Oxford ein, und als er die Brücke von Bahnsteig 2 überquerte, summte er leise eine der bekanntesten Melodien aus dem *Mikado* vor sich hin:

Als höchster Richter laß Milderungsgründe
Ich gelten jederzeit;
Indem ich passende Strafen finde,
Erreg ich ‹Heiterkeit›…

# Kapitel achtundvierzig

‹Spieler›, Sir! Ich sehe in ihnen nichts Besseres als Wesen, die auf Tische und Hocker gesetzt werden, um Gesichter zu schneiden und Lachen zu produzieren, wie tanzende Hunde

(James Boswell,
*Das Leben des Samuel Johnson*)

Für mehrere Personen, die entweder eng oder nur locker in den Fall verwickelt waren, über den auf diesen Seiten berichtet wird, war der Abend von Donnerstag, dem 30. Juli, von großer Bedeutung, obwohl sich nur wenige der Betroffenen zu dem Zeitpunkt darüber klar waren, daß die Flut der Ereignisse sich ihrem Höhepunkt näherte.

19.25 Uhr.

Eines der drei kleinen Mädchen spähte hinter dem schäbigen, schlecht funktionierenden Vorhang hervor und sah, daß die Halle schon zum Bersten voll war, 112 Besucher, das Äußerste, was die Feuerwehr zuließ, sah auch ihren Ehemann David – der Gute! – in der hintersten Reihe. Er hatte darauf bestanden, sich eine Karte für jede der drei Vorstellungen zu kaufen, und das hatte sie sehr glücklich gemacht. Sah er nicht ein kleines bißchen verloren aus, wie er so gar nichts zu der angeregten Unterhaltung rund um ihn beitrug? Aber er würde schon okay sein, und sie – *sie* fühlte sich strahlend und erregt, als sie vom Vorhang zurücktrat und sich zu ihren Darsteller-Kollegen gesellte. Zugegeben, es gab nur wenige Quadratmeter Platz hinter der Bühne, und die Bühne selbst war auch so klein, das Orchester war so unzulänglich und dilettantisch, Beleuchtung und besondere Effekte waren nur mitleiderregend. Und doch… und doch, die ganze Magie war irgendwie da: einige gute Sänger, hervorragendes Make-up, besonders für die Damen, hinreißende Kostüme, großartige Unterstützung vom ganzen Dorf und der Nachbarschaft, und ein brillanter junger Pianist, ein Student aus Keble, der einen großen Ohrring trug und die hohen Tenor-Rollen der Händel-Opern wie ein Engel singen konnte und seine Freizeit meistens damit verbrachte, in einsamen Nachtwachen die Dachse im Wald in der Nähe zu beobachten.

Ja, bei Cathy Michaels floß das Adrenalin reichlich, und irgendwelche Sorgen, die ihr Ehemann ihretwegen haben mochte – oder sie seinetwegen! – waren vergessen, als der Dirigent mit wenigen scharfen Schlägen des Taktstocks die Halle zum Schweigen brachte. Mit den ersten Takten der Ouvertüre hatte der *Mikado* begonnen. Cathy warf noch einmal einen raschen Blick in den Spiegel auf die japanische Dame mit dem weißen Gesicht, den schwarzen Haaren und den briefkastenroten Lippen, die sie selbst war, und wußte, warum David sie so attraktiv fand. David... viel älter als sie natürlich, und von seiner Vergangenheit wußte sie nur sehr wenig. Aber sie liebte ihn und würde alles für ihn tun.

19.50 Uhr.

Die vier Jugendlichen, zwölf, vierzehn, siebzehn und siebzehn Jahre alt, wurden von der Polizei von St. Aldate's noch immer festgehalten. Während sie zusammen nach allen Aussagen in den Siedlungen von Ost-Oxford ein einschüchternder Haufen gewesen waren, sahen sie jetzt, einzeln betrachtet, wenig bemerkenswert aus. Sehr schnell nach ihrer Festnahme hatte sich das herausfordernde Benehmen dieses Quartetts in seine Bestandteile aufgelöst, und als Sergeant Joseph Rawlinson jetzt noch einmal einen der beiden Siebzehnjährigen musterte, sah er nur einen nervösen, mürrischen, nicht besonders artikuliert sprechenden Jungen. Die im hinteren Teil des Polizeiwagens zur Schau gestellte Prahlerei und Aggression, nachdem sie ihn von zu Hause abgeholt hatten, waren verschwunden – und jetzt brachten sie ihn zurück.

«Ist das alles, was du bei dir hattest, mein Sohn?»

«Nehm ich an, ja.»

Rawlinson nahm die Gegenstände auf, einen nach dem anderen, und reichte sie hinüber: «Fünfer, ein Pfund, ein Pfund, 50 Pence, 10 Pence, 5 Pence, 5 Pence, 5 Pence, 2 Pence, 2 Pence, 1 Penny, okay? Kamm; Marlboro-Zigaretten, Wegwerffeuerzeug, Päckchen Kondome, Featherlite – nur noch eine übrig, halbe Schachtel Polos, zwei Busfahrkarten, einen blauen Kugelschreiber. Okay?»

Der Junge starrte verdrossen vor sich hin, sagte aber nichts.

«Und *dieses*!» Rawlinson nahm einen roten Taschenkalender in die Hand, durchblätterte rasch die englinierten Seiten und steckte ihn in die eigene Tasche. «Den behalten wir, Sohn. Jetzt unterschreibe bitte hier.» Er reichte ein maschinengeschriebenes Blatt hinüber und zeigte auf den unteren Teil.

Zehn Minuten später war Philip Daley wieder zu Hause in Begbroke, Oxon.

«Macht einen nachdenklich, Sarge!» sagte einer der Constables, als Rawlinson sich in der Kantine Kaffee bestellte.

«Hm.» Rawlinson wollte sich in der Angelegenheit nicht so sehr festlegen: Sein eigener Sohn, fünfzehn Jahre alt, war in den letzten sechs Monaten so bolschewistisch geworden, daß seine Mum sich allmählich große Sorgen machte.

«Aber immerhin, mit diesem – wie heißt es noch – Gesetzentwurf für zunehmenden Fahrzeugdiebstahl... Unbegrenzte Geldstrafen! Läßt sie vielleicht 'n bißchen mehr nachdenken.»

«Aber manche von ihnen waren von Anfang an arme Schweine.»

«Du wirst doch nicht weich, Sarge?»

«O nein! Härter, glaub ich», sagte Rawlinson leise, nahm seinen Kaffee und ging hinüber an einen leeren Tisch an der anderen Seite der Kantine.

Er hatte den Jungen nicht erkannt. Den *Namen* aber hatte er sofort erkannt – von der Zeit im vergangenen Sommer her, als er unter Chief Inspector Johnson drüben in Blenheim gearbeitet hatte. Es hätte natürlich einfach einer jener kleinen Zufälle sein können, die im Leben ständig passieren – wäre da nicht der Taschenkalender gewesen: ziemlich beunruhigend, einiges, was darin stand. Tatsächlich hatte er beinahe erwartet, am Wochenende seinen alten Chief Johnson draußen in der Siedlung zu treffen, mitten zwischen den halben Backsteinen und den zerbrochenen Flaschen. Aber irgendwer hatte gesagt, er sei auf Urlaub – beneidenswerter Bursche! Trotzdem – Rawlinson beschloß, sich mit ihm in Verbindung zu setzen, wenn es möglich war; er würde am nächsten Tag versuchen, ihn anzurufen.

20.15 Uhr.

Anders Fastén, ein junger Mitarbeiter an der Schwedischen Botschaft, hatte endlich gefunden, was er suchte. Es war eine lange Suche gewesen, und ihm wurde klar, daß er sich viele, viele Stunden hätte sparen können, wenn die Akten mit mehr System abgelegt worden wären. Er würde das seinem Chef gegenüber erwähnen, und – wer weiß? – vielleicht könnte die nächste knifflige Reisepaß-Frage in Minuten beantwortet werden. Aber er war froh, daß er es gefunden hatte; es sei *wichtig*, hatte man ihm gesagt. In jedem Fall würde sein Chef befriedigt sein. Und er wollte das Gefallen seines Chefs erregen, denn sein Chef war eine sehr schöne Frau.

21.00 Uhr.

Sergeant Lewis war eine halbe Stunde früher vom Präsidium nach Hause gekommen, hatte ein Mahl aus Eiern (zwei), Bratwürsten (sechs) und Pommes frites (einen Berg) zu sich genommen und setzte sich jetzt in seinem Lieblingssessel zurück, stellte die BBC-Nachrichten ein und blickte mit erheblicher Befriedigung auf den Tag zurück...

Morse war natürlich besonders entzückt über das Foto von Alasdair McBryde gewesen, und noch entzückter, daß Lewis aus eigener Initiative Polizeihandzettel hatte drucken lassen und veranlaßt hatte, daß am nächsten Tag in der *Oxford Mail*, am Freitag in der *Oxford Times* – und im *Evening Standard* Suchmeldungen der Polizei abgedruckt wurden.

«Das ist ein Meisterstück!» hatte Morse ausgerufen. «Wie kamen Sie auf den *Evening Standard*?»

«Sie sagten, Sie seien sicher, daß er nach London gefahren sei, Sir.»

«Ah ja!»

«Sie haben ihn nicht zufällig getroffen?» fragte Lewis fröhlich...

Nach der Wettervorhersage – wieder ein schöner sonniger Tag, mit Temperaturen von 22 Grad im Süden – stellte Lewis die zwei üblichen Milchflaschen hinaus, verschloß und verriegelte die Haustür und beschloß, früh ins Bett zu gehen. Er hörte seine Frau eine walisische Melodie summen, während sie abwusch, und er ging in die Küche und legte die Arme um sie.

«Ich geh ins Bett – bin ein bißchen müde.»

«Zufrieden auch, so wie du dich anhörst. Hattest 'nen guten Tag?»

«Ganz gut.»

«Weil der verdammte Morse sich abgesetzt und dich allein gelassen hat?»

«Nein! Eigentlich nicht.»

Sie trocknete sich die Hände ab und wandte sich zu ihm. «Du arbeitest gern für ihn, nicht?»

«Manchmal», stimmte Lewis zu. «Er... er *hebt* mich ein bißchen, irgendwie, wenn du verstehst, was ich meine.»

Mrs. Lewis nickte und legte das Spültuch über den Wasserhahn. «Ja, versteh ich», erwiderte sie.

22.30 Uhr.

Schon vor einer halben Stunde hatte Dr. Alan Hardinge entschieden, daß es Zeit sei, ein Taxi zu seinem Haus am Cumnor Hill zu nehmen. Aber er saß immer noch über seinem Scotch im White Horse, dem schmalen Pub, das die beiden Flügel von Blackwell's Buchhandlung voneinander trennte. Die zweite seiner beiden Vorlesungen war kein uneingeschränkter Erfolg gewesen, und er war sich bewußt, daß sein Vorlesungsstoff zu wenig einstudiert, sein Vortrag wenig mehr als mechanisch gewesen war. Und nur ein einziges Glas Wein hatte ein mittelmäßiges Menü begleitet!

Aber trotzdem: hundert Pfund waren hundert Pfund...

Er hatte festgestellt, daß es für ihn immer schwieriger wurde, betrunken zu werden, wie sehr er es auch versuchte. Er hatte seit Monaten keine vernünftige Literatur mehr gelesen, aber in seiner Jugend war Kipling einer seiner Helden gewesen, und er erinnerte sich vage an ein paar Worte in einer der Kurzgeschichten: etwas darüber zu wissen, wie es in Wahrheit in der Hölle aussieht, ‹wo der Alkohol nicht mehr greift und die Seele eines Mannes in ihm verrottet›. Aber Hardinge wußte, daß er zunehmend rührselig wurde, und er öffnete seine Brieftasche, um sich wieder das junge Mädchen anzusehen... er erinnerte sich an die Höllenqualen, die sie beide durchstanden hatten, er und seine Frau, als sie das erste Mal *wirklich* spät nach Hause kam, und dann jene schreckliche Nacht, als sie überhaupt nicht nach Hause gekommen war, und jetzt die fast unerträgliche Leere vor ihm, da sie nie mehr nach Hause kommen würde, nie mehr...

Er zog auch das Foto von Claire Osborne zwischen seinen Mitgliedskarten und seinen Kreditkarten hervor: ein kleines Paßfoto, auf dem sie grimmig an die Wand irgendeines Kiosks starrte – kein gutes Foto, aber Claire durchaus ähnlich. Er steckte es weg und leerte sein Glas; es war eigentlich absurd, nicht Schluß zu machen mit der Affäre. Aber wie konnte er anders? Er liebte die Frau, und er hatte sich in der letzten Zeit wieder mit allen Symptomen der Liebe vertraut gemacht, konnte sie auch leicht in *anderen* erkennen – oder besser das Fehlen der Symptome. Er wußte zum Beispiel ganz genau, daß seine Frau ihn nicht mehr liebte, ihn aber nie gehen lassen würde; wußte auch, daß Claire ihn nie geliebt hatte und ihre Beziehung morgen beenden würde, wenn es ihr paßte.

Noch eine Sache machte ihm an diesem Abend Sorgen – hatte ihm seit dem Besuch von Chief Inspector Morse zunehmend Sorgen gemacht. Er würde nicht sofort etwas unternehmen, war sich aber ziemlich sicher, daß er in Kürze genötigt sein würde, die Wahrheit über das, was vor einem Jahr geschehen war, zu enthüllen...

22.30 Uhr

Nachdem sie sich die Wettervorhersage angesehen hatte, schaltete Claire Osborne die *ITN News at Ten* ab – wieder eine halbe Stunde Tod, Zerstörung, Leiden und Katastrophen. Allmählich empfand sie kaum noch etwas dabei, stellte sie fest, während sie sich einen Gin und trockenen Martini mischte und eines der getippten Blätter ansah, die Morse ihr geschickt hatte:

MOZART: Requiem (K 626)

---

Helmuth Rilling (Master Works)
H. von Karajan (Deutsche Grammophon)
Schmidt-Gaden (Pro Arte)
Victor de Sabata (Everest)
Karl Richter (Telefunken)

In zwei Tagen wurde sie vierzig, und sie würde sich eine Kassette oder eine Platte vom *Requiem* kaufen. Morse hatte gesagt, daß all seine Versionen Platten seien: «Aber bald werden sie keine Platten mehr herstellen, und einige von diesen sind ohnehin Museumsstücke.» Aber aus irgendeinem Grund wollte sie eine der Versionen kaufen, die *er* hatte, obwohl ihr klar war, daß es vermutlich viel vernünftiger wäre, in einen CD-Spieler zu investieren. Herbert von Karajan war der einzige Dirigent, von dem sie gehört hatte, und ‹Deutsche Grammophon› wirkte und klang so eindrucksvoll... Ja, sie würde versuchen, die Karajan-Version zu bekommen. Sie schaute wieder auf das Blatt und versuchte, sich die korrekte Schreibweise des schwierigen Wortes ‹Deutsche› mit seiner komplizierten Buchstabenfolge ‹t›, ‹s›, ‹c›, ‹h›, ‹e› zu merken.

Zehn Minuten später hatte sie ihr Glas geleert und stellte es hin. Sie fühlte sich sehr einsam. Und dachte an Morse. Und füllte ihr Glas noch einmal, diesmal mit etwas mehr Eis dazu. Plötzlich hatte sie das Gefühl, ihr Körper sei auch aus Eis.

«*Allmächtiger Gott!*» flüsterte sie.

4.30 Uhr

Morse erwachte in der geräuschlosen Dunkelheit. Seit seiner Jugend waren ihm gelegentliche halberotische Tagträume nicht fremd gewesen, doch bisher hatte er selten nachts von schönen Frauen geträumt. Aber gerade jetzt – merkwürdig! – hatte er einen sehr lebhaften Traum geträumt. Nicht von einer der schönen Frauen, denen er bisher in dem Fall Schwedenmädchen begegnet war – nicht von Claire Osborne noch von Laura Hobson, sondern von Margaret Daley, der Frau mit den blond-grauen Strähnen im Haar, das Lewis zu seiner Kardinalfrage veranlaßt hatte: «Warum denken Sie, wollen manche Leute sich älter machen, als sie sind, Sir? Scheint mir die Sache auf den Kopf zu stellen.» Aber in Morses Traum war Margaret Daley ganz jung. Und irgendwo in dem Traum war ein Brief gewesen: ‹Ich habe so viel an Dich gedacht, seit Du fort bist. Ich denke noch immer an Dich und bitte Dich, manchmal an mich zu denken – mich vielleicht auch mal wieder zu besuchen. In der Hoffnung, daß ich Dich nicht aus der Fassung bringe, sende ich Dir meine Liebe...› Aber es *gab* natürlich keinen Brief; nur die Worte, die in seinen Gedanken jemand gesagt hatte. Er stand auf und machte sich eine Tasse Pulverkaffee. Auf dem Küchenkalender sah er, daß die Sonne um 5.19 Uhr aufgehen würde. Er ging wieder ins Bett, drehte sich auf den Rücken, die Hände hinter dem Kopf, und wartete geduldig auf die Dämmerung.

## Kapitel neunundvierzig

> Eine Vereinigung von Männern, die nicht miteinander streiten, ist etwas, das es noch nie gegeben hat, vom größten Staatenbund bis hinunter zu einer Bürgerversammlung oder der Versammlung einer Kirchengemeinde
>
> (Thomas Jefferson, *Letters*)

Dr. Laura Hobson, eine von jenen Frauen, die nicht über die Schwelle zu Morses Träumen eingeladen worden war, betrat am folgenden Morgen kurz vor neun Uhr sein Büro, wo sie, nachdem sie mit Sergeant Lewis bekannt gemacht worden war, sich setzte und sagte, was sie zu sagen hatte.

Es lief, gab sie zu, eigentlich auf recht wenig hinaus, und es stand ohnehin alles in dem Bericht. Aber sie vermutete, daß der Mann, dessen Knochen in Pasticks gefunden worden waren, etwa dreißig Jahre alt war, von mittlerer Größe, mindestens seit neun oder zehn Monaten tot war, durchaus ermordet worden sein könnte – mit einer Messerwunde im Herzen, die ihm vielleicht von einem rechtshändigen Täter beigebracht worden war. Die Spuren von Blut, die neben und unter der Leiche gefunden worden waren, gehörten zur Blutgruppe 0, und obwohl das Blut von anderen Verletzungen stammen oder die Wunde durch andere Werkzeuge beigebracht sein konnte, nun, bezweifelte sie das eigentlich. Das wäre also das. Der Körper war sehr wahrscheinlich dort ‹abgetreten› (Morse zuckte zusammen), wo man die Knochen gefunden hatte; es schien nicht wahrscheinlich, daß er nach Eintreten des Todes dorthin getragen oder gezerrt worden war. Es *gab* noch andere Untersuchungen, die man durchführen könnte, doch (nach Dr. Hobsons Ansicht zumindest) blieb kaum noch etwas zu entdecken.

Morse hatte sie aufmerksam beobachtet, während sie sprach. Bei ihrer ersten Begegnung hatte er ihren nordenglischen Akzent (war es Newcastle? Durham City?) ein wenig störend gefunden, aber allmählich fragte er sich, ob sie nicht etwas übertrieb. Auch die hohen Backenknochen fielen ihm wieder auf, und die etwas atemlose Art zu sprechen. Machte er sie *nervös*?

Morse war nicht der einzige, der die neue Pathologin mit stiller Bewunderung anschaute, und als sie ihm die vier getippten Bögen ihres Berichts übergab, stellte Lewis die Frage, die ihm seit zehn Minuten auf den Lippen brannte:

«Sie kommen aus Newcastle?»

«Schön, es einmal richtig ausgesprochen zu hören! Etwas außerhalb von Newcastle.»

Morse hörte nicht besonders geduldig zu, als die beiden ein paar lokale Reminiszenzen austauschten, bevor sie aufstanden und zur Tür gingen.

«Ist jedenfalls nett, Sie kennenzulernen», sagte Lewis. Dann wedelte er mit dem Bericht und sagte: «Und vielen Dank für dies, Schatz!»

Ihre Schultern strafften sich plötzlich, und sie atmete hörbar aus. «Hören Sie! Ich bin nicht Ihr ‹Schatz›, Sergeant. Sie müssen meine Unhöflichkeit verzeihen, aber ich bin niemands ‹Schatz› oder...»

Aber als sie Morse neben der Tür über das ganze Gesicht grinsen und Lewis etwas verlegen am Schreibtisch stehen sah, hielt sie plötzlich inne.

«Es tut mir leid, es ist nur so, daß ich...»

«Bitte verzeihen Sie meinem Sergeant, Dr. Hobson. Er meint es gut, nicht wahr, Lewis?»

Morse schaute auf die schlanken Kurven ihrer Beine, als sie sein Büro mit noch immer geröteten Wangen verließ.

«Worum ging es denn überhaupt?» setzte Lewis an.

«Etwas empfindlich, wie man sie nennt, das ist alles.»

«So ähnlich wie Sie, Sir?»

«Sie ist nett, finden Sie nicht?» fragte Morse und ignorierte die sanfte Stichelei.

«Um die Wahrheit zu sagen, Sir, ich finde, sie ist toll.»

Aus irgendeinem Grund kam diese einfache Feststellung einer Tatsache, von einem ehrlichen und rechtschaffenen Mann gemacht, überraschend für Morse. Es war, als habe die schlichte Verkündung eines ganz offensichtlichen Tatbestandes ihn zum erstenmal seine *Wahrheit* erkennen lassen. Und für ein paar Sekunden hoffte er, daß Dr. Laura Hobson zurückkommen würde, weil sie etwas vergessen hatte. Aber sie war eine ordentliche junge Frau und hatte nichts vergessen.

Kurz bevor Morse und Lewis das Büro verließen, um in der Kantine eine Tasse Kaffee zu trinken, wurde ein Anruf von PC Pollard durchgestellt. Dieser nicht besonders engagierte Wächter von Pasticks war einer von vier uniformierten Constables, die zu den in alle Himmelsrichtungen führenden Eingängen von Blenheim Park abkommandiert worden waren. Jetzt rief er an, mit leicht erregter Stimme, um zu melden, daß der Landrover vom Wytham-Wald, gefahren von David Michaels (den er sofort erkannt hatte), soeben in das Garten-Zentrum dort gefahren war. Sollte er versuchen, herauszufinden, was da geschah? Sollte er... *ermitteln*?

Morse übernahm das tragbare Telefon von Lewis. «Guter Mann! Ja, versuchen Sie herauszufinden, was da los ist. Aber machen Sie es nicht zu offensichtlich, okay?»

«Wie zum Teufel soll er das anfangen?» fragte Lewis, als Morse fertig war. «Er ist in *Uniform*!»

«Ist er? Oh.» Morse schien kein rechtes Interesse an der Angelegenheit zu haben. «Wird sich aber wichtig vorkommen, glauben Sie nicht?»

Chief Inspector Johnson war bei seiner zweiten Tasse Kaffee, als Morse und Lewis in die Kantine kamen. Er hob eine Hand und winkte Morse zu sich: Er wäre dankbar für ein paar Worte, wenn das in Ordnung sei. Aber nur sie beide, nur er und Morse.

Zehn Minuten später erfuhr Morse in Johnsons kleinem Büro im zweiten Stockwerk von dem roten Taschenkalender, der am Tag zuvor bei Philip Daley gefunden worden war. Aber bevor die beiden Polizisten über die Sache sprachen, war es Johnson, der das Friedensangebot machte:

«Hören Sie. Wenn es etwas böses Blut gegeben hat – vergessen wir's, was? Was meinen Sie?»

«Kein böses Blut bei mir», behauptete Morse.

«Bei mir schon», sagte Johnson leise.

«Ja! Bei mir auch», gab Morse zu.

«Also alles okay?»

«Alles okay.»

Die beiden Männer schüttelten sich die Hand, fest, wenn auch ohne Lächeln, und dann schilderte Johnson seinen Fall. In den letzten Tagen hatte es eine Flut von Informationen gegeben, und etwas war jetzt ziemlich sicher: Daley junior war einer von den vier Jugendlichen in dem gestohlenen BMW gewesen – allerdings nicht der Fahrer –, mit dem Marion Bridewell überfahren worden war. Nach allen Berichten waren die Hinterreifen außer Kontrolle geraten und hatten das arme kleine Ding durch ein Ladenfenster geschleudert.

«Merkwürdiger Zufall, daß der Junge in beide Fälle verwickelt ist», sagte Morse.

«Aber Zufälle haben Sie noch nie gestört, nicht?»

Morse zuckte mit den Schultern. «Ich glaube nicht, daß er viel mit dem Eriksson-Fall zu tun hatte.»

«Außer daß er den Fotoapparat hatte», sagte Johnson langsam.

«Ja-a.» Morse runzelte die Stirn. Etwas beunruhigte ihn ein wenig, wie ein Sandkörnchen in einem gutgeölten Mechanismus; wie ein kleines Stück Schale in einem weichgekochten Ei.

Seit dem Unglück hatte Mrs. Lynne Hardinge, eine schlanke, gepflegte, grauhaarige Frau von fünfzig, sich mit fast hektischer Energie in ihre wohltätigen Aktivitäten gestürzt: Essen auf Rädern, Cruse, Altenhilfe, Unterstützung von Opfern... Jedermann sagte, was für eine großartige Frau sie sei, wie gut sie mit allem fertig werde.

Zu der Zeit, als Morse und Johnson miteinander redeten, verließ sie den Beifahrersitz des achtfenstrigen Volvo, nahm zwei mit Stanniol beschichtete Behälter an sich, Hauptgericht und Nachtisch, und klopfte energisch an eine Tür in der Osney Mead-Siedlung.

Die meisten jener, die ihr Essen auf Rädern viermal die Woche erhielten, waren dankbar und freundlich. Aber nicht alle.

«Die Tür ist auf!»

«Da wären wir also, Mrs. Gruby.»

«Hoffentlich ist es nicht wieder dieser Fisch!»

«Geschmortes Lamm und Zitronenspeise.»

«Am Dienstag war's Essen kalt – wußten Sie das?»

«Oje!»

Die so großartig mit allem fertig werdende freiwillige Helferin sagte nichts mehr, aber sie bewegte wütend die Lippen, während sie die Tür hinter sich schloß. Warum hast du es denn nicht in den verdammten Ofen gestopft, du elende alte Schlampe? Manchmal hatte sie das Gefühl, sie könne durchdrehen, völlig durchdrehen. Und seit kurzem hatte sie auch das Gefühl, sie könne mühelos jemanden *erschießen* – vorzugsweise ihren jämmerlichen fremdgehenden Ehemann.

## Kapitel fünfzig

> Es gibt nur ein wahrhaft ernstzunehmendes philosophisches Problem, und das ist Selbstmord. Zu entscheiden, ob das Leben lebenswert ist oder nicht, bedeutet, die fundamentale Frage der Philosophie zu beantworten
>
> (Albert Camus,
> *Der Mythos von Sisyphos*)

Unmittelbar nach Morses alkoholfreiem Lunch (fast noch nie dagewesen: ein Käsesandwich und *Kaffee*) kam es zu dem entscheidenden Durchbruch in dem Fall. Und Lewis hatte das Glück, die gute Nachricht in die Kantine zu bringen, wo Morse saß und den *Daily Mirror* las.

Als Morse früher in der Woche behauptet hatte, daß ein Auto

erforderlich gewesen wäre, daß ein Auto unentbehrlich gewesen wäre, daß ein Auto hätte beseitigt werden müssen – als Morse vor einigen Tagen diese Punkte geltend gemacht hatte, waren die Zündkerzen in Lewis' praktischem Verstand stotternd zum Leben erwacht: verlorene Autos, gestohlene Autos, zerstörte Autos, ausgebrannte Autos, abgestellte Autos, Autos, die man auf den Straßen gefunden hatte, abgeschleppte Autos – Lewis hatte sofort die Möglichkeiten abgeschätzt, und indem er einen Kreis mit einem Radius von etwa zwanzig Meilen um Oxford zog, sah er sich nach einer Besprechung mit der Verkehrspolizei in der Lage, ein Programm ziemlich einfacher Kontrollen in Bewegung zu setzen, wobei die Aufmerksamkeit sich auf die wenigen Tage konzentrierte, die dem letzten Auftauchen von Karin Eriksson folgten.

Der Hauptbeweis wäre kaum zu übersehen gewesen, nachdem die Daten einmal festgelegt worden waren. Lt. Col. Basil Villiers, MC, hatte während des Zeitraums, um den es ging, die Polizei nicht weniger als zwölfmal angerufen und sich beschwert, daß das Auto, das abgestellt und zerstört gefunden worden sei und später noch mehr zerstört und schließlich angesteckt wurde, ein Schandfleck in der schönen Landschaft sei, eine Schmach, eine Beleidigung fürs Auge und ein Makel; daß er (der bereits erwähnte Colonel) nicht gegen Gewaltherrschaft, Diktaturen, totalitäre Systeme und Tyrannei gekämpft habe, um jetzt abgewimmelt zu werden mit lächerlichen Entschuldigungen, bei denen es um Versicherung, Haftpflicht, Verbindlichkeiten und Verfügbarkeit von Personal gehe. Aber nur unter beträchtlichen Schwierigkeiten (Nummernschilder inzwischen verschwunden) konnte der Besitzer des Fahrzeugs ausfindig gemacht werden, und der beleidigende ‹Schandfleck› war abgeschleppt worden, fort aus der Nähe zum Bungalow des Colonel zu einem Auto-Walhalla; ein Farbfoto erinnerte als einziges an das, was einst ein neugeborenes, schnittiges, schimmerndes Erzeugnis irgendeines japanischen Montagebands gewesen war.

Das Eingeben der auf den Fensterscheiben noch vorhandenen Zulassungsnummer in einen Computer hatte jetzt (wie vermutlich schon vor einem Jahr?) in wenigen Sekunden Namen und Adresse des Besitzers hervorgebracht: James Myton, 24 Hickson Drive, Ealing; oder besser: *früher* 24 Hickson Drive, Ealing, da sofortige

Nachforschungen bei dieser Anschrift nur bestätigt hatten, daß James Myton seit über einem Jahr nicht mehr dort lebte. Das DVLC von Swansea hatte drei Briefe an die genannte Adresse geschickt, ohne eine Antwort zu erhalten. LMJ 594E war eine abgelaufene Zulassungsnummer, wenn auch noch nicht aus den amtlichen Listen in Süd-Wales gestrichen.

Was Myton selbst betraf: sein Name erschien auf Scotland Yards Liste vermißter Personen für die zweite Hälfte von 1991. Aber in dem Jahr waren allein in London über 30000 Personen als ‹vermißt› gemeldet worden, und ein vor kurzem erschienener, von Sir Peter Imbert persönlich voll unterstützter Bericht deutete an, die Liste sei inzwischen so ungenau, daß man eine neue Liste anlegen sollte, mit einer nochmaligen Überprüfung eines jeden einzelnen der unzähligen Namen. Wie Morse die Dinge jedoch sah, würde es mehr als einer ‹nochmaligen Überprüfung› bedürfen, um irgendwelche Hoffnungen wiederzubeleben, daß der vermißte Mr. James Myton jemals lebendig gefunden werden würde.

Mitte des Nachmittags kam aus Ealing die Bestätigung, daß die in Pasticks gefundene Leiche die des James William Myton sei, der als Junge zuerst unter Aufsicht der Ortsbehörden gestellt wurde und später bei einem ältlichen Ehepaar (jetzt verstorben) in Brighton lebte. Danach wurde er eine Zeitlang auf der Isle of Wight in einer der Borstal-Anstalten Ihrer Majestät beaufsichtigt. Aber der junge Mann hatte immer gewisse praktische Fähigkeiten gezeigt, und 1989, mit 26 Jahren, verließ er die Insel Wight und zeigte angemessene Kenntnisse auf den Gebieten Zimmerhandwerk, Innenausstattung und Fotografie. Achtzehn Monate hatte er in den Fernsehstudios in Bristol gearbeitet. Eine Frau, die zwei Türen von ihm entfernt in Ealing lebte, beschrieb ihn so: ‹Er hatte einen schwächlichen Mund, in dem die unteren Zähne klein waren und mit ihren regelmäßigen Abständen aussahen wie die Zinnen einer Spielzeugburg.›

«Die Frau hätte Schriftstellerin werden sollen», sagte Morse.

«Sie *ist* Schriftstellerin», sagte Lewis.

Jedenfalls war Myton jetzt nicht mehr zu finden, und es war unwahrscheinlich, daß man ihn noch fand. In der Vergangenheit war er häufig ohne ständigen Wohnsitz gewesen, und in der Gegenwart, davon war Morse überzeugt, hatte er seinen ständigen Wohnsitz im Reich der Toten aufgeschlagen, wie die Schriftstellerin es hochtrabend ausgedrückt haben könnte.

Doch im ganzen liefen die Dinge sehr gut – liefen ziemlich genau so, wie Morse es vorausgesagt hatte. Und für den Rest des Nachmittags entwickelte der Fall sich ruhig weiter: keine Überraschungen, keine Rückschläge. Um 17.45 machte Morse Feierabend und fuhr zu seiner Wohnung in Nord-Oxford.

Für etwa zwei Stunden saß an jenem Nachmittag, wie an jedem Wochentag, die schwer übergewichtige Frau von Luigi Bertolese an der Rezeption im Prince William Hotel, während ihr Ehemann seine täglichen Geschäfte mit Mr. Ladbroke, Buchmacher, betrieb. Die Frühausgabe des *Evening Standard* lag neben ihr, und sie setzte sich ihre Lesebrille auf die kleine Nase und begann zu lesen. Zu solchen Zeiten mochte sie einige ihrer Gäste an eine Eule erinnern, die nach einem kräftigen Mahl ruhig auf einem Zweig saß – halb benommen, als ihre Augenlider sich langsam schlossen, und dann überaus weise, als sie sich wieder öffneten … sich *jetzt* öffneten, als Nummer 8 hereinkam, nach seinem Lunch. Und nach seinem Drink, wenn man von seiner Fahne ausging.

Das Foto war auf der Titelseite, unten links: nur ein kleines Foto, und aufgenommen, als er einen Bart trug, den Bart, den er am Tag nach seiner Ankunft im Hotel abrasiert hatte. Obwohl Maria Bertoleses Englisch ziemlich dürftig war, verstand sie den Text unter dem Foto mühelos: ‹Der Polizei liegt daran, diesen Mann, Alasdair McBryde, zu sprechen …›

Sie gab ihm den Zimmerschlüssel und zwei Zwanzigpfundnoten und wies mit dem Kopf auf die Zeitung.

«Ich will keinen Ärger für Luigi nicht – sein Herz ist nicht gut – ist schlecht.»

Der Mann nickte, legte einen der Zwanziger in seine Brieftasche und gab ihr den anderen zurück: «Für das Frühstücksmädchen.»

Als Luigi Bertolese um 16 Uhr vom Wettbüro zurückkehrte, war Nummer 8 samt Gepäck verschwunden.

Am Fahrkartenschalter im Bahnhof Paddington verlangte McBryde eine einfache Karte nach Oxford. Der 16 Uhr 20, der in Reading, Didcot Parkway und Oxford hielt, war schon auf Gleis 9 eingelaufen, aber bis zur Abfahrt waren noch zehn Minuten Zeit, und von einer British Telecom-Zelle direkt vor der Menzies-Buchhandlung rief er eine Nummer (Direktverbindung) im Lonsdale College, Oxford, an.

Dr. Alan Hardinge legte langsam den Hörer auf. Wirklich ein Zufall, daß er in seinem Zimmer gewesen war. Aber vermutlich hätte McBryde ihn irgendwo, irgendwann doch erwischt; es hätte einen Morgen, einen Nachmittag oder einen Abend gegeben, da er hätte Rechenschaft ablegen müssen, eine *Rechnung* bezahlen, wie die Deutschen sagten. Er hatte sich natürlich bereit erklärt, den Mann zu treffen. Was blieb ihm anderes übrig? Und er *würde* sich mit ihm treffen, und sie würden kühl über einem Drink zusammensitzen und über viele Dinge reden: was getan werden mußte, und was nicht getan werden mußte.

Und dann?

O großer Gott, was dann?

Er legte den Kopf in die Hände und riß an den Wurzeln seines dicken Haars. Es war die Häufung all dieser verdammten Dinge, die so schrecklich war. Während der letzten Tage hatte er daran gedacht, allem ein Ende zu machen. Aber, merkwürdig vielleicht, es war keine Angst, die den Tod selbst betraf, was ihn abgehalten hatte, sondern eher seine eigene Unfähigkeit, mit den *praktischen* Aspekten eines Selbstmords fertig zu werden. Er gehörte zu jenen Leuten, die mit allen Maschinen, allen Apparaten ständig auf Kriegsfuß stehen, und sein ganzes Leben hatte er es nicht geschafft, sich mit Drähten und Schaltern und Sicherungen und Schrauben zu arrangieren. Da gab es zum Beispiel diese Sache mit der Garage – mit geschlossenen Türen und Auspuffgasen, doch Hardinge hatte den Verdacht, daß er das völlig vermasseln würde. Aber er mußte etwas tun; das Leben wurde allmählich unerträglich für ihn. Das Scheitern seiner Ehe, die Tatsache, daß die einzige Frau, die er wirklich liebte, ihn zurückgewiesen hatte, die Sinnlosigkeit seiner akademischen Grade, seine jämmerliche Pornografie-Süchtigkeit, der

Tod seiner Tochter, und jetzt, vor nur wenigen Minuten, die Erinnerung an das vielleicht Schrecklichste von allem...

Die zweite Vorstellung vom *Mikado* sollte, wie Morse sich erinnerte, ebenso wie die erste um 19.30 Uhr beginnen. Eigentlich noch reichlich Zeit, sich fertig zu machen und hinzufahren. Aber auch an diesem Abend entschied er sich dagegen.

Die erste Aufführung war in Ordnung gewesen, ja, aber alles ein bißchen nervös, ein bißchen mit einem flauen Gefühl im Magen, wie die anderen Mädchen sagten. Doch am zweiten Abend würden sie wirklich gut in Form sein. David hatte gesagt, sie hätte es fein gemacht am ersten Abend – *fein*! Aber diesmal würde sie besser sein – sie würde es ihm zeigen!

Sie hatten noch fünf Minuten, und sie schaute wieder hinter dem Vorhang hervor. David hatte für alle drei Vorstellungen eine Karte für die hintere Reihe gehabt, und sie sah jetzt einen leeren Platz dort, direkt neben dem schmalen Gang. Aber sie sah keinen David. Wahrscheinlich, dachte sie, stand er draußen vor der Halle und unterhielt sich mit irgendwem, bevor die Aufführung begann. Aber Platz K5 sollte unbesetzt bleiben, bis während der letzten vierzig Minuten eine der Programm-Verkäuferinnen beschloß, ihren schmerzenden Füßen eine willkommene Ruhepause zu gönnen.

## Kapitel einundfünfzig

> Wer unten ist, braucht keinen Fall zu fürchten, wer bedrückt ist, keinen Hochmut
>
> (John Bunyan, *The Pilgrim's Progress*)

Lewis war sich nicht so sicher, ob Morse etwas Derartiges erwartet hatte. Gewiß aber war, daß der Chief Inspector kaum überrascht war, als am nächsten Morgen der Anruf von Dr. Hardinge durchgestellt wurde. Könnte er bitte Morse sprechen? Nein, es sei nicht sehr dringend – das heißt, doch, es war eigentlich sehr dringend, jedenfalls für ihn.

Morse war offensichtlich völlig einverstanden, daß Lewis ein oder zwei auf der Hand liegende Fragen dazwischenwarf, während er aufmerksam zuhörte, wenn auch mit einer Andeutung von Spott im Ausdruck. Vielleicht – so sah Lewis die Dinge –, waren es die einleitenden Worte, die den Chief ein wenig sauer hatten werden lassen.

*Morse:* Es hat mir sehr leid getan, vom Unfall Ihrer Tochter zu erfahren, Dr. Hardinge. Es muß... eine schreckliche...
*Hardinge:* Woher wollen Sie das wissen? Sie haben keine Kinder.
*Morse:* Woher wissen Sie das?
*Hardinge:* Ich dachte, wir hätten eine gemeinsame Freundin, Inspector.

Nein, es war kein sehr glücklicher Anfang gewesen, obwohl das Gespräch wesentlich friedlicher geendet hatte. Hardinge hatte sich bereitwillig einverstanden erklärt, daß seine Aussage auf Band aufgenommen wurde, und die außerordentlich befähigte WPC Wright sollte später eine sehr knappe und saubere Niederschrift anfertigen, angenehm frei von den unzähligen Tipp-Ex-Änderungen, die gewöhnlich Lewis' Kampf mit der Schreibmaschine charakterisierten.

«Am Sonntag, dem 7. Juli 1991, traf ich mit vier anderen Männern in der Seckham Villa, Park Town, Oxford, zusammen. Das gemeinsame Interesse, das uns zusammengebracht hatte, war mir eher peinlich, als daß ich mich seiner schämte. Anwesend waren Alasdair McBryde, George Daley, David Michaels, James Myton und ich selbst. McBryde teilte uns mit, daß wir wahrscheinlich einen interessanten Nachmittag vor uns haben würden, da eine junge schwedische Studentin kommen und vor einer Kamera Modell sitzen würde – wie wir es euphemistisch nannten. Wir erfuhren, daß sie sehr schön sei und dringend Geld brauche. Wenn wir zusehen wollten, würde das noch einmal 50 Pfund kosten, 100 Pfund im ganzen. Ich stimmte zu. Daley ebenfalls. Michaels auch. Ich war zuerst angekommen. Daley und Michaels trafen ein wenig später zusammen ein, und ich hatte den Eindruck, daß einer den anderen mitgenommen hatte. Ich wußte fast gar nichts über diese beiden Männer, außer daß sie beide irgendwie mit Wald zu tun hatten. Ich war beiden zwei oder drei Male vorher begegnet, aber noch nie beiden auf einmal.

Der fünfte Mann war Myton, den ich schon vorher gekannt hatte, muß ich zu meiner Schande sagen, als den Herausgeber einer Serie von Sex-Magazinen, deren besonderes Programm von Bestialität zu Pädophilie reichte. Er war ziemlich klein und zierlich gebaut, von wieselartigem Aussehen – mit einer scharfen Nase und stechenden kleinen Augen. Er brüstete sich oft mit seiner Zeit mit dem ITV Zodiac-Produktionsteam, und wie sehr er auch übertrieben haben mag, etwas war völlig klar: Was immer er für Videobänder aufnahm, was immer er für Standfotos fotografierte – Myton hatte den magischen Touch des geborenen Künstlers.

An den ersten Teil des Nachmittags kann ich mich nur vage erinnern. Das Zimmer, in dem wir saßen, das Kellerzimmer, hatte eine große, aufrichtbare Leinwand, und wir alle (mit Ausnahme von Myton) sahen uns dänische Hartporno-Videos an, als wir merkten, daß der gespannt erwartete schwedische Star eingetroffen war. Es hatte geklingelt, McBryde hatte uns verlassen, und kurz darauf hörten wir Stimmen im Garten draußen – die Stimmen von Myton und der jungen Frau, von der ich jetzt weiß, daß es Karin Eriksson gewesen sein muß. Ich erinnere mich, daß ich zu dem Zeitpunkt sehr erregt war. Aber es kam anders, als wir dachten. Es stellte sich bald heraus, daß das Mädchen die Art ihres Jobs mißverstanden hatte; daß sie gern bereit war, eine Serie von nackten Standfotos zu machen, doch nur hinter verschlossener Tür, mit einer Kamera und mit einem Kameramann. Keine Diskussion.

Etwa eine halbe Stunde später hörten wir den schrecklichen Tumult im Zimmer direkt über uns, und wir folgten McBryde die Treppe hinauf. Die junge Frau (ihren Namen erfuhren wir erst Tage später) lag auf dem Bett. Sie lag bewegungslos da, überall auf den Bettlaken war Blut, leuchtendrotes Blut, frisches Blut. Doch es war nicht ihr Blut; es war Mytons! Er war auf dem Fußboden zusammengebrochen, hielt sich die linke Seite, keuchte jämmerlich, und seine Augen waren vor Schmerzen erweitert – und vor Furcht. Aber im Augenblick war es das nackte Mädchen, das unsere Aufmerksamkeit auf sich lenkte. Es waren scheußliche hellrote Flecken auf ihrem Hals, und ihr Mund schien merkwürdig geschwollen, und Blut rann tröpfchenweise über ihre Wange. Ja, ihre Wange. Denn es war die Lage ihres Kopfes, die uns so erschreckte – nach hinten gebogen, als versuche sie mit aller Kraft, über ihre Stirn hinweg auf das Kopfbrett des Bettes zu blicken. Da wußten wir, vielleicht nicht sofort, aber sehr bald, daß sie tot war.

Wenn mir das Herz jemals vor Angst stockte und in Panik erstarrte, dann war es in diesem Augenblick. Häufig in der Vergangenheit, wenn ich mir irgendwo einen Sexfilm ansah, fragte ich mich, was passieren würde, wenn plötzlich ein Feuer ausbräche und die Ausgänge mit in

Panik geratenen Männern blockiert wären. Gleiche Gedanken überfluteten mich jetzt. Und dann, hinter mir, ein schreckliches Geräusch!, als gurgle es in einem Spülstein in der Küche, und als ich mich umdrehte, sah ich, wie plötzlich dunkelrotes Blut aus Mytons Mund floß und sich in einem Schwall über den Teppich ergoß. Sechs oder sieben Male hob sich sein Körper in gewaltigen Zuckungen; dann lag auch er still, wie das Mädchen auf dem Bett.

Es ist unmöglich, sich Gewißheit zu verschaffen über die Folge der Ereignisse, die zu dieser Doppeltragödie führten. Ich habe keine Ahnung, was die anderen dachten; ich weiß auch nicht wirklich, was ich dachte. Vermutlich stellte ich mir vor, daß Myton sie filmte, während sie ihre verschiedenen Posen einnahm, daß ihn dann die Wollust packte und er versuchte, sie dort zu vergewaltigen, aber sie wehrte ihn ab, mit einem Teilerfolg. Mehr als einem Teilerfolg.

Uns allen war klar, daß sie ihn mit einem Messer erstochen hatte, von der Art von Vielzweckmessern, die Boy-Scouts bei sich tragen, denn sie umklammerte das Messer noch immer mit ihrer rechten Hand, als rechne sie damit, daß er sich noch einmal auf sie stürzen würde. Wie sie es schaffte, eine solche Waffe bei sich zu haben – wie ich schon sagte, war sie völlig nackt –, weiß ich nicht.

Meine nächste klare Erinnerung ist, daß ich mit den drei anderen in dem Zimmer unten saß, daß wir Whisky pur tranken und uns fragten, was um alles in der Welt wir tun sollten, versuchten, einen Plan zu entwickeln. Irgend etwas! Was auch immer!

Wir alle – ganz gewiß drei von uns – waren

von der gleichen Angst besessen, dessen bin ich mir sicher: vor der Gesellschaft, unseren Freunden, Familien, Kindern, vor jedermann bloßgestellt zu werden, bloßgestellt als das, was wir wirklich waren – billige, schmutzige Perverse. Skandal, Schande, Ruin – nie zuvor war ich von so panischer Angst und Verzweiflung ergriffen.

Ich komme jetzt zu dem schwierigsten Teil meiner Aussage, und ich kann mich nicht für die exakten Motive eines jeden von uns oder für bestimmte Details verbürgen. Aber die wesentlichen Punkte jenes Tages stehen noch ziemlich klar vor mir – wenn sie auch in der Rückschau in einer Art unwirklichem Nebel stattgefunden zu haben scheinen. Lassen Sie es mich einfach ausdrücken. Wir beschlossen, die ganze scheußliche Tragödie zu vertuschen. Es muß fast unglaublich erscheinen, daß wir solche gewaltigen Anstrengungen auf uns nahmen, um das Ganze zu verheimlichen, doch wir taten genau das. McBryde sagte uns, daß außer uns nur die Modellagentur vom Besuch des Schwedenmädchens wisse, und daß er sich darum kümmern werde, daß von der Seite kein Ärger komme. Es blieben also – wie schrecklich das alles jetzt klingt – zwei Tote übrig, zwei Leichen. Es war nicht daran zu denken, sie vor Einbruch der Dunkelheit beiseite zu schaffen, und so kamen wir überein, daß wir vier uns um 21.45 Uhr in der Seckham Villa einfinden würden.

Während der letzten Monate hatte Myton aus Koffern gelebt, aus zwei großen zerbeulten braunen Koffern. Und hatte mit Unterbrechungen bei McBryde gewohnt, seit mehreren Wochen. Aber McBryde verwünschte sich noch immer, daß er die beiden, Myton und das Mädchen, hinaus in den Garten hinter dem Haus hatte gehen lassen, denn wenn Nachbarn Karin Eriksson gesehen hatten, würden sie sich mit Sicherheit an sie erinnern. Seine Befürchtungen in dieser Hinsicht aber scheinen grundlos gewesen zu sein. Was Mytons Koffer und persönliche Habe betraf, so würde McBryde sie hinten in seinen Lieferwagen packen und früh am nächsten Morgen zur Redbridge-Müllkippe schaffen. Mytons Auto war ein größeres Problem, aber der enorme Anstieg der Fahrzeug-Kriminalität in Oxford im vergangenen Jahr bot eine verhältnismäßig einfache Lösung. Es wurde beschlossen, daß ich um 22.45 Uhr derselben Nacht den Honda an den Rand von Otmoor fahren, alle Türen einschlagen und alle Scheiben zertrümmern und mit einem Hammer an den Motor herangehen würde. Und so geschah es. McBryde war mit seinem Lieferwagen hinter mir hergefahren und half mir sogar bei der Zerstörung, bevor er mich zurück nach Oxford brachte.

Das war meine Rolle. Aber da war das andere gewaltige Problem – die Beseitigung von zwei Leichen. Und auch den Rucksack des Mädchens mußten wir loswerden. Warum wir den Rucksack nicht zusammen mit Mytons Koffern auf die Müllkippe warfen, ist mir völlig unklar. Und als was für ein beklagenswerter Fehler sollte sich das erweisen! Schließlich wurden die beiden Leichen in McBrydes Lieferwagen geschleppt und im Schutze der Dunkelheit – so habe ich es verstanden – zuerst nach Wytham gefahren, wo, nachdem Michaels die Schranke zum Weg in den Wald aufgeschlossen hatte, die beiden Förster Mytons Leiche in den Landrover schafften und dann losfuhren, um den Toten irgendwo im Wald zu vergraben; ich habe keine Ahnung wo.

Dann fuhren die beiden Männer nach Blenheim, wo Daley natürlich Zugang zu allen Teilen des Großen Parks hatte, und schoben die Leiche Karin Erikssons, in eine Decke gewickelt und mit Steinen beschwert, in den See dort – auch in dem Fall weiß ich nicht wo.

In der Rückschau erscheint das Ganze so roh und grausam. Aber manche Menschen reagieren merkwürdig, wenn sie unter Streß stehen, und an jenem schrecklichen Tag standen wir alle unter ungeheurem Streß. Ob die übrigen Beteiligten bereit sind, diesen Verlauf der Ereignisse zu bestätigen, weiß ich nicht. Ich habe diese Aussage aus freiem Willen gemacht, ohne Nötigung oder Beeinflussung, und sie entspricht der Wahrheit.»

Diese Aussage war vom 1. VIII. 1992 datiert und wurde von Dr. Alan Hardinge, Fellow vom Lonsdale College, Oxford, unterschrieben, in Anwesenheit von Detective Chief Inspector Morse, Detective Sergeant Lewis und WPC Wright; auf Dr. Hardinges Wunsch war kein Rechtsanwalt zugegen.

Während Hardinge erst etwa die Hälfte seiner Aussage hinter sich hatte, war George Daley, wie immer bereit, Überstunden zu machen, damit beschäftigt, in dem ummauerten Garten im Blenheim Garden Centre Petunien in Kästen zu pflanzen. Er hatte keine Schritte gehört, aber er spürte eine Hand auf seiner Schulter und zuckte nervös zusammen.

«Gott verdamm mich! Sie sind schnell hier.»

«Sie sagten, es sei dringend.»

«Es ist verdammt dringend.»

«Was ist dringend?»

«Na, hören Sie mal...!»

«Nein, *Sie* hören! Die Polizei kriegt diese Aussage irgendwann am Vormittag – hat sie wahrscheinlich schon. Und wir haben zugestimmt – Sie haben zugestimmt – vergessen Sie das nicht!»

Daley nahm seinen Hut ab und fuhr sich mit dem Rücken seines Handgelenks über die verschwitzte Stirn.

«Ich stimme verdammt noch mal nicht länger zu, Kumpel! Sehn Sie sich das an!» Daley zog einen Brief aus der Tasche. «Kam heut morgen mit der Post. Darum hab ich angerufen. Verstehn Sie, wie man mich rankriegen könnte? Mich! Und alles nur wegen dem verdammten Scheißkerl von einem Sohn! Nee, Kumpel! Was wir abgemacht haben, gilt nicht mehr. Machen wir's doppelt soviel – oder 's wird nichts aus der Sache! Vier will ich. Nicht zwei. Vier!»

«*Vier?* Wo zum Teufel soll das herkommen?»

«Ihr Problem, oder?»

«Wenn ich es aufbringen könnte», sagte der andere langsam, «woher soll ich wissen, daß Sie nicht...»

«Wissen Sie nicht. Vertrauen, oder? Ich werd nicht nach mehr fragen niemals nicht – wenn wir's vier machen.»

«Ich komm an nichts ran, wie Sie wissen, nicht bevor die Banken am Montag wieder aufmachen.»

Beide schwiegen.

«Sie werden's nicht bedauern, Kumpel», sagte Daley schließlich.

«Aber *Sie*, wenn Sie mir noch einmal mit so was kommen!»

«Drohen Sie mir nicht!»

«Ich drohe Ihnen nicht nur, Daley – ich werde Sie verdammt noch mal *umbringen*, wenn Sie es noch mal versuchen!»

Seine leise Stimme klang jetzt gefährlich und kraftvoll, er wandte sich um und sagte im Gehen: «Sie kommen besser zu mir – weniger Leute dort.»

«Ist mir recht.»

«Gegen zehn; früher hat es keinen Sinn. In meinem Büro, okay?»

«Sagen wir *vor* Ihrem Büro.»

Der andere zuckte die Achseln. «Ist mir egal.»

## Kapitel zweiundfünfzig

Es kommt alles, wenn man nur wartet

(Benjamin Disraeli, *Tancred*)

Eine Stunde nachdem Hardinge gegangen war – hatte gehen dürfen –, kam Lewis mit drei Fotokopien des Dokuments zurück in Morses Büro.

Morse nahm einen von den Bögen auf und sah sich ziemlich flüchtig, so schien es, die Übertragung von Hardinges Aussage an. «Was halten Sie von dem Ganzen?»

«Ein oder zwei Sachen sind etwas seltsam, Sir.»

«Nur ein oder zwei?»

«Na ja, eigentlich zwei Sachen. Ich meine, da ist dieser Daley, nicht? Er ist an dem Nachmittag in Park Town, und in der Nacht stößt er die Leiche des Mädchens in den See von Blenheim.»

«Ja?»

«Und dann schiebt er den Rucksack des Mädchens unter eine Hecke bei Begbroke. Ich meine…»

«Ich wollte, Sie würden nicht immer ‹ich meine› sagen, Lewis.»

«Na ja, man sollte doch denken, daß er ihn Meilen entfernt verstecken würde, oder? Er hätte ihn leicht bei Burford oder Bicester oder sonstwo abladen können. Ich mei…»

«Warum nicht in die Decke wickeln? Zusammen mit der Leiche?»

«Nun, ja. Irgendwo – außer dort, wo er ihn versteckt hat.»

«Ich glaube, Sie haben recht.»

«Warum fragen wir ihn nicht einfach?»

«Alles zu seiner Zeit, Lewis! Sie sagten, *zwei* Sachen, nicht wahr?»

«Na ja. Eigentlich ist es genau das gleiche. Sie beschlossen, die Leiche von Myton in den Wytham-Wald zu bringen, einverstanden? Und sie *haben* sie dorthin gebracht, weil wir sie gefunden haben. Was ich nicht verstehe: Warum hat Michaels Ihnen gesagt, wo sie war? Ich meine – tut mir leid, Sir.»

«Aber das hat er nicht getan, oder? Er hat uns nicht gerade eine Planquadratangabe gemacht.»

«Aber er hat mit Ihnen über Pasticks gesprochen.»

«Unter anderem, ja.» Eine Weile sah Morse hinaus über den Makadamhof, mit leerem Blick offenbar, obwohl er ernsthaft nickte. «Ja-a, Lewis! Sie haben den Finger – zwei Finger – genau auf die Punkte der Aussage gelegt, über die jeder sich Gedanken machen würde, selbst solche, die nur *halb* so intelligent wie Sie sind.»

Lewis war sich nicht sicher, ob das dem Kompliment entsprach, das Morse hatte machen wollen, aber der Meister begann gerade mit seiner eigenen Analyse:

«Sehen Sie – fragen Sie sich folgendes: Warum mußte Daley den Rucksack verstecken und dann *selbst* finden? Wie Sie mit Recht sagen, warum so nahe der Stelle, wo sie gerade die Leiche hatten verschwinden lassen? Was ist der Grund? Was *könnte* der Grund sein? Gibt es überhaupt einen Grund? Und dann, wie Sie sagen, warum war Michaels bereit, uns so zu helfen? Das ist doch idiotisch, oder etwa nicht, wenn er nicht wollte, daß die Leiche gefunden wird. Warum? Warum uns eine Chance geben, die Leiche zu finden? Warum uns nicht eine frisierte Liste mit völlig unwahrscheinlichen Stellen geben? Mein Gott! Wytham ist so groß wie...» (Morse hatte Schwierigkeiten, einen passenden Vergleich zu finden) «wie der Teich draußen in Blenheim.»

«‹See›, Sir – etwa 80 Hektar davon. Wird einige Zeit dauern, den abzusuchen.»

«Eine Menge Zeit.»

«Vergessen wir's also?»

«Ja, vergessen wir's. Wie ich Ihnen gestern sagte, Lewis...»

«Sie denken noch immer, daß Sie damit recht haben?»

«O ja! Ohne Zweifel. Wir brauchen uns nur zurückzulehnen und zu warten. Es werden Leute zu *uns* kommen, Lewis. Wir verlieren nichts. Sie können mir glauben, es wird in diesem Fall keine Opfer mehr geben... außer es handelt sich um den albernen jungen Hohlkopf Philip Daley.»

«Dann könnten wir vielleicht eine Verschnaufpause einlegen, Sir.»

«Warum nicht? Aber etwas könnten Sie auf Ihrem Nachhauseweg noch tun. Schauen Sie im Lonsdale vorbei, ja? Stellen Sie fest, wer in der letzten Nacht Dienst an der Pforte hatte, und versuchen

Sie herauszufinden, ob unser Freund Hardinge Besucher in seinen Räumen hatte. Und falls ja, wie viele und wer sie waren.»

Für den Augenblick jedoch schien Lewis es mit dem Gehen nicht so eilig zu haben.

«Wollen Sie wirklich nicht, daß ich Daley und Michaels hochnehme?»

«Ich habe es Ihnen gerade gesagt. Sie werden zu *uns* kommen. Einer von ihnen jedenfalls, wenn ich mich nicht sehr irre.»

«Was Sie selten tun.»

«Was ich selten tue.»

«Sie wollen mir nicht sagen, welcher von ihnen?»

«Warum *sollte* ich es Ihnen nicht sagen wollen?»

«Also?»

«Gut. Ich wette mit Ihnen einen Fünfer gegen einen angeschlagenen Nachttopf, daß der Oberförster, der einsame Ranger oder wie er sich nennt, sich hier melden wird – persönlich oder per Telefon –, bevor Sie sich die Sechs-Uhr-Nachrichten in der Glotze ansehen.»

«Sonnabends sind die Fernsehnachrichten früher, Sir.»

«Oh, bevor Sie gehen, legen Sie diese auf Johnsons Schreibtisch, bitte. Ich glaube nicht, daß er vor Montag in seinem Büro ist, aber ich habe ihm versprochen, ihn ausführlich zu informieren.» Er reichte den dritten Satz von Fotokopien über den Tisch, und Lewis stand auf, um zu gehen.

«Soll ich Sie anrufen, wenn ich etwas herausfinde?»

«Wenn es interessant ist, ja», sagte Morse, offenbar gleichgültig.

Früher an diesem Tag hatte Lewis gedacht, er habe eine ziemlich klare Vorstellung, worum es in dem Fall eigentlich ging, oder worum es nach Morses Meinung in dem Fall ging. Aber als er jetzt das Präsidium in Kidlington verließ, war er viel verwirrter als vorher, als ob Hardinges Aussage, was immer auch ihr Zweck gewesen war, ganz gewiß seine, Lewis', Gedankengänge durcheinandergebracht hatte, wenn auch offensichtlich nicht die seines Chief.

Wie es sich ergab, hätte Morse jede Wette verloren, denn niemand setzte sich, persönlich oder per Telefon, an diesem Nachmittag in Verbindung mit ihm. Tatsächlich tat er überhaupt nichts, nachdem Lewis gegangen war. Zu einem Zeitpunkt hätte er fast beschlossen, die letzte Aufführung des *Mikado* in Wytham zu besuchen. Aber er hatte keine Eintrittskarte, und es würde wahrscheinlich ausverkauft sein, und außerdem hatte er sich eine CD von Mozarts *Requiem* gekauft.

Cathy sah ihn am letzten Abend, zehn Minuten, bevor der Vorhang sich heben sollte: den bärtigen, kräftigen, selbstsicheren Mann, den zu heiraten sie trotz des Altersunterschiedes so gern bereit gewesen war. Er unterhielt sich sehr angeregt mit einer attraktiven Frau in der Reihe vor ihm, und zweifellos flirtete er auch ein bißchen mit ihr, in jenem trockenen, unbeschwerten, vertraulichen Ton, den er so leicht annehmen konnte. Doch Cathy empfand nicht die geringste Eifersucht – sie wußte, daß sie es war, die fast alles für ihn bedeutete.

Sie ließ den Vorhang wieder fallen und ging zurück zur Damengarderobe, wo sie sich über ihre linke Schulter hinweg in dem bis zum Boden reichenden Spiegel musterte. Die einfachen, kurzen schwarzen Kleider mit ihren weißen Kragen und roten Gürteln und den an Strumpfhaltern befestigten schwarzen Strümpfen hatten sich als eine der größten Attraktionen der Vorstellung erwiesen, und alle drei vielleicht nicht mehr ganz so kleinen Mädchen genossen den leichten Kitzel von Exhibitionismus. Cathy hatte David noch nicht gefragt, ob er wirklich einverstanden war, oder vielleicht ein winziges bißchen eifersüchtig. Sie hoffte natürlich, daß er das war, aber nein, das brauchte er nicht zu sein. O nein, das brauchte er nie jemals zu sein.

Wie die meisten Aufführungen von Laiendarstellern und, nebenbei bemerkt, auch von Berufsschauspielern, war der *Mikado* in verschiedenen Teilen entstanden, fast ohne jede chronologische Folge, bis zur Kostümprobe. Daher kam es, daß David Michaels zwar im vergangenen Monat einer beträchtlichen Anzahl von Proben zugesehen hatte, doch eigentlich kaum wußte, was eigentlich die Handlung der Operette war. Auch die erste Aufführung hatte sein Verständnis nicht sehr gefördert, denn in Gedanken war er mit wichtigeren Dingen beschäftigt. Und jetzt, bei der letzten Vorstellung, war er mit den Gedanken noch weiter weg, während er der Handlung auf der Bühne wie durch einen halb undurchsichtigen Schleier folgte, während er dem quiekenden Orchester lauschte, als hätte er Watte in den Ohren...

Er erinnerte sich an den Telefonanruf am Abend vorher, nachdem er hinunter nach Oxford gefahren war, das Glück gehabt hatte, direkt neben Blackwell's Buchhandlung in der Broad einen Parkplatz zu finden und dann über den Radcliffe Square und das Kopfsteinpflaster ins Lonsdale College gegangen und seinen Instruktionen gefolgt war, nämlich geradewegs an der Pförtnerloge vorbeimarschierte, wie auf höheren Befehl, und dann weiter in Hardinges Räume am ersten Innenhof, wo McBryde schon eingetroffen war und Daley innerhalb der nächsten Minuten erscheinen sollte.

Über ein Jahr war es her, seit sie zum erstenmal zusammengekommen waren – ein Jahr, in dem praktisch nichts passiert war; ein Jahr, in dem die Polizeiakten noch nicht abgeschlossen worden waren (nahm er an), doch ein Jahr, in dem er und die anderen, das Quartett, das sie bildeten, mit wachsender Erleichterung und Zuversicht davon ausgegangen waren, daß jetzt niemand mehr die Wahrheit über jenen heißen und fernen sonnigen Tag herausfinden würde oder konnte.

Es war der verdammte Brief in der Zeitung, der alles wieder aufgerührt hatte – das und dieser Morse. Was für ein Schock war es gewesen, als sie die Leiche fanden – denn er, Michaels, hatte keine Ahnung, daß sie dort gelegen hatte. Ein Glück, daß er das Messer mit dem Griff aus Hirschhorn gefunden hatte, weil *das* keiner mehr finden würde; es lag tief in dem See im Blenheim Park. Ja, die letzte Spur eines Beweises war jetzt ausgelöscht, und alles kam allmählich wieder in Ordnung, oder hatte begonnen, in Ordnung zu kommen... bis zu dem zweiten Anruf, früh am Morgen dieses Tages, der Anruf von diesem Ekelpaket draußen in Begbroke. Aber Daley konnte warten; Daley würde noch eine Weile bei ihnen mitspielen. Das einzige, was Michaels überhaupt nicht verstand, war Morses Warten. Und das machte ihn sehr nervös. Vielleicht warteten alle...

Plötzlich wurde er sich des Beifalls rund um ihn bewußt, und der Vorhang bewegte sich ruckweise vor die Bühne, was das Ende vom ersten Akt des *Mikado* anzeigte.

# Kapitel dreiundfünfzig

Als wir den Torweg an der Einfahrt passierten, sagte Randolph mit verzeihlichem Stolz: «Dies ist der schönste Blick in England.»

(Lady Randolph Churchill,
bei ihrem ersten Besuch in Blenheim)

Am Montag, dem 3. August, hatte Chief Inspector Harold Johnson einen großen Teil des Vormittags mit seinen City-Kollegen in St. Aldate's verbracht und kam erst kurz nach 11 Uhr in sein Büro im Präsidium in Kidlington zurück – wo er sofort die Übertragung von Hardinges Aussage las. Dann las er sie ein zweites Mal. Mit Ausnahme der Angaben über den Rucksack, natürlich, war ihm alles neu. Er mußte zugeben, daß sich der ganze Zuschnitt der Dinge dramatisch geändert hatte, seit Morse den Fall bearbeitete: Spuren, Autos, Leichen – warum hatte *er* nichts gefunden? Aber es war wirklich merkwürdig: Morse war von Wytham besessen gewesen, und er, Johnson, von Blenheim. Und nach der Aussage, die Hardinge gemacht hatte, hatten sie beide von Anfang an recht gehabt. Er rief über das Haustelefon Morses Büro an, erfuhr aber, daß er gerade das Haus verlassen hatte, mit Lewis, ohne Angabe seines Ziels.

Blenheim! Johnson fand die Hochglanzbroschüre über Blenheim Palace noch immer bei seinen Unterlagen, und er sah sich die Karte vom Haus und dem Grundstück an. Da war er – der See! Der Fluß Glyme floß von Osten in das Grundstück, zuerst in den Queen Pool, dann unter Vanbrugh's Grand Bridge hindurch in den See dahinter. Er sei etwas über 80 Hektar groß, hatte man ihm gesagt, als er zum erstenmal die Frage anschnitt, ob man die Seen absuchen sollte. Es war ein zu großes Unternehmen gewesen; war es noch immer. Der Queen Pool war ziemlich flach, gewiß, und man hatte den Grund am Rande des Pools sehr gründlich abgesucht. Aber es war nichts gefunden worden, und Johnson hatte immer den Verdacht gehegt (zu recht, so schien es), wenn Karin Erikssons Leiche irgendwo im Blenheim Park beseitigt werden sollte, müßte es in dem viel tieferen

Wasser des viel größeren Sees geschehen sein. Sie müßte auch gut beschwert worden sein, erklärten ihm die Einheimischen, da sie sonst mit ziemlicher Gewißheit bald nach dem Untertauchen wieder an die Oberfläche gedrängt werden und hinunter an die Grand Cascade getrieben würde, wo das Wasser seinen Weg durch das enge Flußbett zwischen den Ufern des Glyme wiederaufnimmt.

Johnson durchblätterte die großzügigen Illustrationen der Broschüre und nahm sich vor, dem prachtvollen Gebäude und den Parkanlagen, die Queen Anne und ihr dankbares Parlament für den mächtigen Herzog gebaut hatten, mit seiner jungen Frau recht bald einen Besuch abzustatten. Wie war noch die Eselsbrücke, die sie auf der Schule gelernt hatten? BROM, ja das war es; Blenheim, Ramilles, Oudenarde, Malplaquet – jenes melodische Quartett von Siegen. Dann kam ihm plötzlich der Wunsch, aufzustehen und sein Büro zu verlassen und wieder einen Blick auf das wundervolle Bild zu werfen, das den Besucher unvermittelt trifft, wenn er das Triumphal Gate passiert.

Er fuhr hinaus nach Woodstock, vorbei am Bear und der Kirche zu seiner Linken, dann über den Hof und weiter zum Tor, wo der Aufseher in seinem Häuschen saß, und wo Johnson (zu seinem Entzücken) erkannt wurde.

«Fahren Sie rein, Sir?»

Johnson nickte. «Ich dachte, wir hätten an jedem Tor einen von unsren Jungs?»

«Stimmt, Sir. Aber sie haben sie wieder abgezogen.»

«Wann war das?»

«Sonnabend. Der Bursche, der hier Dienst hatte, sagte nur, daß er nicht zurückkommen werde – mehr weiß ich nicht. Schätze, er muß gedacht haben, der Fall ist gelöst, Sir.»

«Tatsächlich?»

Johnson fuhr durch das Tor, und da lag es wieder vor ihm, das Bild, das so viele Erinnerungen erweckte; im Mittelgrund die Türme des Palastes selbst, und dort, unmittelbar rechts von ihm, der See mit der Grand Bridge und Capability Browns Buchenlandschaft dahinter. Atemberaubend!

Johnson akzeptierte die Tatsache, daß seine Sensibilität in gewisser Weise begrenzt war, doch hielt er sich für einen kompetenten Polizisten, und er war keineswegs froh über die Aussage, die er soeben gelesen hatte. Wenn man diesem Hardinge trauen konnte, ging die Aussage, die Daley vor einem Jahr gemacht hatte, sehr großzügig mit der Wahrheit um, und das fand Johnson lästig – sehr lästig. Damals hatte er ziemlich viel Zeit mit Daley verbracht, als es um die jämmerliche Rucksackangelegenheit ging, und er wollte sich noch einmal mit Daley unterhalten. Jetzt!

Er fuhr am Palast vorbei zum Gartenzentrum, aber niemand hatte Daley an diesem Morgen dort gesehen. Vielleicht war er draußen bei der Sägemühle? Johnson verließ den Blenheim Park also wieder, durch die Eagle Lodge, und dann hinaus auf die A 4095, von der er nach rechts abbog, durch Bladon und Long Hanborough, dann wieder nach rechts und an der westlichen Grenze erneut auf die Blenheim-Besitzung hinauf, wo er neben den Stapeln frisch geschnittener Pfähle im Hof von der Blenheim-Sägemühle parkte. Er war erst einmal zuvor da gewesen, als er der große weiße Chief war, und ihm wurde plötzlich klar, daß er wesentlich schneller hergekommen wäre, wenn er quer durch den Park gefahren wäre, anstatt über die Dörfer. Aber es spielte keine große Rolle.

Hier erkannte ihn niemand. Aber er erfuhr bald, daß Daleys Lieferwagen nicht da war, seit Freitag nachmittag nicht mehr dagewesen war, als er nach einigen Neuanpflanzungen am See geschaut und bei der Sägemühle vorgesprochen hatte wegen Pfählen für junge Bäume. Einer der Arbeiter meinte, daß Daley den Lieferwagen wahrscheinlich über das Wochenende mit nach Hause genommen hatte – mit Sicherheit, wenn er am Wochenende Überstunden gemacht habe, und es könnte gut sein, daß Daley jetzt wieder dabei war, Bäume zu pflanzen.

Johnson bedankte sich bei dem Mann und fuhr dann am Rand der Besitzung entlang, bis er an einen Weg kam, an dem ‹Keine Durchfahrt› stand. Er fuhr weiter bis zur Combe Lodge, wo, wie man ihm gesagt hatte, das Tor wahrscheinlich verschlossen sei. Aber schließlich *war* er von der Polizei, hatte er gesagt.

Johnson las das Schild auf der hohen, hölzernen, grüngestrichenen Pforte:

ZUFAHRT NUR FÜR BESITZER EINES SCHLÜSSELS:
ALLE ANDEREN FAHRZEUGE
MÜSSEN DIE EINFAHRT IN WOODSTOCK BENUTZEN.
BITTE STÖREN SIE DIE BEWOHNER DER LODGE NICHT.

Aber Johnson brauchte den (einzigen) Bewohner nicht zu stören, weil gerade ein Traktor mit Anhänger eingelassen wurde, und in seinem Gefolge kam das Polizeiauto ohne Schwierigkeiten hinein. Etwas nachlässig vielleicht, dachte Johnson. Direkt vor ihm teilte die Straße sich, und da eine einsame, übergewichtige Dame, die im Spaziergangstempo joggte, die Abbiegung nach rechts einschlug, nahm Johnson die linke, die vorbei an hohen Eichen zur nördlichen Spitze des Sees führte. Etwa zwei- oder dreihundert Meter weiter sah er an der linken Seite die Gruppe von Bäumen und erkannte, daß er Glück gehabt hatte, denn ein Lieferwagen vom Blenheim Park stand dort geparkt neben einer alten, mit Dachpappe gedeckten Hütte, deren Holzbretter grün vor Schimmel waren. Er parkte daneben und stieg aus, um durch ein kleines Fenster an der Seite zu schauen.

Nichts. Nun, praktisch nichts: nur ein Holzregal, auf dem zwei ungeöffnete Säcke Fasanenfutter standen. Er ging zur Vorderseite der Hütte und versuchte, die obere oder die untere Seite der Tür, die wie die eines Stalles aussah, zu öffnen. Beide waren verschlossen. Als er weiter um die Hütte herumging, sah er aus den Augenwinkeln rechts von ihm etwas liegen, und er blickte hinunter auf den Boden hinter der Hütte.

Sein Mund öffnete sich vor Entsetzen, und für Bruchteile von Sekunden erstarrte sein Körper vor Angst.

# Kapitel vierundfünfzig

Michael Stich (Deutschland) schlug Boris Becker (Deutschland) 6:4, 7:6, 6:4

(Finale im Herreneinzel, Wimbledon 1991)

Als Chief Inspector Johnson sich bereits auf dem Weg nach Woodstock befand, fuhr Lewis, etwas schneller, als es die Verkehrsvorschriften gestatteten, auf der A 40 nach Cheltenham. Offensichtlich handelte es sich um eine späte, impulsive Entscheidung von Morse.

«Ihnen ist doch klar, Lewis, daß die einzige Person in diesem Fall, die wir bisher noch nicht belästigt haben, Tantchen Dingsbums aus Llandovery ist.»

«Genaugenommen kein ‹Tantchen›, Sir. Sie wissen schon, es ist, wie wenn kleine Mädchen Frauen manchmal Tantchen nennen.»

«Nein. Weiß ich nicht, Lewis.»

«Na ja, es sieht so aus, als habe Karin sie Tantchen Dot oder Doss genannt – diese Mrs. Evans. ‹Dorothy›, glaube ich, ist ihr Vorname.»

«Die Ruhe übers Wochenende scheint Ihnen gutgetan zu haben, Lewis!»

«Aber meinen Sie nicht, daß wir uns Daley und Michaels zuerst vornehmen sollten, Sir? Ich meine, wenn sie bereit sind, die Aussage von Dr. Hardinge zu bestätigen...»

«Nein! Wenn ich richtig liege in diesem Fall – und das tue ich! –, haben wir eine weitaus bessere Position gegenüber diesen beiden Herren, wenn wir die Dame aus Llandovery vorher sprechen. Erinnern Sie sich an das Schild am Kreisverkehr von Woodstock? Links nach Wytham, rechts nach Woodstock, geradeaus zur A 40 nach West-Wales, richtig? Also können wir dort sein in... Wie weit ist es?»

«130, 140 Meilen? Aber meinen Sie nicht, wir sollten vorher anrufen, nur für den Fall...»

«Holen Sie alles raus, Lewis. So, wie Sie fahren, werden wir in drei Stunden dasein.»

«Werde versuchen, es in zweieinhalb zu schaffen, wenn Sie es sagen», erwiderte Lewis mit einem strahlenden Lächeln.

Erst nach Cheltenham, nach Gloucester und Ross-on-Wye, nach Monmouth und der schönen Landschaft zwischen Brecon und Llandovery wurde Morse wieder lebendig. Nach Lewis' Erfahrung machte er in einem Auto nie großartig Konversation, aber das Schweigen dieses Tages brach alle Rekorde. Und als er schließlich etwas sagte, kamen Lewis wieder die unerwarteten Denkprozesse seines Chief zum Bewußtsein. Denn der große Morse, fast immer so ahnungslos, was Routen, Richtungen und Entfernungen betraf, ruckte in seinem Beifahrersitz plötzlich hoch:

«Nach ein paar Meilen nach rechts abbiegen, Lewis – die A483 in Richtung Builth Wells.»

«Sie wollen keine Pause für ein schnelles Bier einlegen, Sir?»

«Das will ich ganz gewiß. Aber wenn Sie nichts dagegen haben, werden wir es auslassen, okay?»

«Ich denke noch immer, es wäre sinnvoll gewesen, sie anzurufen, Sir. Sie könnte ja für zwei Wochen nach Teneriffa gefahren sein oder so etwas.»

Morse seufzte tief. «Genießen Sie die Fahrt nicht?» Dann fügte er nach einer Pause hinzu. «Ich habe sie schon gestern nachmittag angerufen. Sie wird dasein, Lewis. Sie wird dasein.»

Lewis schwieg, und es war Morse, der die Unterhaltung wieder aufnahm.

«Diese Aussage – die Aussage, die Hardinge gemacht hat. Offensichtlich haben sie sich getroffen, die vier – Hardinge, Daley, Michaels und McBryde –, und gemeinsam eine Geschichte zusammengebraut. Der Pförtner konnte keine Namen nennen, sagen Sie, aber er war ziemlich sicher, daß mindestens drei, wahrscheinlich alle vier am Freitag abend in Hardinges Räumen waren. Und wenn sie alle bei der gleichen Geschichte bleiben, wird uns, nun, wird uns nichts anderes übrigbleiben, als ihnen zu glauben.»

«Nicht, daß *Sie* das tun werden, Sir.»

«Ganz gewiß nicht. *Einiges* aber könnte wahr sein, einiges könnte die Entscheidung bedeuten. Und die beste Möglichkeit, das herauszufinden, ist, Tantchen Gladys aufzusuchen.»

«Dorothy.»

«Wissen Sie, es gab in diesem Fall nur einen wirklich wichtigen Hinweis: die Tatsache, daß der Rucksack des Schwedenmädchens so schnell gefunden wurde – so schnell gefunden werden *mußte* – neben der Straße liegengelassen – wo man ihn *sicher* finden würde.»

«Ich glaube, ich fange an, das zu verstehen», sagte Lewis, der nichts verstand, während er jetzt bei Llanwrtyd Wells nach links abbog und auf die Cambrian Hills zusteuerte.

Aber nicht lange. Nach nur wenigen Minuten stießen sie auf ein Gästehaus aus Granit; ‹B & B: Vogelbeobachter sind willkommen›. Vielleicht machten die Eigentümer ein gutes Geschäft, machten sicher ein gutes Geschäft, wenn es in der Gegend Vogelbeobachter gab, denn in der dichtbewaldeten Landschaft war weit und breit kein anderes Haus zu entdecken.

Mrs. Evans, eine zierliche, dunkle, lebhafte Frau Ende vierzig, führte sie in den ‹Salon› und war bald dabei, ihnen etwas über sich selbst zu erzählen. Sie und ihr Ehemann hatten die ersten fünfzehn Jahre ihrer (kinderlosen) Ehe in East Anglia gelebt, und dort war sie Karin auch vor acht oder neun Jahren zum erstenmal begegnet. Sie, Mrs. Evans, war mit der Familie Eriksson überhaupt nicht verwandt, aber sie hatten sich angefreundet, als sie in dem Gästehaus in Aldeburgh wohnten. Die Familie war auch im nächsten Jahr gekommen, wenn auch diesmal ohne den Daddy, und danach hatten die beiden Frauen in Abständen ziemlich regelmäßig korrespondiert: Geburtstagskarten, Weihnachtskarten, Karten aus den Ferien und so weiter. Und für die drei jungen Eriksson-Mädchen war sie ‹Tantchen Doss› geworden. Als Karin 1991 nach England kommen wollte, hatte Mrs. Evans davon gewußt und Karins Mutter vorgeschlagen, falls Karin bis nach Wales gelangen sollte, wäre sie immer willkommen – und ein Bett für sie wäre auch da. Und großartige Vögel zu beobachten; die schönen roten Milane wurden allmählich zu einem alltäglichen Anblick. Was für eine *Art* Mädchen Karin war? Sie war natürlich erst dreizehn oder vierzehn gewesen, als Mrs. Evans sie zum letztenmal gesehen hatte, aber, nun – reizend, wirklich. Ein reizendes Mädchen. Attraktiv. Aber ein *anständiges* Mädchen.

Während das Gespräch sich entwickelte, sah Lewis sich müßig in dem Zimmer um: Lehnsessel, ein mit Roßhaar gepolstertes Sofa, Mahagonimöbel, ein niedriger Tisch, auf dem sich Zeitschriften über das Landleben stapelten, und an der Wand über dem Kamin eine große Karte der Grafschaft Dyfed und der cambrischen Berge. Es schien ihm ein ziemlich düsteres und sonnenloses Zimmer, und er dachte, wenn Karin so weit gekommen war, hätte sie sich hier sicherlich nicht besonders wohl gefühlt...

Morse hatte Mrs. Evans jetzt dazu gebracht, schneller und lockerer zu sprechen, und ihre Stimme hob und senkte sich in ihrem heimischen walisischen Singsang, als sie davon sprach, warum sie nach Wales zurückgekehrt seien, wie die Rezession sie treffe, wie sie für Besucher warben – in welchen Magazinen und Zeitungen. Und dann mittendrin: «Oh! Hätten Sie beide gern eine Tasse Tee?»

«Sehr freundlich – aber nein, danke», sagte Morse, noch während Lewis' Lippen ein dankbares ‹ja› formten.

«Erzählen Sie mir noch etwas über Karin», fuhr Morse fort. «‹Anständig›, sagten Sie. Meinen Sie ‹sittsam› – so etwas? Sie wissen schon, etwas prüde, etwas... puritanisch?»

«Nein, *das* meine ich nicht. Wie ich schon sagte, es liegt fünf oder sechs Jahre zurück, oder? Aber sie war... nun, ihre Mutter sagte, sie hatte immer viele Freunde, aber sie wußte, nun... sie wußte, wo sie die Grenze setzen mußte – drücken wir's mal so aus.»

«Sie hatte nicht ein Päckchen Kondome unter ihrem Kopfkissen?»

«Ich glaube nicht.» Die derbe Frage schien Mrs. Evans keineswegs zu schockieren.

«Glauben Sie, daß sie noch Jungfrau war?»

«Die Zeiten verändern sich, nicht wahr? Es gibt heutzutage nicht mehr viele Mädchen, die in Weiß vor den Altar treten sollten, wenn Sie mich fragen.»

Morse nickte langsam, als nehme er die Weisheit der Frau in sich auf, bevor er wieder die Richtung wechselte. Wie war Karin in der Schule – hatte Mrs. Evans etwas darüber erfahren? War sie bei den – wie heißt es? – Flikscouten gewesen, den schwedischen Pfadfinderinnen? Hatte sie sich für Sport interessiert? Schilaufen, Schlittschuhlaufen, Tennis, Basketball?

Mrs. Evans war deutlich entspannter, als sie erwiderte: «Sie war in Sport immer gut, ja. Irma – Mrs. Eriksson – schrieb mir immer, wenn ihre Töchter etwas gewonnen hatten; Sie wissen schon, Pokale, Medaillen, Urkunden und all das.»

«Worin, würden Sie sagen, war Karin am besten?»

«Das weiß ich wirklich nicht. Wie ich schon sagte, es ist einige Jahre her, seit...»

«Das ist mir klar, Mrs. Evans. Aber Sie sind bisher so hilfsbereit gewesen – und wenn Sie nur versuchen würden, sich zurückzuversetzen, versuchen würden, sich... sich zu erinnern.»

«Nun, die meisten Spiele, wie ich schon sagte, aber...»

«Schilaufen?»

«Glaube ich nicht.»

«Tennis?»

«Oh, sie liebte Tennis. Ja, ich glaube, Tennis war eigentlich ihr Lieblingssport.»

«Erstaunlich, diese Schweden, nicht wahr? Sie haben nur etwa sieben Millionen Einwohner, stimmt das? Aber ich habe gehört, daß vier oder fünf der Weltbesten aus Schweden kommen.»

Lewis zwinkerte mit den Augen. Weder Tennis noch irgendein anderer Sport, das wußte er, interessierte Morse die Bohne. Er kannte nicht einmal den Unterschied zwischen Seitenlinien und Grundlinien. Doch Lewis erkannte genau die Falle, die Morse grub, die Falle, in die Mrs. Evans sofort hineinstolperte.

«Edberg!» sagte sie. «Stefan Edberg. Er ist ihr Idol.»

«Dann muß sie letztes Jahr über Wimbledon sehr enttäuscht gewesen sein?»

«Ja, das war sie. Sie hat mir gesagt...»

Plötzlich hielt Mrs. Evans sich die linke Hand vor den Mund und saß mehrere Sekunden lang da, ohne sich zu rühren, als habe sie ein Gorgonenhaupt gesehen.

«Machen Sie sich keine Gedanken», sagte Morse leise. «Sergeant Lewis wird alles aufschreiben. Sprechen Sie nicht zu schnell; er ist bei dem Vierzig-Wörter-pro-Minute-Kurzschrift-Test durchgefallen, nicht wahr, Sergeant?»

Lewis war der Situation gewachsen. «Machen Sie sich keine Sorgen über das, was er sagt, Mrs. Evans. Sie können sprechen, wie Sie wollen. Es ist ja schließlich nicht so...» (er wandte sich an Morse) «als hätte Mrs. Evans großes Unrecht getan, nicht wahr, Sir?»

«Kein sehr großes», sagte Morse freundlich, «praktisch überhaupt nichts, oder, Mrs. Evans?»

«Wie in aller Welt sind Sie *darauf* gekommen?» fragte Lewis eine Stunde später, während der Wagen auf der A483 hinunter nach Llandovery allmählich schneller fuhr.

«Sie mußte sich früher oder später versprechen. War nur eine Frage der Zeit.»

«Aber das Tenniszeug. Sie haben keine Ahnung von Tennis.»

«In meiner Jugend, das möchte ich doch betonen, hatte ich eine durchaus zuverlässige Rückhand.»

«Aber woher haben Sie...»

«Beten und fasten, Lewis. Beten und fasten.»

Lewis gab es auf. «Wenn wir schon von Fasten sprechen, Sir, werden Sie nicht allmählich ein bißchen hungrig?»

«Ja, werde ich. Hungrig *und* durstig. Wenn wir vielleicht eins von diesen durchgehend geöffneten Lokalen finden könnten...»

Aber sie kamen nicht viel weiter. Das Autotelefon klingelte, und Morse nahm selbst den Hörer ab. Lewis konnte keines der Wörter am anderen Ende der Verbindung verstehen – nur Morses abgehackt ausgestoßenen Worte.

«*Was?*»

«Sind Sie *sicher*?»

«Verdammte Scheiße!»

«*Wer?*»

«*Verdammte* Scheiße!»

«Ja.»

«Ja!»

«Zweieinhalb Stunden, denke ich.»

«Nein! Lassen Sie alles genauso, wie es ist.»

Morse legte den Hörer auf und starrte vor sich hin wie ein verzagter Zombie.

«Hat es etwas mit dem Fall zu tun?» fragte Lewis ängstlich zögernd.

«Sie haben eine Leiche gefunden.»
«Wessen?»
«George Daley. Erschossen. Durchs Herz.»
«Wo?»
«Blenheim. Blenheim Park.»
«Puh! Da hat doch Johnson...»
«Johnson hat ihn gefunden.»

Plötzlich hatte Lewis das Gefühl, er brauche ein Bier beinahe ebenso dringend wie Morse, aber während sie sich Oxford immer mehr näherten, sagte Morse überhaupt nichts mehr.

## Kapitel fünfundfünfzig

THANATOPHOBIE, die: Krankhafte Angst vor dem Tode oder (manchmal) vor dem Anblick des Todes; quälendes Bewußtsein menschlicher Sterblichkeit, beinahe universell, ausgenommen bei jenen, die auf dem Olymp leben

*(Small's English Dictionary)*

Dr. Laura Hobson kniete wieder neben der Leiche; diesmal sahen ihre leuchtenden haselnußbraunen Augen zu einem anderen Chief Inspector auf: nicht zu Johnson, sondern zu Morse.

«Sie sind der Meinung, daß er sofort tot war?» fragte Morse.

Sie nickte. «Ich bin keine Ballistikexpertin, aber möglicherweise war es eine dieser Sieben-Millimeter-Kugeln, die Sorte, die sich bei Berührung ausdehnt.»

«Die Sorte, mit der man Rotwild tötet», fügte Morse leise hinzu.

«Manchmal ist es...» sie berührte die Leiche, «manchmal ist es schwierig, die Einschußstelle zu finden. Aber hier nicht. Sehen Sie.»

Sie zeigte mit ihrem schlanken Finger auf ein blutverkrustetes Loch, wenig größer als der Durchmesser eines Bleistifts, eben unter dem linken Schulterblatt des Mannes, der mit dem Gesicht nach unten neben ihnen auf dem Boden lag. «Aber Sie werden sehen, daß es nie große Probleme mit der Austrittsstelle gibt.» Vorsichtig drehte sie die Leiche auf die rechte Seite und zeigte auf ein größeres Loch, das eben unter dem Herzen aufgerissen worden war, ein Loch, das fast die Größe einer Mandarine hatte.

Diesmal jedoch sah Morse nicht hin. Er war den Anblick des Todes natürlich gewohnt, aber Unfälle und schreckliche Verletzungen und viel Blut waren Dinge, die er nicht ertragen konnte. Er wandte die Augen also ab und richtete die Blicke für eine Weile auf die stille Schneise im Wald, wo vor so kurzer Zeit jemand George Daley von hinten erschossen hatte und zweifellos stehengeblieben war und beobachtete, wie Daley zusammenbrach und völlig regungslos unter der riesigen Eiche liegenblieb. Und die Besitzer von Sieben-Millimeter-Gewehren? Morse kannte zwei, David Michaels und George Daley. Und was sonst man auch in Frage stellen mochte – es war völlig ausgeschlossen, daß George Daley sich mit seinem eigenen Gewehr erschossen hatte.

«Irgendwelche Vorstellungen, wie lange er schon tot ist?» fragte Morse.

Dr. Hobson lächelte. «Das war immer die allererste Frage, die Sie Max stellten.»

«Hat er Ihnen erzählt?»

«Ja.»

«Nun, er hat mir die Antwort nie gesagt – mir nie gesagt, wie lange, meine ich.»

«Soll ich es Ihnen sagen?»

«Ja, bitte!» Morse lächelte zurück und fand sie in diesem Augenblick sehr attraktiv.

«Zehn bis zwölf Stunden. Nicht länger als zwölf, glaube ich. Ich setze auf zehn.»

Morse, der meistens nicht auf die Zeit achtete, warf jetzt einen Blick auf seine Uhr: 20.25 Uhr. Das würde bedeuten, daß Daley um 10 Uhr ermordet wurde. 10.30 Uhr? Ja, das würde ungefähr hinkommen, wenn Morses Überlegungen richtig waren. Aber vielleicht waren sie gar nicht richtig? Er war sich so verdammt sicher gewesen, daß der Fall sich einem langsamen, wenn auch düsteren Abschluß näherte: keine Morde mehr, keine Todesfälle mehr. Hm! Genau das hatte er doch zu Lewis gesagt, oder? Einfach warten! –

Das war es, was er gesagt hatte. Alles wird sich aufklären, wenn wir nur bereit sind zu warten. Aber an dem Tag hatte er gewartet, vor der Fahrt nach Wales, ohne die leiseste Vorahnung einer drohenden Tragödie.

Und er hatte sich geirrt.

Es gab natürlich größere Tragödien als die Ermordung des bösartigen und abstoßenden Daley. Niemand würde den Mann sehr vermissen… mit Ausnahme natürlich von Mrs. Daley, Margaret Daley, von der Morse aus irgendeinem Grund vor kurzem geträumt hatte. Aber vielleicht würde selbst sie ihn nicht besonders vermissen, nachdem die Zeit sie allmählich von einer etwa noch zurückgebliebenen Zärtlichkeit kuriert hatte. Nach einer anständigen Beerdigung. Nach ein paar Monaten. Nach ein paar Jahren.

Aber es gab immer die Möglichkeit, daß Morse sich wieder irrte!

Lewis stand plötzlich neben ihm, bückte sich und hob den khakigrünen Filzhut auf, den Daley stets getragen hatte, an eiskalten Wintertagen wie bei drückend heißem Sommerwetter.

«Es sieht so aus, als würde hier nicht viel geschossen, Sir – nicht wie in Wytham, jedenfalls nicht in dieser Jahreszeit. Einige der Pächter haben Schießerlaubnis – für Tauben oder für Kaninchen, und später für Fasanen. Aber es wird nicht viel geschossen. Darum sagt Mr. Williams, der Aufseher dort» – Lewis zeigte zurück in Richtung Combe Lodge – «er *glaubt*, daß er sich an ein bißchen Ballerei irgendwann heute morgen erinnern kann. Genauer will er sich nicht festlegen.»

«Wirklich fabelhaft!» sagte Morse.

«Er sagt, er habe eine ganze Menge Leute durch die Pforte gelassen; montags sind es immer eine ganze Menge. Er *glaubt*, daß Daley auch durchgefahren wäre, irgendwann heute morgen, aber es seien immer einige Blenheim-Wagen unterwegs.»

«Er glaubt ziemlich viel, Ihr Aufseher, was?»

«Und ein oder zwei Jogger, sagt er.»

«*Buchstäblich* ein oder zwei?»

«Keine Ahnung.»

«Versprechen Sie mir, daß Sie nie joggen werden, Lewis!»

«Können wir ihn wegbringen?» fragte Dr. Hobson.

«Von mir aus», sagte Morse.

«Gibt es noch etwas, Inspector?»

«Ja. Ich würde Sie gern in den Bear einladen, auf ein paar ruhige Drinks – oder ein paar *laute* Drinks, wenn Sie das lieber hätten. Aber ich fürchte, wir müssen uns in Daleys Haus umsehen. Müssen wir doch, Lewis, oder?»

Hinter der Brille glitzerten ihre Augen belustigt und möglicherweise auch interessiert: «Vielleicht ein andres Mal?»

Sie verließ die beiden.

«Ein anderes Mal, bitte, Dr. Hobson!» sagte Chief Inspector Morse, doch er sagte es zu sich selbst.

## Kapitel sechsundfünfzig

> Der West glimmt noch von schwachen
> Tagesstreifen:
> Der Reiter spornt nun eil'ger durch die
> Dämmrung,
> Zur Schenke noch zu kommen
>
> (Shakespeare, *Macbeth*,
> 3. Akt, 3. Szene)

Das Haus, in dem die Daleys in den vergangenen achtzehn Jahren gelebt hatten, war verlassen. Margaret Daley, so sagten die Nachbarn, sei seit dem letzten Donnerstag fort, auf Besuch bei ihrer Schwester in Beaconsfield, und der Junge, Philip, war kaum gesehen worden, seit ihn die Polizei von St. Aldate nach Hause gebracht hatte. Aber es war nicht erforderlich, mit Gewalt in das Haus einzudringen, weil der Nachbar von nebenan einen Schlüssel für die Haustür hatte, und um 21.15 Uhr wurde mit einer vorläufigen Durchsuchung vom Haus des Ermordeten begonnen.

Zwei wichtige Beweisstücke wurden sofort gefunden, beide auf dem Küchentisch mit der roten Kunststoffplatte. Das erste war ein Schreiben vom erstinstanzlichen Gericht für einfache Fälle in Oxford mit Datum vom 31. Juli – sehr wahrscheinlich empfangen am Sonnabend, dem 1. August –, das Mr. George Daley von den Punkten der Anklage gegen seinen Sohn, Philip, unterrichtete, und auf die verschiedenen Verpflichtungen, die er als Vater jetzt unter dem neuen Aggravated Vehicle Theft Act eingehe. Das Schreiben wies dann auf die Bestimmungen bezüglich Rechtshilfe hin und ersuchte Daley senior, am folgenden Donnerstag im Oxford Crown Court anwesend zu sein, wenn die Vernehmung im Fall seines Sohnes durchgeführt werde. Das zweite Beweisstück war eine Mitteilung von einem vorübergehend (so schien es) abwesenden Sohn an einen jetzt für immer abwesenden Vater, die beinhaltete, daß er ‹sich aufgemacht habe, um etwas zu klären›: eine merkwürdig unpersönliche Note, ausgenommen das Postskriptum: ‹Sag Mum sie braucht sich keine Sorgen machen.›

Ein Exemplar der *Oxford Mail* von Freitag, dem 31. Juli, lag auf dem Mikrowellengerät, und Morse, mit den Gedanken woanders, überflog kurz die Titelseite:

## Autodiebe werden erneut gewarnt

Fahrer und Beifahrer eines gestohlenen Autos, das den Kiosk eines Zeitungshändlers in der Broadmoor Lea-Siedlung gerammt hatte, wurden gestern im Oxford Crown Court beide zu sechs Monaten Haft und 1500 Pfund Geldstrafe verurteilt. In seiner Urteilsbegründung – bei den Verurteilten handelt es sich um Paul Curtis, 25, Vater von drei Kindern, und John Terence Bowden, 19 – warnte Richter Geoffrey Stephens: ‹Jene, die rücksichtslos und andere gefährdend durch die Straßen Oxfords rasen, können von jetzt an mit nicht unbeträchtlichen Haftstrafen rechnen. Sie werden auch mit hohen Geldstrafen rechnen müssen, und wir werden alles in unserer Macht Stehende tun, um diese Flut von krimineller Zerstörungswut zu stoppen.›

(**Fortsetzung auf Seite 3**)

Aber Morse las nicht weiter; er wanderte offenbar ziellos durch die Räume des Erdgeschosses. Im Wohnzimmer zeigte Lewis auf die Reihe schwarzer Video-Kassetten.

«Ich denke, wir wissen, was auf einigen von *den* Dingern zu sehen ist, Sir.»

Morse nickte. «Ja. Ich würde mir ein oder zwei über Nacht ausleihen, wenn ich eine Video-Anlage hätte.» Aber seine Stimme klang nicht besonders enthusiastisch.

«Oben, Sir? Das Zimmer vom Jungen?»

«Nein. Ich denke, wir haben für eine Nacht genug getan. Und für das Zimmer des Jungen hätte ich lieber einen Durchsuchungsbefehl. Ich glaube, Mrs. Daley würde das zu schätzen wissen.»

«Aber eigentlich brauchen wir keinen...»

«Kommen Sie, Lewis! Wir werden über Nacht zwei Constables hier postieren.» Morse hatte wieder eine seiner impulsiven Entscheidungen getroffen, und Lewis enthielt sich jeden weiteren Kommentars. Als sie das Haus verließen, bemerkten beide Polizisten, daß das erste, was ihnen bei ihrem ersten Besuch aufgefallen war, das Sieben-Millimeter-Gewehr, das früher beim Eingang auf seinem Kolben gestanden hatte, jetzt verschwunden war.

«Ich denke, es wird allmählich Zeit, daß wir ein paar Worte mit Michaels wechseln», sagte Morse, als sie in dem trüber werdenden Licht ins Auto stiegen.

Lewis machte Morse keine Vorwürfe. Er hätte so leicht darauf hinweisen können, daß er früher an diesem Tag genau das vorgeschlagen habe, aber er tat es nicht.

Um 22.30 Uhr, als ihnen nur noch eine halbe Stunde bis zur Polizeistunde blieb, fuhr Lewis vor dem White Hart vor, und Morse sagte fröhlich: «Heute abend habe ich Glück! Sehen Sie sich das an!» Aber Lewis hatte den Landrover des Försters auf dem Parkplatz vor dem Pub schon entdeckt.

David Michaels saß auf einem Hocker an der Bar im Erdgeschoß, Bobbie zufrieden zusammengerollt zu seinen Füßen, und leerte gerade sein Bierglas, als Lewis ihm die Hand auf die Schulter legte.

«Könnten wir Sie kurz sprechen, Sir?»

Michaels drehte sich auf seinem Hocker um und musterte Morse und Lewis ohne großes Erstaunen. «Nur wenn Sie mir bei einem Drink Gesellschaft leisten, okay?»

«Sehr freundlich von Ihnen», sagte Morse. «Das beste Bitter in angemessener Form?»

«Ausgezeichnet.»

«Eine Halbe für mich also, und, äh... Orangensaft für Sie, Sergeant, oder?»

«Worüber wollen Sie mit mir sprechen?» fragte Michaels.

Sie gingen hinüber in die andere Ecke der Bar, Bobbie im Schlepp.

«Eigentlich nur eine Sache», erwiderte Morse. «Sie haben von Daleys Ermordung gehört?»

«Ja.»

«Nun... ich möchte einen Blick in Ihren Gewehrschrank werfen, das ist alles.»

«Wenn wir mit unseren Drinks fertig sind?»

«Nein! Äh... ich würde gern Sergeant Lewis hinaufschicken und...»

«In Ordnung! Aber ich rufe Cathy lieber vorher an; sie wird das Haus verriegelt haben.»

Morse schien nichts dagegen zu haben, und er und Lewis hörten zu, als Michaels vom Telefon neben der Theke aus seiner Frau rasch mitteilte, daß die Polizei zu ihnen kommen würde – laß sie bitte rein... sie wollen einen Blick in den Gewehrschrank werfen... sie wisse ja, wo der Schlüssel sei... laß sie mitnehmen, was sie brauchen... er würde in einer halben Stunde zu Hause sein... bis dann... kein Grund, sich Sorgen zu machen... Ciao!

«Werde ich verdächtigt?» fragte Michaels mit einem matten Lächeln, nachdem Lewis gegangen war.

«Ja», sagte Morse nur und leerte sein Glas. «Noch einen Drink?»

«Warum nicht? Besser, ich hole raus, was noch rauszuholen ist.»

«Und ich möchte, daß Sie morgen früh ins Präsidium nach Kidlington kommen. Gegen zehn Uhr, wenn das okay ist.»

«Ich träume doch nicht, oder?» fragte Michaels, als Morse die beiden leeren Gläser vom Tisch nahm.

«Ich fürchte, nein», sagte Morse. «Und... äh... ich glaube, ich lasse Sie lieber mit dem Wagen abholen, Mr. Michaels...»

Mrs. Michaels, vor Sauberkeit strahlend, nach Shampoo und Badesalzen duftend, in einen leuchtendroten Bademantel gehüllt und mit einem weißen Handtuch um den Kopf, öffnete Sergeant Lewis sofort die Tür, händigte ihm den Schlüssel zum Gewehrschrank aus und stand daneben, als er das Gewehr sehr vorsichtig herausnahm –

einen Finger am Ende des Laufs, einen unter dem Kolben – und es in einen Plastikbehälter legte. Auf dem Bord über dem Gewehrständer lagen zwei Kataloge von Büchsenmachern, doch Patronen waren weit und breit nicht zu sehen.

Lewis hielt das Gewehr jetzt an der Mitte des Laufs, bedankte sich bei Mrs. Michaels und ging wieder; er hörte das Klirren der Kette und den dumpfen Aufschlag der Bolzen, als die Frau des Försters die Tür hinter ihm verriegelte. Einen Augenblick lang fragte er sich, was sie in diesem Augenblick empfinden mochte. Verwirrung vielleicht? Oder Panik? Es war schwierig gewesen, den Ausdruck der Augen hinter der schwarzumrandeten Brille zu deuten. Mrs. Michaels war überhaupt nicht gerade mitteilsam; Lewis kam plötzlich zum Bewußtsein, daß sie nicht ein einziges Wort gesprochen hatte, während er dagewesen war.

Es war jetzt völlig dunkel, und der Sergeant spürte eine leichte Nervosität, als er auf dem stillen Waldweg die Scheinwerfer voll aufblendete.

## Kapitel siebenundfünfzig

FALSTAFF: Wir haben die Glocken um Mitternacht spielen hören, Herr Schaal.
SCHAAL: Ja, das haben wir, das haben wir, das haben wir; meiner Treu, Sir John, das haben wir

(Shakespeare, *Henry IV., Zweiter Teil*)

Von den vier Männern, die übereingekommen waren (wie Morse jetzt glaubte), eine gemeinsame Aussage über den Mord an Karin Eriksson zusammenzubrauen, streifte nur McBryde in jener Nacht frei durch Oxford. Um 18.30 Uhr war er im Eagle and Child eingekehrt, seine wenigen Übernachtungsutensilien in einer Reisetasche aus Segeltuch bei sich, hatte ein Käsebrot gegessen, zwei Halbe hervorragendes Burton Ale getrunken und begonnen, sich Gedanken über ein Bett für die Nacht zu machen. Um 19.45 Uhr hatte er vor der St. Giles' Church einen Nr. 20-Bus nach Kidlington erwischt, mit dem er die Banbury Road bis zur Squitchey Lane gefahren war und es dann beim Cotswold House versucht hatte (ihm von Hardinge empfohlen), doch an dem bleigefaßten Fenster der Eingangstür hing ein Schild: KEINE ZIMMER FREI. Genau gegenüber an der anderen Straßenseite aber stand das Casa Villa, und hier war noch ein Doppelzimmer zu haben (das letzte). McBryde nahm das Zimmer und dachte dabei, wie viele Männer es vor ihm getan hatten, daß das Mieten von zwei zusätzlichen Quadratmetern Bettfläche etwas Verschwenderisches an sich hatte – und etwas Trauriges.

Etwa um die Zeit, als McBryde seinen Pyjama auspackte und seine Zahnbürste in eines der beiden Gläser in seinem Badezimmer *en suite* steckte, stand Philip Daley auf und zählte seine Münzen. Er hatte den 14.30-Bus von Gloucester Green erwischt. Günstiger Fahrpreis – die Rückfahrkarte für Erwachsene kostete nur 4 Pfund. Aber es war etwas enttäuschend, daß die einfache Fahrt praktisch ebensoviel kostete, und echt zum Kotzen, daß der Fahrer es ablehnte, seine fast zutreffende Behauptung, er gehe noch zur Schule, zu akzeptieren. Um 18.30 Uhr saß er gegen die Mauer eines Bürogebäudes neben dem Bonnington Hotel in der Southampton Row gelehnt, vor sich einen grau-orangefarbenen Schal so arrangiert, daß er die Münzen eines Stroms von mitleidigen Passanten (so hoffte er) aufnehmen konnte. Neben ihm lag ein Stück Pappe, auf dem in schwarzer Kugelschreiberschrift die Worte ARBEITSLOS HEIMATLOS HUNGRIG standen. Einer der Jungs aus Oxford hatte ihm gesagt, FRIERE UND HABE HUNGER wirke am besten, aber der Frühsommerabend war mild und warm, und es spielte ohnehin keine Rolle, nicht an diesem ersten Abend. Er hatte 45 Pfund in der Tasche und nicht die Absicht, zu hungrig zu werden. Er wollte einfach sehen, wie die Sache lief – das war alles.

Sie lief allerdings nicht besonders gut, schien die Antwort auf sein Experiment zu sein: Er fühlte sich wie zerschlagen, und ihm war sogar (ja!) ein bißchen kalt, und an Münzen waren nicht mehr als 83 Pence zusammengekommen. Wahrscheinlich sah er noch immer zu gut gekleidet, zu gut ernährt, zu wenig bedürftig aus. Um 21 Uhr ging er hinunter in ein Pub in Holborn und bestellte eine Halbe Bier und zwei Beutel Chips: 2.70 Pfund. Verdammter Beschiß! Es wurde auch nicht gerade einfacher, als ein Jugendlicher mit rasiertem Kopf, reichtätowierten Armen und reichberingten Ohren sich neben ihn setzte und ihn fragte, ob er der Arsch sei, der sich seinen Platz in der Row unter den Nagel gerissen habe, weil wenn das so sei, er gut beraten wäre, wenn er sich schnellstens verpisse, wenn er wisse, was das beste für ihn sei.

Cathy Michaels beugte sich wiederholt nach vorn, zur Seite und nach hinten, während die Wärme aus dem Fön durch ihr dichtes, rabenschwarzes Haar drang, das eigens für den *Mikado* zu einem Bubikopf geschnitten worden war und dessen ursprüngliches Blond sich allmählich wieder zeigte, wenn auch nur in wenigen Millimetern an den Wurzeln. Einen Augenblick lang war sie sich sicher, daß sie den Landrover draußen gehört hatte, und sie stellte den Fön ab. Aber es war falscher Alarm gewesen. Gewöhnlich war sie nur wenig oder gar nicht ängstlich, wenn sie allein im Cottage war, auch nachts nicht, und schon gar nicht, wenn Bobbie bei ihr war. Aber Bobbie war nicht bei ihr; er war unten im Pub, mit seinem Herrchen – und mit den Polizisten. Plötzlich fühlte sie Furcht fast greifbar über ihre Haut kriechen, wie ein schleichendes, drohendes Insekt.

Es läutete Mitternacht, und Morse war dabei, sich einen Schlummertrunk aus der grünen, dreieckigen Glenfiddich-Flasche einzuschenken, als das Telefon ging: Dr. Hobson. Sie hatte sich einverstanden erklärt, ihn anzurufen, falls sie noch etwas anderes herausfinden sollte vor dem Ende dieses langen, langen Tages. Nicht daß es etwas aufsehenerregendes Neues gab, und ihr war klar, daß es damit Zeit für den nächsten Morgen hatte. Aber nein, es konnte nicht bis zum nächsten Morgen warten, Morse hatte darauf bestanden.

Die Kugel, die Daley getötet hatte, stammte ziemlich wahrscheinlich aus einem Sieben-Millimeter- oder einem .243 Gewehr; sie war etwa zwei Zoll unter dem linken Schulterblatt in den Rücken eingedrungen und etwa einen Zoll über dem Herzen ausgetreten, und die Verletzung (das stand jetzt fest) war sofort tödlich gewesen. Die

Zeit? Zwischen 10 und 11 Uhr – mit etwas Spielraum nach beiden Seiten – etwa zwischen 9.30 und 11.30 Uhr? Sehr wahrscheinlich war Daley aus einer Entfernung von 50 bis 80 Metern erschossen worden. Die Ballistiker könnten diesen Wert vielleicht verbessern, doch sie bezweifelte das.

Es schien ihm zu gefallen, daß sie angerufen hatte, und sie wußte, daß es ihre Absicht war, ihm zu gefallen. Sie hörte Musik im Hintergrund, konnte aber nicht erkennen, was es war.

«Sie sind doch noch nicht im Bett?» fragte sie.

«Ich werde es bald sein.»

«Was tun Sie?»

«Trinke Scotch.»

«Und hören Musik.»

«Ja, das auch.»

«Sie sind ein sehr kultivierter Bulle, nicht wahr?»

«Nur manchmal.»

«Nun, ich mach lieber Schluß.»

«Ja.»

«Gute Nacht also.»

«Gute Nacht, und vielen Dank», sagte Morse leise.

Nachdem sie den Hörer aufgelegt hatte, saß Laura Hobson vollkommen still da und fragte sich, was mit ihr passiere. Er war fünfundzwanzig Jahre älter als sie!

Mindestens.

Zum Teufel mit ihm!

Sie gestand sich ein, wie lächerlich die Angelegenheit war, doch sie konnte sich kaum dazu bringen zu lächeln.

## Kapitel achtundfünfzig

Wer Fragen stellt, kann den Antworten nicht aus dem Wege gehen

*(Sprichwort aus Kamerun)*

Es gab kaum Anzeichen von Anspannung oder übermäßiger Besorgnis in David Michaels' Gesicht, als er am nächsten Morgen in Sprechzimmer 2 geführt wurde, wo Sergeant Lewis schon an einem Zeichentisch saß, ein Tonbandgerät neben seinem rechten Ellbogen. Er werde festgehalten (erklärte Lewis ihm), um in zwei Angelegenheiten vernommen zu werden: erstens wegen einer Aussage, die Dr. Alan Hardinge vor der Polizei gemacht habe und von der Michaels jetzt eine Kopie ausgehändigt wurde, und zweitens wegen der Ermordung von George Daley.

Lewis zeigte auf das Tonbandgerät. «Nur um sicherzugehen, daß wir nichts falsch darstellen, Mr. Michaels. Wir haben in der letzten Zeit einiges einstecken müssen über die Art, wie einige Vernehmungen geführt wurden, verstehen Sie?»

Michaels zuckte gleichgültig mit den Schultern.

«Und Sie kennen Ihre gesetzlich verankerten Rechte? Sollten Sie wünschen, einen Anwalt hinzuzuziehen...»

Aber Michaels schüttelte den Kopf und begann, Hardinges Aussage zu lesen...

Er verfügte kaum über juristische Kenntnisse, war aber davon ausgegangen, daß er sich in diesem Fall nur einer kleinen Verschwörung schuldig gemacht hatte, mit dem Ziel, die Wahrheit ein wenig zu verdrehen, gewiß nicht das Recht. Es war die kriminelle ‹Absicht›, die *mens rea*, die wirklich zählte (hatte er gelesen), und keiner konnte behaupten, daß seine Absicht an jenem Nachmittag vor einem Jahr kriminell gewesen sei...

«Also?» fragte Lewis, als Michaels das letzte Blatt hingelegt hatte.

«So ungefähr ist es abgelaufen, ja.»

«Sie haben keine Bedenken, das zu bestätigen?»

«Warum sollte ich? An ein oder zwei Kleinigkeiten hätte ich mich nicht mehr erinnert, aber... ja, ich werde es unterschreiben.»

«Wir wollen keine Unterschrift. Wir müssen Sie bitten, Ihre *eigene* Aussage zu machen.»

«Kann ich diese nicht einfach abschreiben?»

Lewis lächelte schwach, schüttelte aber den Kopf. Eigentlich mochte er Michaels. «Letztes Mal gaben Sie vor – *gaben Sie vor* –, daß Sie nicht die geringste Ahnung hätten, wo eine Leiche sein könnte. Richtig?»

«Ja», sagte Michaels.

«Und dann, diesmal, gaben Sie *noch immer* vor, daß Sie es wirklich nicht wüßten?»

«Ja», sagte Michaels.

«Warum haben Sie dann Chief Inspector Morse in die richtige Richtung gelockt?»

«Doppelte Täuschung, nicht wahr? Wenn ich mich vage genug ausdrückte, und sie *fanden* die Leiche, würde niemand annehmen, daß ich etwas mit dem Mord zu tun hätte.»

«Wer hat Ihnen gesagt, daß es *Mord* war?»

«Der Bursche, der da in Pasticks Wache schob: großer Kerl, dunkelblaue Uniform und karierte Mütze – ein Polizist, nehme ich an.»

Der Constable, der breitbeinig vor der Tür des Sprechzimmers stand, nutzte die Tatsache aus, daß Lewis ihm den Rücken zukehrte, und lächelte gelassen.

«Warum haben Sie den Rucksack nicht auch in den See geworfen?» fuhr Lewis fort.

Zum erstenmal zögerte Michaels. «Wäre besser gewesen, zugegeben.»

«War es, weil Daley ein Auge auf den Fotoapparat geworfen hatte – und das Fernglas?»

«Na ja, eins ist sicher: *Er* kann es Ihnen nicht mehr sagen, nicht?»

«Sie hören sich nicht so an, als ob Sie ihn besonders mochten?»

«Er war ein dreckiges, gemeines, kleines Schwein!»

«Aber Sie kannten ihn doch nicht besonders gut?»

«Nein. Ich kannte ihn fast überhaupt nicht.»

«Was war mit dem letzten Freitagabend?»

«Was *war* mit letztem Freitagabend?»

Lewis ließ es dabei bewenden. «Sie sind ihm nie vorher begegnet, bei Ihren kleinen Treffen in Park Town?»

«Nein! Ich war erst vor kurzem dazugekommen», log Michaels. «Hören Sie, Sergeant, ich bin nicht stolz auf die Sache. Aber haben Sie noch nie den Wunsch gehabt, sich einen Sexfilm anzusehen?»

«Ich habe eine Menge gesehen. Wir kassieren hier und da öfter welche ein. Aber was mich betrifft, ich ziehe Spiegeleier mit Pommes frites vor. Wie ist das mit Ihnen, Constable Watson?» fragte Lewis und drehte sich auf seinem Stuhl um.

«Ich?» sagte der Mann an der Tür. «Ich würde mir allemal lieber einen Sexfilm ansehen.»

«Aber Sie würden nicht wollen, daß Ihre Frau davon weiß?»

«Nein, Sarge.»

«Und Sie auch nicht, Mr. Michaels, nicht wahr?»

«Nein. Ich würde nicht wollen, daß sie von irgend etwas dieser Art weiß», sagte Michaels leise.

«Ich frage mich, ob Mrs. Daley es wußte – über ihren Mann, meine ich.»

«Keine Ahnung. Wie ich sagte, ich wußte eigentlich nichts über den Mann.»

«Letzte Nacht wußten Sie, daß er ermordet worden ist.»

«Das wußten viele Leute.»

«Und viele Leute wußten es *nicht*.»

Michaels schwieg.

«Er wurde mit einem Sieben-Millimeter-Gewehr getötet, sehr wahrscheinlich.»

«Büchse, meinen Sie.»

«Tut mir leid. Ich bin kein Experte für Gewehre und so was – nicht wie Sie, Mr. Michaels.»

«Und darum haben Sie letzte Nacht meine Büchse mitgenommen?»

«Wir hätten *jedermanns* Büchse mitgenommen. Das ist schließlich unser Job.»

«Jeder Förster hat eine Büchse dieses Kalibers – und sie sind sehr wirkungsvoll.»

«Wo waren Sie also gestern morgen, sagen wir... zwischen zehn und elf Uhr?»

«Kein großes Problem. Gegen zehn – nein, eben *nach* zehn muß es gewesen sein – war ich mit ein paar Burschen vor der RSPB

(Royal Society for the Protection of Birds) zusammen. Wir, das heißt sie, haben die Nistkästen am Singing Way überprüft. Sie wissen schon, Buch führen über erste oder zweite Brut, Gewicht, Proben von den Exkrementen – alles mögliche. Sie machen das ständig.»

«Sie haben ihnen geholfen?»

«Die meiste Zeit habe ich die verdammte Leiter getragen.»

«Was war *danach*?»

«Wir machten uns alle auf zum White Hart – gegen zwölf, oder Viertel nach? – und tranken ein paar Halbe. Uns war bei der Arbeit warm geworden! Und es war ein heißer Tag!»

«Sie haben die Adressen dieser Leute?»

«Nicht bei mir, nein. Ich kann sie Ihnen leicht besorgen.»

«Und der Mann an der Bar im Pub? Kennt er Sie?»

«Nur zu gut, Sergeant.»

Lewis warf einen Blick auf seine Armbanduhr, leicht verwirrt, und ja, ein wenig verloren.

«Kann ich jetzt gehen?» fragte Michaels.

«Noch nicht, Sir, nein. Wie ich schon sagte, wir brauchen eine Aussage von Ihnen über die Vorgänge im Juli letzten Jahres... dann müssen wir unser kleines Gespräch hier tippen» – Lewis wies mit dem Kopf auf das Tonbandgerät – «dann müssen wir Sie dazu bringen, es durchzulesen und zu unterschreiben... und, äh... ich denke, daß wir das alles nicht schaffen, bis...» Lewis sah wieder auf seine Uhr und fragte sich noch immer, wie die Dinge standen. Dann drehte er sich um und sagte: «Wir kümmern uns wohl lieber darum, daß Mr. Michaels mit uns Lunch ißt, Watson. Was gibt es heute?»

«Dienstags immer Hackfleisch, Sarge.»

«Die meisten Leute würden einen Sexfilm vorziehen», sagte Michaels, fast fröhlich.

Lewis stand auf, nickte Watson zu und sagte, schon im Begriff zu gehen: «Noch etwas, Sir. Ich fürchte, ich kann Sie nicht gehen lassen, bevor der Chief Inspector zurück ist. Er hat ausdrücklich gesagt, daß er Sie noch sprechen wollte.»

«Und wo ist er an diesem Vormittag?»

«Um Ihnen die Wahrheit zu sagen, ich habe keine Ahnung.»

Während er zurück zu seinem Büro ging, dachte Lewis nach über das, was er gerade gehört hatte. Morse hatte bisher praktisch mit allem recht gehabt – bis zu diesem letzten Punkt. Denn sicher mußte Morse sich drastisch irren, wenn er annahm, Michaels habe Daley ermordet? Zur gegebenen Zeit würden sie sein Alibi überprüfen, aber es war doch vollkommen unvorstellbar, daß zwei engagierte Ornithologen sich mit dem Barmann vom lokalen Pub zusammentaten, um den natürlichen Lauf des Rechts zu verhindern. Völlig unvorstellbar!

Um 12.30 Uhr rief Dr. Hobson von der South Parks Road aus an, um mitzuteilen, daß sie zwar eine Amateurin auf den Seitenwegen der Ballistik sei, sich aber sehr wundern würde, wenn mit Michaels' Gewehr während der letzten paar Wochen geschossen worden sei.

«Büchse», murmelte Lewis, *sotto voce*.

«Ist er... ist er da?» fragte Laura Hobson zögernd.

«Wird irgendwann heute nachmittag zurück sein.»

«Oh.»

Allmählich sah es so aus, als wolle jedermann Morse sprechen. Besonders Lewis.

## Kapitel neunundfünfzig

> Aus diesem Grund hängen Mütter mehr an ihren Kindern als Väter: Sie leiden mehr, wenn sie sie zur Welt bringen, und sie wissen mit größerer Bestimmtheit, daß es ihre eigenen sind
>
> (Aristoteles, *Nikomachische Ethik*)

Die Mittagssonne schien auf das blaßzimtfarbene Gemäuer der College-Gebäude, und die Turmspitzen Oxfords schauten hinunter auf eine Szene scheinbarer Friedlichkeit, als das gekennzeichnete Polizeiauto vom Headington Hill zur Plain fuhr, dann weiter über die Magdalen Bridge und in die High Street hinein. Morse saß hinten, mit düsterem Gesicht und jetzt schweigend, nachdem er ausführlich zu der etwas verblühten Frau von etwa Mitte vierzig neben ihm gesprochen hatte. Ihre Augen waren gerötet von vor kurzem vergossenen Tränen, ihr Mund bebte noch immer, doch ihr kleines Kinn war fest und entschlossen, trotz der schrecklichen Ereignisse, von denen sie erst vor zwei Stunden erfahren hatte – als es im Haus ihrer Schwester in der städtischen Wohnsiedlung in Beaconsfield an der Tür läutete. Doch die Nachricht, daß ihr Ehemann ermordet worden und ihr einziger Sohn von zu Hause weggelaufen sei, hatte sie nicht so sehr vernichtet als vielmehr verblüfft, als hätte sich eine getrennte Schicht von Gefühlen und Reaktionen zwischen ihr selbst und der äußeren Realität dessen, was geschehen war, gebildet.

Es hatte ihr auch etwas geholfen, mit dem Chief Inspector zu sprechen, der viel von dem, was sie durchmachte, zu verstehen schien. Nicht daß sie ihr Inneres *zu* sehr entblößt hätte, was den zunehmenden Widerwillen betraf, den sie für den Mann, den sie geheiratet hatte, empfand, den Mann, der während der Jahre ihres gemeinsamen Lebens langsam, aber zwangsläufig enthüllt hatte, wie seicht, verschlagen und manchmal sogar grausam er war. Aber Philip war dagewesen, und lange Zeit hatte das kleine Kerlchen sie auf vielfache Weise entschädigt für das Nachlassen der Liebe und der Achtung, die sie einst für ihren Ehemann empfand. Während er in den Kindergarten ging, in die Grundschule, und sogar noch während der ersten Oberschuljahre, sicherlich bis er etwa zwölf war, hatte Philip sich immer an sie gewendet, seine Mutter, hatte sich ihr anvertraut, hatte sie (kostbare Augenblicke!) umarmt, wenn er dankbar oder glücklich war. Sie war sehr stolz gewesen, daß sie der geliebte und bevorzugte Elternteil war.

Ob es absichtlich, aus Rachsucht, geschah oder nicht, konnte sie wirklich nicht sagen, aber bald nachdem Philip mit der Oberschule angefangen hatte, begann George, seinen Einfluß auf den Jungen geltend zu machen und ihr auf mancherlei Art Philips Zuneigung zu stehlen, und dies mit der einfachen Methode, in dem Jungen die Vorstellung des Erwachsenwerdens, ‹ein Mann› zu werden und Männersachen zu tun, zu ermutigen. An Wochenenden nahm er Philip zum Angeln mit; oft kam er am Abend mit ein paar Dosen leichten Biers vom Royal Sun nach Hause und bot seinem jungen Sohn immer eine an. Und dann das Luftgewehr! Zu Philips 13. Geburtstag hatte George ihm ein Luftgewehr gekauft, und kurz danach knallte Philip am Ende des Gartens einen Spatz ab, der an von ihr selbst gestreutem Vogelfutter pickte. Was für ein schrecklicher Abend war das gewesen, zwischen Ehemann und Ehefrau, als sie ihn beschuldigt hatte, aus ihrem Sohn einen Spießbürger zu machen! Auch Philips Sprache war fortschreitend derber geworden, und sein Verhalten; das schrille Lachen zwischen Vater und Sohn über Witze, in die sie nie eingeweiht wurde. Schulzeugnisse, die immer schlechter wurden, und die Freundschaft mit einigen der abscheulichsten Mitschüler, die er gelegentlich mit nach Hause brachte, um mit ihnen hinter verschlossener Tür Popmusik zu hören.

Dann, vor über einem Jahr, der schreckliche Streit zwischen Vater und Sohn wegen des Rucksacks, ein Streit, der zu einer Atmosphäre verzerrter Verbitterung geführt hatte. Was genau damals mit dem Rucksack geschehen war, wußte sie noch immer nicht, aber sie wußte, daß George über Zeitpunkt und Fundort gelogen hatte. Woher? Weil weder George noch Philip an jenem Morgen den Hund zu seinem Spaziergang entlang der Schnellstraße geführt hatte; *sie* hatte es getan. Philip war sehr früh am Morgen nach Oxford gefahren, um an einem von der Schule organisierten Busausflug teilzunehmen, und ihr Ehemann hatte beim Aufwachen einen so schlimmen Hexenschuß gehabt, daß er es nicht einmal bis zum Klo schaffte, ganz zu schweigen von irgendeinem Parkplatz an der Schnellstraße. Aber sie wußte, daß George den Rucksack gefunden *hatte*, irgendwo, oder daß jemand ihm den Rucksack gegeben hatte, an genau dem Sonntag, an dem das Schwedenmädchen verschwunden war, dem Sonntag, an dem George den ganzen Nachmittag fort gewesen war, und dann noch einmal später am Abend, und den ganzen Tag viel getrunken hatte, wie sie sich erinnerte. Es mußte auch an diesem Sonntagabend gewesen sein, als Philip den Rucksack gefunden hatte, wahrscheinlich hinten in der Garage, wo er, wie sie wußte, nach seinen Wanderstiefeln gesucht hatte, für den Schulausflug zum Peak District – und wo er, vermutete sie, den Fotoapparat und das Fernglas fand. O ja! Sie war sich ganz sicher –

denn *sie hatte sie auch gefunden*, in Philips Zimmer. Erst später erfuhr sie, daß Philip die Filmspule aus dem Fotoapparat genommen und den Film höchstwahrscheinlich selbst in der Schule entwickelt hatte, wo es eine florierende Arbeitsgemeinschaft von Amateurfotografen gab (zu der auch Philip gehörte), die über eine gutausgerüstete Dunkelkammer verfügte.

Ein beträchtlicher Teil dieser Informationen war Morse bereits bekannt, das spürte sie. Aber allem Anschein nach hörte er ihr aufmerksam zu, als sie stoßweise und unter Tränen fast alles noch einmal durchging. Er fragte sie nicht, wie sie von den Fotos wissen konnte, aber sicherlich ahnte er es. Aber er würde nie von den anderen Fotos erfahren, den pornografischen, die von dem Schwedenmädchen, das sie nach dem Paßfoto erkannt hatte, das, wenn auch sehr schlecht, in *The Oxford Times* abgedruckt worden war. Nein! Darüber würde sie Morse nichts sagen. Und auch nichts über die Fahrten in den geklauten Autos – ihren inneren Aufruhr, als sie auf die Sätze in Philips Taschenkalender gestoßen war, Wörter, die in ihr verworrene Bilder von quietschenden Reifen und den qualvollen Schreien eines kleines Mädchens in einer Lache seines eigenen Bluts heraufbeschworen... Nein, es würde ihren Sohn noch weiter herabsetzen, wenn sie von diesen Dingen sprach, und sie würde es niemals tun. Wo ihr Sohn auch sein mochte und was er getan haben mochte, *Philip würde immer ihr Sohn sein.*

Als der Wagen im Stadtzentrum nach links abbog, in Richtung der Polizeiwache St. Aldate's, sah sie ein Dutzend oder mehr Tauben, die mit ruckenden Köpfen auf dem Straßenpflaster herumpickten und dann plötzlich mit lautem Flügelschlagen zu dem Turm über ihnen hinaufflatterten. Sie ergriffen die Flucht. Frei! Und Margaret Daley fragte sich, ob sie sich jemals wieder frei fühlen würde...

«Milch und Zucker?»

Margaret Daley war meilenweit fort gewesen, aber sie hatte seine Worte gehört und blickte jetzt auf in das Gesicht des Chief Inspector mit den durchdringenden blauen Augen, die aber gütig waren, und, dachte sie, auch verletzbar.

«Keinen Zucker. Nur Milch, bitte.»

Morse legte die Hand leicht auf ihre Schulter. «Sie sind eine tapfere Frau», sagte er leise.

Plötzlich waren die Schleusentore geöffnet, und Margaret wandte sich ab von ihm und begann, zügellos zu weinen.

«Sie haben gehört, was die Dame sagte», knurrte Morse den Constable an, der die beiden von der Tür aus unsicher beobachtete. «Keinen verdammten Zucker!»

## Kapitel sechzig

> Musik und Frauen muß ich einfach nachgeben, was sonst meine Tätigkeit auch sein mag
>
> (Samuel Pepys,
> *Das geheime Tagebuch*)

Direkt nach dem Lunch war Morse wieder in seinem Büro im Präsidium und hörte sich das Band von dem Gespräch mit Michaels an.

«Was halten Sie davon, Sir?»

«Vermutlich ist einiges wahr», gab Morse zu.

«Daß er Daley nicht umgebracht hat, meinen Sie?»

«Ich weiß nicht, wie er es getan haben könnte – nicht genug Zeit, oder?»

«Wer hat ihn umgebracht, denken Sie?»

«Nun, drei Sachen fehlen in Daleys Haus, nicht wahr? Daley selbst, das Gewehr und – der Junge.»

«Der Sohn? Philip? Sie denken, er hat ihn umgebracht? Seinen eigenen Vater umgebracht? Wie Ödipus?»

«Was ich Ihnen alles beigebracht habe, Lewis, seit Sie mein Sergeant sind!»

«Hat er seine Mum auch geliebt?»

«Ja, sehr, glaube ich. Jedenfalls werden Sie sicher interessant finden, was sie zu sagen hat.»

«Aber ... aber man kann nicht einfach mit geschultertem Gewehr in den Blenheim Park marschieren ...»

«Seine Mum sagt, er sei dort immer angeln gegangen, sie sagt, sein Dad habe ihm die ganze Ausrüstung gekauft.»

«Oh, ich verstehe, was Sie meinen. Diese langen Dinger aus Segeltuch – für die Angelruten und all das Zeug.»

«Ja, so etwas. Zehn Minuten mit dem Fahrrad...?»

«*Hat* er ein Fahrrad?»

«Keine Ahnung.»

«Aber *warum*? Was sollte er...?»

«Muß der Brief gewesen sein – vom Crown Court...»

«Und sein Dad weigerte sich, ihm zu helfen?»

«Vermutlich. Sagte seinem Sohn, er solle Leine ziehen, höchstwahrscheinlich; sagte ihm, er solle abhauen und seine Eltern da rauslassen. Aber ich habe das Gefühl, der Junge wird es in der großen Stadt nicht lange aushalten. Die Londoner Polizei wird sich ihn bald schnappen, Sie werden sehen.»

«Sie sagten aber, es sei *Michaels* gewesen. Sie sagten, Sie seien ziemlich sicher, daß es Michaels war.»

«Habe ich das?»

«Ja, haben Sie! Aber Sie schienen nicht *übermäßig* erstaunt, als Sie eben das Band hörten?»

«War ich das nicht?»

Lewis ließ es dabei bewenden. «Wie geht es jetzt also weiter?»

«Überhaupt nicht, vorläufig. Zuerst habe ich eine Besprechung mit Strange. Um drei.»

«Was machen wir mit Michaels? Lassen wir ihn gehen?»

«Warum sollten wir?»

«Na ja, wie Sie eben sagten – in der Zeit konnte er es einfach nicht geschafft haben. Unmöglich! Selbst mit einem Hubschrauber.»

«Und?»

Lewis wurde plötzlich sehr ärgerlich. «Und *was* sage ich ihm?»

«Sie sagen ihm», erklärte Morse langsam, «daß wir ihn über Nacht hierbehalten – für weitere Fragen.»

«Wessen beschuldigen wir ihn? Wir können nicht einfach...»

«Ich glaube nicht, daß er große Einwände erheben wird», sagte Morse.

Kurz bevor Morse an jenem Nachmittag an Chief Superintendent Stranges Tür klopfte, waren zwei Männer im Begriff, das Trout Inn in Wolvercote zu verlassen. Die meisten der Gäste, die ihren Lunch draußen auf der mit Fliesen belegten Terrasse über dem Fluß zu sich genommen hatten, waren inzwischen gegangen; das Inn würde bald schließen.

«Sie versprechen, daß Sie es aufschreiben werden?»

«Ich verspreche es», sagte Alasdair McBryde.

«Wohin werden Sie jetzt gehen?»

«Zurück nach London.»

«Kann ich Sie bis zum Bahnhof mitnehmen?»

«Das wäre nett.»

Die beiden Männer gingen die flachen Stufen hinauf und über die schmale Straße zum Parkplatz: NUR FÜR GÄSTE. KEIN PARKEN FÜR ANGLER.

«Was wird mit Ihnen sein, Alan?» fragte McBryde, als Hardinge den Sierra nach links in Richtung Wolvercote steuerte.

«Ich weiß es nicht. Und es ist mir auch ziemlich gleichgültig.»

«Sagen Sie doch nicht so etwas!» McBryde berührte mit seiner rechten Hand leicht den Arm des Fahrers. Aber Hardinge wies die Geste mit seiner eigenen rechten Hand von sich, als wische er eine Fliege von seinem Ärmel, und die Fahrt zum Bahnhof von Oxford verlief in verlegenem, unbehaglichem Schweigen.

Zurück am Radcliffe Square, parkte Hardinge im Halteverbot in der Catte Street und ging direkt hinauf zu seinen Zimmern im Lonsdale. Er kannte ihre Nummer auswendig. Natürlich kannte er sie auswendig.

«Claire? Ich bin's, Alan.»

«Das höre ich. Mit meinen Ohren ist alles in Ordnung.»

«Ich habe mich nur gefragt... habe gehofft...»

«Nein! Und wir werden nicht mehr darüber reden!»

«Du meinst, du willst mich nicht einmal wieder*sehen*?»

«Genau!»

«*Niemals?*» Seine Kehle war plötzlich sehr trocken.

«Weißt du, für einen Universitätslehrer kapierst du manchmal ziemlich langsam, nicht wahr?»

Hardinge schwieg einen Augenblick. Er hörte Musik im Hintergrund; er kannte das Stück gut.

«Wenn du mir gesagt hättest, daß du gern Mozart hörst...»

«Hör mir zu – zum letztenmal! – es ist aus. Bitte akzeptiere das! *Aus!*»

«Gibt es einen anderen?»

«Was?» Er hörte ihr bitteres Lachen. «Mein Leben ist voller ‹anderer› gewesen. Das hast du immer gewußt.»

«Aber wenn ich mich scheiden...»

«Verdammt noch mal! Verstehst du denn *nie*? Es ist *zu Ende*!»

Sie hatte aufgelegt, und Hardinge schaute auf den Hörer, als hätte ihm jemand ein tiefgekühltes Fischfilet in die Hand gedrückt, für das er im Augenblick keinen geeigneten Behälter finden konnte.

Claire Osborne saß noch mehrere Minuten, nachdem sie aufgelegt hatte, neben dem Telefon und nahm die wundervolle Posaunenpassage aus dem *Tuba Mirum Spargens Sonum* nur vage wahr. War sie Alan gegenüber *zu* grausam gewesen? Aber manchmal ist es notwendig, grausam zu sein, um gütig zu sein – sagte man das nicht? Oder war das nur eine bedeutungslose Phrase wie alles andere? ‹Einen anderen› hatte Alan gefragt. Haha!

Der kümmerlich getippte Brief (keine Anrede, keine Unterschrift), den sie zusammen mit der Kassette an diesem Morgen erhalten hatte, lag auf dem Couchtisch, und sie hatte ihn schon mehr als zwanzigmal gelesen:

> Ich habe unsere verkürzte Zeit zusammen so genossen, Dich und die Musik. Ein Tag unter den großen verlorenen Tagen, ein Gesicht unter all den Gesichtern (Ernest Dowson – nicht ich!). Beigefügt ein Memento. Das *Recordare* ist mein Lieblingsstück – wenn man mich vor die Wahl stellt. ‹Recordare› ist, nebenbei bemerkt, die 2. Person Singular des Imperativs Präsens vom Verb ‹recordor›; es bedeutet: ‹Erinnere dich!›

## Kapitel einundsechzig

Eine angemessene Wahrscheinlichkeit ist die einzige Gewißheit

(Edgar Watson Howe, *Country Town Sayings*)

«Sie sind sich dessen sicher, Morse?» Stranges Stimme war scharf, mit einem skeptischen Unterton.

«Völlig sicher.»

«Das haben Sie bei Michaels auch gesagt.»

«Nein! Da habe ich gesagt, mit neunzigprozentiger Sicherheit.»

«Okay.» Strange zuckte mit den Schultern, neigte den Kopf und spreizte ergeben die Hände. «Da wären nur noch ein oder zwei Kleinigkeiten...»

Aber das Telefon auf Stranges Schreibtisch läutete. «Ah! Ah! Ja! Wollen Sie ihn sprechen?»

Er gab Morse den Hörer. «Dr. Hobson. Völlig sicher, sagt sie, daß Michaels' Gewehr seit Wochen nicht benutzt worden sei.»

Strange hatte gerade noch verstanden, was die Pathologin sagte. «Sieht so aus, als hätten Sie recht, jedenfalls in der Sache. Wir rufen die Kollegen in London an. Sie sind sicher, daß er sich nach London abgesetzt hat, der Junge?»

«Zu neunzig Prozent, Sir – und wir haben der Londoner Polizei schon seine Beschreibung durchgegeben.»

«Oh!»

Morse erhob sich, um zu gehen, aber Strange war noch nicht ganz fertig. «Was hat Sie zuerst darauf gebracht?»

Morse zögerte. «Mehrere Dinge, nehme ich an. Zum Beispiel habe ich einmal gehört, wie jemand behauptete, daß alle drei Arten britischer Spechte im Wytham-Wald zu finden seien. Ich glaube, ich habe es in einem Pub gehört. Oder vielleicht habe ich es einfach auf einem Bierdeckel gelesen.»

«Nützliche Einrichtung, Pubs!»

«Und dann» – Morse ignorierte die sarkastische Bemerkung – «dachte ich, wenn Johnson sich für Blenheim entschieden hat, würde es sich sehr wahrscheinlich erweisen, daß es Wytham war.»

«Das ist äußerst unfair!»

«Ganz meine Meinung.» Morse stand auf und ging zur Tür. «Wissen Sie, es ist ein wenig merkwürdig, daß keiner je ihren Akzent wahrgenommen hat, nicht wahr? Sie *muß* eine Spur von Akzent haben. Ich wette, Sie werden das auch feststellen.»

«Sie haben Glück, daß Sie so gut hören. Meine Frau sagt, ich werde ständig schwerhöriger.»

«Schaffen Sie sich ein Hörgerät an, Sir. Sie werden Sie wahrscheinlich nicht bei der Polizei behalten, und sie müßten Ihre Pension erhöhen.»

«Meinen Sie? Wirklich?»

«Zu neunzig Prozent sicher», sagte Morse, schloß die Tür hinter sich und wanderte nachdenklich durch das Labyrinth von Korridoren zu seinem Büro.

Er hatte Strange nichts von dem dicksten Hinweis von allen gesagt, aber es hätte eine ganze Weile gebraucht, es zu erklären, und es war alles ein bißchen nebelhaft – besonders für einen so nüchternen Realisten wie Strange. Aber für ihn, Morse, war es zum Brennpunkt des ganzen Geheimnisses geworden. Der normale Mörder (falls es eine solche Person gibt) würde versuchen, alle Spuren seines Opfers zu vertuschen. Und wenn sein Opfer jemand wie Karin Eriksson war, würde er ihre Kleider verbrennen, ihren Schmuck und anderen Kram in den Kanal werfen und ihre Leiche beseitigen – sie in einem bodenlosen Meer versenken, oder sie in kleine Stücke zerschneiden und zur nächsten Müllbeseitigungsanlage bringen oder sie sogar in einen dieser schwarzen Plastikbeutel packen, die die Müllmänner abholten, da nach Morses Erfahrung das einzige, was sie nicht mitnahmen, Beutel mit Gartenabfällen waren. Also! Wenn unser Mörder also die Erde von jeder Spur seines Opfers befreien wollte, warum, warum hatte er dann soviel Wert darauf gelegt, daß der Rucksack und anderer Besitz des Mädchens gefunden wurden? Gut, es funktionierte nicht *so* gut, da der Zufall, wie meistens, seine Rolle gespielt hatte. Aber der Rucksack *wurde* gefunden, sehr schnell; die Polizei *wurde* informiert, sehr schnell; die Suche nach Karins Mörder *wurde* eingeleitet, sehr schnell. Wenn aber ein junges Mädchen verschwindet, ohne etwas zurückzulassen, ist man im allgemeinen durchaus nicht so sicher, daß sie tot ist; Tausende von jungen Leuten aus allen Teilen Europas, allen Teilen der Welt, verschwinden regelmäßig, geraten in Listen ‹vermißter Personen›. Doch wenn ein junges Mädchen verschwindet und gleichzeitig ihre ganze Habe in einer Hecke in der Nähe gefunden wird, sind die Zusammenhänge nur zu schmerzlich offensichtlich, werden die Folgerungen nur zu bereitwillig gezogen: die Folgerungen, die Johnson und beinahe jeder andere Polizist im Thames Valley vor einem Jahr gezogen hatte.

Morse allerdings nicht.

Vielleicht hätte er, nach einiger Überlegung, Strange seine Gedankengänge ohne allzu große Schwierigkeiten erklären können? Die Schlüsselfrage konnte schließlich sehr leicht gestellt werden: Warum war der Mörder so bestrebt, daß die Polizei eine Untersuchung wegen Mordes einleitete? Die Antwort auf diese ungewöhnliche Frage kannte Morse jetzt, dessen war er sich ganz sicher. Na ja, zu neunzig Prozent sicher. Weil die Polizei nach einer Leiche suchen würde, *nicht nach jemandem, der noch lebte.*

Zehn Minuten später war Lewis bereit für ihn, und die beiden Polizisten fuhren wieder einmal zusammen zum Wytham-Wald.

## Kapitel zweiundsechzig

Der große Reiz einer Ehe besteht darin, daß sie Täuschungen für beide Partner absolut unerläßlich macht

(Oscar Wilde,
*Das Bildnis des Dorian Gray*)

Sie waren zu viert in dem Wohnzimmer des Cottages mit den niedrigen Decken: Morse und Lewis saßen nebeneinander auf der Ledercouch, Mrs. Michaels ihnen gegenüber in einem Sessel, und die kleine, attraktive WPC Wright (in Uniform) stand an der Tür.

«Warum haben Sie David nicht mitgebracht?» fragte Mrs. Michaels.

«Ist er nicht noch bei seiner Aussage, Sergeant?» Morse zog fragend die Augenbrauen hoch, als handele es sich um eine Angelegenheit von geringer Bedeutung.

«Weswegen sind Sie dann hier?» Sie blickte auf und sah Morse mit leicht zur Seite geneigtem Kopf an, als schulde er ihr eine sofortige und überzeugende Erklärung.

«Wir sind wegen Ihrer Ehe hier. Es gibt da eine kleine, äh, Unregelmäßigkeit.»

«Wirklich? Das werden Sie beim Standesamt überprüfen müssen, nicht bei mir.»

«Personenstandsregister, Mrs. Michaels. Es ist wichtig, sich genau auszudrücken. Lassen Sie mich also genau sein. David Michaels stellte fest, daß das zuständige Amt für die Einwohner von Wytham in Abingdon ist. Er ging hin und beantwortete all die üblichen Fragen, wann und wo Sie heiraten wollten, wie alt Sie beide sind, wo Sie beide geboren sind, ob einer von Ihnen schon einmal verheiratet war, ob Sie miteinander verwandt seien. Und das war's. Zwei Tage später waren Sie verheiratet.»

«Und?»

«Nun, bei diesen Dingen hängt alles von *Vertrauen* ab. Wenn Sie wollen, können Sie einen Haufen Lügen erzählen. Es gibt einen Standesbeamten in Oxford, der den gleichen Burschen dreimal in einem Jahr verheiratete – und einen in Reading, der es fertigbrachte, zwei Seeleute miteinander zu verheiraten!»

Morse schaute zu ihr hinüber, als erwarte er irgendeine Art von Lächeln, aber Mrs. Michaels saß vollkommen still da, die Lippen zusammengepreßt, das Haar über der klaren Haut in einem Halbkreis von dunkelstem Schwarz, da die blonden Wurzeln vor kurzer Zeit nachgefärbt worden waren.

«Nehmen Sie einen einigermaßen geschickten Lügner – selbst einen ziemlich unbeholfenen Lügner», fuhr Morse fort, «und er wird mit Mord ungestraft davonkommen – wenn Sie verstehen, was ich meine, Mrs. Michaels. Für jeden unter dreiundzwanzig ist zum Beispiel ein Nachweis seines Alters erforderlich, wußten Sie das? Aber wenn Ihr Verlobter sagt, Sie seien *vier*undzwanzig, wird er mit großer Wahrscheinlichkeit davonkommen. Und wenn Sie vorher verheiratet waren? Nun, wenn Sie sagen, Sie waren es nicht, ist es praktisch unmöglich, auf der Stelle zu beweisen, daß Sie es doch waren. O ja! Es ist leicht, sich standesamtlich trauen zu lassen, wenn man bereit ist, das System zu mißbrauchen.»

«Sie wollen sagen, daß ich – daß wir, David und ich – daß wir das System mißbraucht haben?»

«Wissen Sie, die meisten Engländer hätten das etwas anders ausgedrückt, Mrs. Michaels.» (WPC Wright registrierte die leichte Betonung des Wortes ‹Engländer›.)

«Ich fragte Sie...»

Aber Morse unterbrach sie brüsk: «Es gab nur eine Sache in Ihrem Fall, die nicht manipuliert werden konnte: das Geburtsdatum. Da wird vom Gesetzgeber nämlich irgendein dokumentarischer Nachweis verlangt – *wenn die betreffende Person ausländischer Staatsbürger ist.*»

Schweigen breitete sich in dem kleinen Zimmer aus, ein greifbares, angespanntes Schweigen, und ein seltsamer, undefinierbarer Ausdruck huschte über Mrs. Michaels' Gesicht, während sie ein Bein über das andere schlug und die Hände um ihr linkes Knie faltete.

«Was hat das mit mir zu tun?» fragte sie.

«Sie sind ein ausländischer Staatsbürger», sagte Morse einfach und sah das schöne Mädchen ihm gegenüber ungerührt an.

«Ist Ihnen klar, wie absurd das alles ist, Inspector?»

«Mußten Sie dem Standesbeamten in Abingdon Ihren Paß zeigen?»

«Es bestand keine Veranlassung dazu: Ich bin kein ausländischer Staatsbürger!»

«Nein?»

«*Nein!* Ich heiße – hieß Katarina Adams. Ich bin in Uppingham in Rutland geboren – was einmal Rutland war; ich bin vierundzwanzig Jahre alt...»

«Kann *ich* Ihren Paß mal sehen?» fragte Morse leise.

«Das können Sie leider nicht. Er ist per Post auf dem Weg nach Swansea; er muß erneuert werden. Wir – ich und David – wollen im September nach Italien.» (Lewis hörte jetzt die Andeutung eines Akzents, in dem Wort ‹Italien›.)

«Machen Sie sich keine Gedanken! Wir haben schon eine Kopie, müssen Sie wissen. Die Schwedische Botschaft hat uns eine geschickt.»

Eine Weile blickte sie hinunter auf den Teppich, dem einzigen wertvollen Stück in dem recht nüchternen Wohnzimmer, in dem sie so viele Stunden ihrer Tage verbrachte: ein kleiner rechteckiger Orientteppich, geknüpft vielleicht in irgendeinem obskuren Zelt in Turkestan. Dann stand Mrs. Michaels auf, ging hinüber zu einem Schreibtisch, nahm ihren Paß heraus und händigte ihn Morse aus.

Aber Morse wußte schon alles, hatte die Eintragungen sorgfältig studiert: die Überschriften, gedruckt in Schwedisch und in Englisch, die erforderlichen Einzelheiten handschriftlich in Schwedisch eingetragen. Unter dem Foto las er noch einmal:

Name.........................................
Vorname(n) .................................
Größe in cm (ohne Schuhe)..................
Geschlecht...................................
Geburtsdatum...............................
Geburtsort ...................................
Paßnummer..................................
Ausgabedatum..............................
Gültig bis.....................................
Unterschrift..................................
Bemerkungen ...............................
.................................................

Katarina Adams, so schien es, war ohne Schuhe 168 cm groß, weiblich, war am 29. September 1968 geboren, in Uppsala, Schweden.

«Clever, das, Uppingham für Uppsala», war Morses Kommentar.

«Uppsála – wenn wir genau sein müssen, Inspector.»

«‹Adams› war der Name Ihres Ehemanns, Ihres ersten Ehemanns. Und als Ihr Mann bei einem Autounfall ums Leben kam, behielten Sie den Namen bei. Warum auch nicht? Also...?»

«Also, was sonst wollen Sie noch von mir?» fragte sie leise.

«Sagen Sie mir einfach die Wahrheit, bitte! Wir werden sie am Ende doch herausbekommen, wissen Sie.»

Sie holte tief Luft und sprach hastig. «Als meine Schwester Karin ermordet wurde, war ich in Spanien, in Barcelona, als es geschah. Ich kam her, so schnell ich konnte; meine Mutter hatte mich aus Schweden angerufen. Aber mir wurde bald klar, daß ich nichts tun konnte. Ich lernte David kennen, und wir verliebten uns ineinander. Wir heirateten. Ich hatte Angst wegen Arbeitserlaubnis und Visum und solchen Dingen, und David meinte, es sei besser, wenn ich nicht die Wahrheit sagte – wenn *er* nicht die Wahrheit sagte – über meine erste Ehe. Leichter und schneller. Also? Anfangs verließ ich das Haus hier sehr selten. Ich trug eine Brille und ließ mir das Haar ziemlich kurz schneiden und schwarz färben. Darum forderten sie mich auf, in der Operette zu singen, ja? Ich sah schon wie meine Rolle aus, bevor sie mit den Proben anfingen.»

Lewis wandte den Kopf kurz zur Seite und meinte, einen leicht verwirrten Ausdruck in Morses Gesicht zu sehen.

«Hat der Standesbeamte Ihnen nicht *gesagt* – oder Ihrem Mann –, daß alles völlig in Ordnung sei?»

«Nein, ich bin sicher, daß er es nicht getan hat. Wissen Sie, wir haben nichts über all das gesagt... Verstehen Sie nicht? Es war alles so seltsam – so beunruhigend und irgendwie... irgendwie nervenaufreibend. Aber David verstand das...»

«Haben Sie Ihren Urlaub in Spanien genossen?»

«Ja, sehr. Warum...?»

«Zu welchem Flughafen sind Sie von England aus geflogen?»

«Barcelona.»

«Eine Menge Taschendiebstähle, habe ich gehört, auf dem Flughafen in Barcelona.»

«Was hat das zu tun...?»

«Haben Sie *Ihre* Handtasche schon einmal verloren? Mit Schlüsseln und Paß und Kreditkarten?»

«Nein. Zum Glück nicht.»

«Was würden Sie tun, wenn Sie zum Beispiel Ihren Paß verlören?»

Sie zuckte mit den Schultern. «Ich weiß nicht. Vermutlich würde ich mich an die Schwedische Botschaft wenden. Sie würden mir ein vorläufiges Papier geben, nehme ich an... oder so etwas...»

«Aber halten Sie es für möglich, die Angaben zu *frisieren*, Mrs. Michaels? So wie es möglich ist, einen Trauschein zu frisieren?»

«Ich wünschte, Sie würden mir sagen, auf was genau Sie eigentlich hinauswollen.»

«In Ordnung. Lassen Sie mich eine einfache Frage stellen. Wäre es möglich, daß jemand den Paß für eine *andere* Person beantragt?»

«Das wäre doch sicher fast unmöglich? Es gibt alle nur erdenklichen Kontrollen in Schweden: Amtliche Registrierungsnummer – die benutzen wir in Schweden anstatt einer Geburtsurkunde – Details aller Angaben im Paß, die überprüft werden müßten – Paßfoto? Nein! Ich glaube, das wäre unmöglich.»

«Ich denke, ich bin Ihrer Meinung. *Fast* unmöglich – wenn auch nicht ganz, für eine sehr gescheite Frau.»

«Aber ich bin keine sehr gescheite Frau, Inspector.»

«Nein! Auch hier bin ich Ihrer Meinung.» (Lewis fragte sich, ob er eine Spur von Enttäuschung in ihren Augen entdeckt hatte.) «Nehmen wir einmal an, es sei unmöglich, gut. Es gibt aber einen anderen Weg, einen sehr viel leichteren Weg, an einen Paß zu gelangen. Ein kinderleichter Weg. Jemand *gibt* Ihnen einen, Mrs. Michaels. Jemand schickt Ihnen einen mit der Post.»

«Ich kann Ihnen nicht folgen, Inspector.»

«Doch, können Sie», entgegnete Morse so sachlich und nüchtern, daß kein Widerspruch möglich war. «Niemand, *niemand* hat in Barcelona einen Paß verloren – oder sonst irgendwo. Aber Sie sehen Ihrer älteren Schwester sehr ähnlich, nicht wahr? Mein Sergeant brachte mir aus Stockholm ein Foto von Ihnen und Ihren beiden Schwestern mit. Sie sind alle drei blond und haben blaue Augen und vorstehende Backenknochen und lange Beine und was sonst noch die Leute hier von den nordischen Menschen erwarten. Auch Ihre jüngere Schwester – die kleinste von Ihnen – sieht Karin sehr ähnlich, zumindest auf dem Foto.»

Sie unterbrach ihn. «Hören Sie! Bitte hören Sie mir einen Moment zu! Waren *Sie* jemals völlig durcheinander, so wie ich es jetzt bin?»

«O ja! Ziemlich oft, glauben Sie mir. Aber nicht jetzt. Jetzt nicht, Mrs. Michaels. Und Sie sind es auch nicht. Weil der Paß dort nicht Ihnen gehört. Er gehört Ihrer Schwester Katarina – Katarina Adams. Ihre Schwester, die noch immer in Uppsála lebt. Ihre Schwester, die den schwedischen Behörden erklärte, daß ihr ihr Paß gestohlen worden sei, und die einen neuen beantragte. Einfach! Denn Ihr Name ist gar nicht Katarina Adams, nicht wahr, Mrs. Michaels? Sie sind *Karin Eriksson.*»

Sie ließ plötzlich die Schultern hängen, als spüre sie, daß ihr trotz aller unschuldigen Einwände, die sie vielleicht vorbringen könnte, niemand mehr glauben würde, daß zumindest in dieser Hinsicht sie gut beraten wäre, wenn sie ihren Fall den Aussagen anderer überließ.

Aber Morse nutzte seinen Vorteil aus, und WPC Wright fand die weitere Befragung peinlich und geschmacklos (im Gegensatz zu Lewis).

«Sie haben hübsche Beine – würden Sie mir da zustimmen?»

«Was?» Instinktiv versuchte sie, den Saum ihres knielangen Rokkes ein Stückchen tiefer über ihre eleganten Beine zu ziehen, aber ohne große Wirkung.

«Wissen Sie», fuhr Morse fort, «als ich eben über den nordischen Menschen sprach, fielen mir die Filme mit all den sexy schwedischen Filmsternchen ein, die wir früher sahen. Ich bin früher oft ins Kino gegangen...»

«Soll ich für Sie einen Striptease machen?»

«Sehen Sie, mein Sergeant und ich sind wirklich im Vorteil, weil wir die Möglichkeit hatten, Ihren Paß zu studieren – wenn es Ihr Paß ist...»

Sie war fast am Ende ihrer Kräfte. «Worum geht es?» kreischte sie. «Bitte *sagen* Sie es mir! Was werfen Sie mir vor? Sie alle?»

Resigniert gab Morse Lewis mit der rechten Hand ein Zeichen, und Lewis erhob mit ausdrucksloser Stimme die Beschuldigung.

«Mrs. Karin Michaels – Miss Karin Eriksson –, ich muß Sie informieren, daß Sie unter Polizeiarrest stehen wegen des Verdachts, am Sonntag, dem 7. Juli 1991, einen gewissen James Myton ermordet zu haben. Es ist meine Pflicht, Sie darauf hinzuweisen, daß alles, was Sie jetzt in Anwesenheit der drei Polizeibeamten hier sagen, in einer Gerichtsverhandlung als Beweismittel benutzt werden kann.»

Morse erhob sich. «Sie brauchen jetzt nichts zu sagen, vorläufig.»

«Sie meinen, Sie beschuldigen mich – *mich* –, Karin zu sein, meine Schwester? Die Schwester, die *ermordet* wurde?»

«Sie bestreiten es noch immer?» fragte Morse leise.

«Natürlich! *Natürlich* tue ich das!»

«Sie können das beweisen. Die schwedischen Behörden haben uns mitgeteilt, daß sie unter ‹Bemerkungen› selten etwas in die Pässe eintragen – nur wenn es wirklich ein besonderes Kennzeichen gibt, das helfen könnte, eine Identität nachzuweisen. In dem Paß jedoch – von dem Sie sagen, daß es Ihrer ist – steht dort etwas – in Schwedisch, und zwar, so wird uns gesagt, ‹Ausgeprägte diagonale Narbe, innerer Oberschenkel über der linken Kniescheibe, achteinhalb Zentimeter lang, Folge eines Kfz-Unfalls›.»

«Ja?» Sie sah zum Chief Inspector auf, fast als wolle sie ihn herausfordern, zwingen, seine Beschuldigung zu beweisen.

«Wenn Sie also dort eine Narbe haben, beweist das nicht unbedingt, *wer* Sie sind. Doch wenn Sie keine Narbe haben... wenn Sie keine haben, dann sind Sie nicht die Frau, die in dem Paß beschrieben wird, und waren es nie.»

Karin Eriksson, die Mörderin von James Myton, saß jetzt viele quälende Sekunden lang völlig still da. Dann hob sie langsam, aufreizend, als sei sie eine Spitzenartistin in irgendeinem Stripteaselokal, mit der linken Hand den Saum des beigefarbenen Samtrockes über das linke Knie, um das nackte Fleisch ihres inneren Oberschenkels zu enthüllen.

Freute sie sich über die Blicke der beiden Polizisten? Hatte die Bewunderung der Jungen in ihrer Oberschulklasse in Uppsala sie immer erbeben lassen – und die ihrer Lehrer? Vielleicht sogar, für kurze Zeit, die Begierde des primitiven, rattengesichtigen Myton, der versucht hatte, sie draußen im Wytham-Wald zu vergewaltigen, und den sie dann so bewußt ermordet hatte?

Und als Morse hinunterblickte auf das glatte und narbenlose Fleisch über ihrem Knie, fragte er sich einen Augenblick lang, ob nicht auch er, wie Myton, an einem heißen und schwülen Sommernachmittag dieses Mädchen so wunderschön gefunden hätte, daß er sie haben mußte.

Lewis fuhr die Straße, die am Waldrand entlang zum Dorf Wytham führte, vorsichtig hinunter. Neben ihm saß WPC Wright, und Karin Eriksson und Chief Inspector Morse saßen hinten.

Fast immer, wenn ein Fall dieses Stadium erreicht hatte, empfand Morse eine gewisse Trauer, jetzt, da der Nervenkitzel der Jagd vorüber war und die Schuldigen der angemessenen Strafe entgegensahen. Er hatte oft nachgedacht über das Problem der Gerechtigkeit, und er wußte, wie die meisten Menschen mit zivilisierten Wertbegriffen, daß es die Aufgabe des Gesetzes war, das Gerüst von Ordnung zu liefern, in dem Männer und Frauen geschützt werden konnten, während sie ihren legitimen Aufgaben nachgingen. Ja, der Verbrecher mußte für seine Missetaten bestraft werden, denn das war das Gesetz. Und Morse war ein Hüter des Gesetzes. Und doch dachte er jetzt, während er den Körper von Karin Eriksson dicht neben sich spürte, wieder über den feinen Unterschied zwischen Gesetz und Gerechtigkeit nach. Gerechtigkeit war eines jener großen Wörter, die eigentlich in Großbuchstaben geschrieben werden sollten, aber in Wirklichkeit war es viel schwerer zu definieren als das Wort Gesetz. Karin würde sich dem Gesetz stellen müssen. Er wandte sich zur Seite, um sie anzusehen – die wunderschönen blauen Augen zu betrachten, die jetzt feucht von Tränen waren. In diesem Augenblick schienen für ein paar Sekunden irgendwelche Bande zwischen Ihnen zu bestehen – zwischen Morse und der jungen Frau, die James Myton ermordet hatte.

Plötzlich und unerwartet flüsterte sie ihm etwas ins rechte Ohr.

«Haben Sie schon einmal hinten in einem Auto Sex mit einem Mädchen gehabt?»

«Nicht hinten», flüsterte Morse zurück. «Vorne natürlich. Oft!»

«Sagen Sie die Wahrheit?»

«Nein», sagte Morse.

Er wußte, daß irgendwo hinter seinen eigenen Augen sich ein Vorrat von Tränen gesammelt hatte, während das Polizeiauto an die Hauptstraße kam, nach links abbog und, vorbei an Wytham, auf das Polizeipräsidium zufuhr. Und ein oder zwei Sekunden lang meinte er zu spüren, daß Karins linkes Bein sich sanft gegen ihn preßte, und er wünschte sich sehr, daß er recht hatte.

## Kapitel dreiundsechzig

Alles, was offensteht,
Sind einige Tode (auch mein eigener).
Ihre Folge und ihre Art
Bleiben abzuwarten

(Philip Larkin, *Collected Poems*)

Die Aussage von Karin Eriksson brachte Lewis kaum neue Erkenntnisse. In noch nie dagewesener Weise hatte Morse ihn in den wesentlichen Punkten fast von Anfang an in seine Verdächtigungen im Fall des Schwedenmädchens eingeweiht, und später auch dann, wenn er einer Sache gewiß war. Es gab ein oder zwei bedeutsame Unstimmigkeiten, besonders, was die Geldmenge betraf, die Karin bei ihrer Ankunft in Oxford bei sich hatte, und was die Anzahl der Voyeure betraf, die Zeugen ihrer Fotografiersitzung in der Seckham Villa gewesen waren. Aber aus den kombinierten Aussagen von Karin selbst und ihrem (völlig legitimen) Ehemann David konnte man sich die Folge der Ereignisse am Sonntag, dem 7. Juli 1991, mühelos zusammenreimen.

Auf der M40 war Karin fast sofort von einem Lieferwagen mitgenommen worden, der auf dem Weg zur Rover Car-Anlage in Cowley/Oxford war. Am Kreisverkehr Headington abgesetzt, war sie wieder fast sofort von einem BMW mitgenommen worden und am Banbury Road-Kreisverkehr an der Northern Ring Road abgesetzt worden. Dann war sie ein paar Hundert Meter die Banbury Road hinuntergegangen (Busse schienen sonntags nur vereinzelt zu fahren), hatte das Cotswold House gesehen und impulsiv gedacht, wie herrlich es wäre, wenigstens eine einzige Nacht in einem so hübsch aussehenden Gästehaus zu verbringen. Sie hatte den Türklopfer betätigt und sich nach den Preisen erkundigt. Man sagte ihr, daß ein Einzelzimmer frei sei, aber als sie hörte, was es kostete, hatte sie beschlossen, sich nach etwas Billigerem umzusehen, ein bißchen später. Von einer Telefonzelle in der Wentworth Road, gerade dem Cotswold House gegenüber, rief sie dann die Modell-Agentur an und wurde kurz darauf abgeholt und in die Abingdon Road gebracht, wo per Telefon mit Mr. McBryde ausgemacht wurde, daß Karin sich gegen zwei Uhr in der Seckham Villa einfinde, für einen Fototermin von etwa einer Stunde – zu einem Honorar von 80 bis 120 Pfund. Sie hatte weitere Hilfe von der Agentur abgelehnt und war zum Eagle and Child in der Nähe von St. Giles gegangen, wo sie ein Schinkenbrot und ein kleines Glas Lagerbier bestellte.

In der Seckham Villa hatte McBryde ihr die Tür geöffnet und sie kurz darauf mit Myton bekannt gemacht. Keine harte Pornographie, hatte sie sofort klargestellt, aber ja, sie sei bereit, für eine Serie von Akt- und Halbaktstudien zu posieren. Und für zwanzig Pfund extra hatte sie zugestimmt, daß zwei andere Männer im ‹Studio› sitzen und zuschauen konnten. Myton, so erfuhr sie, war ein freiberuflicher Kameramann in der Sex-Video-Welt, und beinahe sofort fühlte sie, wie seine Blicke sie von der knappen Sommerkleidung befreiten. Aber er schien in Ordnung zu sein. Während er seine Utensilien zurechtstellte, Stative, Schirme, Hintergrund, Reflektoren, Belichtungsmesser und alles übrige, ging sie in den Garten hinter dem Haus, und als er ihr etwas später folgte, fand sie ihn amüsant und lustig. Er war ziemlich klein und schlank, hatte einen dunklen Eintagesbart, doch viel helleres, langes Haar, das er mit einem Gummiband zu einem lächerlichen kleinen Pferdeschwanz zusammengebunden hatte. Sie hänselte ihn deswegen ein wenig und bat ihn sogar, sich vor die Mauer zu stellen, damit *sie* ein paar Aufnahmen machen könnte. Aber kurz darauf hatte McBryde sie nach drinnen gebeten, wo sie flüchtig zwei Männern vorgestellt wurde, einem in einem leichten Sommeranzug und einem zweiten in grauen Hosen und einem Sportjackett, der widersinnigerweise – denn es war ein heißer Sommertag – einen flachen grünen Hut in der Hand hielt.

Dann die ‹Sitzung›. Sie hatte, das gab sie zu, eine gewisse Erregung gespürt, als die beiden schweigenden Männer (McBryde kam erst später dazu) sie anstarrten, während sie sich auszog und posierte und die ihr zur Verfügung gestellte durchsichtige Unterwäsche anzog und in auseinanderklaffenden Gewändern und sparsamen Negligés auf dem Bett lag. Myton hatte ihre Posen mit derben Anfeuerungsrufen unterstrichen, während sie langsam entspannte: «Herrgott, ist das phantastisch! Yeah! Ye-eah! Laß sie da einfach liegen, Baby! Laß die Hand unter den Titten und, ja, schieb sie zu mir!» Die Worte hatten sie erregt, und wenn sie ehrlich mit sich selbst war, sie hatte eine Art Orgasmus sexueller Eitelkeit gespürt.

Nachher, als sie mit Myton allein war, hatte sie ihn gebeten, ein oder zwei Aufnahmen von ihr mit ihrem eigenen Fotoapparat zu machen – nur zur Erinnerung eigentlich –, und das hatte er bereitwillig getan. Er hatte sie noch nicht berührt, noch nicht, aber er fragte sie, wohin sie gehe, und sagte, daß er sein Auto draußen stehen habe und ob er sie irgendwohin mitnehmen könne. Bevor sie ging, hatte McBryde ihr 100 Pfund gegeben, alles in Zehnpfundscheinen, die sie in ihre Brieftasche steckte, und dann fuhr Myton sie zurück zum anderen Ende der Banbury Road. Sie erzählte ihm, daß sie mit dem Gedanken spiele, zum Wohltätigkeits-Popkonzert am nächsten Abend (dem 8. Juli) zu gehen, und bat ihn dann plötzlich, als sie am Cotswold House vorbeikamen, anzuhalten: Jetzt könnte sie eine Übernachtung dort bezahlen. Aber an der Tür hing ein weißes Schild – KEINE ZIMMER FREI –, und die Hausherrin bestätigte ihr bedauernd, daß das letzte Zimmer soeben vermietet worden sei. Sie war im Begriff, wieder ins Auto zu steigen, als sie meinte, einen Sperber erkannt zu haben, der auf die hohen Bäume hinter ihr zuflog, und sie blieb stehen und richtete ihr Fernglas auf den Vogel. Verhängnisvoller Augenblick! Myton fragte sie, ob sie sich für Vögel interessiere, und sie zeigte ihm die Liste der Vögel, die sie zu beobachten hoffte. Nun, *er* wisse genau, wo sie Spechte sehen könne, wahrscheinlich alle drei Arten. In Wytham! Er sei selbst am Vogelbeobachten interessiert und ein Mitglied der RSPB (Royal Society for the Protection of Birds) – was sich später als unwahr erwies – und habe eine Genehmigung, sich im Wytham-Wald aufzuhalten (was sich ebenfalls als unwahr erwies).

Das war der Anfang all ihrer Not.

Sie machten sich vom halbkreisförmigen Parkplatz am Rande des großen Waldes aus auf den Weg, überquerten diagonal ein Feld und folgten dann einem Weg durch belaubtes Unterholz in ein dichtes Waldgebiet; sie erinnerte sich noch an das spröde Knacken abgestorbener Zweige und Äste unter ihren Füßen. Dann fühlte sie Mytons Hände auf ihrem Körper. Mit ein wenig Petting wäre sie vielleicht einverstanden gewesen, aber er wurde sehr schnell grob und zudringlich und sagte ihr, er müsse sie haben, sofort. Würde sie haben! Er riß ihr die dünne Bluse vom Leib und zerrte sie auf den Boden, aber sie war auch stark und fest entschlossen, ihn abzuwehren. Die Rucksacktasche, in der sie ihr Fernglas hatte – und ihr Messer –, war noch offen, und sie brachte es fertig, sich aus seiner Umklammerung zu lösen und das Messer aufzuklappen und in ihn hineinzustechen. Es war so leicht in das Fleisch eingedrungen – als ob man mit einem Messer in weichen Käse steche, sagte sie, aber eine Blutfontäne war über ihren halbnackten Oberkörper gespritzt. Anders als das Blut jedoch lag er bewegungslos da – und starrte mit weit geöffneten Augen zu ihr hinauf.

Sie schleuderte das Messer zwischen die Bäume, hob ihren scharlachroten Rucksack auf und verließ die Stelle in Panik, nur mit einem blutbefleckten Rock bekleidet. Schließlich kam sie auf eine Lichtung, über die sie, keuchend und plappernd und wimmernd, lief und lief – sie hatte keine Ahnung, wie lange –, bis sie zusammenbrach, und dann konnte sie sich an nichts mehr erinnern, bis sie die Augen öffnete und über sich einen Hund sah, einen schwarzweißen Welsh Border Collie, und hinter dem Hund einen kräftigen, bärtigen Mann, der sie besorgt und gütig ansah. Einige Meter entfernt von ihnen stand ein Landrover.

In seinem Cottage fand David Michaels es zuerst fast unmöglich, dem außergewöhnlichen Bericht der jungen Frau über das, was geschehen war, zu glauben. Es schien alles wie ein schrecklicher Alptraum: von einem wilden Kampf und einem plötzlichen Tod – wenn es sich um Tod handelte, oder von einem Mann, der irgendwo da draußen im Todeskampf lag, irgendwo im Wald. Wenn nicht überall an ihr das Blut gewesen wäre, hätte es sich doch sicherlich nur um einen Alptraum handeln können! Die Erwähnung des Wortes ‹Polizei› hatte sie in hysterisches Weinen ausbrechen lassen, und eindeutig peinigend wirkte auch ein Hinweis auf das *Auto*, das Auto, das Michaels durch das Fenster seines Cottage auf der anderen Seite des Feldweges sogar sehen konnte. Aber *er* würde sich um alles kümmern, das hatte er ihr versprochen, nicht ahnend, was er da versprach. Er erfuhr von ihr von der Seckham Villa, und er kam zu einem Beschluß. Er brachte sie dazu, ein Bad zu nehmen, ein halbes Dutzend Disprin zu schlucken, und sehr bald, so plötzlich, daß es fast wie ein Wunder war, war sie fest eingeschlafen, völlig nackt unter den weißen Laken seines Doppelbettes. Und ihm wurde klar, daß er genauso schlimm wie die anderen war, denn er begehrte sie heftig, genau wie die anderen Männer es an dem Nachmittag getan hatten.

In der Seckham Villa hatte Michaels sich mit den dreien getroffen; sie waren alle noch da, McBryde, Daley und Hardinge, und da wurde ihm allmählich klar, wie komplex die Situation für sie alle, Michaels selbst eingeschlossen, jetzt war. Sie entwarfen einen Plan und führten ihn später auch aus. Nur ein Detail war neu. Karins beabsichtigter Besuch des Popkonzerts in Blenheim konnte geschickt von ihnen genutzt werden, da das Auffinden des Rucksacks und anderer persönlicher Habe in der *Nähe* von Blenheim, am Tag *nach* dem Konzert, alle auf die falsche Fährte locken und den Verdacht fördern würde, daß die vermißte junge Frau wahrscheinlich irgendwo tot lag, ermordet von irgendeinem drogensüchtigen, sexbesessenen Jugendlichen, den sie auf dem Rummel kennengelernt hatte. Die Furcht vor Bloßstellung und finanziellem Ruin war mehr als genug Motivation für McBryde, Furcht vor Bloßstellung und Skandal mehr als genug für Hardinge, und ein Scheck (weder Karin noch David Michaels wußten wie hoch) reichte, um die Mitarbeit des geldgierigen Daley zu garantieren.

In der Nacht war Karin in dem Cottage am Rand des Waldes außer sich vor Angst gewesen, er hatte mit ihr geschlafen, weil sie es so wollte; sie suchte während der ganzen Nacht den Trost seiner Umarmung und seiner Liebe, und er hatte ihr beides gern gegeben.

Es war *ihre* Idee gewesen, *ihre* dringende Bitte, nach Wales zu fahren – fort, fort, irgendwohin, nur fort, und am nächsten Morgen hatten sie Wytham kurz nach sechs Uhr verlassen und waren nach Wales gefahren, wo er sie bei einer liebevollen Frau zurückließ, die (so ahnte er) sicher nicht lange brauchte, um die ganze Geschichte zu erfahren. Das einzige, was Karin aus ihrem Rucksack genommen hatte, waren 60 Pfund; den Rest ließ sie in ihrer Brieftasche zurück, was ihnen allen ein sehr überzeugendes Detail zu sein schien. Karin rief David aus Wales häufig an, häufig mehrere Male an einem Abend. Karin rief auch ihre Mutter an, mit der und ihren Schwestern zusammen sie den nächsten Schritt plante: Katarina schickte Karin aus Barcelona ihren eigenen, Katarinas, Paß in einem einfachen braunen Briefumschlag.

Schließlich war Karin nach Oxford zurückgekehrt – und zu David Michaels, dem Mann, den sie immer mehr liebte und dessen fürsorgliche Liebe zu ihr keine Grenzen mehr zu kennen schien. Mit ihrem kurzgeschnittenen schwarzgefärbten Haar und einer schwarzumrandeten Brille hatte sie mit David und Bobbie in einem Zustand idyllischer Glückseligkeit gelebt, bis sie langsam begann, sich wieder in das Gemeinschaftsleben zu integrieren: einen Drink im Pub, Badminton in der Dorfhalle, Mitgliedschaft in der örtlichen Amateuroperngruppe. Und Ehe! Merkwürdig eigentlich, daß sie so nahe dem Mord so glücklich leben konnte. Aber sie konnte es. Der Alptraum war vorübergegangen. Es war, als gebe es eine Teilung, eine Art Netzwerk, zwischen ihr und ihrem ganzen Leben, bevor sie David kennengelernt hatte – wie das Netzwerk aus Zweigen und Ästen an der Stelle, wo das Blut über sie gespritzt war.

Während der ersten sechs Monate etwa hatte David täglich damit gerechnet, den Leichnam zu finden, besonders als im Spätherbst die Bäume kahl wurden, oder damit, daß andere ihn entdecken würden, wenn sie die Waldwege durchstreiften und Vögel, Dachse, Füchse, Eichhörnchen und Rehe beobachteten... Aber nein. Und als Morse ihn fragte, wo er selbst eine Leiche verstecken würde, war ihm nie in den Sinn gekommen, daß Karin über den Singing Way so weit gelaufen sein konnte, so weit weg von Pasticks.

Und noch etwas. Ungewöhnlich für Schweden, waren die Erikssons alle katholisch (etwas, was Lewis vermutet hatte, als er mit der Mutter sprach, doch bedauerlicherweise Morse gegenüber nicht erwähnte), und Karin hatte die kleine katholische Kirche an der Woodstock Road entdeckt. Früher im Jahr hatte sie den Führerschein gemacht, und sie gewöhnte sich an, am Sonntagmorgen zur Messe zu gehen, wenn David den Landrover nicht brauchte, und manchmal, wenn er ihn brauchte, holte er sie nach dem Gottesdienst ab. Zweimal ihm Monat oder so. Und manchmal ging sie zur Beichte, über die sie ihrem Ehemann nicht immer alles erzählte, gewiß nicht über die sich langsam formende Angst, ihr Mangel an Reue darüber, daß sie Myton getötet hatte, sei eine fast größere Sünde als das Töten selbst; über die Furcht, daß sie wieder töten könnte, wild und rücksichtslos töten könnte, wenn jemand versuchte, ihr eigenes und Davids Glück zu bedrohen. Doch gleichzeitig wuchs auch ein dazu seltsam im Widerspruch stehender Wunsch: der Wunsch, daß jemand die Wahrheit herausfinden würde über das, was sie getan hatte, sogar, daß jemand die Wahrheit *preisgeben* würde...

Aber Father Richards könnte das nie tun, hatte er gesagt, als er sie tröstete und mit ihr betete und ihr im Namen des Allmächtigen Vaters vergab.

## Kapitel vierundsechzig

> Ihre Lippen öffneten sich häufig in einem Wortgemurmel. Sie schien jeden Abend an einem Madrigal mitzuwirken
>
> (Thomas Hardy,
> *The Return of the Native*)

Am Abend des folgenden Tages, Mittwoch, dem 5. August, hatten Morse, Lewis und Dr. Hobson eine kleine Feier in Morses Büro veranstaltet, und um 20.30 Uhr fuhr ein nüchterner Lewis die beiden anderen zu Morses Wohnung in Nord-Oxford.

«Sie wollen doch nicht noch einen Drink?» fragte Morse Lewis, als habe er die Frage mit *num* eingeleitet, dem lateinischen Fragefürwort, auf das eine verneinende Antwort erwartet wird.

«Wie elegant!» rief Laura Hobson angesichts Morses neuem CD-Spieler begeistert aus.

Zehn Minuten später saßen Laura und Morse zusammen, tranken Glenfiddich und nahmen das Finale der *Götterdämmerung* in sich auf.

«Es gibt kaum etwas Vergleichbares in der ganzen Musikgeschichte», erklärte Morse apodiktisch, nachdem Brünnhilde in die Flammen geritten war und die Wogen des Rheins sich geglättet hatten.

«Finden Sie?»

«*Sie* nicht?»

«Ich ziehe eigentlich elisabethanische Madrigale vor.»

Morse schwieg einen Augenblick, betrübt, so schien es, über ihren Mangel an Sensibilität.

«Oh.»

«Ich fand es *wunderbar*! Seien Sie nicht albern!» sagte sie. «Aber ich muß mich auf den Weg machen.»

«Kann ich sie nach Hause begleiten?»

«Das wäre zu weit. Ich wohne vorübergehend in einer Wohnung in Jericho.»

«Dann fahre ich Sie nach Hause.»

«Sie haben viel zuviel getrunken.»

«Oder Sie übernachten hier, wenn Sie wollen? Ich kann Ihnen einen Pyjama leihen.»

«Gewöhnlich trage ich keine Pyjamas.»

«Nein?»

«Wie viele Schlafzimmer haben Sie?»

«Zwei.»

«Und Schlafzimmer Nummer 2 ist frei?»

«Ebenso wie Schlafzimmer Nummer 1.»

«Kein Geheimgang zwischen ihnen?»

«Ich könnte einen Bauunternehmer kommen lassen.»

Sie lächelte fröhlich und stand auf. «Wenn jemals etwas zwischen uns sein sollte, Chief Inspector, dann nur, wenn wir beide etwas nüchterner sind. Das ist besser. Ich denke, das würden *Sie* auch vorziehen, wenn Sie ehrlich sind.» Sie legte eine Hand auf seine Schulter. «Kommen Sie. Rufen Sie ein Taxi.»

Zehn Minuten später küßte sie ihn leicht auf die Lippen, ihre eigenen Lippen waren trocken und weich und leicht geöffnet.

Dann war sie fort.

Eine Stunde später lag Morse auf dem Rücken wach im Bett. Es war noch immer sehr warm in seinem Schlafzimmer, und er hatte sich nur mit einem leichten Baumwollaken zugedeckt. Viele Gedanken gingen ihm durch den Kopf, und seine Blicke schossen in der Dunkelheit hin und her. Zuerst die wunderschöne Frau, die am Abend bei ihm gewesen war. Dann war es der Fall des Schwedenmädchens, bei dem in der komplexen Gleichung jetzt nur noch die letzten Zeilen ergänzt werden mußten; dann die Tatsache, daß es ihm bisher nicht gelungen war, die Herkunft der Kugel zu ermitteln, die George Daley getötet hatte – wobei dieses letzte Problem in seinen Vorstellungen allmählich einen immer größeren Raum einnahm...

Die Kugel war aus etwa sechzig Meter Entfernung geschossen worden – das schien eine angemessene Vermutung. Warum also – warum war sie nicht gefunden worden? Und warum konnte niemand in Blenheim Genaueres über das *Hören* des Schusses sagen? Schießen war in Blenheim nicht so üblich wie in anderen Gegenden... in Wytham zum Beispiel. Das Gewehr selbst interessierte ihn weniger; es war viel leichter, ein Gewehr loszuwerden als eine Kugel, die überall gelandet sein konnte... Morse stand auf und machte sich auf die Suche nach der Broschüre über den Blenheim Park – so wie Johnson es vor so kurzer Zeit auch getan hatte. Die Stelle, wo Daleys Leiche gefunden worden war, konnte nur – wieviel ? – etwa vierhundert Meter von dem schmalen, wie der Kopf eines Kormorans geformten nordwestlichen Zipfel des Sees entfernt sein. Ja, er würde die Zahl der Männer, die suchten, verdoppeln, in beiden Suchgebieten. Es konnte wenig Zweifel bestehen, daß Philip Daley das Gewehr seines Vaters irgendwohin geworfen haben mußte, in den See höchstwahrscheinlich. Und wenn sie erst eines von den beiden gefunden hatten, entweder das Gewehr oder die Kugel...

Das Telefon läutete, und Morse griff nach dem Hörer.

«Das war schnell, Sir.»

«Was wollen *Sie* denn?»

«Die Kollegen aus London, Sir. Sie haben im Präsidium angerufen, und Sergeant Dixon dachte, er solle mir Bescheid...»

«Solle *Ihnen* Bescheid geben, Lewis? Wer zum Teufel leitet diesen verdammten Fall? Dixon wird was von mir hören!»

«Sie dachten, Sie würden schlafen, Sir.»

«Und hab ich geschlafen?»

«Und, na ja...»

«Und was?»

«Spielt keine Rolle, Sir.»

«Spielt verdammt noch mal wohl eine Rolle! Sie dachten, ich sei mit einer Frau im Bett! Das haben sie gedacht!»

«Ich weiß es nicht, Sir», sagte der ehrliche und rechtschaffene Lewis.

«Oder ziemlich betrunken.»

«Vielleicht dachten sie beides», sagte Lewis bescheiden.

«Nun?»

«Der junge Philip Daley, Sir. Vor etwa einer Stunde. Hat sich vor einen Zug der Central Line geworfen, scheint es – der Zug kam von der Bond Street und fuhr in die Station Marble Arch ein. Der Zugführer hatte keine Chance, kam gerade aus dem Tunnel.»

Morse sagte nichts.

«Die Polizei wußte einiges über den Jungen. Er war beim Ladendiebstahl in einem Spirituosenladen in der Edgware Road erwischt und festgehalten worden, aber der Manager beschloß, die Sache nicht strafrechtlich zu verfolgen – ließ ihn laufen, nachdem er ihm gründlich die Meinung gesagt hatte...»

«Das ist nicht *alles*, was Sie mir zu sagen haben, nicht wahr?» sagte Morse leise.

«Nein, Sir. Sie haben so etwas geahnt, nehme ich an. Das war am Montag morgen, eine halbe Stunde, nachdem der Laden geöffnet hatte.»

«Sie wollen sagen, daß er seinen Dad nicht erschossen haben kann, ist es das?»

«Nicht einmal, wenn er derjenige gewesen wäre, der einen Hubschrauber gemietet hat, Sir.»

«Weiß Mrs. Daley es schon?»

«Noch nicht.»

«Lassen Sie sie schlafen, Lewis. Lassen Sie sie schlafen.»

Eine Stunde später lag Morse noch immer wach im Bett, doch jetzt fühlte er sich viel entspannter. Es war, als bastele man an einem Kreuzworträtsel herum und habe eine mögliche Antwort gefunden, sei aber unzufrieden mit dieser Antwort, weil sie nicht überzeuge, und dann werde auf einen Druckfehler hingewiesen, der besagt, daß der *Schlüssel* von vornherein falsch gewesen sei, und dann, mit dem richtigen Schlüssel...

O ja!

Die ganze Zeit hatte ihm die *Motivation* Philip Daleys, seinen Vater zu töten, nicht eingeleuchtet. Es *hätte* natürlich so gewesen sein können – viel seltsamere Dinge als das geschahen im Leben. Aber die Aufeinanderfolge von plötzlichem Haß und sorgfältig geplantem Mord klang nicht echt, und Morse überdachte noch einmal die ursprünglichen Fakten: der Ort, wo George Daley ermordet aufgefunden worden war, am Rande des kleinen Gehölzes im Blenheim Park, noch immer abgesperrt, und außer der Leiche war nichts entfernt worden, und selbst jetzt stand noch irgendein müder PC Wache, oder saß Wache... Wirklich merkwürdig, das! Morse hatte bei diesem Fall eine fast noch nicht dagewesene große Anzahl von Männern angefordert, und was noch wichtiger war, er hatte jedem eine besondere Aufgabe zugewiesen. Doch bis jetzt war noch keiner mit irgend etwas hervorgetreten.

*Und plötzlich wußte er, warum!*

Er setzte sich mit einem Ruck auf, wie elektrisiert, und dachte über den Druckfehlerhinweis nach, jetzt gelassen vor sich hin lächelnd. Es könnte sein. Es *mußte* so sein! Und die neue Antwort strahlte und paßte rundherum, eine Antwort, die ‹das Auge füllte›, wie die Preisrichter der Hundeausstellung bei Crufts sagten.

Es war 2.40 Uhr, und Morse wußte, daß er etwas tun mußte, wenn er jemals zum Schlafen kommen wollte. Er machte sich eine seiner seltenen Tassen Ovaltine und saß eine Weile am Küchentisch, ungeduldig wie immer, aber zufrieden. Was ihn an die Heisenbergsche Unschärferelation erinnerte, wußte er nicht zu sagen. Physik war ihm lange verschlossen gewesen, seit er in der Schule einmal versucht hatte, ohne Erfolg, sich mit einer ihm unverständlichen Einrichtung zu beschäftigen, die Wheatstone Bridge genannt wurde. Aber Heisenberg war ein großer Mann, und Morse schlug ihn in seiner Enzyklopädie nach: ‹Es gibt immer eine Unsicherheit in den erhaltenen Werten, wenn die gleichzeitige Beobachtung des *Ortes*...› Morse nickte vor sich hin. Das galt auch für Zeit...

Bald darauf schlief Morse ein.

Als er um sieben Uhr erwachte, dachte er, daß er vielleicht von einem Chor schöner Frauen geträumt habe, die elisabethanische Madrigale sangen. Aber es war alles etwas vage; etwa so vage wie die Frage, was genau, als ein Prinzip, Werner Karl Heisenberg (1901–76) sich vorgestellt hatte.

## Kapitel fünfundsechzig

> Was für seltsame Streiche das Gedächtnis uns spielt, das oft, verschwommen wie ein Traum bei den allerwichtigsten Ereignissen, gewissenhaft die unbedeutendsten Kleinigkeiten bewahrt
>
> (Sir Richard Burton, *Sind Revisited*)

«Sie sehen daher ein, Lewis» – die beiden standen am nächsten Morgen am Ort, wo Daley ermordet worden war – «wie überaus wichtig es ist, hier alles genau so zu lassen, wie es war.»

«Aber alle möglichen Leute sind hier rumgetrampelt.»

Morse strahlte. «Ja, aber wir haben dieses, nicht wahr?»

Er klopfte liebevoll auf das Dach des Blenheim-Lieferwagens.

«Wenn nicht einer von den Jungs drin gesessen hat, um zu rauchen.»

«Wenn einer das getan hat, mach ich ihn fertig.»

«Übrigens, haben Sie heute morgen mit Dixon gesprochen?»

«Dixon? Was zum Teufel hat Dixon mit irgendwas zu tun?»

«Nichts», murmelte Lewis und wandte sich den beiden Männern zu, die bei dem Bergungsfahrzeug standen.

«Ohne überhaupt reinzugehen, meinen Sie?» fragte der ältere der beiden.

«So will es der Chief Inspector, ja.»

«Aber wir können es nicht tun, ohne das verdammte Ding anzufassen, oder, Charlie?»

Morse stand neben dem Lieferwagen, in Gedanken versunken, so schien es. Dann ging er langsam um den Wagen herum und musterte offenbar aufmerksam den Boden. Aber die Erde war hier hart wie Felsen, nach Wochen wolkenlosen Himmels, und nach kurzer Zeit verlor er das Interesse und ging zurück zum Polizeiauto.

«Das genügt, Lewis. Fahren wir hinüber zum Pförtnerhaus; es wird Zeit, daß wir uns noch einmal mit Mr. Williams unterhalten.»

Wie schon vorher war Mr. Williams' Aussage, was nähere Angaben betraf, vielleicht unbefriedigend, aber in den Grundzügen lieferte sie ein brauchbares Gerüst für den Mord – das einzige eigentlich, das die Polizei hatte. Jedenfalls konnte der springende Punkt – daß Daley am Morgen seiner Ermordung durch das Tor der Combe Lodge gefahren war – ziemlich zuverlässig noch einmal bestätigt werden. Es hatte an dem Morgen viel Hin und Her mit zwei blauen Traktoren mit ihren Anhängern gegeben, die beide drei Fahrten vom Sägewerk hinunter zum Gebiet in der Nähe der Grand Bridge machten, um vor kurzem gefällte Bäume aufzuladen. Williams hatte sich mit den Fahrern abgesprochen (sagte er), und der Transport habe nicht vor 9.45 Uhr begonnen, oder vielleicht etwas später, und wenn es etwas gab, wovon Williams einigermaßen überzeugt war, dann die Tatsache, daß Daley zur gleichen Zeit wie einer der Traktoren durch die Pforte gekommen war – denn obwohl das Tor an dem Morgen ziemlich häufig geöffnet wurde, sei es nicht *speziell* für den Blenheim-Lieferwagen geöffnet worden – dessen war Williams sich fast sicher. Aber er erinnerte sich genau an den Lieferwagen – in dem Punkt war er sehr bestimmt. Er habe Daley nicht besonders gut gekannt, habe natürlich einigemal mit ihm gesprochen, und Daley sei oft durch die Pforte gekommen, zum Sägewerk und zurück. Gewöhnlich grüßten die, die in Blenheim arbeiteten, einander, indem sie eine Hand hoben. Und dann gab es noch etwas anderes: Daley trug fast immer seinen Hut, auch im Sommer, und, ja, Daley habe an dem Montagmorgen seinen Hut getragen.

Morse hatte ihm zugesetzt: «Sind Sie da ganz sicher?»

Williams atmete geräuschvoll aus. Er habe das Gefühl, er sei sich sicher, ja. Aber es war eine schreckliche Sache, ausgefragt zu werden und auszusagen, und er sei jetzt viel weniger sicher in ein oder zwei Dingen, die er vorher gesagt habe. Dieser Schuß zum Beispiel, den er glaubte, gehört zu haben: er sei sich jetzt immer weniger sicher, daß er ihn überhaupt gehört habe. Daher sei es besser, und auch fairer, etwas vorsichtiger zu sein... das sei seine Meinung.

«Das glaube ich jedenfalls. Das Problem ist eigentlich die Zeit. Verstehen Sie, es könnte ein bißchen *später* gewesen sein, glaube ich.»

Aber Morse schien sich nicht mehr für den Zeitpunkt zu interessieren – noch für den Schuß, was das betraf.

«Mr. Williams! Es tut mir leid, daß ich nicht locker lasse, aber es ist sehr wichtig. Ich weiß, daß Mr. Daley immer seinen Hut trug, wenn er im Park war, und ich glaube Ihnen, wenn Sie sagen, daß Sie seinen Hut gesehen haben. Aber drücken wir es anders aus: Sind Sie sicher, daß es *Mr. Daley* war, der am Montag morgen den Hut trug?»

«Sie meinen», sagte Williams langsam, «Sie meinen, daß es vielleicht gar nicht er war, der den Lieferwagen fuhr?»

«Genau.»

Oje! Williams wußte nicht... hatte gar nicht an die Möglichkeit gedacht...

Zwei weibliche Jogger tauchten an der Pforte auf, zwängten sich durch die Schwingtür und setzten ihren Weg in den Park fort; ihre Brüste hüpften, und ihre Beine (von hinten betrachtet) verrieten mit ihrem etwas spreizfüßigen Lauf das schönere Geschlecht. Morse schaute ihnen kurz nach und stellte dann seine letzte Frage:

«Haben Sie am Montag morgen einen Jogger *hier* vorbeilaufen sehen, aus dem Park *heraus*? Etwa um, sagen wir, halb elf? Elf?»

Williams dachte nach. Während alles andere in seinem Kopf immer mehr durcheinanderzugehen schien, rief diese Frage des Chief Inspector in ihm eine ziemlich lebhafte Erinnerung wach. Er glaubte, daß er jemanden gesehen *habe*, ja – eine Frau. Am Wochenende gab es immer viele Jogger, doch nicht während der Woche, und gewiß nicht mitten am Vormittag. Er meinte aber, daß er sich an die Frau erinnern konnte, sah sie beinahe vor sich, mit aufrecht stehenden Brustwarzen, die man durch den dünnen Stoff des T-Shirts sehen konnte. Aber war das am Montag *morgen* gewesen? Die schlichte Wahrheit war, daß er sich nicht sicher war, und wieder war er nicht bereit, sich festzulegen.

«Kann schon sein, ja.»

«Vielen Dank, Sir.»

Wofür man ihm dankte, war Mr. Williams nicht ganz klar, und er war sich bewußt, daß er kein besonders befriedigender Zeuge gewesen sein konnte. Trotzdem hatte der Inspector mächtig zufrieden ausgesehen, als er ging, und er hatte ‹vielen Dank› gesagt, oder etwa nicht? Es ging alles ein wenig über den Horizont des Pförtners von Combe Lodge im Blenheim Park.

## Kapitel sechsundsechzig

Wie wenn die in der tiefsten Hölle aus
Stahl geschmiedete Maschine
Geschickt gefügt mit wildem Eifer, mit
Rauch aus Schwefel und Salpeter,
Der eingeschlossen ist im Rohr, das
Feuer ausspeit, um zu töten

(Edmund Spenser, *The Faerie Queene*)

Der halbrunde Parkplatz, wo Vogelbeobachter und gelegentlich ein Liebespaar im allgemeinen ihre Autos abstellten, war voller Polizistenwagen, als Lewis, eine halbe Stunde nachdem sie Blenheim verlassen hatten, durch das Tor (‹Der Zugang zum Wald ist Inhabern von Erlaubniskarten vor zehn Uhr täglich nicht gestattet außer sonntags›) und auf das mit schwarz gestrichenen Lattenzäunen abgegrenzte Gebiet zu seiner Linken fuhr. Hier suchten unter der Leitung von Chief Inspector Johnson etwa fünfzig Polizisten – einige in Uniform, einige nicht uniformiert – systematisch das Gelände ab.

«Noch kein Glück?» fragte Morse.

«Geben Sie uns eine Chance!» sagte Johnson. «Eine Menge Boden abzusuchen, oder?»

Die großen Holzscheunen, die Stapel von Holzscheiten und Zaunpfosten, die vereinzelten Baumgruppen, der Wildwuchs von vernachlässigten Büschen – das alles schloß ein streng wissenschaftliches Suchmuster aus. Aber sie hatten viel Zeit, es waren viele Leute; sie würden sie finden, dachte Johnson zuversichtlich.

Morse ging den sich windenden Weg voran auf den vom Eingang am weitesten entfernten Punkt des umzäunten Gebiets zu, auf die Hütte, in der David Michaels sein Büro hatte, direkt an dem vor kurzem angelegten Wildzaun. Links von diesem Weg stand eine Reihe von etwa vierzig Tannen, zehn Meter hoch; rechts davon die Hütte selbst, deren Tür jetzt mit einem Vorhängeschloß verschlossen war. An den hölzernen Wänden dieser umfangreichen Hütte waren oben sechs große Vogelkästen angebracht, von 9 bis 14 durchnumeriert, am Boden wucherten Brennesseln. Morse sah sich um, den abfallenden Weg hinunter, und ging wieder zurück, wobei er seine Schritte zählte. Dann blieb er stehen, an einem kleineren, offenen Schuppen, in dem ein großer roter Traktor mit einer Holzhebevorrichtung stand. Etwa eine Minute lang verharrte er neben dem Traktor, hinter der Wand des Schuppens, dann hob er beide Arme, als sei er ein Junge mit einem imaginären Gewehr, krümmte den rechten Zeigefinger um den imaginären Abzug, schloß das linke Auge und beschrieb mit dem Gewehr einen Bogen von rechts nach links, als würde ein imaginäres Fahrzeug vorbeifahren – bis das Gewehr schließlich zum Stillstand kam, als der imaginäre Fahrer vor der Hütte des Oberförsters ausstieg.

«Meinen Sie?» fragte Lewis leise.

Morse nickte.

«Dann müssen wir die Suche wahrscheinlich auf da oben konzentrieren, Sir.» Lewis zeigte zurück auf Michaels' Büro.

«Geben Sie ihm eine Chance! Er ist nicht so gescheit wie Sie», flüsterte Morse.

«Etwa fünfzig bis fünfundfünfzig Meter. Ich bin die Strecke auch abgeschritten, Sir.»

Morse nickte abermals, und er und Lewis gesellten sich wieder zu Johnson.

«Kennen Sie sich mit Gewehren aus?» fragte Morse.

«Einigermaßen.»

«Könnte man bei einer Sieben-Millimeter einen Schalldämpfer benutzen?»

«‹Ton-Moderator› – so sagt man heute. Nein, bringt nicht viel. Es würde das Geräusch der Explosion unterdrücken, aber nicht das Geräusch, das die Kugel macht, wenn sie die Schallgrenze durchbricht. Und nebenbei bemerkt, Morse, es könnte eine .243 sein – vergessen Sie das nicht!»

«Oh!»

«Sie haben gedacht, es könnte hier irgendwo sein, nicht wahr?» Johnson kickte ein paar Brennesseln am Fuß des Schuppens zur Seite und sah Morse pfiffig, wenn auch etwas traurig an.

Morse zuckte mit den Schultern. «Wäre natürlich nur eine Vermutung.»

Johnson blickte hinunter auf die breitgetretenen Nesseln. «Sie haben nie viel Vertrauen zu mir gehabt, nicht wahr?»

Morse wußte nicht, was er sagen sollte, und während Johnson davonging, schaute auch er hinunter auf die breitgetretenen Nesseln.

«Sie hatten unrecht, Sir. Er ist viel gescheiter als ich, Chief Inspector Johnson.»

Aber wieder gab Morse keine Antwort, und sie gingen zusammen hinunter zu dem niedrigen Steincottage, wo bis vor kurzem Michaels und seine schwedische Frau so glücklich zusammengelebt hatten.

Als sie im Begriff waren einzutreten, hörten sie ziemlich weit weg einen Schuß. Aber sie achteten nicht besonders darauf. Wie Michaels ihnen gesagt hatte, regte sich niemand übermäßig auf, wenn er in Wytham einen Gewehrschuß hörte: vielleicht Wildhüter, die auf Eichhörnchen oder Kaninchen schossen, oder Landarbeiter, die auf die verhaßten Tauben ballerten.

Im Cottage, direkt neben dem Eingang, stand der Sicherheitsschrank aus Stahl, aus dem Michaels' Gewehr zur gerichtlichen Untersuchung herausgenommen worden war. Aber es bestand keine Veranlassung mehr, den Schrank verschlossen zu halten, und er stand jetzt offen – und leer – da. Lewis beugte sich hinunter und musterte sorgfältig die Furche, in der das Gewehr gestanden hatte, nahm die Kratzer zur Kenntnis, wo der Kolben geruht hatte, und daneben eine zweite Furche – mit den gleichen verräterischen Zeichen.

«Ich bin überzeugt, Sie haben recht», sagte Lewis.

«Wenn Sie sich erinnern», sagte Morse, «er hat es uns selbst mitgeteilt, Michaels nämlich. Als Sie feststellten, daß Sie in der Hütte kein Gewehr gesehen hätten, sagte er: ‹Oh, ich könnte sie nicht *dort* aufbewahren› – das waren genau seine Worte, glaube ich.»

«Sie sind noch immer sicher, daß er es war, Sir?»

«Ja.»

«Was ist mit der ‹Unschärferelation›, mit der Sie es heute morgen hatten?»

«Was soll damit sein?» fragte Morse. Aufreizend.

«Vergessen Sie es.»

«Wie spät ist es?»

«Gleich zwölf. Wir könnten zu Fuß hinuntergehen, wenn Sie wollen, Sir. Ein hübscher kleiner Zehn-Minuten-Spaziergang. Würde uns guttun. Wir könnten uns einen Durst anlaufen.»

«Unsinn.»

«Laufen Sie nicht gern ein Stück – gelegentlich?»

«Gelegentlich, ja.»

«Also?»

«Also fahren Sie mich hinunter zum White Hart, Lewis! Wo liegt das Problem?»

## Kapitel siebenundsechzig

Scire volunt secreta domus,
atque inde timeri
*(Sie beobachten das Haus bei Tag und bei Nacht und füttern damit ihren Hunger nach Macht)*

(Juvenal, *Satire III*)

«Was hat Sie diesmal darauf gebracht?» fragte Lewis, als sie in der kleinen Bar im oberen Geschoß einander gegenübersaßen, Morse mit einem Glas echtem Ale, Lewis mit einer Orangeade mit viel Eis.

«Ich glaube, es war nicht so sehr, daß man Daley an dieser Stelle gefunden hat – draußen in Blenheim. Es waren die Fotos, die sie dort von ihm machten. Ich glaube nicht, daß ich es gleich gemerkt habe, aber als ich mir die Fotos ansah, hatte ich irgendwie den Eindruck, daß er einfach dort hingeworfen – daß er überhaupt nicht an dieser Stelle erschossen worden war.»

«Sie meinen, Sie hatten einfach eine… eine Art *Gefühl*?»

«Nein. Das meine ich nicht. Sie denken vielleicht, daß ich so funktioniere, Lewis, aber das tue ich nicht. Ich glaube nicht an irgendwelche unerklärlichen Intuitionen, die sich gelegentlich zufällig als richtig erweisen. Es muß irgend etwas dasein, so vage es auch sein mag. Und hier hatten wir den Hut, nicht wahr? Den Hut, den Daley immer trug, wo er auch war, wie das Wetter auch sein mochte. Immer derselbe verdammte Hut! Er nahm ihn nie *ab*, Lewis!»

«Im Bett nahm er ihn wahrscheinlich ab?»

«Wir wissen nicht einmal das, oder?» Morse leerte sein Glas. «Noch reichlich Zeit für ein zweites Bier.»

Lewis nickte. «Reichlich! Aber Sie sind dran, Sir. Ich nehme noch eine Orangeade. Herrlich! Mit viel Eis, bitte!»

«Verstehen Sie», nahm Morse einige Minuten später den Faden wieder auf, «er trug seinen Hut mit allergrößter Wahrscheinlichkeit, als er erschossen wurde, und ich bezweifle sehr, daß der Hut runtergefallen ist. Ich habe die tiefe Druckstelle auf seiner verschwitzten Stirn gesehen, als wir mit ihm sprachen. Und selbst wenn der Hut runtergefallen *wäre* – als Daley tot umfiel –, ich hatte einfach das Gefühl…»

Lewis zog die Augenbrauen hoch.

«…daß er nicht weit gefallen wäre.»

«Also?»

«Also nehme ich an, daß der Hut absichtlich dort hingelegt wurde, neben seinen Kopf – *nachdem* Daley erschossen worden war. Wissen Sie noch, wo der Hut lag? Drei oder vier Fuß von seinem Kopf *entfernt*. Die Schlußfolgerung ist also überzeugend und befriedigend, wie ich es sehe. Er trug seinen Hut, als er erschossen wurde, und höchstwahrscheinlich blieb der Hut auf seinem Kopf. Als man Daley dann fortbewegte und schließlich auf den Boden warf, fiel der Hut runter und wurde neben ihn gelegt.»

«Was für ein Wirbel!»

Morse nickte. «Aber sie mußten es tun. Sie mußten ein Alibi haben.»

«Sie meinen, für David Michaels?»

«Ja. Michaels hat Daley erschossen, in dieser Hinsicht habe ich keine Zweifel. Da war die Absprache, von der Hardinge uns berichtete, die Absprache, die die vier trafen – übrigens eine Aussage, die ebensoviel Wahrheit wie Lügen enthält, Lewis. Dann geschieht etwas und versaut alles. Daley erhielt einen Brief, in dem er darauf aufmerksam gemacht wird, daß er finanziell für seinen Sohn haftet, und Daley wußte, daß er derjenige war, der, nun, der *alle* anderen in seiner Gewalt hatte. Aber besonders David Michaels! Ich nehme an, daß Daley ihn anrief und sagte, daß er es sich nicht leisten könne, sich an die Absprache zu halten, sagte, daß es ihm leid tue – aber er brauche mehr Geld. Und wenn er nicht bald mehr Geld bekomme...»

«Erpressung!»

«Genau. Und vielleicht mehr davon, als wir annehmen.»

«Aber Michaels hatte er besonders fest im Griff, wenn man sich das überlegt: Er wußte, daß Michaels mit einer ... Mörderin verheiratet war.»

«Ja, genau! Michaels stimmt also zu – gibt vor zuzustimmen –, und sie verabreden sich für Montag in Wytham, ziemlich früh, sagen wir Viertel vor zehn. Zu der Zeit hält sich dort kaum jemand auf. Vogelbeobachter dürfen vor zehn den Wald nicht betreten; erinnern Sie sich an das Schild?»

«Die RSPB-Leute waren da.»

«Das stellte sich im nachhinein als Segen heraus.»

«Etwas langsamer, bitte!»

«Gut. Gehen wir eine Minute zurück. Das Rendezvous ist abgemacht. Daley fährt hinauf nach Wytham. Michaels hat gesagt, er werde das Geld kurz nach Öffnung der Bank bereithalten. Er ist gerüstet. Er wartet darauf, daß Daley zu seinem Büro herauffährt. Er wartet darauf, Daley gut zu Gesicht zu bekommen, wenn dieser den Blenheim-Lieferwagen verläßt. Ich weiß natürlich nicht *genau*, wo er wartete; ich weiß aber, daß jemand mit Michaels' Erfahrung, jemand mit einem Zielfernrohr, dieses hier» – Morse nahm sein leeres Glas auf – «mühelos aus hundert Meter Entfernung treffen könnte, von fünfzig Meter ganz zu schweigen.»

Eine weitere Rekonstruktion vom Mord an Daley wurde jedoch

vorübergehend unterbrochen, weil Johnson in die Bar kam und sich zu ihnen setzte.

«Was trinken Sie?» fragte Morse. «Lewis zahlt die Runde.»

«Nichts für mich. Danke, äh, Lewis. Hören Sie! Da ist ein Anruf für Sie wegen des Lieferwagens. Ich habe ihnen gesagt, ich sei nicht *ganz* sicher, wo Sie seien...»

«Was haben sie gesagt?»

«Sie haben massenhaft Fingerabdrücke gefunden – hauptsächlich natürlich die von Daley. Aber wie Sie sagten – sie haben andere Abdrücke gefunden – auf der Ladeklappe, auf dem Lenkrad.»

«Und hatte ich recht mit meiner Vermutung?»

Johnson nickte. «Ja. Sie sind von Karin Eriksson.»

Am gleichen Tag zur Lunchzeit kam Alasdair McBryde aus der U-Bahn-Station Manor House und ging rasch die Seven Sisters Road hinunter, um sich auf einen der Park- und Garagenplätze zu begeben, die zu den Hochhauswohnungen zu beiden Seiten der Bethune Road gehören. Er hatte das nicht gekennzeichnete Auto sofort entdeckt: die beiden Männer auf dem Vordersitz, von denen einer die *Sun* las. Er war es gewohnt, Gefahr auf eine Meile oder mehr auszumachen, und das tat er auch jetzt. Nummer 14 war die Garage, an der er interessiert war, aber er pfiff leise das Präludium zum dritten Akt von *Lohengrin* vor sich hin, marschierte kühn in die erste offene Garage, nahm eine halbleere Dose Mobiloil an sich und richtete seine Schritte unbekümmert wieder zurück zur Hauptstraße, wo er sich, noch immer die schmutzige Dose in der Hand, ruhig und zuversichtlich in Richtung Stamford Hill bewegte.

«Falscher Alarm!» sagte der Polizist mit der *Sun* und nahm die Lektüre über verschiedene Liaisons unter den oberen Zehntausend wieder auf.

Um 15.25 Uhr machte Constable Roy Wilks keine vier oder fünf Meter von der Stelle entfernt, wo Chief Inspector Johnson vor nicht allzu langer Zeit zwischen den Brennesseln, dem Kerbel und anderen nicht so leicht erkennbaren Pflanzen und Unkräutern gestanden hatte, seine Entdeckung: eine .243-Kugel – die Kugel (doch sicherlich!), nach der der Suchtrupp das Gelände durchkämmt hatte. Nie in seinem bisherigen Leben hatte Wilks so im Mittelpunkt des Interesses gestanden, und nie wieder (wie er richtig erkannte) würde er voraussichtlich so herzliche Glückwünsche entgegennehmen.

Ganz besonders von Morse.

## Kapitel achtundsechzig

Das Licht der Lichter
Sieht immer auf das Motiv, nicht die Tat,
Der Schatten der Schatten auf die Tat allein

(W. B. Yeats, *The Countess Cathleen*)

«Ganz einfach, Morse! Ganz einfach! Ich will nicht wissen, was für ein cleverer Bursche Sie sind. Nur ein einfacher – kurzer! – Bericht. Wenn Sie das schaffen.»

Nach den letzten Enthüllungen hatte man David Michaels und Karin Eriksson erneut vernommen, und als er jetzt, am nächsten Morgen, in Stranges Büro saß, konnte Morse in fast jedem Punkt das Muster der Ereignisse bestätigen, das er im White Hart vor Lewis entworfen hatte.

Daley war schon einige Male im Büro am Wytham-Wald gewesen, und für Montag, den 3. August, hatten die beiden Männer sich für 9.45 Uhr verabredet. Zu der Zeit würde, wenn sie Glück hatten, praktisch niemand in der Nähe sein, aber nur, wenn wirklich niemand in der Nähe war, würde die Tat begangen werden. Und die Tat *wurde* begangen. Als Daley aus dem Lieferwagen stieg, erschoß Michaels ihn mit seinem .243-Gewehr, das er später am Singing Way vergrub. Für Michaels selbst hatte der Knall schrecklich laut geklungen, aber danach hatte sich wieder eine merkwürdig unheimliche Stille ausgebreitet, und niemand war auf das umzäunte Grundstück gelaufen gekommen und hatte eine Erklärung verlangt, nach Ursachen geforscht. Nichts. Ein jetzt wieder stiller, klarer Morgen

Anfang August. Und eine Leiche, die Michaels schnell in schwarze Plastikfolie wickelte und hinten in Daleys eigenen Lieferwagen schob. Nur zwei oder drei Minuten nach dem Mord wurde ebendieser Lieferwagen durch Wolvercote über die A3400 in Richtung Woodstock gefahren, dann bei Bladon nach links und durch Long Hanborough – und schließlich zur Combe Lodge an der Westseite des Blenheim-Besitzes. Die Schlüssel zum Tor befanden sich zweifellos irgendwo bei der Leiche, aber der Fahrer des Lieferwagens wartete eine Weile und wurde sehr schnell belohnt, als das Tor für einen Traktor mit Anhänger geöffnet wurde, und der Lieferwagenfahrer zog sich Daleys khakigrünen Hut über das kurze schwarze Haar, folgte dem Anhänger und hob die Hand grüßend, falls jemand beobachten sollte, wie *sie* durch das Tor fuhr. Nach wenigen hundert Metern entdeckte sie einen idealen Platz für Lieferwagen, Leiche und Hut. Daley war nicht sehr schwer, und sie war eine kräftige junge Frau, doch sie hatte es nicht geschafft, die Leiche anzuheben; sie konnte sie nur über die Ladeklappe zerren, von wo sie mit einem dumpfen Aufschlag auf den harten Boden fiel. Die Plastikfolie war klebrig vor Blut; sie nahm die Folie mit, als sie über die Straße zur Spitze des Sees lief, wo sie das Blut von ihren Händen wusch und die Folie zwischen Schilfgras stopfte. Dann joggte sie, dem vorgesehenen Plan folgend, den ganzen Weg zurück, aber nicht, behauptete sie, durch Combe Lodge, wie Morse vermutet hatte (und Williams hätte schwören können) – sondern hinunter am westlichen Ufer des Sees, über die schmale Brücke, die den Glyme unterhalb der Grand Cascade überspannt, und bei der Eagle Lodge aus dem Park hinaus.

«Verdammt langer Weg, welche Route sie auch nahm», murmelte Strange.

«Einige Leute sind fitter als andere, Sir.»

«Sie denken doch nicht an *sich selbst*, oder?»

«Nein!»

«Aber ein bißchen Glück war schon dabei – daß der Bursche an der Pforte sich an den Lieferwagen erinnerte.»

«Bei allem Respekt, Sir, ich glaube nicht, daß das stimmt. Sicher, es führte dazu, daß wir alle annahmen, Daley sei bis nach zehn Uhr noch am Leben gewesen – als David Michaels mit seinen RSPB-

Freunden Meilen entfernt bei den Vogelkästen war. Aber Michaels hätte es an dem Morgen *nie* allein tun können – nicht ganz allein. Es gab keine Möglichkeit für *ihn*, allein nach Blenheim zu fahren und irgendwie – irgendwie – zurück nach Wytham zu kommen.»

«Aber seine Frau konnte es. Das wollen Sie doch sagen.»

«Seine Frau konnte es.»

«Sie war ein mutiges Mädchen.»

«Sie *ist* ein mutiges Mädchen, Sir.»

«Wissen Sie, wenn sie nur von Anfang an die Wahrheit gesagt hätten – beide –, wären sie vielleicht mit Totschlag, Selbstverteidigung oder was Sie wollen davongekommen.»

«Vielleicht.»

«Das klingt nicht sehr überzeugt.»

«Ich glaube, sie ist eine viel kompliziertere Frau. Vielleicht... vielleicht konnte sie sich selbst nicht ganz überzeugen, daß sie Myton nur getötet hat, um sich zu verteidigen.»

«Sie meinen... Sie meinen, daß sie Vergnügen daran gefunden haben könnte?»

«Das habe ich nicht gesagt, Sir.»

Strange schüttelte den Kopf. «Aber ich sehe allmählich, worauf Sie hinauswollen. Bereit – das war sie doch? –, Daleys Leiche nach Blenheim zu fahren und...»

«Sie ist eine komplizierte Frau, wie ich schon sagte, Sir. Ich bin mir nicht sicher, ob ich sie überhaupt verstehe.»

«Vielleicht ist sie sogar für sich selbst so etwas wie ein Rätsel.»

Morse erhob sich, um zu gehen. «In allen Fällen das gleiche, oder? Wir verstehen die Motive eigentlich nie. Bei all diesen Dingen sieht es so aus, als gäbe es eine Offenbarung – aber es ist auch immer etwas von einem Geheimnis dabei.»

«Nun fangen Sie nicht an, *mir* mit Religion zu kommen, Morse!»

«Keine Gefahr!»

«Ich nehme an, daß niemand Daley besonders vermissen wird.»

«Nein. Er war ein *kleiner* Mann.»

«Tatsächlich? Wie groß war er?»

«Nein. Ich meine nicht klein in dem Sinn. Aber er *war* auch im physischen Sinn klein, ja. Wog nur 53 Kilo.»
«Woher wissen Sie das?»
«Sie haben ihn gewogen, Sir – *post mortem*.»

## Kapitel neunundsechzig

Ebenso wie jeder Mensch seine Eigenarten hat, hat auch jede Schreibmaschine ihre Eigenarten

(*Handbook of Office Maintenance*, 9th Edition)

Am folgenden Tag, Freitag, dem 8. August, wurde Morses Aufmerksamkeit schon früh auf die Leserzuschriftenspalten in der *Times* gelenkt.

*Von Lt. Colonel Reginald Postill*

Sir, während der vergangenen Jahre sind wir alle uns des zunehmenden Einflusses vom Fernsehen auf Gerichtsverfahren (und Wiederaufnahmeverfahren) bewußt geworden. Wir haben zum Beispiel das Scheitern der Prozesse gegen die Sechs von Birmingham und die Vier von Guildford gesehen, und für die kommenden Jahre können wir zweifellos zuversichtlich dem Freispruch der Zwei von Towcester und des Einen von Winchester entgegensehen.

Sollen wir uns jetzt in gleicher Weise daran gewöhnen, daß polizeiliche Ermittlungen in den führenden Tageszeitungen der Nation (Ihre eigene, Sir, natürlich eingeschlossen) durchgeführt werden? Wie ich erfahre, hat die Thames Valley Police jetzt im ‹Schwedenmädchen›-Fall Anklage gegen Personen erhoben, und dies in beträchtlichem Maß dank den Versen, die ursprünglich in Ihren Spalten abgedruckt wurden. Zweifellos sollten wir dankbar für ein solches Ergebnis sein. Aber stehe ich allein, wenn ein solcher Präzedenzfall mir Sorgen macht? Stehe ich allein, wenn ich meine, daß diese Angelegenheiten, sowohl vor Gericht als in der Ermittlung, besser in den Händen jener Männer und Frauen aufgehoben sind, die in ihren Spezialgebieten entsprechend ausgebildet wurden?

*Mit freundlichen Grüßen*
*REGINALD POSTILL*
*6 Baker Lane*
*Shanklin*
*Isle of Wight*

Lewis war in das Büro gekommen, als Morse diese Leserzuschrift las, und pflichtschuldigst las er sie auch.

«Etwas ungerecht, oder? Ich würde sagen, es hat uns eine ganze Menge geholfen. Ich kann nicht so recht einsehen, was dagegen spricht, wenn wir ein bißchen Unterstützung und Interesse in der Öffentlichkeit finden.»

«Oh, ich bin ganz Ihrer Meinung», sagte Morse.

«Vielleicht sollten wir uns nicht allzu viele Gedanken über einen pensionierten alten Colonel von der Isle of Wight machen, Sir.»

Morse lächelte seinen alten Freund verschmitzt an. «Was veranlaßt Sie zu der Vermutung, daß er pensioniert ist?» fragte er sehr leise.

Am Abend desselben Tages war Morses Feierstimmung unvermindert, und unmittelbar nach den *Archers* machte er sich auf den Weg nach Summertown und kam mit vier Flaschen Sekt in seine Wohnung zurück. Nicht der teuerste, zugegeben, doch auch nicht der billigste. Strange, Johnson, Lewis und er selbst. Nur die vier, und nur für ein oder zwei Glas Gratulationssekt. Dr. Laura Hobson war auch eingeladen worden (das verstand sich von selbst), aber sie hatte früher am Abend angerufen, um sich zu entschuldigen – ein dringender Fall; es täte ihr leid, sie wäre gern dabeigewesen, aber da konnte man eben nichts machen, nicht wahr?

Harold Johnson ging als erster, um 21.15 Uhr. Ein Glas von dem Schaumwein; dann sagte er, daß seine Frau ihn erwarte. Doch von ihnen allen war Johnson an diesem Abend wahrscheinlich der Dankbarste: Das Vorgehen bei der strafrechtlichen Verfolgung von zwei des Mordes verdächtigen Personen – David Michaels und Mrs. Michaels – würde jetzt ihm und seinen Leuten anvertraut werden, da Morse verkündet hatte, er werde seinen gekürzten Urlaub sofort wiederaufnehmen, der (vor so langer Zeit, schien es) im Bay Hotel in Lyme Regis begonnen hatte.

Drei Gläser Schaumwein und zehn Minuten später rappelte Strange sich mühsam hoch und teilte Morse mit, daß er aufbreche.

«Danke! Und genießen Sie Ihren Urlaub!»

«Wenn Sie mich lassen.»

«Wohin gehen Sie diesmal?»

«Ich habe an Salisbury gedacht, Sir.»

«Warum Salisbury?»

Morse zögerte. «Sie haben gerade die Kathedrale aufgetakelt, und ich dachte...»

«Sind Sie sicher, daß Sie mir nicht mit Religion kommen wollen, Morse?»

Zwei der Sektflaschen waren geleert, und Morse nahm die dritte und begann, den Drahtverschluß zu öffnen.

«Für mich nichts mehr», sagte Lewis.

Morse stellte die Flasche zurück auf die Anrichte. «Wäre Ihnen ein Newcastle Brown lieber?»

«Um die Wahrheit zu sagen, ja, Sir.»

«Dann kommen Sie.»

Morse ging voraus zu der unordentlichen Küche.

«Sie wollen *mir* Konkurrenz machen, Sir?» Lewis zeigte auf die uralte Reiseschreibmaschine, die auf dem Küchentisch stand.

«Ach, das! Ich war gerade dabei, einen kurzen Brief an die *Times* zu schreiben.» Er reichte Lewis das Ergebnis seiner Bemühungen: ein schlecht getipptes Schreiben voller ausgeixter Stellen.

«Soll ich es noch einmal für Sie abtippen, Sir? Es ist ein bißchen...»

«Ja, bitte. Ich wäre Ihnen sehr dankbar.»

So saß Lewis am Küchentisch und tippte den kurzen Brief neu. Daß es länger dauerte, als es hätte dauern sollen, hatte zwei Gründe: Einmal beherrschte Lewis die Tastatur auch nicht eben überwältigend gut, zum anderen schaute er mit zunehmender Verwirrung auf die erste Zeile, die er getippt hatte. Und dann auf die zweite. Und dann auf die dritte... Besondere Aufmerksamkeit widmete er der abgenutzten oberen Hälfte des kleinen ‹e› und dem leicht verkürzten Querstrich des kleinen ‹t›... Im Augenblick jedoch sagte er nichts. Dann, als seine verhältnismäßig saubere Abschrift fertig war, drehte er sie aus der alten Schreibmaschine und gab sie Morse.

«Viel besser! Guter Mann!»

«Sie erinnern sich an den ersten Artikel in der *Times*, Sir? In dem gesagt wurde, die Schreibmaschine könne leicht identifiziert werden, wenn sie jemals gefunden würde? An den ‹e›s und den ‹t›s...?»

«Ja?»

«Sie haben die Verse über das Mädchen selbst geschrieben, nicht wahr, Sir?»

Morse nickte langsam.

«Verdammt noch mal!» Lewis schüttelte ungläubig den Kopf.

Morse schenkte sich eine Dose Bier ein. «Sekt ist ein wunderbares Getränk, aber es macht einen durstig, nicht?»

«Glauben Sie, daß irgendwer sonst eine Ahnung hatte?» fragte Lewis und lächelte auf die Schreibmaschine hinunter.

«Nur ein Mensch. Jemand aus Salisbury.»

«Sagten Sie nicht, daß Sie nach Salisbury fahren wollten?»

«*Könnte* sein, Lewis. Kommt drauf an.»

Eine halbe Stunde nachdem Lewis gegangen war, lauschte Morse dem langsamen Satz von Mozarts Klavierkonzert Nr. 21 in Lipattis Version, als es an der Tür läutete.

«Es ist etwas spät, ich weiß, aber...»

Der finstere Ausdruck in Morses Gesicht verwandelte sich plötzlich in ein ekstatisches Lächeln.

«Unsinn! Zufällig habe ich gerade zwei Flaschen Schaumwein…»

«Meinen Sie, das wird reichen?»

«Kommen Sie herein! Ich will nur eben das hier abstellen…»

«Bitte nicht. Ich mag es sehr gern. K. 467? Richtig?»

«Wo haben Sie Ihr Auto stehen?»

«Ich bin nicht mit dem Auto gekommen. Ich dachte, Sie werden vermutlich versuchen, mich betrunken zu machen.»

Morse schloß die Tür hinter ihnen. «Wenn Sie nichts dagegen haben, *werde* ich es abstellen. Ich war noch nie zwei schönen Dingen zur gleichen Zeit gewachsen.»

Sie folgte Morse ins Wohnzimmer, wo er zum zweitenmal Flasche Nummer drei in die Hand nahm.

«Wann müssen Sie wieder gehen, Liebes?»

«Wer hat etwas von gehen gesagt, Chief Inspector?»

Morse stellte die Flasche ab und ging rasch zur Wohnungstür zurück, wo er den Schlüssel umdrehte und beide Riegel vorschob, den oberen und den unteren.

# Epilog

> Das Leben schlägt uns niemals etwas vor, was sich nicht, ebensogut wie als Ziel, auch als neuer Ausgangspunkt auffassen ließe
>
> (André Gide, *Die Falschmünzer*)

Am Montag, dem 10. August 1992, war unter den Leserzuschriften in der *Times* folgender Brief abgedruckt:

*Von Detective Chief Inspector E. Morse*

Sir, im Namen der Thames Valley Police möchte ich meine Dankbarkeit und die meiner Kollegen für die gute Zusammenarbeit und die Hilfe der *Times* zum Ausdruck bringen. Als direktes Ergebnis von Vorschlägen, die einige Leser der *Times* zu den Ermittlungen im Fall ‹Schwedenmädchen›-Verse machten, werden Personen, die sich jetzt in Haft befinden, ordnungsgemäß vor Gericht gebracht in Übereinstimmung mit den Forderungen des Gesetzes.

Ihr ergebener
E. MORSE
Thames Valley Police, Präsidium
Kidlington
Oxon
*(Diese Korrespondenz ist jetzt abgeschlossen. Hrsg.)*